白兆芝 疑难杂病 临证经验

审定　白兆芝

主编　白宇宁　白震宁

副主编　张润顺　王健
　　　　王海萍　白煜
　　　　王美玲　吴秋玲

编者（按姓氏笔画排列）
王健　王美玲　王洪艳
王海萍　邓立香　白煜
白宇宁　白震宁　吴秋玲
张彦敏　张润顺　陈英
胡明丽　寇永锋

人民卫生出版社
·北京·

图书在版编目（CIP）数据

白兆芝疑难杂病临证经验 / 白宇宁等主编. —北京：
人民卫生出版社，2022.9

ISBN 978-7-117-33550-8

Ⅰ.①白… Ⅱ.①白… Ⅲ.①疑难病－中医临床－经
验－中国－现代 Ⅳ.①R249.76

中国版本图书馆 CIP 数据核字（2022）第 170245 号

人卫智网	www.ipmph.com	医学教育、学术、考试、健康，购书智慧智能综合服务平台
人卫官网	www.pmph.com	人卫官方资讯发布平台

白兆芝疑难杂病临证经验
Bai Zhaozhi Yinan Zabing Linzheng Jingyan

主　　编：白宇宁　白震宁　王海萍　白　煜
出版发行：人民卫生出版社（中继线 010-59780011）
地　　址：北京市朝阳区潘家园南里 19 号
邮　　编：100021
E － mail：pmph @ pmph.com
购书热线：010-59787592　010-59787584　010-65264830
印　　刷：北京汇林印务有限公司
经　　销：新华书店
开　　本：710×1000　1/16　　印张：27　　插页：2
字　　数：442 千字
版　　次：2022 年 9 月第 1 版
印　　次：2022 年 9 月第 1 次印刷
标准书号：ISBN 978-7-117-33550-8
定　　价：89.00 元

打击盗版举报电话：010-59787491　E-mail：WQ @ pmph.com
质量问题联系电话：010-59787234　E-mail：zhiliang @ pmph.com
数字融合服务电话：4001118166　E-mail：zengzhi @ pmph.com

白兆芝
简介

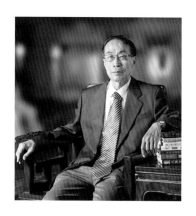

　　白兆芝，山西中医药大学教授、主任医师、博士研究生导师，首批山西省名老中医、山西省教学名师，第四批全国老中医药专家学术经验继承工作指导老师。1981 年毕业于中国中医研究院（现中国中医科学院）研究生部，获医学硕士学位，师从全国著名中医学家施奠邦教授。曾任山西中医学院（现山西中医药大学）副院长、中医系主任、内科教研室主任、附属医院院长等职。曾兼任中华中医药学会内科分会常务委员、中华中医药学会脾胃病分会常务委员，现任山西中医药学会副理事长、山西中医药学会脾胃病专业委员会主任委员。

　　白兆芝教授从事中医内科临床工作 52 年，擅长治疗消化系统疾病，对中医胃肠病的病机理论、辨证论治及疑难杂病的辨治思路多有发挥，积累了丰富的临床经验。曾先后主持完成省部级科研项目 3 项，发表学术论文 40 余篇，出版学术著作 10 余部，代表著作有《现代中医小肠病学》《白兆芝临证经验集萃》。曾获中华国际医学交流基金会林宗扬医学教育奖，2010 年获"山西省科教兴晋突出贡献专家"称号。为全面继承白兆芝教授的学术经验，国家中医药管理局于 2011 年批准成立"全国名老中医白兆芝主任医师传承工作室"，2020 年山西中医药大学成立"白氏脾胃学术流派传承工作室"。

序

人生天地之间，外有寒暑劳倦之侵，内有饮食情志之伤，而疾病生矣。所谓夭昏札瘥，无时不有，其中尤以疑难杂病为最。疑难者，疑惑不解之谓。其病因病机难以辨识，又非常规常法可以诊治。杂病者，乃六淫七情伤及脏腑，引起阴阳气血失调而出现的病证。久治不愈之慢性病及各种奇病、怪病、顽症等，皆可称其为疑难杂病。攻克疑难病证，"拯黎元于仁寿，济羸劣以获安"，诚为医者之重任。白兆芝教授临证数十年，遵从典籍，涉猎群书，潜心研究，在诊治疑难病证方面积累了丰富的经验。他的弟子和学生据此完成了《白兆芝疑难杂病临证经验》，这是对他学术思想和临床经验的总结。

本书分上下两篇。上篇重在理论探讨，下篇论述临床经验。

以中医理论为指导，探求疑难病证的病机特点和诊治思路，是本书的一大特色。疾病之诊治，"必伏其所主，而先其所因"。喻嘉言提出："故治病必先识病，识病然后议药。""观其脉证，知犯何逆，随证治之"，才能达到治病求本的目的。白兆芝教授总结了脾、肝、小肠、痰、瘀、毒及标本、升降、知常达变等方面同疑难病的关系，从整体上理清了疑难病的辨治思路，为临床诊治打下基础。

以辨证论治为主导，明确疑难病之病证源流。辨证论治是临床诊治的关键，对疑难病更需要以博极医源的精神，在寒热虚实难辨的证候中，探幽索隐，认真剖析，明确病机所在。如"急性坏死性淋巴结炎高热不退案"，虽有高热、舌红、脉数等热象，然又有恶寒、便稀、乏力等中气不足的证候，治以甘温除热的方法，用补中益气汤加泻降阴火之品治愈。再如"气郁关节疼痛案"，其关节疼痛同气候无关，而同精神情绪有关，结合脉沉弦，未从痹证论治，而以四逆散合小柴胡汤取效，所谓治病必求于本也。

理论和临床相结合，是诊治疑难杂病的重要原则。书中以肺、心、脾胃、肝胆、胰、肾、大小肠、三焦、膀胱及气血津液等病证为例，将疑难杂病的辨治特点应用于临床，总结了内外妇儿及口眼五官皮肤等科 30 类病证的治疗经验，涵盖了呼吸、心血管、消化、内分泌、泌尿、神经、结缔组织等系统常见病及肿瘤等。所举每一病证，皆附有医案，近 300 例。可谓"杂病"荟萃，疗效显著。十分可贵的是，做到了病必有法，法必有案，案有体会。不仅总结了不同疾病的病机特点，而且提出了相应的治疗法则，为后学及读者提供了不可多得的治疗思路和临床经验。

疑难杂病的诊治要有创新精神，敢为人先。创新精神是时代进步的标志，是事业发展的需要。如墨守成规，疑难病证只能变成顽症、死症、不治之症。所以一定要有创新精神，敢为人先，才能在疑难杂病的诊治中有所建树。《杂病源流犀烛》指出，在"表里易蒙、寒热易混、虚实易淆、阴阳易蔽"中，能洞彻精微，固本浚源，方能视若犀烛，有所创见。如小肠和疑难病证的关系，在既往研究的基础上，提出不仅腹痛、腹泻、腹胀、便秘、肠痹、积聚等小肠腑病，且肠外疾病如口糜、呃逆、小便异常等皆可以从小肠辨治，完善和补充了中医学对小肠病的认识。再如"瘀热互结，下焦蓄血之急性盆腔脓肿形成案"，病者高热腹痛拒绝手术治疗，以桃核承气汤、桂枝茯苓丸等治疗，服药 50 多剂而热退脓肿消除，为癥瘕的治疗提供了重要依据。"外伤感染后高热案"因肌肤大面积坏死合并铜绿假单胞菌感染，高热不退，虽用大量抗生素，未能见效，经会诊，用增液承气汤加减，中西医结合而病人痊愈，为中医参与急危重症治疗画上了浓重的一笔。在疑难病证的诊治中，常有中、西医诊治不清的案例，如何创新性地发挥中医药的优势，使病人得到更有效的治疗，转危为安，是我们医生的责任，白兆芝教授为我们做出了榜样。

本书读后，受益匪浅，使人对疑难病的诊治有豁然开朗之感。但疑难病的辨治尚有许多难解之题，需要我们不断努力。"将升岱岳，非径奚为，欲诣扶桑，无舟莫适"。《白兆芝疑难杂病临证经验》为我们提供的辨治思路和临床经验，诚为跨海之舟楫，临证之津梁。有感于此，略抒己见，是为序。

中国中医科学院　姚乃礼

2022 年 6 月于京

姚乃礼，首都国医名师，全国老中医药专家学术经验继承工作指导老师。曾任中国中医科学院院长、书记，第十届、十一届全国政协委员。

目　录

上篇
疑难杂病临床辨治思路

　　中医临床工作者在临床过程中，经常会遇到一些疑难杂病，比如可能有这样的情况，患者的临床症状比较繁杂，很难一下归纳出一个主要证候；或临床症状比较少见，一时不好判定是何种病证；或久治不愈，运用了多种方法，收效甚微；或病情突发，比较急重，难以分清虚实，确定治法；或运用常规的中医辨证论治的方法治疗效果不佳；等等。这些疾病可以涉及临床各科，其中不乏临床常见病、多发病，临床疗效欠佳，亦有临床少见病，或未见前人有关记载。因其病临床症状复杂多变而难于辨别，病机复杂，辨证求因及诊断治疗困难，故谓之疑难杂病。

　　前人对疑难杂病的论治积累了丰富的经验，在历代医家的论著、医论、医案之中，有大量的有关疑难杂病的治疗经验及治疗方法，对我们今天的临床有重要参考价值。白兆芝教授说他早年尝读喻嘉言先生《寓意草》，颇受启发，其所谓"故治病必先识病，识病然后议药"（《寓意草·先议病后用药》），特别强调"先议病后用药"，发人深思。书中并介绍了其治疗数十例疑难病证的经验。徐大椿《医学源流论·知病必先知症论》亦曰："学医者，当熟读《内经》，每症究其缘由，详其情状，辨其异同，审其真伪，然后遍考方书本草，详求古人治法，一遇其症，应手辄愈。"白教授在自己的临床工作中注重借鉴和运用前人的辨治思路，参考前贤各家的有关论述和治疗经验，在临床治疗一些疑难杂病取得了较好的效果，并积累了不少自己的经验。作为一名临床医生，面对这些疑难杂病应该如何进行辨证？应该从何下手？如何进行思考？此时，除了自己平时扎实的专业基础和基本功、临床实践经验及汲取前人经验之外，仍然存在一个辨证思维的思辨过程。如何能够通过深入思考而找出认识这些疑难杂病的基本病机和基本证候的规律？也就是说临床面对一些疑难杂病如何运用已总结出的经验性的、规律性的、有参考意义的、有效而便捷的、能够执简驭繁的辨证思维方法而进行深入浅出的辨证论治，并能取得疗效，这个思维过程，就是疑难杂病的临床辨治思路。

第一章
疑难杂病的病机特点与发病特点

一、气机郁滞，升降失司

气机郁滞是疑难杂病重要的发病机理。《景岳全书·杂证谟·诸气》曰："夫百病皆生于气，正以气之为用，无所不至，一有不调，则无所不病。……凡病之为虚为实，为热为寒，至其变态，莫可名状，欲求其本，则止一气字，足以尽之。盖气有不调之处，即病本所在之处。"一些疑难杂病常与情志抑郁、精神及心理因素有关，病位主要在肝，同时与心、脾、肾关系密切。长期肝郁不舒，情志不畅，肝失疏泄，可引起五脏气血失调。许多疑难杂病在其病变过程中，常有气机郁滞的病机过程和病理变化，而出现多种病证。《类证治裁·肝气》曰："肝木性升散，不受遏郁，郁则经气逆，为嗳，为胀，为呕吐，为暴怒胁痛，为胸满不食，为飧泄，为癗疝，皆肝气横决也。且相火附木，木郁则化火，为吞酸胁痛，为狂，为痿，为厥，为痞，为呃噎，为失血，皆肝火冲激也。风依于木，木郁则化风，为眩，为晕，为舌麻，为耳鸣，为痉，为痹，为类中，皆肝风震动也。故诸病多自肝来，以其犯中宫之土，刚性难驯，挟风火之威，顶巅易到。"由于肝易动而难静，所以常一病即延及他脏，临床表现变幻不测，不能尽述，往来无常，不可思议。

气机郁滞在病机转化方面，有如下特点：一是气郁日久，可以化火，而致肝火肝阳亢盛，甚至动风。二是化火可以伤阴。三是忧思伤脾，思则气结，则可致气郁生痰，或是肝气郁结，横逆乘土，而致脾虚，运化不及，不仅再生痰生湿，且脾为气血生化之源，易致气血亏虚。四是气郁日久，由气及血，而成瘀血。五是迁延日久，由实转虚。

人体气机的升降出入，关系到脏腑经络气血津液等各方面功能的协调平衡，所以气机升降出入的异常则能影响脏腑、经络、气血、津液等各方面的功能活动，从而在五脏六腑、表里内外、四肢九窍等方面产生多种病变。其中尤以脾胃之升降失常最为重要。临床上许多疑难杂病常有升降失司的病理变化，如气逆、气陷、气闭；或血随气上逆或下陷；津液的输布排泄障碍，以及脏腑的功能失调，无不与机体的升降失司有关。一旦气机升降失常，在临床上可出现多种症状，"人之眼、耳、鼻、舌、身、意、神、识，能为用者，皆由升降出入之通利也。有所闭塞，则不能用也。故目无所见，耳无所闻，鼻不闻香，舌不知味，筋痿，骨痹，爪退，齿腐，毛发堕落，皮肤不仁，肠胃不能渗泄者，悉由热气怫郁，玄府闭塞，而致津液、血脉、荣卫、清浊之气不能升降出入故也，各随怫郁微甚，而为病之大小焉。"（《读医随笔·证治总论》）可见气机升降失常是疑难杂病重要的病理机制之一。

二、痰邪作祟，瘀血内阻

痰邪作为机体重要的病理产物，为疑难杂病发病过程中的重要病机，是多种病证的致病因素。由于痰可随气升降，无处不到，可遍及脏腑经络或滞留于机体某些部位，而出现多种不同病证。《临证指南医案·痰》曰："痰症之情状，变幻不一。……夫痰乃饮食所化，有因外感六气之邪，则脾肺胃升降之机失度，致饮食输化不清而生者；有因多食甘腻肥腥茶酒而生者；有因本质脾胃阳虚，湿浊凝滞而生者；有因郁则气火不舒而蒸变者；又有肾虚水泛为痰者，此亦因土衰不能制水，则肾中阴浊上逆耳。"指出了痰所形成的多种内外病因。《类证治裁·痰饮》曰："痰则随气升降，遍身皆到……变幻百端。昔人所谓怪症多属痰。"所以临床上出现一些症状奇特的疑难病症，如伴随有痰的一些特异性证候表现时，可从痰论治。

痰在临床上有寒痰、热痰、湿痰、风痰、燥痰、老痰等区别。而痰又有有形之痰或无形之痰之分，和实痰、虚痰之别。《冯氏锦囊秘录·痰饮大小总论合参》亦谓："痰之为物，随气升降，无处不到，或在脏腑，或在经络，所以为病之多也。若夫寒痰、湿痰、热痰则易治，至于风痰、燥痰、老痰则难治也。"同时指出："善治痰者，不治痰而治气，气顺则一身之津液亦随气而顺；更不治痰而补脾，脾得健运，而痰自化矣。"

痰邪所导致的疑难杂病在临床上颇为多见，其病机转化的规律主要有：一是痰邪阻滞，必然阻滞气机而导致气机郁滞。二是痰郁日久，多可化热，而成痰热，痰热又可伤阴。三是如素体阳虚体寒者，则寒化为寒痰。四是痰郁日久，可以耗气，导致气虚；或伤脾，出现脾虚或使脾胃升降失常。五是痰郁日久，影响血脉运行，而致痰瘀互结，此即朱震亨所谓的"痰挟瘀血，遂成窠囊"（《丹溪心法·痰》），临床上多见于癥积肿瘤一类的病证。

瘀血既是某些疑难杂病病变过程中的病理产物，又是导致多种病证的病理因素。以往人们一般认为"久病入络""久病多瘀"，也就是说许多慢性病病变后期常可出现瘀血征象。但证之临床，瘀血阻滞亦可以导致不少急性病。瘀血在临床上常有虚实轻重及兼夹之别。属虚者，可兼气虚、兼血虚、兼阴虚或兼阳虚。属实者，可夹风、夹痰、夹热、夹湿、夹寒、夹毒等。同时，病情亦有轻重缓急的不同，也有发病脏腑病位的不同，因此其临床表现亦不尽相同。

临床上某些疑难杂病病变过程中，如出现有"瘀血"的病理特征，或兼有"瘀血"的症状及舌脉等，即可考虑从瘀血论治。

瘀血在病机上有如下转化规律：一是瘀血日久，亦可化热，而为瘀热。二是瘀血阻滞，影响津液输送及运行，可致水停而导致肿胀。三是瘀血阻滞日久，可由实转虚，导致气虚、血虚、阴虚、阳虚，从而形成气虚血瘀、血虚血瘀、阴虚血瘀、阳虚血瘀等证。四是瘀血日久，津液输布不行，凝聚为痰，而成痰瘀互结证，而成癥积一类病证。

三、水停湿阻，气化失常

水湿饮邪在疑难杂病的形成与发展过程中是一类重要的病理因素。湿邪既可外感，又可内生，与水饮俱为机体水液障碍所形成的病理产物。而水湿饮邪多由肺脾肾肝、三焦及膀胱等脏腑功能失常，输布失司，气化失调所致。所以张景岳《景岳全书•湿证》谓："湿之为病……悉由乎脾肾之亏败。"《临证指南医案•湿》指出："肾阳充旺，脾土健运，自无寒湿诸症。肺金清肃之气下降，膀胱之气化通调，自无湿火、湿热、暑湿诸症。若夫失治变幻，则有肿胀、黄疸、泄泻、淋闭、痰饮等类。"

水湿饮邪在临床上可致多种病证，一般湿邪多以困阻脾胃为主，水饮多留积于肠胃、胸胁、腹腔及肌肤。而且，不论何种原因导致水湿饮邪停积，均可使肺、脾、肾、肝、三焦及膀胱等脏腑的气化功能进一步失常，从而使得发病之后，病势缠绵，病程较长，反复发作，治疗困难，故形成的疑难杂病也较为多见。

一般来说，水湿饮邪导致的病证，在病机转化方面有如下几方面的规律：一是水湿饮邪的停留，常可阻滞气机，影响脏腑气机的升降。二是水湿饮邪又可流注经络，阻碍气血的运行。三是水湿饮邪可以寒化或热化，寒化则成寒湿，而成多种病证；如郁而化热，则可形成湿热之邪，可以导致诸多病证，甚至可弥漫三焦，形成急危重症。四是水湿饮邪停留体内日久，可以耗伤正气，损伤脾胃阳气，从而由实转虚，形成虚实夹杂之候，使病情更加缠绵难愈。

四、邪盛成毒，正虚邪陷

毒作为一种重要的病理因素，不仅见于六淫疫疠等外感温热病，一些内伤疑难杂病过程中亦常有毒邪出现。毒，可作为疾病的病因，又可作为病变过程中的病理产物，亦可成为新的致病因素，如风毒、热毒、湿毒、痰毒、瘀毒、寒毒等。某些疑难杂病在其病变过程中邪气太盛，则可转而成毒，如火盛成火毒，寒盛成寒毒，风盛成风毒，痰盛成痰毒，湿盛成湿毒，瘀盛成瘀毒等。而癌症作为一类特殊疾病，是一类全身性疾病的局部表现，其病变过程中必有癌毒邪气形成而又进一步致病。

毒邪致病特点，一是毒邪常伴随其他邪气如风、寒、湿、痰、火、热、瘀等存在，所以毒邪致病，病位可以波及全身。二是毒邪导致某些疾病具有发病急重的特点。三是毒邪致病后，常有治疗困难，久治难愈的特点。四是某些毒邪所致疾病，具有临床症状繁杂多变的特点。五是癌毒为导致恶性肿瘤发生和发展的根本原因之一，既不同于六淫邪气，又不同于内生诸邪，而是由于各种致病因素长期刺激，综合作用而产生的一类特殊毒邪。癌毒致病为病理产物积聚而成，多属正虚邪实，不仅可在原发病位，而且可向周围侵袭扩散，沿经脉流散，甚至转移；并可与气滞、痰凝、血瘀、热毒等病邪相结合，其病机总属本虚标实，从而使病情愈趋深重，难于治疗。

毒邪致病的病机转化，一是毒邪致病，常可化热，而成热毒；或感受寒邪过盛，甚而成为寒毒。二是毒邪致病往往具有传变迅速的特点。如热毒内陷，或湿毒蒙蔽清窍而致神昏闭证发生。三是毒邪致病，常可耗伤机体正气、阳气或阴血津液，故多出现气血亏虚、阴阳两虚等病机转化。四是某些毒邪过盛，不仅发病急重，传变迅速，而且在短时间内即可出现正虚邪陷的急重证候，如热毒太盛，气阴并耗，气随液脱，可形成津气俱脱的脱证。五是毒邪致病，可损伤脏腑器官，或可波及其他脏腑，甚至数脏同病，从而导致脏腑功能进一步失调、损伤，或虚衰。

五、脏腑失调，虚实传变

在疑难杂病发展过程中，病变常常在脏在腑，从而导致脏腑功能失调，或脏腑虚衰，或升降失司，或气化失常。有时病变一脏波及他脏，或由脏波及于腑。任何一个脏腑功能虚损或失常，则通过经络和气血津液的相互影响，可以累及另外其他脏腑，从而使疾病的病位发生传变。其传变既可由母子传变，也可由乘侮传变，亦可由脏腑表里传变。一些外感疑难杂病则主要表现为六经传变、三焦传变及卫气营血传变。因此，某些疑难杂病至后期，则可导致气血同病、数邪俱见、数经合病、数脏同病的复杂病机状态，从而辨证较难，治疗困难。

虚实是疾病过程中邪正消长盛衰的基本病理变化。疑难杂病在其发生发展过程中，常出现虚实夹杂，邪盛正虚的病机变化，病邪愈来愈盛，而正气（气血阴阳）日渐虚衰，从而使病情愈趋深重，病变愈难医治。一般所说的虚实转化，如由实转虚，或因虚致实，在疑难杂病过程中是比较常见的病理变化。

所以临床在对疑难杂病进行辨证时，一定要充分认识其虚实病机及虚实转化，特别是一些急重症，更要密切观察其邪正盛衰的临床表现，从而通过分析、归纳而总结出其基本的核心证候。这一点对确定治法具有非常重要的意义。

六、病症疑似，常变相混

《慎斋遗书·辨证施治》说："见病医病，医家大忌。盖病有标本，多有本病不见而标病见者，有标本相反不相符者，若见一证，即医一证，必然有失。……种种变幻，实似虚，虚似实，外似内，内似外，难以枚举，皆宜细心求其本也。"许多疑难杂病在其病变过程中，由于病机复杂，阴阳、表里、寒热、虚实错杂，所以在临床上有时常出现疑似之症，前人有阴证似阳，阳证似阴，寒证似热，热证似寒，大实有羸状，至虚有盛候等的论述。如气机郁滞，影响经络气血运行而出现周身疼痛，这种疼痛一般认为应属于痹证范围，而系风寒湿邪所致。但究其发病之因，又与情志抑郁有关，而用祛风散寒化湿无效，而以疏肝解郁通络收功。再如某些阳痿遗精的患者，如从其症状看，似乎应为肾虚，但如追问病史，参之舌脉，又属肝经湿热所致，而用清利肝胆湿热之法取效。

李中梓《医宗必读·疑似之症须辨论》曰："天下皆轻谈医，医者辄以长自许。一旦临疑似之症，若处云雾，不辨东西，几微之间，瞬眼生杀矣。"并指出实证误补、虚证误泻、阴证清之、阳证温之等误治的严重后果。特举例说明："盖积聚在中，实也，甚则嘿嘿不欲语，肢体不欲动，或眩运昏花，或泄泻不实，皆大实有羸状也。正如食而过饱，反倦怠嗜卧也。脾胃损伤，虚也，甚则胀满而食不得入，气不得舒，便不得利，皆至虚者有盛候也。正如饥而过时，反不思食也。"并最后总结说："诸凡疑似之症，不可更仆数，一隅三反，是有望乎智者。大抵症之不足凭，当参之脉理；脉又不足凭，当取之沉候。"可见疑难杂病在临床上常常出现似是而非的一些疑似病证，辨证困难，难于决断，稍一不慎，则会带来严重后果。

疑难杂病在其病变过程中，当病情迁延，久治不愈；或由于误治；或正气不足，调理失宜，致使病情由实转虚，或由简单转为复杂，而出现一些变证。变证一旦出现，则其病情转重，证候复杂，治疗困难。

变证是在疑难杂病病变过程中发生的病机变化或病机转化的结果。变证是相对于"常证"而言的。在病机和证候方面，它具有如下特点：一是病情由轻转重，或由表入里，或由经络病及脏腑。二是由简单变为复杂，可由单一脏器波及数脏同病，或出现正虚邪实，寒热错杂，气血同病，阴阳并损的病机变化。三是容易出现复合证候，几种证候同时出现，如臌胀患者既有肝肾阴虚，又兼气滞血瘀和水湿内停。四是变证病机转化复杂多变，辨证治疗较为困难。作为医者，应做到知常达变，方能在临证时心中有数。

（白宇宁、白震宁　整理）

第二章
疑难杂病的临床辨治思路

　　疑难杂病作为一类特殊的疾病,临床无论是辨证还是论治都有一定难度。其临床辨证除了认真收集四诊资料,按常规辨证论治外,还应重视其辨治思路。疑难病的发生常与痰、瘀、毒等病理因素和脏腑功能失调密切相关;同时机体气机升降失司和气化功能失常亦是这类疾病发生的重要病机;并且以证候标本易混淆不清而难辨,症相疑似而变证丛生为其发病特点。基于上述认识,白兆芝教授总结五十年来临床实践的经验和体会,提出了辨治疑难杂病九个方面的思路,包括从补脾益气论治、从肝论治、从小肠论治、从痰论治、从瘀论治、从毒论治以及从标本论治、从升降论治、知常达变等方面。

第一节　疑难杂病从补脾益气论治

一、概述

　　自易水学派宗师张元素提出治重扶正和养胃气为本的治疗思想后,李杲继承了张元素扶养脾胃的学术思想,创立了脾胃内伤学说,提倡"观证用药","审其病而后用药",提出"内伤用药之大法,所贵服之强人之胃气"(《脾胃论·论饮酒过伤》),提出了补中益气、升阳泻火、甘温除热、调脾胃以治五脏等治疗大法和升降沉浮的用药法度。

　　《慎斋遗书·辨证论治》曰:"诸病不愈,必寻到脾胃之中,方无一失。何以言之? 脾胃一伤,四脏皆无生气,故疾病日多矣。万物从土而生,亦从土而归。补肾不若补脾,此之谓也。治病不愈,寻到脾胃而愈者甚众……医家于气血、寒热、虚实不辨,忘脾胃而投药石者十常八九,所以往往害人也。"《景岳全书·杂证谟》也说:"凡欲察病者,必须先察胃气;凡欲治病者,必须常顾胃气,胃气无损,诸可无虑。"临床上许多疑难杂病在其形成与发展的过程中,常与脾胃内伤或损伤脾胃有关,所以调治脾胃在疑难杂病的治疗中具有重要意义。

由于许多疑难杂病的形成及病变过程中常可波及脾胃，或与脾胃有关，所以白兆芝教授在治疗这些病证时特别重视调治脾胃，强调治病用药必须刻刻顾护"胃气"。他认为不仅仅是脾胃本身的病证在治疗时需注意调补脾胃，其他脏器的疑难杂病在治疗时也需要注意调补脾胃及保护"胃气"。这是因为：一是疑难杂病形成的原因往往是正气不足。正气虚多与脾胃虚有关，因为脾胃是元气之本，诚如李杲所说"胃虚元气不足诸病所生"（《脾胃论》卷下）。二是疑难杂病形成之后，常久治不愈，在其病变过程中多有正气不足不能抗邪的情况。从而易于出现外邪侵袭或邪从中生。三是由于脾胃主生化之源，为精气升降运动之枢纽，凡属于机体升降失常的疑难杂病，常与脾胃功能减退有关。四是某些经久不愈的疑难杂病在其治疗过程中，可因用药失当，而损伤脾胃。五是某些疑难病如癌症进行手术、放化疗等治疗过程中不仅耗伤正气，气血受损，而且脾胃功能受到严重的影响，致使正气更虚。六是由于"五脏皆属于胃，胃虚则俱病"（《脾胃论》卷下），其他脏腑疑难杂病在治疗过程中，也必须重视脾胃运化功能的恢复。所以李杲在《脾胃论·阴阳寿夭论》中指出："地气者人之脾胃也，脾主五脏之气，肾主五脏之精，皆上奉于天，二者俱主生化以奉升浮，是知春生夏长皆从胃中出也。故动止饮食各得其所，必清必净，不令损胃之元气。"说明了脾胃具有供养五脏的重要作用，治疗用药应重视脾胃功能的恢复，从而有利于其他脏腑病变的治愈。

二、从补脾益气论治疑难杂病的经验及验案

白教授多年来在临床上曾用补脾益气法治愈许多疑难杂病。现将所收集到的部分病例，按其治法分类，介绍如下。

（一）甘温除热法

李杲在《脾胃论·饮食劳倦所伤始为热中论》中指出："饮食失节，寒温不适，则脾胃乃伤……脾胃气衰，元气不足……阴火得以乘其土位。故脾证始得，则气高而喘，身热而烦，其脉洪大而头痛，或渴不止，其皮肤不任风寒而生寒热。"所以临床上常出现由于脾胃虚衰而出现内伤发热。此时的治疗"惟当以辛甘温之剂，补其中而升其阳，甘寒以泻其火则愈矣"，这就是所谓的"温能除大热，大忌苦寒之药损其脾胃"。李氏主张用补中益气汤治疗此类病证。

[病案] 急性坏死性淋巴结炎高热不退案

白某，女，14岁，学生。2012年9月7日初诊。

主因高热不退1周来诊。

患者于2010年12月突然出现高热持续不退，伴颈部及颌下淋巴结肿大，先后去省儿童医院、北京儿童医院等医院就诊，诊为急性坏死性淋巴结炎，经用激素、抗生素等治疗，病情逐渐好转。2012年8月31日病情复发，开始发热伴右侧颈部及颌下淋巴结肿痛，体温38～39℃，经口服抗生素及退热药发热愈甚，9月4日出现高热。

目前症见：自觉发热恶寒，或寒热往来，有时头痛，咽痛，恶心，纳呆，大便干，舌质红，舌苔薄黄，脉浮细数。昨晚体温39.3℃。

查体：右侧颈部红肿，可及肿大的淋巴结数枚，如蚕豆大小，压痛明显，右侧颌下淋巴结肿大，压痛明显。

实验室检查：血常规：白细胞 $3.0×10^9/L$，C反应蛋白8mg/L。

中医诊断：瘰疬、高热。

证属：风邪袭表，痰热内盛。

西医诊断：急性坏死性淋巴结炎伴高热。

治法：辛凉解肌，解毒散邪，清热化痰。

方用：柴葛解肌汤加减。

处方：柴胡24g，姜半夏9g，黄芩9g，葛根18g，生石膏24g（先煎），金银花24g，连翘15g，蒲公英30g，白芷10g，僵蚕10g，蝉蜕10g，赤白芍各12g，玄参15g，浙贝母15g，夏枯草15g，甘草6g，生姜3片。2剂，水煎服。

二诊：2012年9月9日。药后发热减退，降至37.5℃左右。但昨晚体温突然又高，达39℃。患者自觉身冷，大便稀，恶心，纳呆，周身乏力，舌质红，舌苔黄，脉浮细数。反复推敲此证，应属于气虚兼有痰热内蕴。故改拟益气升清，清热化痰解毒法。方用补中益气汤加减。

处方：黄芪15g，太子参15g，白术10g，升麻6g，柴胡15g，姜半夏9g，黄芩10g，葛根18g，金银花15g，连翘15g，牛蒡子10g，僵蚕10g，蝉蜕10g，桔梗10g，玄参12g，浙贝母15g，夏枯草15g，炙甘草6g，生姜3片。3剂，水煎服。

三诊：2012年9月12日。药后病情明显好转，9月9日当天晚上体温降至38.3℃；9月10日全天体温波动在37～37.8℃，未达38℃；昨天体温36.6～37.4℃。目前患者咽痛消失，精神好转，纳食增加，不恶心，大便偏稀，日行2次，右侧颈部淋巴结仍肿痛，舌质红，苔白微黄，脉细数。继用前法，以前方去半夏、牛蒡子，加当归12g、陈皮10g，柴胡、升麻各改用10g。3剂，水煎服。

四诊：2012年9月15日。体温于9月13日已经降至正常。目前自觉一般情况尚好，纳食好转，不恶心，二便正常，舌质红，苔薄白、根稍厚，脉细稍数。查体：右侧颈部红肿减轻，仍可扪及花生粒大小之淋巴结数枚，稍有压痛。此时证属气阴两伤、余热未清，改拟补中益气、养阴化痰、清解余邪法。

处方：黄芪 20g，太子参 15g，白术 12g，茯苓 15g，陈皮 10g，当归 12g，浙贝母 15g，玄参 15g，生地黄 15g，夏枯草 15g，生牡蛎 30g（先煎），金银花 20g，僵蚕 10g，赤白芍各 12g，连翘 15g，蒲公英 30g，甘草 6g，生姜 3 片。3 剂。

五诊：2012 年 9 月 22 日。目前体温一直正常，查血白细胞 5.0×10^9/L，现右侧颈部红肿消失，可触及玉米粒大小之淋巴结二三枚，无压痛，精神纳食均佳，二便正常，舌苔白，脉弦细。以前方去金银花、生地黄，加姜半夏 9g。

继服 5 剂，病告痊愈。

按：本例患者于 2 年前发病，当时即高热不退，西医诊断为急性坏死性淋巴结炎，经用抗生素、激素治疗好转。本次发病后仍出现高热及淋巴结肿痛，且白细胞低，再用抗生素、退热药无效，持续高热 7 天未见好转。初诊时考虑外感风热，邪毒内盛，拟用柴葛解肌汤加味，药后体温稍降，旋即又起。同时出现身冷、周身乏力、恶心纳呆、便稀等虚象。考虑患者正气已虚，不足抗邪，此时虽然高热，但是应属正虚邪陷、阴火邪热内盛，治当甘温除热合清降阴火之法，改用补中益气汤加清热解毒化痰之品，3 剂药后病情明显好转，体温基本正常。再服 10 余剂后，病即痊愈，白细胞恢复正常。通过这一病例，说明正虚发热，必须兼顾扶正，只祛邪则病情愈甚。同时也告诉我们，甘温除大热是前人从大量临床实践中总结出来的宝贵经验，值得学习借鉴。

（二）补中益气升清法

《临证指南医案·脾胃》在论述补中益气汤时指出："察其立方之意，因以内伤劳倦为主，又因脾乃太阴湿土，且世人胃阳衰者居多，故用参芪以补中，二术以温燥，升、柴升下陷之清阳，陈皮、木香理中宫之气滞，脾胃合治，若用之得宜，诚效如桴鼓。"又云："总之，脾胃之病，虚实寒热，宜燥宜润，固当详辨，其于'升降'二字，尤为紧要。盖脾气下陷固病，即使不陷，而但不健运，已病矣。"故脾气虚衰，清气下陷，可导致多种病证。治宜益气健脾，补中升清。常用方如补中益气汤、升阳益胃汤、调中益气汤等。

［病案］老年泄泻腹痛，里急后重，排便不畅案

靳某，男，93 岁。2015 年 4 月 3 日初诊。

主因腹痛下坠，里急后重，便稀而不畅 2 月余来诊。

患者于 2 月前因肺部感染住某医院，症状好转后出现腹部疼痛且下坠，大便稀，日行 4～5 次。其后转某医科大学附属医院住院，诊为肠炎，用抗生素治疗，未见好转。

目前症见：腹部疼痛，腹中下坠，自觉里急后重，每有便意，但大便不出且不畅，排出粪便质稀，日行 4～5 次，精神差，乏力，纳少，舌质暗淡，苔少而润，脉虚弦。

腹诊：腹软，脐腹部压痛（+）。

既往史：安装心脏起搏器 7 年。

中医诊断：泄泻。

证属：脾肠虚衰，中气下陷。

治法：益气健脾，升清止泻。

方用：补中益气汤加减。

处方：黄芪 18g，党参 15g，炒白术 12g，茯苓 15g，陈皮 10g，防风 10g，炒白芍 12g，广木香 10g，黄连 6g，炮姜 6g，升麻 6g，柴胡 6g，葛根 15g，羌活 6g，独活 6g，延胡索 15g，炙甘草 6g，生姜 3 片。3 剂。

二诊：2015 年 4 月 7 日。药后腹痛明显好转，但仍有阵作，腹中仍有下坠感，里急后重感亦明显减轻，大便不稀，日行 2 次，精神较前好转，舌脉如前。继用前法，以前方加川楝子 6g、川椒 10g。5 剂。

至 2015 年 4 月 14 日三诊时，自觉症状明显好转，精神尚好，纳食增，腹痛消失未再发作，大便成形，日行 1 次，仍感腹中有下坠感，舌质暗淡，舌苔白薄少，脉虚弦。继用前方，以上方去葛根、羌活、独活，加当归 12g。

至 2015 年 5 月 5 日六诊时，上方服 15 剂。精神面色明显好转，纳食佳，体重增加，腹痛未作，腹中无下坠感，大便正常，舌质暗淡，舌苔白，脉虚弦。仍以补中益气汤加木香、黄连、炮姜、生山药、茯苓等，再服 5 剂，巩固疗效。

按：本例患者 90 余岁高龄，患肺部感染后出现泄泻腹痛，腹中下坠，里急后重，排便不畅等。在某医院住院用抗生素治疗多日未见明显好转。综合患者的临床表现进行分析，当属脾肠虚衰，中气下陷。理由是：患者高龄，患肺部感染后正气已虚，此其一也；腹中下坠，里急后重，每有便意，排便不畅，均为中气虚衰，清气下陷所致，此其二也；周身乏力，精神差，纳少，均为脾胃气虚所致，此其三也；舌暗淡，苔薄少，脉虚弦，均为中气虚衰之候，此其四也。治疗过程中一直坚持以补中益气汤为主，并加升清阳之葛根、羌活、独活、防风；清热调气止痛之黄连、木香、延胡索；考虑到年高之人脾阳亦不足，故加温中止泻之炮姜，健脾之山药等。前后服药 23 剂，病得痊愈。

（三）补脾胃泻阴火法

《内外伤辨惑论·饮食劳倦论》曰："脾胃虚衰，元气不足，而心火独盛，心火者，阴火也……元气之贼也。火与元气不能两立，一胜则一负……阴火得以乘其土位。"虽然历来人们对"阴火"有不同的说法，但有一点是肯定的，这就是阴火是在脾胃气虚的基础上所产生的病理之火。因此李杲制定了补脾胃泻阴火的治疗大法，它是根据内伤病脾胃气虚，清阳不升而下陷，阴火不降而上冲的病理特点提出的。由于"火与元气不能两立，一胜则一负"，只有使脾阳升发，元气才能充沛，阴火才能敛降；只有阴火潜降，脾阳才可能升发，元气方能充足。

临床常可出现一些久治不愈的疑难杂病，既有脾胃虚弱的症状，又有一系列"上火"的临床表现，宜当运用此法。常用方如补脾胃泻阴火升阳汤。

[病案] 顽固性牙痛案

田某，女，32 岁。2018 年 6 月 5 日初诊。

主因反复牙痛 1 年余来诊。

患者于 1 年前出现牙痛，反复发作，经某医院口腔科进行治疗，未见好转。又去某医院服清热下火中药多剂，仍无效果，于今日来诊。

目前症见：牙疼，为多个牙齿的牙根部疼痛，且有牙龈肿痛，自诉有"虚火"反复发作，双眼眼眵黏稠，伴周身乏力，精神疲惫，头部有"空"感；上腹部不适，时有脘中"灼热"，或有脘中"空"感，但又脘中畏冷，食冷食则难于消化，有时脘中"气逆"，烧心，泛酸，不欲饮食，睡眠欠佳，大便尚可，舌质红，舌苔白根微黄稍厚，脉沉弦细。

中医诊断：牙痛。

证属：脾胃气虚，阴火上冲。

治法：补脾胃，泻阴火，升清阳。

方用：补脾胃泻阴火升阳汤加味。

处方：黄芪 18g，太子参 15g，苍白术各 10g，柴胡 10g，羌活 6g，升麻 6g，黄芩 10g，黄连 6g，生石膏 10g（先煎），浙贝母 15g，煅瓦楞子 30g（先煎），吴茱萸 3g，蒲公英 30g，干姜 6g，甘草 6g，生姜 3 片。6 剂。

上方服后，症状明显好转，因来诊路远，又原方继服 6 剂，牙痛消失未再发作。至 2018 年 7 月 30 日二诊时，诉牙疼已愈，精神纳食均好转，脘中不适减轻。目前自觉睡眠欠佳，脘中有时有"空"感，食冷物不适，余可，舌质暗红，舌苔白，脉沉弦细。改用补中益气汤加浙贝母、骨碎补、八月札、黄柏、蒲公英等，再服6剂，巩固疗效。

按：一般牙痛多属风热、风寒、胃热及阴虚火旺，鲜有脾胃气虚，阴火上冲者。本例患者反复牙痛1年余，久治不愈。来诊时自诉除牙疼、上火等症状外，尚有如下一些表现：一是神疲乏力；二是上腹部不适，既畏冷，又有"灼热"感，以及烧心、泛酸、气逆、纳呆等症状。综其脉证，故辨证为脾胃气虚、阴火上冲，运用李杲补脾胃泻阴火升阳汤，取得了良效。

（四）健脾益气法

许多疑难杂病病变过程中，常可出现脾胃气虚的证候，或伴随有脾虚的证候。而脾胃虚弱，运化失常，水谷精微不能灌注五脏六腑及四肢百骸，则可出现多种病证。所以脾胃虚弱往往是某些疑难杂病病机中的一个重要方面，也是其发病及久治不愈的一个重要原因。临床上对于某些疑难杂病特别是某些慢性病，在其治疗过程中，如能重视健脾益气，重视恢复脾胃后天之本的运化功能、生化气血功能，则不仅可使临床症状得以缓解，而且可以增强机体抗病能力，而促使病变康复。正因如此，故在治疗过程中必须重视健脾益气，调理脾胃。

[病案] 大B细胞淋巴瘤放化疗后腹泻案

邱某，男，60岁。2016年8月9日初诊。

主因弥漫性大B细胞淋巴瘤放化疗后腹泻3月余来诊。

患者于2015年10月发现颈部淋巴结肿大，继而锁骨上、腋下、腹股沟等处淋巴结亦肿大，伴有周身乏力，发热等症状。于2015年10月底在省某医院诊为"弥漫性大B细胞淋巴瘤"，并于2015年11月9日开始进行放疗和化疗，前后共放疗18次，化疗8次，于2016年5月10日结束。在化疗期间出现腹泻，经西医治疗无明显效果，于今日来院门诊，要求中医治疗。

目前症见：面色萎黄，周身乏力，消瘦，纳差，大便稀，日行3～5次，便中杂有泡沫，口干咽干，自汗，舌质暗红，舌苔少，舌面有裂纹，欠润，脉弦细数。

中医诊断：泄泻。

证属：脾气虚衰，兼脾阴不足。

治法：益气健脾，兼滋脾阴。

方用：归脾汤合连理汤加减。

处方：黄芪 18g，太子参 15g，炒白术 12g，茯苓 15g，生山药 20g，广木香 10g，黄连 6g，炮姜 6g，乌梅 10g，麦冬 12g，炒白芍 12g，生麦芽 30g，浙贝母 15g，夏枯草 15g，生牡蛎 30g（先煎），砂仁 6g（后下），炙甘草 6g，生姜 3 片。6 剂。

二诊：2016 年 8 月 16 日。药后大便仍稀，但排便次数减少，日行 2 次，无腹中不适，纳稍增，余同前。舌质暗红，舌苔薄白少，舌面有裂纹，脉沉弦细，继用前法。以前方去麦冬，加百合 30g、乌药 10g、防风 10g。6 剂。

三诊：2016 年 8 月 23 日。自诉病情明显好转，目前大便日行 1 次，偏稀，纳好转，仍口干咽干，精神欠佳，舌脉同前，以前方去防风，加熟地黄 15g、炒扁豆 20g，6 剂。

至 2016 年 8 月 30 日四诊时，目前一般情况良好，精神好转，纳食正常，体重增加，大便日行 1 次，不稀，尚成形，仍有口干，舌质暗红，舌苔薄白，舌面有裂纹，脉弦细。继用前法，以前方继服，6 剂。继续调治，巩固疗效。

按：本例患者患大 B 细胞淋巴瘤进行放化疗后出现腹泻已 3 个月。从其病史、症状、舌脉综合进行分析，应属脾虚气弱，兼脾阴不足。所以在治疗上以健脾益气兼滋脾阴为法。方中以黄芪、太子参、炒白术、茯苓、炙甘草健脾益气；以生山药、麦冬、乌梅养阴生津兼滋脾阴；白芍柔肝敛阴，合乌梅、甘草兼能酸甘化阴；木香、黄连为香连丸能清虚热而止泻；配炮姜兼顾脾阳而消除黄连寒凉之性；生麦芽、砂仁生发胃气；浙贝母、夏枯草、生牡蛎化痰散结。其后于方中曾加百合以养阴，或加熟地、炒扁豆，配合白术、山药、炮姜以滋阴健脾兼顾脾阳而止泻，实合胃关煎之意。经前后治疗月余，用药 24 剂后，患者临床症状消失，泄泻治愈。

（五）健脾升阳除湿法

脾主运化水湿，是脾的重要功能之一。如脾之运化失常，输布失职，则水湿停滞而为病，而致脾虚湿困证。脾虚湿困可引起多种病证，其治法如健脾燥湿等。李杲常用升阳除湿之法，适用于脾虚湿困而清阳不升之证。他认为脾湿在中焦，脾阳受困而不升，此时当升其清阳，用"少阳风药"，如升、柴、羌、独、防风等，方如升阳除湿防风汤、除风湿羌活汤等。

[病案] 神经性耳鸣、耳聋案

关某，男，32 岁。2013 年 11 月 1 日初诊。

主因耳鸣、耳聋 1 月余来诊。

患者素来体弱，于 1 个半月前无明显诱因出现双耳耳鸣，听力下降，以左耳为著。到某医院耳鼻喉科检查，诊为"神经性耳鸣、耳聋"，用西药治疗无明显好转，要求中医治疗。

目前症见：双耳耳鸣，听力下降，以左耳为著，左耳听力严重减退，耳中无脓性分泌物，纳食一般，身重乏力，伴腹中不适，腹中畏冷，大便溏，舌体胖，舌质淡，舌苔白根厚腻，脉弦。

中医诊断：耳鸣、耳聋。

证属：脾虚湿阻，清阳不升。

治法：健脾除湿，升阳通窍。

方用：李杲升阳除湿防风汤加味。

处方：苍术 12g，防风 10g，炒白术 12g，茯苓 15g，炒白芍 12g，姜半夏 9g，陈皮 10g，广木香 10g，葛根 15g，柴胡 10g，石菖蒲 10g，郁金 10g，黄连 6g，炮姜 8g，甘草 6g，生姜 3 片。5 剂。

二诊：2013 年 11 月 8 日。药后耳鸣减轻，耳聋稍有好转，仍大便稀，舌体胖，舌质淡，舌苔白，脉弦，继用前法，以前方加炒扁豆 15g、炒山药 15g。5 剂。

至 2013 年 11 月 15 日三诊，目前大便好转不稀，腹冷及腹中不适消失，纳增，精神较前好转，耳鸣明显减轻，听力明显好转，舌体胖，舌苔白，脉弦。继用前法，以前方去炮姜、广木香、黄连，加泽泻 10g、丹参 15g、川芎 6g、黄芩 10g。5 剂。

2013 年 11 月 22 日四诊，自述诸症消失，耳鸣未作，听力恢复，精神尚好，纳食正常，大便可，舌体胖，舌苔白，脉弦。以前方继服 5 剂后，停药。

按：赵献可《医贯·耳论》曰："饮食劳倦，脾胃之气一虚，不能上升，而下流于肾肝，故阳气者闭塞，地气者冒明，邪害空窍，令人耳目不明。"指出脾气虚衰，清阳之气不升，可致耳鸣耳聋。如脾虚湿盛，则湿浊之邪更易闭塞耳窍。本例患者素来体弱，脾胃虚弱，从耳鸣耳聋所伴随的症状分析，其证当属脾虚湿盛，清阳不升。故治以健脾除湿、升阳通窍，方用李杲升阳除湿防风汤加味。汪讱庵说此方："此足太阴阳明药也。苍术辛温燥烈，升清阳而开诸郁，故以为君；白术甘温，茯苓甘淡，佐之以健脾利湿，防风辛温胜湿而升阳，白芍酸寒敛阴而和脾也。"（《医方集解·利湿之剂·升阳除湿防风汤》）治疗过程中以此方加葛根、柴胡以增强升清阳之功效；加石菖蒲、郁金以开窍通闭；加陈皮、姜半夏、广木香以和中；加黄连、炮姜以调寒热。用药后症状明显减轻，湿浊之邪已去其半。在三诊时于升阳除湿防风汤中又酌情加入丹参、川芎、石菖蒲、郁金等活血通窍之品，冀以改善耳之局部血液循环。经前后用20余剂，症状消失。

（六）补脾益气，化痰祛饮法

某些疑难杂病在其病变过程中，常常出现虚实夹杂的病理状态。因人以胃气为本，脾胃虚衰，运化失常，常出现痰饮病邪，而致许多病证。临床上确有许多疑难杂病，一方面正气虚弱；另一方面又痰邪壅结，或痰饮内停。此时治疗大法必须重视扶正，一方面益气健脾，同时配合化痰散结或祛除饮邪的方药，方能起到治疗效果。正如李中梓《医宗必读·痰饮》所说："惟脾土虚湿，清者难升，浊者难降，留中滞膈，瘀而成痰。故治痰先补脾，脾复健运之常，而痰自化矣。"

[病案] 肺癌伴胸腔积液案

赵某，男，57岁。2015年3月27日初诊。

主因胸憋、咳嗽伴发热2月余来诊。

患者于2个多月前出现发热、咳嗽，经按肺部感染治疗（药名不详）无效。患者于2015年2月13日某武警医院行胸部CT检查，诊为：左肺下叶鳞癌，伴右颈部淋巴结转移，左侧胸腔大量积液，双肺肺气肿。因病变已经转移，故进行化疗，化疗后仍有咳嗽、胸憋、低热。于今日来医院要求中医治疗。

目前症见：咳嗽，痰白量不多，胸憋气短，精神差，纳少，午后低热，大便偏干，舌质暗红，舌苔白微黄中根厚腻，舌边有瘀斑，脉弦。

中医诊断：咳嗽、悬饮。

证属：肺脾气虚，痰瘀互结，饮邪内停。

治法：益气健脾，补土生金，化痰祛饮。

方用：六君子汤加味。

处方：太子参15g，白术12g，茯苓15g，陈皮10g，姜半夏9g，龙葵30g，蜂房10g，石见穿30g，浙贝母15g，夏枯草15g，山慈菇10g，射干10g，莪术10g，生薏苡仁30g，瓜蒌30g，葶苈子15g，黄芩10g，炙紫菀15g，甘草6g，生姜3片。

二诊：2015年4月14日。上方服12剂。药后咳嗽减轻，痰不多，精神纳食稍好转，气短不著，体温正常，舌质暗红有瘀斑，舌苔白根厚。继用前法。以前方去射干、黄芩，加黄芪30g、全蝎6g。6剂。

三诊：2015年4月21日。目前仍有咳嗽，有痰白黏而不利，气短明显减轻，纳食、二便可，精神明显好转，舌质暗，舌苔白根厚腻，脉沉弦。以初诊方加黄芪30g、炙百部12g。

以前方随症加减，痰多痰黄厚时，加黄芩、鱼腥草；咳嗽明显时加炙百部、射干、全蝎。至2015年6月2日七诊时，上方服22剂，病情明显好转，目前咳嗽已不明显，痰不多，精神纳食基本正常，大便可，舌暗红，苔白根稍厚，脉沉弦。2015年5月31日肿瘤医院CT示：胸腔积液消失。改拟益气健脾，化痰消癥解毒法。

处方：黄芪30g，太子参15g，白术12g，茯苓15g，陈皮10g，姜半夏9g，蜂房10g，石见穿30g，夏枯草15g，山慈菇10g，瓜蒌30g，莪术10g，炙紫菀15g，炙百部12g，白芍12g，浙贝母15g，甘草6g，生姜3片。10剂。巩固疗效。

按：本例患者患肺癌，初诊时开始痰多，胸憋气短，午后低热，伴有胸腔积液。辨证为肺脾气虚、痰瘀互结、饮邪内停，治以益气健脾、补土生金、化痰祛饮、兼以解毒。方中以黄芪、太子参、白术、茯苓益气健脾；以炙紫菀、炙百部、射干肃肺止咳；黄芩、鱼腥草清肺；蜂房、石见穿、莪术、夏枯草、全蝎、山慈菇化痰消癥，抗癌解毒；陈皮、姜半夏、瓜蒌、浙贝母、生薏苡仁、葶苈子化痰和胃，祛除饮邪。经治疗2月余后，精神、纳食恢复，临床症状和胸腔积液均消失。

（七）益气固表法

体虚之人，卫外不固，感受外邪，发病之后，常缠绵难愈，或反复不已。临床常见肺脾气虚者，既容易反复感冒，又可见汗出不止，迁延日久不愈。《景岳全书·汗证》云："人以卫气固其表，卫气不固，则表虚自汗，而津液为之发泄也。"治当益气固表，常用方如玉屏风散、桂枝加黄芪汤等。

[病案]汗证案

郭某，女，54岁，教师。2015年3月24日初诊。

主因汗出过多2年余来诊。

患者自幼易自汗，近2年绝经后自汗、盗汗加重。虽然曾在某医院服中药进行治疗，但未见明显好转。于今日来诊。

目前症见：汗多，动则汗出淋漓，不仅白天汗多，夜间亦盗汗，伴周身乏力，畏风较甚，全身自觉肿胀，四肢按之疼痛，入睡困难，多梦易醒，口淡，气短、烧心、反酸，大便不畅，2～3日一行，小便频，舌质暗，舌体胖，舌边有齿痕，舌苔白微黄，脉沉。

既往史：甲状腺功能减退20年，胆结石5年，腰椎间盘突出2年。

中医诊断：汗证。

证属：肺脾气虚，卫表不固。

治法：益气健脾补肺，固表敛汗止汗。

方用：桂枝加黄芪汤合玉屏风散加减。

处方：黄芪30g，桂枝10g，白芍12g，白术12g，防风10g，煅龙牡各30g（先煎），陈皮10g，姜半夏9g，茯苓15g，木香10g，黄连6g，浮小麦30g，炙甘草6g，生姜3片。5剂。

二诊：2015年4月14日。上药服5剂后，症状明显好转，又自服10剂。目前自觉汗出明显好转，白天汗出明显减少，夜间未再盗汗，纳食增加，身痛肿胀好转，大便正常，仍疲乏，畏风，梦多，舌暗苔白，脉沉。继用前法，以前方去黄连，加太子参15g、五味子10g。7剂。

三诊：2015年4月21日。出汗基本痊愈。目前自觉背冷，精神欠佳，寐欠佳，继用前法，以前方加丹参15g。7剂。

四诊：2015年4月28日。自觉一般情况良好，出汗症状消失，精神纳食好转，背冷身冷不明显，二便调，寐欠佳，舌脉同前。继用三诊方去浮小麦，加远志10g，再服7剂，巩固疗效。

按：本例患者素来体弱，患汗证两年反复不愈，据其临床表现辨证为脾气虚弱、卫表不固，治以益气健脾补肺、固表敛汗止汗。方用桂枝加黄芪汤合玉屏风散益气健脾、固表止汗，并加煅龙牡、五味子、浮小麦等加强敛汗作用。用药30余剂，不仅汗出治愈，而且全身疲乏、身疼痛、肿胀、畏风等症状也均消失。

（八）益气健脾补血法

由于脾胃为气血生化之源，所以对于血虚病证的治疗，不仅要养血补血，同时更要重视益气健脾。脾不仅能化生血，而且可统血、摄血，所以益气健脾对于血虚病证的治疗具有重要意义。唐容川《血证论·吐血》曰："补血……脾主统血，运行上下，充周四体，且是后天，五脏皆受气于脾，故凡补剂，无不以脾为主，思虑伤脾，不能摄血，健忘怔忡，惊悸盗汗，嗜卧少食，大便不调等证，归脾汤统治之。"

[病案] 贫血案

黄某，女，47岁。2010年7月23日初诊。

主因头晕乏力2年余，加重半年来诊。

患者素来体弱，且月经量多，两年多前出现头晕乏力。在某医院诊断为"贫血"，经中西药治疗曾稍好转。近半年来自觉精神疲乏无力，头晕加重，要求中医治疗。

目前症见：面色萎黄，口唇及指甲色淡，神疲乏力，心悸寐差，纳欠佳，大便干，4～5日一行，素易"上火"，手足心热，口干，舌质淡，舌苔白，脉细无力。

今日查血常规：血HGB 55g/L。

中医诊断：虚劳。

证属：气血两虚。

治法：补气养血，兼以滋阴。

方用：圣愈汤合二至丸加减。

处方：黄芪30g，太子参15g，当归12g，白芍12g，生熟地各15g，女贞子15g，墨旱莲15g，阿胶10g（烊化），牡丹皮10g，玄参30g，麦冬24g，火麻仁30g，黄精30g，枸杞子15g，炙甘草6g，生姜3片。

二诊：2010年8月3日。上方服11剂。目前自觉症状明显好转，头晕减轻，精神好转，手足心已不热，纳可，有时腹胀，大便已正常。前方去玄参、麦冬、火麻仁、牡丹皮，加茜根10g、乌贼骨30g，6剂。

三诊：2010年8月13日。自觉精神较前好转，头晕明显好转，大便正常，舌质淡，舌苔白，脉弦细。改拟益气健脾补血法，方用归脾汤加味。

处方：炙黄芪30g，党参15g，白术12g，茯苓15g，当归12g，白芍12g，生熟地各15g，阿胶10g（烊化），女贞子15g，墨旱莲15g，黄精30g，广木香10g，制何首乌15g，龙眼肉10g，枸杞子15g，砂仁6g（后下），炙甘草6g，生姜3片。

以上方随症加减，月经量多时酌情选加茜根炭、乌贼骨、棕皮炭、藕节、仙鹤草、三七粉、黑蒲黄等，寐差时加远志，上火时加栀子等。至2010年11月16日十一诊时，上方共服52剂。患者一般情况好，精神转佳，纳食正常，头不晕，自觉无不适，舌质淡红，舌苔薄白，脉弦细。其间2010年10月8日查血常规：HGB 92g/L。11月16日复查血常规：HGB 117g/L。继用前法，以前方进退，再服30剂后停药。2年后因其他病来诊，诉贫血未再发。

按：本例患者素体虚弱，且经来量多，出现头晕乏力2年多，并诊为贫血。此属脾虚中气不足不能摄血，以致月经过多，导致贫血。初次来诊时，除气血亏虚的表现外，尚可见"上火"之象，如口干、手足心热、大便干结等阴血亏虚之象。故治以补气滋阴养血，方用圣愈汤合二至丸加减。用药10

余剂后，症状明显好转，大便正常，则改拟益气补血法，方用归脾汤以补气健脾养血，加生熟地、阿胶、何首乌、女贞子、墨旱莲、黄精、枸杞子等以加强补养阴血之作用。经治疗 3 月余，贫血得以治愈，血红蛋白恢复正常。

（九）益气健脾补肾法

某些疑难杂病其病变过程中往往出现脾肾同病的病机和证候。其形成不外二种：一是肾病病久，波及于脾，导致脾肾虚衰。二是脾病传肾，如脾胃虚弱，不能正常化生气血，后天不能滋养先天，从而脾肾同病；或者脾湿太盛，乘其所胜，下流于肾，而致肾水无制致病；或是胃热灼伤阴液，肾水耗竭，均可导致脾肾同病。脾肾同病的治疗应注意区分偏于阳虚阴虚，或是精气亏虚，而采用不同的治疗方法。如临床上有时可见，既有脾气虚衰而又有肾之精气亏虚的证候，此时则应以益气健脾配合滋补肾之精气的方法。

[病案] 脱髓鞘性脊髓炎案

魏某，女，43 岁。2012 年 1 月 6 日初诊。

主因下肢痿软无力 8 个月，伴不欲饮食 2 个月来诊。

患者于 2011 年 5 月出现左腿膝以下麻木且软弱无力，右侧胸腰部麻木，经某医院进行系列检查，诊为"脱髓鞘性脊髓炎"，用激素治疗。2011 年 10 月底出现食欲减退、周身乏力加重、嗜睡等，于今日来院门诊要求中医治疗。

目前症见：周身乏力，精神差，下肢痿软无力，且麻木，纳呆，肠鸣，大便稀，日行 3～4 次，盗汗，嗜睡。舌暗红，舌苔白中心少苔，脉沉细。

中医诊断：骨痿。

证属：脾气虚衰，肾精亏虚。

治法：益气健脾醒胃，补肾益精壮骨。先以益气健脾醒胃为主，脾胃功能好转后，再配合补肾益精壮骨。

方用：归脾汤加减。

处方：黄芪 30g，太子参 15g，炒白术 12g，茯苓 15g，生山药 20g，炒白芍 12g，当归 12g，乌梅 10g，陈皮 10g，广木香 10g，砂仁 6g（后下），鸡内金 15g，甘草 6g，生姜 3 片。4 剂。

二诊：2012 年 1 月 10 日。药后食欲稍好，盗汗好转，仍精神差，肢软乏力，大便仍不成形，日行 4～5 次，舌质暗红，舌苔薄白而少，脉沉细。以前方去当归，加山萸肉 10g、木瓜 15g、焦山楂 15g，5 剂。

三诊：2012 年 1 月 17 日。纳食明显好转，基本恢复正常，精神较前好转，肢软减轻，大便日行 2 次，稍稀，盗汗未作，舌质暗红，舌苔白薄少，脉弦细。考虑患者胃气已复，故治法改用益气健脾醒胃，兼补肾益精壮骨，方用归脾汤合左归饮加减。

处方：黄芪 30g，太子参 15g，炒白术 12g，茯苓 15g，熟地黄 15g，山萸肉 10g，杜仲 12g，生山药 20g，木瓜 15g，炒白芍 12g，广木香 10g，砂仁 6g（后下），陈皮 10g，枸杞子 12g，炙甘草 10g，生姜 3 片。

以上方随症加减，治疗过程中曾据证用药，如阿胶、龟甲、女贞子、麦冬、五味子、远志、炒酸枣仁、怀牛膝、鸡血藤等。至 2012 年 3 月 13 日九诊时，上方又服近 40 剂，患者精神明显好转，下肢痿软无力已不明显，麻木消失，纳食正常，大便稍稀日 1 次，仍口干，汗多，舌质暗红，舌苔薄白，脉沉细。继用前法，以前方进退，又服 12 剂后，症状消失而停药。

按：《脾胃论·脾胃胜衰论》曰："脾病则下流乘肾，土克水则骨之无力，是为骨痿，令人骨髓空虚，足不能履地。"该患者治疗过程分两步。第一步，脾胃虚弱证象明显，不仅食欲差，而且大便稀，日行 3～4 次，此时如予补肾之品，恐脾胃之气更伤，故先重点益气健脾醒胃。第二步，脾胃功能恢复，纳食增加，大便好转，说明胃气已复，故采用补脾补肾同时进行，既益气健脾又补肾益精，经前后治疗近 3 个月，用药 60 余剂后，症状基本消失，取得了明显的效果。

（十）益气健脾，温阳散寒法

某些疑难杂病在其病变过程中，常由于脾胃虚弱日久，其病机发生了进一步变化，其中较常见的是寒化。本已脾胃虚弱，又兼饮食劳倦所伤，恣食生冷，损伤脾阳，内生寒湿，进而在脾阳虚衰的基础上影响到全身阳气虚衰。此即《景岳全书·杂证谟·泄泻》所云："脾虚不能胜湿，而湿胜即能生寒，阳气因寒所以日败，胃气因湿所以日虚，其证则形容渐羸，饮食渐减，或脉息见弦细，或口体常怯寒，或脐腹常有隐疼……而常多飧泄者，则总属虚寒也。凡若此者，若不速培阳气，必致渐衰而日以危矣。"其治疗当在益气健脾升清的同时，配合温阳散寒除湿的方法。

［病案 1］全身畏冷 10 年案

徐某，女，43 岁。2014 年 6 月 17 日初诊。

主因周身畏冷 10 年，加重 1 年来诊。

患者自幼体弱，10 年前感冒后出现周身畏冷，有时伴关节疼痛。曾经西医检查未能明确诊断，经用中西医治疗，未见好转。近1年多来病情加重，于今日来诊。

目前症见：周身畏冷，且极易感冒，冷水洗手即全身关节疼痛，伴疲乏无力，消瘦，纳差，腹中畏冷，平素大便稀溏，不成形，受凉后腹痛且腹泻加重，吐白痰，既往有痛经史。舌质淡，舌体胖，舌边有齿痕，舌苔白，脉沉弦细。

中医诊断：寒痹。

证属：脾气虚衰，阳虚寒盛。

治法：益气健脾，温阳散寒。

方用：玉屏风散合桂枝加附子汤。

处方：黄芪18g，炒白术12g，防风10g，桂枝10g，炒白芍12g，熟附片10g（先煎），茯苓15g，当归12g，广木香10g，川芎6g，砂仁6g（后下），炙甘草6g，生姜3片。5剂。

二诊：2014年6月27日。药后症稍减，精神稍好，仍觉身冷，受凉后腹痛，自觉脘中冷，胸前冷，大便稀，舌质淡，舌体胖，舌边有齿痕，舌苔白，脉沉弦细。继用前法，以前方去当归、川芎，加党参15g，熟附子改为15g。5剂。

三诊：2014年7月11日。仍有身冷，但是较前减轻，精神好转，纳增，腹痛未作，大便尚可，不稀。舌质淡，舌体胖，舌边有齿痕，舌苔白微黄，脉沉弦细。继用前法，以前方加重熟附子为20g，另加当归12g。5剂。

四诊：2014年9月5日。上药服后，病情一度好转。近来天气稍冷，又觉身冷，且经前腹痛，舌淡胖，边有齿痕，舌苔白，根微黄稍厚，脉弦细。继用前法，以前方加炮姜6g、小茴香10g。

以此方随症加减，至2014年9月30日六诊时，上方服15剂，全身畏冷明显好转，仍畏风，腹中无不适，精神纳食好转，大便黏稠不成形，舌质淡，舌体胖，边有齿痕，舌苔白根厚，脉沉。继用前法，调方如下。

处方：黄芪30g，党参15g，炒白术12g，熟附片30g（先煎），桂枝10g，炒白芍12g，防风10g，炮姜10g，当归10g，川芎6g，广木香10g，砂仁6g（后下），茯苓15g，炙甘草6g，生姜3片。

以上方服12剂后，症状基本消失。至2015年1月16日八诊时，诉近来感冒1月未愈。自觉鼻流清涕，身畏冷，精神纳食尚可，大便正常，舌胖苔白厚，脉浮紧。改用麻黄附子细辛汤合玉屏风散。

处方：炙麻黄10g，熟附片10g（先煎），细辛3g，桂枝6g，白芍12g，炒白术12g，防风10g，当归12g，川芎6g，黄芪15g，广木香10g，砂仁6g（后下），甘草 6g，生姜 3 片。3 剂。

九诊：2015 年 1 月 27 日。感冒已愈。目前身冷不明显。精神纳食大便正常，腹中无明显不适，痛经现已好转，舌质淡红，边有齿痕，舌苔白，脉沉。改拟玉屏风散合黄芪建中汤，再服 5 剂后，停药。

按：本例患者素来体弱，患周身畏冷已 10 年，且易感冒，稍一受凉即全身关节疼痛。从其病史及临床表现来看，应属脾胃虚弱，又复感受寒邪，以致出现脾气虚衰、阳虚寒盛的证候。故治以益气健脾，温阳散寒。方用玉屏风散合桂枝加附子汤加味。方中以黄芪、炒白术、防风益气固表，桂枝、附子以固表温阳散寒，加当归、川芎配白芍以活血通经脉，广木香、砂仁理气醒脾和中。在治疗过程中，据其临床表现逐步加大附子用量，最多达 30g，并加炮姜以温中散寒。经 2 个多月治疗，服药 42 剂后，病情明显好转，症状基本消失。

[病案 2] 阴冷案

李某，女，45 岁。2014 年 11 月 2 日初诊。

主因阴冷伴下半身发凉 10 余年，加重 1 年余来诊。

患者平素下半身发凉，10 年前开始出现阴冷，近 1 年来阴冷及下身发凉加重。曾在多处医院就诊，未见明显好转，去年曾在某医院妇科住院诊为盆腔炎。于今日来诊。

目前症见：外阴及阴中寒冷，伴少腹部疼痛畏冷，性欲冷淡，下半身及腰部畏冷发凉，稍一受凉则下肢有紧抽感，肢软乏力，不能久站，左膝关节疼痛，经期肢冷加重，自觉手指肿胀，纳差，大便稀，舌质淡红，舌苔白根黄白厚，脉沉。

既往史：痛经。

中医诊断：阴冷。

证属：脾气虚衰，阳虚寒凝。

治法：健脾益气，温阳散寒。

方用：黄芪建中汤合桂枝加附子汤加味。

处方：黄芪 25g，桂枝 6g，炒白芍 12g，当归 12g，熟附片 10g（先煎），炒白术 12g，茯苓 15g，防风 10g，川芎 10g，怀牛膝 10g，续断 15g，桑寄生 15g，广木香 10g，肉桂 5g，炙甘草 6g，生姜 3 片。5 剂。

二诊：2014 年 12 月 12 日。上方服 5 剂后，自觉诸症好转，故又自服 10 余剂。目前阴冷及少腹部冷减轻，下半身及腰冷亦好转，精神好转，纳食增加，大便尚可，但近又生口疮，舌质淡红，舌苔白脉沉弦。以前方去附子，加黄连6g、桃仁10g、红花10g、鸡血藤15g。5剂。

三诊：2014年12月23日。自觉阴冷及身冷明显好转，少腹痛消失，纳食尚可，大便正常，本月月经来腹未痛，仍有乏力，舌暗红苔白，脉沉弦。继用前法，仍用11月2日初诊方去怀牛膝、防风。

至2015年1月16日五诊时，上方再服10剂。患者自诉症状明显好转，目前自觉阴冷消失，除小腹稍畏冷，脚易凉，大便偶稀外，余无明显不适，舌质暗红，舌苔薄白微黄，脉沉弦。继用前法，调方如下。

处方：黄芪25g，桂枝6g，当归12g，白芍12g，炒白术12g，熟附片10g（先煎），防风10g，茯苓15g，广木香10g，砂仁6g（后下），熟地15g，川芎6g，续断15g，桑寄生15g，炙甘草6g，生姜3片。

以此方随症加减，再服10剂。至2015年3月3日七诊时，诸症基本消失，痛经已愈，除偶有小腹部稍有畏冷感外，余无不适，舌脉如前，继用前方进退，再服5剂后，停药。

按：本例患者患阴冷及身冷10余年，初诊时症见肢软乏力、不能久站、腹中畏冷、纳差便溏、手指肿胀等，为脾气虚衰、脾阳不足；阴冷、肢冷、少腹冷痛为阳虚寒凝。其治疗补气健脾，温阳散寒。经用药近20剂后，症状明显减轻。治疗过程中又有痛经等寒凝血滞的表现，故又据证酌加养血活血之品。在五诊时，阴冷及肢冷消失，仍小腹稍畏冷，故继用前法，仍以黄芪建中、桂枝加附子汤为主，并合四物汤，在前益气健脾、温阳散寒的基础上，配合养血活血。经前后治疗近4个月，服药50剂，症状消失，10余年沉疴，得以治愈。

（白宇宁、白震宁　整理）

第二节　疑难杂病从肝论治

一、概述

肝为风木之脏，体阴而用阳，其性体柔用刚，喜升喜动，其功能主疏泄，主藏血，又主情志谋虑，且主筋。一旦其功能失调，可导致气滞、血瘀、水（湿）停、阳亢、风动、出血等病理变化，而引起多种病证。林珮琴《类证治裁·肝气》说："诸病多自肝来。"肝病在临床上为病最杂，其表现常常变化多端，特别是其病可波及传变他脏，致使其发病病机复杂，数脏同病。某些疑难杂病的形成、发展、变化常常与肝密切相关。临床治疗如能把握肝这条主线，常可迎刃而解。王泰林《西溪书屋夜话录·治肝卅法》指出肝病可"侮脾乘胃，冲心犯肺，挟寒挟痰，本虚标实，种种不同，故肝病最杂而治法最广"。所以周学海说："医者善于调肝，乃善治百病。"(《读医随笔·平肝者疏肝也非伐肝也》)

关于肝病的治疗，王泰林《西溪书屋夜话录》在总结前贤对肝病诊治经验的基础上，提出治肝病以"肝气证治""肝风证治""肝火证治"为纲，详述了治肝三十法。林珮琴在总结详述肝病的各种治法后，最后归纳说："大抵肝为刚脏，职司疏泄，用药不宜刚而宜柔，不宜伐而宜和，正仿《内经》治肝之旨也。"(《类证治裁·肝气》)

二、从肝论治疑难杂病的经验及验案

某些疑难杂病的治疗常可从肝论治。当临床上遇到一些疑难杂病久治不愈，无从下手时，如果具有如下一些发病特点者，可以考虑试从肝论治。

①头项肩背部病变。杨凤庭《肝病论·下编·本论》云："肝家病之见于头项肩背。"②四肢、两腋、乳部、胁腹、前后阴的病变。③气机逆乱的病变。④病变与情志有关。⑤病变症状多变，时发时止，或有或无，或冷或热。⑥病变部位不定，窜来窜去。或病变部位沿肝胆诸经脉循行部位发生。⑦临床症状复杂，或症状少见，辨治困难，难于用一种病机加以解释概括。⑧某些出血病证。

临床上治肝方法虽然很多，但在具体运用时常需要灵活掌握。因疑难病证多属病机复杂或复合证候，所以治疗时常不是运用单一的治疗方法。如肝郁血虚者，治疗既要疏肝，又要养血；肝郁化热伤阴者，则需在疏肝的同时，配合养阴清热的方法。

需要说明的是，本文主要介绍除消化系统之外的一些疑难杂病从肝论治的经验，肝胆、胰、胃肠等消化系统疾病从肝论治除个别外将另文论述。多年来白兆芝教授从肝论治的验案颇多，我们所收集到的病例包括周期性发热、心悸、胆怯、舌凉、口中灼热、食后背痛、胸中气逆、颈腋下腹股沟多处结节疼痛、奔豚气、遗精、遗尿、睾丸疼痛、崩漏、前后二阴发憋、狐惑、耳鸣、耳聋、关节及全身疼痛、麻木、低热、全身烧辣、眩晕、顽固头痛、乏力、失眠、顽固腹痛等。现将其治疗经验及验案从疏肝（泄肝、散肝）、清肝（泻肝、化肝）、养肝（滋肝、柔肝）、平肝（镇肝、搜肝）、温肝（暖肝、补肝阳）5个方面进行介绍。

（一）疏肝泄肝和散肝，气机舒畅气血和

疏肝是针对肝失疏泄，肝气郁结而采用的治疗方法，可使郁结不通的肝气得到疏通。泄肝是用于肝气旺盛而上逆者。散肝即通过散的方法，使肝郁得到疏散，如王泰林《西溪书屋夜话录·治肝卅法》所说："散肝，木郁则达之，逍遥散是也。肝欲散，急食辛以散之，即散肝是也。"疏肝、泄肝、散肝是治疗肝气的主要方法，在临床运用非常广泛。凡属肝郁气滞，气机不畅所致之病证均可选择运用。

肝气在临床的病机转化规律，大体有如下几方面：一是气郁日久，常可化火。二是气郁化火，又可伤阴。三是气郁日久，可以波及血分，络脉瘀阻，而形成瘀血。四是木乘脾土。五是由实转虚。

肝气证治，在治法用药方面，王泰林《西溪书屋夜话录·治肝卅法》说得十分详细，包括"疏肝理气""疏肝通络""泄肝"等，都有具体用药，指出："盖苦、辛、酸三者，为泄肝之主法也。"而疏肝理气在临床运用时需注意如下几个方面：一是不宜长期应用，以免辛燥耗血伤阴，必要时可配合柔肝、养血之品。二是如已有化热伤阴之倾向时，尽量选用理气而不伤阴之品，或配合清热养阴之品。三是久病入络者，可用疏肝兼活血通络。四是木乘土致脾虚者加健脾之品，肝气横逆犯胃者应加和胃降逆之品。五是久病气虚者加补气之品，血虚加养血之品等。现将临床从肝气论治的部分验案介绍如下。

[病案1] 肝郁化火耗血之周期性发热案

谭某，女，26岁，干部。1988年2月6日初诊。

主因周期性发热2年半来诊。

患者于两年半前开始出现月经期间高热，日趋加重，曾在省内外许多大医院系统检查，未能明确诊断。曾经妇科检查，未见异常；甲状腺功能检查正常范围；蝶鞍片、胸片正常；心电图正常。发热时血沉增快，血白细胞升高。

目前症见：每于月经来潮前3～4天出现发热，体温高达41℃左右，月经来潮后不用药可自行缓解。发热时伴有牙疼、咽痛、目赤、烦躁，平素不发热时尚有头晕、心慌、乏力、恐惧（晚上不能一人独自睡觉，白天不敢一人上街）、失眠、腰困、纳差、溲黄等症。舌质红，舌苔黄，脉弦细数。

中医诊断：内伤发热。

证属：肝血不足，肝郁发热，兼忧郁伤神。

治法：疏肝解郁，养血安神，兼清肝泻火。

方用：柴胡四物汤加味。

处方：当归 12g，白芍 12g，生地黄 15g，川芎 6g，柴胡 10g，姜半夏 10g，黄芩 10g，牡丹皮 10g，栀子 10g，丹参 15g，郁金 10g，生龙骨 30g（先煎），生牡蛎 30g（先煎），远志 10g，淮小麦 30g，炙甘草 6g，生姜 3 片，大枣 5 枚。3 剂。

三诊：1988 年 2 月 27 日。上方服 9 剂。自觉心慌、头晕、乏力明显好转，纳食增加。自觉身热减轻，本月月经 2 月 21 日至，经前未再发热。患者情绪很好，要求继续治疗。继用前法，以上方加地骨皮 15g。5 剂。

至 1988 年 3 月 12 日四诊时，一般情况好，精神纳食佳，现已上班，心悸恐惧感已消失，能够一人上街行走。舌质红，舌苔白微黄，中部稍厚。继用前法，调方如下。

处方：柴胡 10g，姜半夏 10g，黄芩 10g，白芍 12g，生龙骨 30g（先煎），生牡蛎 30g（先煎），陈皮 10g，枳实 10g，茯神 15g，郁金 15g，远志 10g，牡丹皮 10g，栀子 10g，甘草 6g，淮小麦 30g，大枣 5 枚。

至 1988 年 3 月 26 日六诊时，上方为主又服 11 剂。自述本月月经 23 日来，来前又有发热，最高达 39℃，但比以前热度为低。目前自觉有时心悸，咽中干痛。舌质红，舌苔黄厚，脉弦。继用前法，以前方去牡丹皮、栀子、远志，加玄参 15g、太子参 12g、葛根 15g，生地黄改用 24g。5 剂。

1988 年 4 月 2 日七诊。诉月经已过，现体温不高，仍有心悸恐惧，手足发凉，心烦，舌质红，舌苔黄，脉弦细。调方如下。

处方：当归 12g，白芍 12g，川芎 6g，生地黄 18g，柴胡 10g，姜半夏 10g，黄芩 10g，党参 15g，生龙骨 30g（先煎），生牡蛎 30g（先煎），桂枝 10g，茯神 15g，石菖蒲 10g，远志 10g，郁金 15g，琥珀粉 5g（冲），甘草 6g，生姜 3 片。5 剂。

至 1988 年 4 月 20 日九诊时，本月月经 15 日来，月经来前未发热，自觉周身不适憋胀，仍有恐惧感，舌脉如前。继用前法，仍以前方进退。

至 1988 年 5 月 21 日十三诊时，以上方进退又服 20 剂，目前一般情况好，自诉精神、纳食、睡眠均可，本月月经于 18 日来潮，今日已完，经前未再发热，仍有时外受惊吓时有恐惧感，舌苔白，根偏厚，脉弦细。继用前方 5 剂。

1988 年 6 月 18 日十四诊。自诉近日去广州等地旅游，现刚归来；本月月经先期，8 日即至，经前未发热，经行 5 天即止；目前自觉稍有头晕、心悸、心烦，舌苔白微黄根偏厚，脉沉细。仍以前方进退。

至 1988 年 8 月 13 日二十诊时，上方共服 30 剂。自觉精神、纳食睡眠均佳，一般无明显不适。月经于 7 月、8 月两月来，来潮前均未发热。经来时除稍头晕外，无其他不适感。舌边红，舌苔白根稍厚，脉弦细。继用前法，再服5剂后停药。

按：本例经行发热，属内伤发热范畴。初诊时，根据其临床表现及舌脉，考虑证属肝血不足、肝郁发热、兼忧郁伤神。妇人以血为主，故此经行发热与血分相关。肝主藏血，肝郁日久，多可化热，伤及血分，形成血虚肝旺。一方面肝血亏虚，一方面肝经郁热，从而造成月经来潮前高热。故其治疗一方面要补养肝血，一方面要疏肝清肝，同时应解郁安神。方选柴胡四物汤加味，以四物汤养肝血，以小柴胡汤加牡丹皮、栀子、郁金疏肝清肝，以龙、牡、淮小麦、远志镇心养心安神。热势得以控制，则据证酌加党参、麦冬、五味子、桂枝、炒酸枣仁、白术、茯神、琥珀粉等益气健脾、镇惊安神之品。经6个月治疗，共服药90剂，使得经前发热得以完全治愈。

[病案2] 肝郁气逆，上扰心神之胆怯案

陈某，女，24岁。2012年11月9日初诊。

主因胆怯20余天来诊。

患者20余天来因情志不畅、精神紧张等原因出现胆怯，伴心慌，胸闷，曾在某医院检查未能确诊。于今日来院门诊，要求中医治疗。

目前症见：自觉胆怯，心慌，胸闷，气紧，眠差梦多，怕凉，上腹部胀满，矢气多，脐腹痛，易紧张，紧张后恶心，不欲食，口干欲饮，口稍苦，大便稀，舌质暗，舌苔白厚，脉沉弦细。

中医诊断：胆怯。

证属：肝郁气逆，上扰心神。

治法：泄肝和胃，镇心安神。

方用：柴胡加龙骨牡蛎汤加减。

处方：柴胡10g，姜半夏9g，黄芩10g，党参15g，陈皮10g，茯苓15g，桂枝6g，炒白芍12g，生龙牡各18g（先煎），枳实15g，竹茹15g，远志10g，郁金15g，甘草6g，生姜3片。4剂。

二诊：2012年11月13日。药后心慌胆怯减，纳食增加，睡眠好转。但又胸痛伴咽中不适，纳增，视物模糊，大便不畅，舌质暗，舌苔白根稍厚，脉沉弦细。以前方去桂枝，加延胡索15g、川楝子10g。3剂。

2012年11月16日三诊。自述心慌胆怯明显好转，仍觉咽至胸前憋闷，纳可，消化欠佳，大便不干，舌质暗，舌苔白，脉弦。以前方去竹茹、枳实，加瓜蒌15g、枳壳15g、杏仁10g。再服4剂后，停药。

按:《杂病源流犀烛·惊悸悲恐喜怒忧思源流》云:"心肝胃三经,皆有恐病……恐病由胆与肝者,宜养其阴。"本例患者有情志抑郁史,初诊时考虑肝郁气逆,郁而化热,上扰心神。肝气上逆扰心,故见胆怯心悸寐差梦多;肝郁气逆,故见胸闷气紧;肝郁犯胃,故见脘胀、恶心;肝气乘脾,故见腹胀、腹痛、便稀。其证与柴胡加龙骨牡蛎汤证有相似之处。故治以疏肝降逆、镇心安神之法,方用柴胡加龙骨牡蛎汤合温胆汤,并加金铃子散以泄肝,药后症状很快缓解。不仅胆怯心悸等症状好转,而且腹胀、恶心、便溏亦得愈。

[病案3]肝郁化热,气失宣通之舌发凉案

李某,女,43岁。2011年12月27日初诊。

主因舌发凉伴脘中不适1月来诊。

患者于1月前因感冒出现咳嗽,经服中药后咳嗽好转,但出现舌部发凉,伴脘中不适,再服前医所开之中药,未见好转,于今日来诊。

目前症见:舌发凉感明显,脘中嘈杂不适,性情急躁,喜太息,乏力,纳欠佳,入睡困难,大便干,素易"上火",舌质红,舌苔黄厚,脉沉弦。

既往史:高血压病2年。

中医诊断:舌凉(舌痹)。

证属:肝郁化热,阳郁气失宣通,经脉痹阻。

治法:疏肝解郁,清热通经。

方用:四逆散合小柴胡汤、左金丸加减。

处方:柴胡10g,白芍12g,枳实15g,陈皮10g,姜半夏9g,黄芩10g,郁金15g,瓜蒌30g,浙贝母15g,茯苓15g,黄连6g,吴茱萸3g,鸡内金15g,甘草6g,生姜3片。3剂。

二诊:2011年12月30日。药后舌发凉好转,嘈杂减,仍有脘痞,大便干,纳呆,舌质红,舌苔黄,脉沉弦。继用前法,以前方加蒲公英15g、乌贼骨15g。6剂。

三诊:2012年1月6日。自觉舌发凉明显好转,现已基本不凉,纳食增加,精神转佳,脘痞减,仍大便偏干,舌红苔黄,但较前薄,脉沉弦。继用前法,以上方去乌贼骨,加煅瓦楞子30g。

再服6剂,诸症消失。停药。

按:舌发凉之症临床较为少见,也鲜为前贤所述。一般认为心主舌,心气通于舌,舌为心之苗,但同时与其他四脏也有密切关系。本例患者除舌发凉之外,尚有脘中嘈杂、胀满不适、喜太息、性情急躁、大便干、易于"上火"、舌红苔黄等肝郁化火的征象，故考虑其证属肝郁化火、阳气失于宣通。由于肝郁化火，气机郁遏，不得舒泄，阳气内郁，不得宣通，经脉痹阻，从而出现舌发凉。这与《伤寒论》之四逆散原治阳郁厥逆证之手足不温，有相似之处。故本例舌发凉亦用四逆散以疏肝解郁，加清热宣通经脉之瓜蒌、郁金、黄芩、黄连、半夏、浙贝母等，服药15剂，诸症皆愈。此病例告诉我们：一是对一些疑难杂病的临床表现要认真仔细地分析其病机，不能见到发凉就认为是寒证，必须综合全身症状、舌脉等进行分析。二是对一些症状的分析应灵活掌握，不可死搬硬套。如本例患者之舌发凉，不可囿于"心主舌"之说，而应结合其临床表现进行分析，判断其为肝郁化火，而从肝进行论证。三是对经典方的运用，也应举一反三，不仅用于前人所治之病证，前人所没有记载的病证也可扩大其应用范围，关键是把握其基本病机。四是未见前人有关舌凉论述，但从病机上来分析，似与"舌痹"发生机制类似，故似可将之归于"舌痹"范围。

[病案4] 肝郁痰火凝结之右侧颈部、腋下、腹股沟处结节疼痛案

牛某，女，65岁。2014年3月11日初诊。

主因右侧颈部、乳下、腋下、腹股沟及后背多处疼痛1个月来诊。

患者于1个月前发现右侧颈部、乳下、腋下及腹股沟等处疼痛，牵及后背亦痛，逐渐加重，去某医院检查排除乳腺疾患，诊为"淋巴结炎"，服用抗生素（药名不详）未见好转，于今日来诊。

目前症见：右侧颈部、腋下、腹股沟可扪及大小不等之结节多个，压痛触痛明显，平时不压亦痛，牵及右侧乳下及后背亦痛，常因疼痛较重，夜间影响睡眠，伴盗汗、眼干涩，睡眠差，易"上火"，大便干。近2天又咳嗽，咽干咽痒，咳嗽时遗尿，舌质红，舌苔黄白厚腻，脉弦数。

中医诊断：瘰疬。

证属：肝气郁结，痰火凝结。

治法：疏肝解郁，清热化痰，软坚散结。

方用：柴胡四逆散、小柴胡汤合消瘰丸。

处方：柴胡10g，白芍12g，枳壳15g，青陈皮各10g，延胡索15g，川楝子10g，片姜黄10g，姜半夏9g，黄芩10g，玄参15g，浙贝母15g，夏枯草15g，生牡蛎30g（先煎），郁金15g，白芥子10g，广木香10g，甘草6g，生姜3片。5剂。

二诊：2014年4月15日。上方服后症状明显减轻，遂自行又服10剂。目前自觉疼痛较前明显好转，仍右颈、腋下及右侧腹股沟处有压痛，乳下及背痛已不明显，偶有不适，汗多，舌质红，舌苔薄白根厚，脉弦。继用前法以前方去广木香、白芥子，加山慈菇10g。

以上方随症加减，至2014年6月13日八诊时，上方服30剂，自觉右侧颈部、腋下、腹股沟处疼痛消失，原可扪及的结节大部分消失，留下少数亦变小，局部稍有压痛，纳食二便可。近来稍有咳嗽，肛门痔疮疼痛，舌质红，舌苔白根稍厚。仍以前方进退，再服10剂后，诸症消失，停药。

按：本例患者因右侧颈部、乳下、腋下、腹股沟疼痛来诊，这些部位为肝胆经所过之处，且局部有结节肿痛，其病机属于肝郁气滞、化火痰凝、痰火蕴结，故考虑从肝论治。治法采用疏肝理气，清热化痰，软坚散结。方用柴胡四逆散疏肝解郁，合小柴胡汤以疏肝利胆兼清热；合消瘰丸滋阴降火，化痰软坚；并加金铃子散配合郁金、片姜黄、青皮、陈皮以理气止痛；加白芥子以通络祛痰、散结止痛，加山慈菇以清热解毒、消肿散结。经前后用药50余剂，取得良好效果。

[病案5] 肝气上冲，冲气上逆之奔豚气案

刘某，女，53岁。2018年4月25日初诊。

主因脐左下腹部气上逆，反复发作18年，加重2个月来诊。

患者于18年前因情志不舒出现脐下腹部气上逆，反复发作，曾多处进行治疗。2013年某医院诊断为"慢性萎缩性胃炎""抑郁症"，服用氟哌噻吨美利曲辛片（黛力新）稍好转。近2个月来受凉后症状加重，于今日来诊。

目前症见：脐左下腹部时有气逆，上顶至胸部，甚至咽部，气逆时咽部憋胀，头晕，恶心，伴口干、口臭，心烦易怒，睡眠差，脘中畏冷，白天身热汗出，夜晚亦出汗较甚，纳一般，大便可，舌质暗红，舌苔白，根部微黄厚腻，脉弦小滑。

既往史：高血压病。

中医诊断：奔豚气。

证属：肝气上冲，寒热失调，冲气上逆。

治法：泄肝和胃，调理寒热，平冲降逆。

方用：柴胡加龙骨牡蛎汤加减。

处方：柴胡10g，姜半夏9g，黄芩10g，桂枝6g，茯苓15g，生龙牡各30g（先煎），郁金15g，川楝子6g，陈皮10g，枳实15g，竹茹15g，白芍12g，当归12g，甘草6g，生姜3片。6剂。

二诊：2018年5月9日。药后脐左下腹部气逆感减轻，发作次数减少，发作时仍有头晕、恶心，眼睛憋胀，口臭，大便量少不畅，自诉左侧腹中及双下肢畏冷，继用前法，以前方加党参 10g、瓜蒌 30g，桂枝用 10g。6 剂。

三诊：2018 年 5 月 30 日。上方服用 6 剂后，症状减轻，故又自服 6 剂。目前自觉腹中气逆感明显好转，发作的程度及次数明显减少，有时一天基本不发作。头晕、恶心不明显，无眼憋胀，出汗好转。仍口臭，腹中畏冷，大便易稀，精神欠佳，寐时好时差，舌质暗红，舌苔白根黄白厚，脉沉弦细。继用前法，以前方去当归，加八月札 15g。6 剂。

至 2018 年 7 月 4 日带其儿子来看病，诉上方服 10 余剂后，症状消失，未再发作。

按：本例奔豚气之发病缘于情志失畅，发病时除腹中气上冲至胸，甚至咽部，伴有头晕眼胀，心烦易怒，口干口臭，汗出畏冷等肝气上冲、寒热失调、冲气上逆的症状，故当从肝论治。方用柴胡加龙骨牡蛎汤加减。方中柴胡疏肝理气，姜半夏化痰降逆；黄芩清肝经郁热，桂枝降逆平冲，二者相配兼能平调寒热；茯苓宁心除烦；生龙牡重镇安神，潜镇平冲。并用郁金、川楝子以泄肝降逆；枳实、竹茹以和胃止恶心；当归以养血，白芍以柔肝平肝。全方共奏泄肝气，调寒热，平冲气之功效。经用药 30 余剂，症状消失，未再发。

［病案 6］肝郁化热，相火妄动之遗精案

李某，男，40 岁。2013 年 8 月 19 日初诊。

主因遗精半年来诊。

患者素来体弱，精神欠佳。半年前因情志不佳及欲念过度，出现遗精频发，经用中药治疗未见好转。于今日来诊。

目前症见：反复遗精，隔两天或隔日即遗一次，精神差，伴心烦易怒，寐差，纳食一般，二便正常，舌质红，舌苔白，脉弦。

中医诊断：遗精。

证属：肝郁化火，相火扰心，波及精室。

治法：疏肝清热，镇心安神，佐以涩精止遗。

方用：柴胡加龙骨牡蛎汤加减。

处方：党参 15g，柴胡 10g，姜半夏 9g，黄芩 10g，生龙牡各 18g（先煎），郁金 15g，远志 10g，陈皮 10g，茯苓 15g，枳实 15g，白芍 12g，浙贝母 15g，金樱子 30g，芡实 15g，香附 10g，甘草 6g，生姜 3 片。5 剂。

三诊：2013 年 8 月 26 日。药后症状明显好转，遗精次数明显减少，心烦好转，纳可，大便不畅，舌质暗红，舌苔白，根微黄偏厚，脉沉弦。以前方加重黄芩为 12g，生龙牡为各 24g，去浙贝母，加合欢花 15g。

五诊：2013 年 9 月 16 日。上方服 18 剂。一般情况好，无明显不适，舌质红，苔薄白，脉沉。改拟滋水清肝饮加金樱子、芡实、五味子、远志。

至 2013 年 9 月 30 日七诊时，上方服 12 剂。目前症好转，遗精好转，但自觉"上火"，大便不畅，舌质红，舌边有齿痕，苔薄白，脉沉弦。仍用柴胡加龙骨牡蛎汤为主，以初诊方去香附。

2013 年 10 月 21 日十诊，上方再服 17 剂，自述遗精明显好转，偶有发生，寐可，舌质暗红，舌苔薄白，根厚，脉沉弦。改拟六味地黄丸合水陆二仙丹加减。

处方：熟地 15g，山萸肉 10g，生山药 15g，茯苓 15g，知母 10g，黄柏 10g，菟丝子 15g，桑椹 15g，芡实 15g，金樱子 30g，五味子 10g，女贞子 15g，当归 12g，白芍 12g，煅龙牡各 15g（先煎），甘草 6g，生姜 3 片。6 剂，继续调理。

按：本例患者主因情志不舒，欲念不遂等原因导致遗精频发，曾用补肾固精收涩止遗等法治疗未效。初诊时其临床表现为遗精频作，精神差，心烦易怒等症。故其证属肝郁化火，相火妄动，干扰心神，波及精室所致。治宜疏肝清热，镇心安神，佐以涩精止遗。方用柴胡加龙骨牡蛎汤合水陆二仙丹，一方面疏肝，使肝气条达；另一方面清热，使相火得降。用生龙牡镇心安神，远志养心安神，兼能交通心肾。同时，龙骨、牡蛎不仅能收敛神气，摄精止遗；而且能起到固护心肾精气的作用。23 剂后症状明显好转。此后用滋水清肝饮 10 余剂后，继续用柴胡加龙骨牡蛎汤 17 剂，遗精基本治愈，病情得到控制。最后以六味地黄丸合水陆二仙丹以善其后。

[病案 7] 肝失疏泄，肝经湿热之遗尿案

刘某，女，8 岁。2016 年 8 月 5 日初诊。

主因尿床 1 年余来诊。

患者于 1 年多前出现夜间经常尿床，曾用针灸及服中药进行治疗，未见明显好转。于今日来诊。

目前症见：经常夜间尿床，被褥尿湿后不敢说，以致经常盖湿被子。纳可，大便日行 1 次，偏稀，出汗多，睡眠可，舌质红，舌苔白根微黄厚腻，脉弦数。

中医诊断：遗尿。

证属：肝失疏泄，肝经湿热。

治法：疏肝清热，利湿止遗。

方用：小柴胡汤、当归贝母苦参丸合缩泉丸。

处方：柴胡 6g，姜半夏 6g，黄芩 6g，白芍 10g，陈皮 6g，茯苓 10g，苦参 10g，浙贝母 10g，当归 8g，乌药 6g，益智仁 6g，土茯苓 10g，五味子 6g，桑螵蛸 6g，甘草 4g，生姜 3 片。

二诊：2016 年 8 月 23 日。上方服 10 剂。目前症状较前减轻，遗尿次数明显减少，大便稀，舌红苔白，脉弦。继用前法，以前方去土茯苓、五味子，加炒白术 10g、乌梅 6g、鸡内金 10g。再服 10 剂。

至 2016 年 10 月其父因他病来诊，告曰其女病已大好，仅偶有发生。

按：小儿遗尿临床较为常见，一般认为与小儿先天、后天不足有关，如肾气不足、肺脾气虚、心肾失交等，但也有属肝经气机不利、疏泄失司者。肝主疏泄，肝之经脉循绕阴器，抵少腹，如肝经气机郁滞，又有湿热蕴结，亦可导致疏泄失司，波及膀胱而遗尿。本例患儿除遗尿频繁外，余无不适，精神纳食均可，并无虚象，而其舌红苔白根黄厚腻，脉弦数，故其证属肝经气机郁滞，又有湿热蕴结，疏泄失司。治以疏肝清热，利湿止遗。方用小柴胡汤以和解枢机，疏肝解郁，兼以清热。当归贝母苦参丸为《金匮要略》妇人三篇方，原治妇人"妊娠，小便难"。其"小便难"为妇女怀孕后血虚有热，气郁化燥，膀胱湿热所致。将此方用于小儿小便遗尿，主要是取其清热利湿、养血化痰的功效，与缩泉丸相配，相反相成，既能清热利湿，又能固涩止遗，从而取得了较好的疗效。

[病案 8] 气郁关节疼痛案

张某，女，40 岁。2012 年 5 月 28 日初诊。

主因腕、膝、踝关节疼痛 1 周来诊。

患者既往有慢性胃炎病史，20 天前因情绪失畅生气后出现上腹部不适，近 1 周来出现手腕、膝、踝关节疼痛，于今日来院门诊。

目前症见：手腕、膝、踝关节憋胀疼痛，与气候变化无关，伴脘中不适，口干苦，大便偏干，纳一般，月经正常，舌质红，苔黄白，脉沉弦。

中医诊断：郁证。

证属：肝气郁结，郁而化热，经脉痹阻，胃失和降。

治法：疏肝理气，和胃降逆，清热宣痹。

方用：四逆散、小柴胡汤合左金丸加减。

处方：柴胡 10g，生白芍 12g，枳实 15g，青陈皮各 10g，姜半夏 9g，当归 12g，黄连 6g，吴茱萸 3g，浙贝母 15g，郁金 15g，片姜黄 10g，黄芩 10g，瓜蒌 30g，蒲公英 30g，延胡索 15g，川楝子 10g，甘草 6g，生姜 3 片。4 剂。

二诊：2012 年 6 月 4 日。症状明显好转，脘中不适减轻，腕关节憋胀疼痛消失，膝、踝关节憋胀疼痛减轻，纳可，口干，大便正常，舌质红，苔微黄，脉沉弦。继用前法，以前方去半夏，加太子参 15g。5 剂。继续调理。

三诊：2012 年 6 月 11 日。目前一般情况好，脘中无不适，手腕及膝踝关节憋胀疼痛消失，舌质红，苔薄白，脉沉弦。仍以前方进退，再服 4 剂。停药。

按：《医学入门·杂病分类》在论述"气滞"时指出："气滞于中，则心腹胁肋刺痛……气滞于外，则周身刺痛。"本例患者之关节疼痛病程不长，且与气候变化无关，说明非风寒湿邪所致，但其有情志抑郁病史，伴有上腹部不适，且有热象，故初诊时考虑证属肝郁气滞、郁而化热。一方面肝郁气机郁滞，波及经脉，致使经脉痹阻，失于宣通，而出现腕、膝、踝等关节憋胀疼痛；另一方面，肝郁气滞，日久犯胃，而出现上腹部不适。故治以疏肝理气、和胃降逆、清热宣痹之法，方用柴胡四逆散、小柴胡汤合左金丸。药后症状很快缓解。本例患者在治疗过程中，并未用治痹证之祛风散寒除湿之品，而以疏肝理气、清热和胃为主，佐以片姜黄以行气活血、通经止痛，即取得良好疗效。由此可见，临床对患者出现的一些症状，应综合分析，推求其致病之本源，方能取得捷效，即所谓"治病必求于本"。

（二）清肝泻肝和化肝，邪祛正复人自安

清肝、泻肝是针对肝火内郁或肝火上炎，或肝经湿热采用的治疗方法，临床应用较为广泛。另有化肝，亦属清肝范围。王泰林曰："化肝，景岳治郁怒伤肝，气逆动火，烦热胁痛，胀满动血等证，用青皮、陈皮、丹皮、山栀、芍药、泽泻、贝母，方名化肝煎，是清化肝经之郁火也。"(《西溪书屋夜话录·治肝卅法》)

肝火、肝经湿热在临床上可导致一些疑难杂病。其病机转化规律：一是肝火及肝经湿热日久则可耗伤阴血。二是肝火亢盛又可动风。三是肝经湿热既可上扰颠顶，又可下注于下焦，还可化风波及于肌肤。四是亦可乘脾犯胃。五是母病及子影响心神，或子病及母影响及肾。

治疗肝火的用药须注意：一是在清肝泻火的同时，必要时可加凉血之品，如牡丹皮、生地黄等，凉血即是凉肝。二是清肝的同时，应适当配合少量疏肝之品，如柴胡；或加少量疏散之品，如桑叶、菊花、薄荷等。此因肝火每因由情志不舒，郁而化火所致，少加疏散之品，意在清肝火的同时兼以散火。三是清泻肝火或湿热之用药，宜当顾护脾胃。四是一旦有伤阴之倾向时，则应酌

加养阴之品。现将临床从肝火及肝经湿热论治的部分验案介绍如下。

[病案1] 肝胆湿热之突发性耳聋案

贺某，男，47岁，干部。2010年12月25日初诊。

主因左耳聋、耳闷2个月来诊。

患者素来嗜酒，平素性格暴躁，又嗜食辛辣，2个月前突然出现左耳作胀发闷，听力减退而耳聋。曾在当地耳鼻喉科就诊，诊为"突发性耳聋"，因用西药治疗未效，于今日上午来诊。

目前症见：左耳聋，伴耳胀耳闷，头晕，心烦易怒，口苦口干，两胁胀满，溲黄，大便干，舌质红，苔黄厚腻，脉弦数。

患者既往有"高血压""高脂血症"史。

中医诊断：耳聋。

证属：肝胆湿热，蒙蔽清窍。

治法：清利肝胆湿热，兼以通闭开窍。

方用：龙胆泻肝汤加减。

处方：龙胆10g，栀子10g，黄芩10g，柴胡10g，生地黄18g，泽泻10g，当归12g，车前草30g，石菖蒲10g，郁金15g，白芍12g，天麻10g，白蒺藜15g，大黄10g（后下），路路通10g，甘草6g，生姜3片。

二诊：2011年1月8日。上药服12剂，目前自觉病情好转，耳聋及耳胀、耳闷均明显减轻，两胁胀满消失，头晕及心烦口苦好转，大便正常。仍口干，舌红，苔黄根偏厚，脉弦。继用前方去大黄、车前草，加夏枯草15g、丹参15g。

三诊：2011年1月22日。上方再服12剂，耳胀及耳闷消失，听力好转，头晕不著，仍觉口干苦，舌质红，前半舌苔偏少，根黄厚，脉弦。考虑此时病机已转化为肝胆郁热兼有肝肾阴虚。故改拟滋水清肝法。

处方：生地黄24g，生山药15g，茯苓15g，泽泻10g，牡丹皮10g，栀子10g，柴胡10g，赤白芍各12g，枳壳10g，夏枯草15g，当归12g，丹参15g，石菖蒲10g，郁金15g，磁石30g（先煎），甘草6g，生姜3片。12剂。

2012年1月8日患者因右侧胸胁作痛来诊，诉以前耳聋服完前药后即恢复正常。

按：本例患者素来肝旺，性情急躁，又兼嗜酒肥甘，故其素有肝胆湿热。湿热之邪循少阳经脉上扰，逆壅于耳，清窍失灵，故猝然耳聋。湿热内扰清宫，故见眩晕；湿热盛于肝经，故两胁作胀，口干苦；肝火内盛，故烦躁易怒。

《临证指南医案·耳》云："盖耳为清空之窍，清阳交会流行之所，一受风热火郁之邪……皆能失聪。"故治以清利肝胆湿热为主，兼以通窍。方用龙胆泻肝汤清利湿热，加石菖蒲、郁金、路路通以通闭开窍，天麻、白蒺藜、夏枯草以平肝清肝，丹参、赤芍以活血通络，20余剂后，症状明显好转。但由于病机出现湿热伤阴的倾向，故改用滋水清肝法。用滋水清肝饮，一以滋补肝肾之阴，一以继清其郁热。同时继续加入通闭开窍、活血通络、平肝清肝之品。前后共用30余剂药，耳聋完全治愈。

[病案2] 肝经湿热，痰凝气滞之睾丸疼痛案

温某，男，63岁。2016年8月12日初诊。

主因左侧阴囊红肿疼痛，伴下腹部不适2月余来诊。

患者于2月前无明显诱因出现左侧阴囊红肿疼痛，且伴下腹部牵扯不适。2016年7月6日行B超检查示：左侧附睾体尾部增大，回声不均匀，右侧附睾头囊肿，左侧精索静脉曲张，双侧睾丸鞘膜积液。某医院曾建议手术治疗，于今日来院要求中医治疗。

目前症见：左侧睾丸红肿疼痛且明显肿大，右侧睾丸亦肿胀不适，伴下腹部牵扯不适酸困，每于行走或劳累后加重，小便不畅，排尿须等待才能排出，大便日行1次稍干，夜间口渴，纳一般，舌质暗红，舌苔白，根黄厚腻，脉沉弦。

中医诊断：水疝。

证属：肝经湿热下注，气滞痰瘀互结。

治法：清利肝经湿热，行气化瘀散结。

方用：二妙散合金铃子散、当归赤小豆汤加减。

处方：苍术10g，黄柏10g，生薏苡仁30g，延胡索15g，川楝子6g，赤白芍各12g，当归12g，赤小豆30g，泽兰30g，桃仁10g，青陈皮各10g，乌药10g，丹参15g，浙贝母15g，夏枯草15g，山慈菇10g，甘草6g，生姜3片。

二诊：2016年8月19日。药后症减，睾丸疼痛减轻，自诉"上火"，咽痛，大便偏干，舌脉如前，继用前法，以前方去丹参，加玄参15g，蒲公英30g。6剂。

三诊：2016年9月2日。上方服6剂，自觉症状好转，又自服6剂。目前自觉睾丸疼痛肿胀明显好转，仍小腹不适，自觉"上火"，咽干灼热，后背灼热，大便不成形，日1次，纳可，舌质暗红，舌苔白根黄厚，脉沉弦。继用前法，调方如下。

处方：柴胡10g，姜半夏9g，黄芩10g，赤白芍各12g，苍术10g，黄柏

10g,生薏苡仁 30g,延胡索 15g,川楝子 15g,败酱草 30g,乌药 10g,山慈菇 10g,甘草 6g,生姜 3 片。

四诊:2016 年 9 月 16 日。上方服 12 剂。目前症状明显好转,睾丸疼痛未作,红肿消失,稍有肿大及压痛,小腹无不适,二便尚可,舌质暗红,苔白根偏厚,脉沉弦。继用前法,以前方继服 12 剂后,停药。

按:本例患者阴囊红肿疼痛,综合其脉症分析,当属肝经湿热下注,气滞痰瘀互结之证。本例患者在治疗的过程中一方面清化肝经的湿热,一方面行气化瘀散结,前后用药 40 余剂,临床症状消失。其用药,在清利湿热的同时,配合运用疏肝理气、活血化瘀、消肿散结之品,以促进局部病变的改善,达到治疗效果。

[病案 3] 肝郁血虚,气郁化热之前后二阴发憋症案

胡某,女,27 岁,农民。1974 年 7 月 23 日初诊。巡回医疗病例。

主因前后二阴憋胀难忍 3 月余来诊。

患者素来性情急躁,3 个月前曾恼怒生气,之后出现前后二阴憋胀难忍,曾去县医院进行检查,未能明确诊断。于今日上午来医疗队要求治疗。

目前症见:前后二阴憋胀,阵发性加重,甚时痛苦难忍,以月经前 10 天症状明显,经来量多,色红,伴手足心热,心烦,双侧头痛,腰困,大便不干,舌质红,苔薄黄,脉弦细数。

证属:肝郁血虚,气郁化热,经脉痹阻。

治法:养血疏肝,清解郁热,宣郁通经。

方用:傅青主宣郁通经汤加减。

处方:当归 15g,白芍 15g,柴胡 6g,牡丹皮 10g,栀子 10g,郁金 10g,香附 10g,川芎 6g,生熟地各 15g,青陈皮各 10g,续断 15g,益母草 15g,甘草 6g,生姜 3 片。4 剂。

二诊:1974 年 7 月 30 日。药后前阴憋胀大减,后阴憋胀亦明显减轻。继用上方,再服 4 剂而愈。

按:前后二阴憋胀之症,前人鲜有论述。因前阴为肝经所绕,且其症经前症状加重,说明与肝、与血有关。综其脉证,显系肝郁血虚,郁而化热,经脉郁阻。其形成机制与《傅青主女科·调经门》所述"经未来腹先疼"有相似之处:"有经前腹疼数日,而后行经者……人以为寒极而然也,谁知是热极而火不化乎!肝属木,其中有火,舒则通畅,郁则不扬,经欲行而肝不应,则气抑遏而疼生。……治法固宜大泄肝家之火,然泄其火而不先解其郁,则热之标可去，而热之本未除，其何能益。"虽然本例患者的临床表现为前后二阴憋胀，但其证与肝郁化热相关，故借用宣郁通经汤进行治疗，取得了效果。可见对前人的经验，在临床上当灵活应用，方能提高疗效。

[病案4] 肝郁化火之周身乏力案

董某，女，28岁。2016年11月4日就诊。

主因周身疲乏无力半年来诊。

患者于半年前因作息不规律，加之劳累、情志不舒等原因出现周身乏力伴嗜睡。经在某医院口服补气血之中药多剂进行治疗，未见明显好转，于今日来诊。

目前症见：周身疲乏无力，少言懒语，餐后嗜睡较甚，头目不清，两目酸胀且疼（平素上火时两目红肿疼痛），烦躁易怒，焦虑不安。虽然餐后嗜睡，但至晚上睡眠又差，多梦而易醒，手足凉，大便1～2日一行，黏而不畅，舌质红，舌苔黄白根厚，脉弦。

中医诊断：郁证。

证属：肝郁化火，耗气伤神。

治法：清肝泻火，兼疏肝解郁。

方用：化肝煎、左金丸合四逆散加减。

处方：柴胡10g，白芍12g，枳实15g，牡丹皮15g，栀子10g，浙贝母15g，郁金15g，黄连6g，吴茱萸3g，青陈皮各10g，石菖蒲10g，太子参15g，鸡内金15g，甘草6g，生姜3片。5剂。

二诊：2016年11月11日。药后精神好转，同时嗜睡及"上火"感均有减轻，纳食二便可，仍手足冷，舌红苔白根厚，脉弦。继用前法，以前法加白术12g、茯苓15g。5剂。

三诊：2016年11月22日。自觉近来症状较前好转。但昨日又出现头痛、眼痛、乏力、身困，舌红苔薄白，脉弦。仍以清泻肝火为法，酌加清热散风之品。调方如下。

处方：柴胡10g，白芍12g，黄芩10g，栀子10g，生地黄15g，当归12g，泽泻10g，浙贝母15g，郁金15g，夏枯草10g，木贼10g，菊花10g，蒲公英30g，防风10g，太子参15g，甘草6g，生姜3片。

四诊：2016年12月16日。上方服12剂，目前自觉一般情况好，无明显不适，舌质红，舌苔白，根微黄脉弦。改拟疏肝解郁，清热养血为法，方用逍遥越鞠汤加减。

处方：柴胡 10g，当归 12g，白芍 12g，白术 12g，茯苓 15g，牡丹皮 10g，栀子 10g，香附 10g，川芎 6g，神曲 15g，木贼 10g，菊花 10g，生地黄 15g，郁金 15g，太子参 15g，甘草 6g，生姜 3 片。再服 5 剂，巩固疗效。

按：本例患者初诊时临床表现颇为复杂，周身疲乏无力伴嗜睡，似乎属于脾虚湿重，但仔细追问病史及其临床症状，又有肝郁化火的表现，如烦躁易怒，焦虑不安，两目胀痛，舌质红、苔黄根厚，脉弦等。故考虑为郁证，证属肝郁化火、耗气伤神，而当前病机重点仍为肝郁化火。治当从肝论治，而以清肝泻火为主，佐以疏肝解郁。经用化肝煎、左金丸合柴胡四逆散加减 10 剂后，症状有好转，但又出现头痛、眼痛等，故改用龙胆泻肝汤去龙胆、木通、车前子，加木贼、菊花、防风、夏枯草、蒲公英等以清热散风，再服 12 剂后，症状基本消失。最后以逍遥越鞠汤以善其后。

（三）养肝滋肝与柔肝，阴血得滋诸羔除

养肝与滋肝是针对肝阴虚（肝血不足）而采用的治疗方法，可使肝之阴血得到滋养。至于柔肝，王泰林曰："柔肝，如肝气胀甚，疏之更甚者，当柔肝，当归、杞子、柏子仁、牛膝。兼热加天冬、生地；兼寒，加苁蓉、肉桂。"（《西溪书屋夜话录•治肝卅法》）。可见柔肝与养肝、滋肝在治法用药方面有相似之处。另有和肝，则为滋阴药与疏肝药合用，既可补肝之阴血，兼疏肝之气机，一贯煎为其代表方剂。

肝之阴血亏虚在临床上常可导致一些疑难杂病，故养肝、滋肝与柔肝为临床的常用治疗方法。现将临床从肝阴（血）亏虚论治的部分验案介绍如下。

[病案 1] 肝阴亏虚，虚火内灼之灼口综合征案

景某，女，53 岁。2016 年 8 月 19 日初诊。

主因口舌灼热、干涩 1 年余来诊。

患者于 1 年多之前，出现口干、舌胀、舌涩，并逐渐出现舌及口中灼热。曾在某医院就诊，诊为"灼口综合征"，经治未愈，今日来诊。

目前症见：口干、口中灼热，舌灼热而涩，自觉舌面有"干皮"，易上火，口疮反复内作，疼痛影响进食，咽干头晕，烦躁易怒，腹中灼热，喜冷食，手足心热，大便偏干，舌质红，舌苔少，舌面有裂纹欠润，脉沉弦。

中医诊断：口舌灼热。

证属：肝阴亏虚，虚火内灼。

治法：滋肝阴，降虚火。

方用：一贯煎加减。

处方：太子参 15g，麦冬 15g，生地黄 15g，当归 12g，白芍 12g，川楝子 6g，石斛 12g，玄参 15g，牡丹皮 10g，栀子 10g，百合 30g，乌药 10g，生麦芽 30g，生甘草 6g，生姜 3 片。5 剂。

二诊：2016 年 9 月 9 日。上方服 12 剂，目前自觉症状减轻，口干及舌灼热减，大便已不干，但仍口疮作痛，腹中灼热，喜冷食，头晕，舌质红，舌苔薄少，舌面有裂纹，脉沉弦。继用前法，以前方去太子参、百合、乌药，加沙参 15g、黄连 6g、吴茱萸 3g、蒲公英 30g。

以上方随症加减，至 2016 年 11 月 25 日六诊时，又服 28 剂，口舌灼热感明显好转，基本消失，偶有不适，头晕及腹中灼热消失，口疮未再发作，口干咽干已不明显，纳食正常，大便略干，舌质红，舌苔薄白而少，舌面有裂纹，脉沉弦。继用前法，以前方加玉竹 18g，再服 7 剂后停药。

按：本例患者出现口舌灼热、口干涩已 1 年余。其临床表现除口舌灼热、口干涩及口疮之外，尚有头晕、烦躁易怒、手足心热，舌红苔少等症，显系肝阴亏虚、虚火内盛。故当从肝论治，治以滋肝柔肝和肝，兼以清降虚火，方用一贯煎加味。方中另外加石斛、玄参、玉竹、百合等滋补阴液，加牡丹皮、栀子、黄连、吴茱萸、蒲公英等以清热降火，经前后用药 47 剂，诸症皆愈。

灼口综合征是发生在口腔黏膜，以烧灼样疼痛为主要表现的一组综合征。虽然舌为心之苗，心主舌，但肝阴亏虚，虚火上炎，亦可循肝经而至舌。而本例患者运用从肝论治，以滋阴养肝和肝、清热降火的方法取得了良效。

[病案 2] 肝阴亏虚，湿毒下注之白塞综合征案

刘某，女，25 岁。2015 年 3 月 6 日初诊。

主因口疮及外阴生殖器溃疡反复发作 3 年来诊。

患者于 2012 年出现口疮反复不愈，并出现外生殖器溃疡，当时曾用"百多邦"等有所好转，之后反复发作。曾去某医院就诊，诊为"白塞综合征"，用药治疗，未能治愈，于今日来诊。

目前症见：口中口腔溃疡反复难愈，疼痛，进食疼痛加重，口干，外阴有数个溃疡，疼痛，久不愈合，局部发干，手足心热，头晕，下肢困，有时气紧，纳寐尚可，大便可，舌质红，前半舌苔白薄少，根黄厚腻，脉弦细数。

中医诊断：狐惑。

证属：肝阴亏虚，湿毒下注。

治法：滋养肝阴，清热利湿，化浊解毒。

方用：一贯煎合二妙散、当归贝母苦参丸。

处方：沙参 15g，麦冬 15g，生地黄 15g，当归 12g，川楝子 10g，白芍 12g，苦参 15g，黄柏 10g，苍术 10g，浙贝母 15g，土茯苓 30g，生薏苡仁 30g，藤梨根 15g，败酱草 30g，延胡索 15g，生甘草 6g，生姜 3 片。

二诊：2015 年 3 月 31 日。因家在外地县里农村，就诊路远，故上方服 15 剂。目前病情明显好转，口疮及外阴溃疡均已愈，仍口干，易疲劳，大便可，舌脉如前。继用前法，以前方加太子参 15g、玄参 15g。

三诊：2015 年 4 月 28 日。上方服 20 剂，一般情况尚好，口腔溃疡及外阴溃疡已愈，未再发作。仍觉口干舌燥，心烦易怒，大便正常，舌质红，苔薄少，舌面有裂纹，脉弦细。继用前法，以上方去沙参、苍术、延胡索，加郁金 15g、徐长卿 10g。

四诊：2015 年 5 月 29 日。上方再服 20 剂，自述口腔溃疡及外阴溃疡均未发作，外阴局部无明显不适感，仍大便偏干，舌质红，苔白而薄少，根黄白偏厚，脉弦细。继用前法，调方如下。

处方：太子参 15g，麦冬 15g，生地黄 15g，当归 12g，白芍 12g，苍术 10g，黄柏 15g，生薏苡仁 30g，土茯苓 15g，苦参 15g，浙贝母 15g，败酱草 30g，茵陈 10g，白花蛇舌草 30g，玄参 15g，生甘草 6g，生姜 3 片。

上方再服 10 余剂后，停药。

按：白塞综合征的主要发病部位，口、眼、生殖器均在肝经循行和络属之上。本例患者除口腔溃疡及外阴溃疡外，尚有头晕肢困，手足心热，舌红少苔，脉细数等肝阴亏虚之候，故当从肝论治。在其病发病过程中有湿热日久，耗伤阴分的病机转化。由于肝阴亏虚，湿热循经上行，或湿热循经下注，而致口腔及外阴溃疡。故其证当属肝阴亏虚，湿热内蕴，邪毒下注。治用一贯煎合二妙散、当归贝母苦参丸，一以滋养肝阴；一以清热化湿，兼以解毒。用药大体上分为以下几组：一是滋养肝阴药，如沙参、生地黄、玄参、麦冬、太子参、当归、白芍等；二是清热化湿药，如徐长卿、苍术、黄柏、苦参、茵陈、生薏苡仁等；三是清热解毒药，如土茯苓、败酱草、白花蛇舌草、藤梨根等。经前后用药近 70 剂后，基本治愈。

[病案3] 肝阴亏虚，瘀毒内盛之宫颈癌放疗后阴道出血案

吕某，女，62 岁。2016 年 3 月 11 日初诊。

主因阴道不规则出血近 3 个月来诊。

患者于 48 岁绝经，3 个月以前出血阴道出血，时多时少，持续淋漓不断。2016年3月8日某医院CT诊为子宫颈部占位，考虑宫颈癌，并有腹腔转移，建议放疗。于今日来诊。

目前症见：阴道出血，色暗红，时多时少，阴道有黄白分泌物较多，有时杂血，伴小腹疼痛，心烦易怒，头晕，腰酸，乏力，手足心热，口干口苦，大便偏干，舌质暗红，舌苔白而少，舌面有裂纹，脉沉弦。

中医诊断：崩漏。

证属：肝阴亏虚，血热妄行，瘀毒内盛。

治法：滋阴养肝，凉血止血，化瘀解毒。

方用：一贯煎加味合失笑散加减。

处方：太子参15g，麦冬15g，生地黄15g，当归12g，白芍20g，川楝子6g，苦参15g，椿根皮15g，茜根10g，黑蒲黄10g，五灵脂15g，延胡索15g，三七粉5g（分冲），仙鹤草30g，墓头回15g，土茯苓15g，甘草6g，生姜3片。6剂。

二诊：2016年3月22日。药后阴道已不出血，仍有分泌物，小腹疼痛好转，大便不干，纳食精神尚可，舌质暗红，舌苔薄少，舌面有裂纹，脉沉弦。继用前法，以前方加莪术10g、夏枯草15g。6剂。

三诊：2016年4月12日。阴道出血消失，未再发作。近日放疗8次后，周身乏力，头晕纳差，大便尚可，仍有口苦、小腹疼痛，舌质暗红，舌苔少，舌面有裂纹，根黄厚，脉沉弦。继用前法，以前方中去椿根皮，加焦山楂15g。

七诊：2016年9月2日。以上方随症加减，服28剂。目前放疗25次，阴道未见出血，仍有分泌物，呈稀水状，精神纳食可，大便正常，口干，舌质暗红，舌苔少，舌面有裂纹，脉沉弦数。继用前法，调方如下。

处方：太子参15g，麦冬15g，生地黄15g，生山药15g，白芍12g，苦参15g，黑蒲黄10g，五灵脂15g，莪术10g，女贞子15g，仙鹤草30g，墓头回15g，土茯苓15g，黄柏10g，浙贝母15g，夏枯草15g，玄参15g，生牡蛎30g（先煎），甘草6g，生姜3片。

再服10剂后，停药。

按：本例崩漏患者从肝论治取得疗效。为什么从肝论治？主要有如下几个方面的考虑：一是肝藏血，如肝不藏血则可能导致出血。二是阴道出血，小腹部疼痛，这些部位均为肝经所过之处。三是症见心烦易怒，头晕，腰酸，乏力，手足心热，口干，舌暗红苔少舌面有裂纹，脉沉弦，这些均属肝肾阴虚之候，且以肝阴亏虚为主。参考西医诊断宫颈癌，故其证当属肝阴亏虚、瘀毒内盛、血热妄行。治用一贯煎加味。方用太子参、麦冬、生地黄、女贞子、当归、白芍等滋肝阴而养血；茜草根、黑蒲黄、三七粉、仙鹤草凉血、活血、止血；延胡索、川楝子合失笑散化瘀止痛；椿根皮、墓头回、土茯苓利湿解毒，兼能清热止血；浙贝母、夏枯草、玄参、生牡蛎、苦参清热化痰，消肿散结，抗癌解毒。全方共奏滋养肝阴，凉血止血，化瘀解毒之功。

[病案4] 肝郁化火伤阴，经脉气机痹阻之全身疼痛案

张某，女，49岁，家庭妇女。1982年10月25日初诊。

主因周身疼痛1月来诊。

患者于1个月前因情志抑郁，恼怒生气后，出现全身疼痛，伴左侧头痛。曾去医院进行诊治，未能明确诊断，用止痛药物未见明显效果。于今日上午来院门诊要求中医治疗。

目前症见：全身疼痛，疼痛性质为窜痛，部位不定，伴左半侧头痛，头中发热，周身乏力，手足心热，心烦，口干而苦，纳差，夜不能寐，大便偏干，舌质红，舌苔薄少欠润，脉沉弦。

中医诊断：郁证。

证属：肝郁化火伤阴，气郁络道。

治法：滋阴疏肝，理气和血通络。

方用：一贯煎加味。

处方：沙参20g，麦冬15g，当归15g，生地黄25g，郁金12g，赤白芍各12g，川楝子10g，片姜黄10g，鸡血藤30g，桑枝30g，秦艽12g，地龙12g，夜交藤30g，生麦芽30g，生姜3片。6剂。

2个月后患者因其他病来诊，述上药服后，身痛症状消失。

按：身痛一般多属痹证，多为风寒湿邪杂合而至，痹阻经络而引起。窜痛一般也认为多与风邪入侵有关。但本例患者其病史，并无外感风邪，其病因与恼怒生气明显相关。同时，其症状又有头中发热，手足心热，心烦口苦，失眠便干，舌红苔少等一系列肝阴亏虚的表现。结合其病史及临床表现，分析其病机，当属肝气郁结，日久化火，进一步伤阴，同时经脉气机痹阻。故证属肝阴亏虚，经脉气郁。治以滋阴疏肝、理气和血通经之法，方用一贯煎加味。以一贯煎滋阴疏肝，加郁金加强疏肝作用，加白芍柔肝，加赤芍、鸡血藤活血通络，加片姜黄、桑枝、秦艽、地龙以通经止痛，加夜交藤以养肝安神。经用药6剂，身痛症状即消失。

张山雷《中风斠诠·古方平议》在论述一贯煎时曰："柳洲此方……是为涵养肝阴第一良药。凡血液不充，经脉窒滞，肝胆不驯，而变生诸病者，皆可用之。……且此法固不仅专治胸胁脘腹，撑撑胀痛已也，有肝肾阴虚而腿膝酸痛，足软无力，或环跳、髀枢、足跟掣痛者，是方皆有捷效。"先贤所论，至精至当，证之临床，诚如斯言。

（四）平肝镇肝与搜肝，阴平阳潜风亦息

平肝是针对肝阳上亢而采用的治疗方法，如肝阳上亢而引动肝风，则需用平肝息风的方法。平肝与镇肝都具有平肝潜阳的作用，所以临床上镇肝息风亦即平肝息风。至于搜肝，亦是针对肝风内动而设之法，如王泰林所谓："搜肝一法，凡人必先有内风而后外风，亦有外风引动内风者，故肝风门中，每多夹杂，则搜风之药，亦当引用也。"（《西溪书屋夜话录·治肝卅法·肝风证治》）。

肝风在临床可致一些疑难杂病，如《临证指南医案·肝风》曰："肝阴不足，血燥生热，热则风阳上升，窍络阻塞，头目不清，眩晕跌仆，甚则瘈疭痉厥矣。……肝风一症，患者甚多。"故治当平肝镇肝，息风潜阳。如内风兼有外风者，又当搜肝。现将从肝风论治的部分验案介绍如下。

[病案1] 肝阳上亢，风火上扰之眩晕伴全身烧辣感案

张某，女，52岁。2011年11月8日初诊。

主因头晕5年，头晕加重伴全身烧辣感10个月来诊。

患者于5年前发现头晕，时轻时重，在某医院检查，诊为"高血压病""糖尿病""心律不齐"，并服用降压西药进行治疗。此后头晕反复发作。2011年1月头晕加重，且伴全身烧辣感，于今日来诊。

目前症见：头晕，全身有烧辣感，伴头痛耳鸣，眼睛视物模糊，眼痒、眼干涩，烦躁易怒，眠差，大便不成形，有排不尽感，舌质暗红，舌苔白，脉沉弦。

中医诊断：眩晕。

证属：肝阳上亢，风火上扰。

治法：平肝潜阳，清火息风。

方用：天麻钩藤饮加减。

处方：天麻10g，钩藤15g，白蒺藜15g，白芍12g，玄参15g，栀子10g，牡丹皮10g，怀牛膝10g，夏枯草15g，生地黄15g，生山药15g，川楝子10g，生石决明30g（先煎），夜交藤15g，丹参15g，益母草15g，生姜3片。

二诊：2011年11月22日。上方服10剂。头晕明显好转，心烦好转，全身烧辣感有所减轻，但夜间明显，仍眼干涩，寐欠佳，大便不成形，舌质暗红，

苔白,脉沉弦。改用平肝滋阴,清退虚热法。以前方去生石决明、益母草、夏枯草、怀牛膝,加女贞子15g、鳖甲15g、地骨皮15g、秦艽10g、麦冬15g。

以上方随症加减,至2011年12月6日五诊时,上方服10剂。自觉头晕不著,但有时头顶痛,全身烧辣感已不明显,但仍自觉身热,仍有眼干眼糊及耳鸣,大便不成形,舌质暗红,苔白微黄,脉沉弦。考虑其证仍为肝阳上亢为主,继用平肝潜阳、清热息风之法。仍以天麻钩藤饮为主,以初诊方去益母草、生山药、生地黄,加黄芩10g、女贞子15g、菊花10g、葛根18g。

七诊:2011年12月20日。上方服10剂。目前头晕不明显,全身烧辣感未作,仍觉身热,但较前减轻,仍睡眠欠佳,眼干,大便偏干,舌质暗红,苔白,脉沉弦。继用前方进退,再服10剂后,停药。

按:"诸风掉眩,皆属于肝"。本例患者除眩晕之外,同时伴有头痛、眼干眼糊、烦躁易怒,显系肝阳上亢、风火上扰清空。肝阳有余,化火扰心,故心烦易怒、失眠。至于全身烧辣感及灼热感当属肝阳偏亢,生风化热,阴分耗伤,虚热外越所致。故当从肝论治。

治疗过程中,先用天麻钩藤饮加味以平肝潜阳,清热息风。眩晕减轻后,仍有全身烧辣感,则在平肝潜阳的同时,加滋阴退热之品,如鳖甲、地骨皮、秦艽、牡丹皮、生地黄、玄参。再服20余剂后,诸症明显好转,烧辣感消失。最后仍以天麻钩藤饮加减而收功。

[病案2] 肝阳上亢,风火上扰之顽固性头痛案

李某,男,62岁。2012年12月3日初诊。

主因头痛反复发作10余年,加重2个月来诊。

患者于10年前出现头痛,反复发作,逐步加重。于8年前发现血压高,此后一直服用降压药。2个月前因情绪波动头痛加重,经某医院用药治疗,未见好转,于今日来诊。

目前症见:头痛,以前额头痛为著,伴口苦,嗳气,嘈杂,脘中不适,腰腿酸困,大便可,舌暗苔白,脉沉弦数。血压:145/100mmHg。

中医诊断:头痛。

证属:肝阳上亢,风火上扰,胃失和降。

治法:平肝清热,息风止痛,和胃降逆。

方用:天麻钩藤饮加减。

处方:天麻10g,钩藤15g,黄芩10g,白芍12g,丹参15g,怀牛膝10g,夏枯草15g,川楝子10g,郁金15g,珍珠母30g(先煎),茺蔚子12g,浙贝母

15g,陈皮10g,姜半夏9g,茯苓15g,甘草6g,生姜3片。5剂。

二诊:2012年12月10日。药后头痛好转,脘中不适亦减轻,纳食尚可,仍口苦,舌质暗,舌苔白微黄,脉沉弦数。继用前法,以前方去陈皮、姜半夏、茯苓,加生地黄15g、玄参15g。5剂。

三诊:2012年12月17日。近来头痛未再发作,精神纳食尚可,脘中不适亦好转,大便正常,仍觉头闷,舌暗苔黄白根偏厚,脉沉弦。以12月10日方去生地黄,加石菖蒲10g。

四诊:2013年4月1日。上药服10余剂后,一般情况良好,未再发作。近1周来自觉胸前不适,心烦,口苦,稍有头痛恶心,脘中不适,纳一般,大便可,舌暗苔白根厚,脉沉弦。此属风痰内作,肝气上逆,胃失和降。故拟张元素天麻半夏汤加味。

处方:天麻10g,柴胡10g,姜半夏9g,黄芩10g,白芍12g,陈皮10g,茯苓15g,枳实15g,竹茹15g,郁金15g,浙贝母15g,珍珠母18g(先煎),川楝子6g,玄参15g,甘草6g,生姜3片。

再服10剂后,诸症消失。

按:本例患者头痛反复发作10余年,而从肝论治取得了良好的疗效。因其患高血压病,素体阳亢,加之肝郁化火,阳亢化风,风火上扰颠顶而致顽固性头痛;肝郁犯胃,胃失和降,故而口苦、嗳气、嘈杂、脘中不适;肝阳上亢,风火上逆,而形成上实下虚,故伴有腰腿酸困等症。故治以平肝清热,息风止痛,兼以和胃降逆,用天麻钩藤饮加减。服10剂后头痛消失,再服10剂,一度情况良好。3个月后稍有反复,又伴随胃失和降症状,据症考虑为风痰内作,肝气上逆,胃气失降,而改用天麻半夏汤加味取效。天麻半夏汤为张元素治疗风痰内作上逆之代表方剂,"治风痰内作,胸膈不利,头眩目黑,兀兀欲吐。"(《医学启源·用药备旨》)

[病案3] 肝心火旺,痰瘀风火上扰之舌根癌、头痛案

刘某,男,75岁。2015年3月10日来诊。

主因头痛伴吞咽疼痛半年余来诊。

患者于半年前出现头痛,以右侧为甚,牵及右侧颈部及右颌下亦痛,经治症状愈重。2014年12月19日某医院诊为舌根癌,并进行化疗。治疗后仍疼痛,于今日来诊,要求中医治疗。

目前症见:右侧头部疼痛,牵及右侧颈部及右颌下疼痛较甚,因疼痛严重,夜不能寐,吞咽时疼痛加重,伴痰多色黄而不利,恶心纳呆,大便干结,

1周一行,舌质暗,舌苔黄厚腻,脉弦滑数。

中医诊断:舌岩、头痛。

证属:肝心火旺,痰瘀风火上扰。

治法:清热化痰,化瘀搜风止痛。

方用:温胆汤加味。

处方:陈皮10g,姜半夏9g,茯苓15g,枳实15g,竹茹15g,瓜蒌30g,黄芩10g,玄参15g,浙贝母15g,夏枯草15g,白芍12g,莪术10g,僵蚕10g,射干10g,没药10g,五灵脂15g,全蝎6g,白花蛇舌草30g,甘草6g,生姜3片。5剂。

二诊:2015年3月17日。仍头痛较甚,夜不能寐,吞咽时疼痛加重,有时口吐黑血,纳呆恶心,大便干结1周一行。舌暗苔黄厚腻,脉弦滑数。治以平肝祛风,清热化痰,化瘀止痛。

处方:蝉蜕10g,僵蚕12g,片姜黄10g,熟大黄10g,陈皮10g,姜半夏9g,茯苓15g,枳实15g,竹茹15g,夏枯草15g,玄参15g,浙贝母15g,栀子10g,蜂房10g,全蝎6g,乳香10g,没药10g,半枝莲30g,山慈菇10g,甘草6g,生姜3片。5剂。

三诊:2015年3月24日。仍述头痛较甚,余症状略同前,舌暗苔黄厚腻。改用小柴胡汤合升降散以和解枢机,燮理升降,搜风活血止痛。

处方:柴胡10g,姜半夏9g,黄芩10g,蝉蜕10g,白芍30g,僵蚕10g,片姜黄10g,熟大黄15g,川芎30g,白芷30g,细辛6g,地龙10g,全蝎6g,蜈蚣3条,天麻10g,乳香10g,没药10g,五灵脂30g,甘草6g,生姜3片。5剂。

四诊:2015年3月31日。药后大便好转,头痛较前减轻,但仍吞咽时加重,仍痰黄量多而不利,舌质暗,苔黄白厚腻,脉弦滑数。继用前法,以前方去细辛、五灵脂,加胆南星10g。5剂。

五诊:2015年4月7日。目前疼痛明显好转,且疼痛发作次数减少,持续时间较前明显缩短,夜间尚能休息,但有时耳中疼痛明显,仍痰多不利而黏,大便尚可,3日一行,不干,舌质暗,舌苔白根厚腻,脉弦滑。继用前法,以前方加浙贝母15g、夏枯草15g。

再服5剂后,停药。

按:本例舌癌,其发病缘由于肝。虽然舌为心之苗,心开窍于舌,但肝为心之母,心为肝之子,情志不遂,恼怒伤肝,肝气不舒,郁而化火,母病及子,累及于心,肝心火旺,循经上扰,则火毒内盛,兼痰瘀互结,日久可发为舌癌。病变过程中，肝郁气滞，不能敷布津液，从而生湿化痰，郁久而成痰热；并久病及血成瘀，痰瘀互结；同时肝阳上亢，肝气横逆，阳亢化火而上逆，挟痰瘀上扰清窍，以致头痛剧烈；肝气横逆犯胃，以致恶心纳呆；痰热内盛，故痰黄量多不利，大便干结。治疗过程中，先用温胆汤加味，服10剂，仍头痛较甚。再三推敲其病机当属肝郁化火，枢机不利，痰瘀风火上扰，升降失常。故改用小柴胡汤以疏肝解郁，和解枢机；合升降散以燮理升降，同时加川芎、乳香、没药、五灵脂以活血止痛；加天麻、全蝎、白芷、地龙、蜈蚣以平肝搜风，通络止痛。再服10剂后，病情明显好转。

（五）温肝暖肝与补肝（阳），肝寒中寒均可解

温肝、暖肝是针对肝寒之证而采用的治法。肝脏阳气不足，功能衰退可出现一些寒性症状，如忧郁胆怯、倦怠、肢冷等，或出现寒滞肝脉的症状，如小腹冷痛、肢冷畏寒等。但肝寒者可波及中焦胃肠，即如王泰林所谓："温肝，如肝有寒，呕酸上气，宜温肝，肉桂、吴萸、蜀椒。如兼中虚胃寒，加人参、干姜，即大建中汤法也。"（《西溪书屋夜话录·治肝卅法·肝寒肝虚等证治》）。至于补肝之阳，实际与温肝暖肝同属一类治法，用药有所相似，所以王泰林亦曰："补肝阳，肉桂、川椒、苁蓉。"（《西溪书屋夜话录·治肝卅法·肝寒肝虚等证治》）。

现将临床从肝寒治疗的部分验案介绍如下。

[病案1] 厥阴寒凝之顽固性脐腹痛案

刘某，女，16岁。2017年3月4日初诊。

主因脐腹部疼痛胀满反复发作3年，加重半月来诊。

患者于3年前因饮食不慎、受凉等原因，出现脐腹部疼痛伴胀满，反复发作。曾在多处医院就诊，经治未见好转。于今日来诊，要求中医治疗。

目前症见：脐腹部疼痛，且明显畏冷，受凉后易腹泻，腹痛加重，伴头晕、恶心、周身畏冷，手足厥冷，大便不畅，平素痛经，今日行经第二天，量多，有血块，舌红苔薄白，脉沉细。

中医诊断：腹痛。

证属：肝阳亏虚，寒邪凝结，脾肠虚弱。

治法：健脾厚肠，祛寒止痛。

方用：自拟香砂温肠汤加减。

处方：党参15g，炒白术12g，茯苓15g，广木香10g，砂仁6g（后下），川

椒 10g，炮姜 10g，延胡索 15g，川楝子 6g，炒白芍 12g，陈皮 10g，姜半夏 9g，桂枝 6g，五灵脂 15g，焦三仙各 15g，炙甘草 6g，生姜 3 片。6 剂。

二诊：2017 年 3 月 11 日。药前后仍脐腹部痛，腹中冷，大便不成形，日行 2 次，月经已过，舌质红，苔白，脉沉细。查体：右下腹部压痛（+）。继用前法，以前方去陈皮、姜半夏、党参，加熟附片 8g、生薏苡仁 30g、败酱草 30g。4 剂。

三诊：2017 年 3 月 15 日。腹痛明显好转，腹中畏冷亦有好转，便前仍有时腹痛，大便先干后软，纳食增加。昨日又觉耳痛、咽稍痛，舌红苔白，脉弦细。考虑患者其病经久难愈，温肠不效，此似属厥阴寒凝气滞证，故改拟乌梅丸以温肝祛寒、理气止痛。

处方：党参 10g，乌梅 10g，细辛 3g，桂枝 6g，炮姜 6g，川椒 10g，熟附片 10g（先煎），黄连 6g，当归 10g，白芍 10g，广木香 10g，延胡索 10g，川楝子 6g，砂仁 6g（后下），焦三仙各 15g，炙甘草 6g，生姜 3 片。

五诊：2017 年 4 月 1 日。上方服 10 剂，目前腹痛大见好转，未再明显发作。腹不胀，腹中畏冷明显好转，大便稀而不畅。月经将至，量少，血块多，舌暗红，苔薄黄，脉弦细。改拟当归芍药散合失笑散、金铃子散以温肝健脾，理气活血。

处方：当归 12g，炒白芍 12g，桃仁 10g，川芎 6g，炒白术 12g，茯苓 15g，党参 15g，木香 10g，延胡索 15g，川楝子 6g，五灵脂 15g，小茴香 10g，桂枝 6g，炮姜 6g，炒蒲黄 10g，香附 10g，甘草 6g，生姜 3 片。

上方服用 6 剂后，因感冒服用感冒药。至 2017 年 4 月 15 日七诊时，自述脐腹部疼痛仅发作 1 次，仍腹中畏冷，大便偏稀，纳可，舌暗红苔薄白，脉沉弦细。改用三诊时处方加减，再服 6 剂。

上方服后，病情好转，腹痛未发作。但有出现咽痛、咳嗽等症状，给予疏风解表等治疗。至 2017 年 7 月 11 日十四诊时，一般情况尚好，腹中无明显不适，纳食欠佳，大便略干，鼻痛，舌红苔白，脉弦细。改用自拟椒梅宁肠汤寒热并调。再服 6 剂后，停药。

按：本例患者脐腹部疼痛反复发作已有 3 年之久。初诊时，根据其腹痛、腹部畏冷、受凉后腹泻等症，辨证为阳虚寒凝、脾肠虚弱，治以温阳健脾、祛寒止痛，方用自拟香砂温肠汤症状有所好转。但其后又出现腹痛伴有腹中畏冷，手足厥冷；同时又有耳痛、咽痛等症状。反复推敲，此证颇似伤寒脏寒之厥阴寒凝气滞病证，故改用乌梅丸以温脏（肝）祛寒止痛，兼调其寒热，合金铃子散以理气止痛，芍药甘草汤以缓急止痛。经前后用药 40 余剂，腹痛消失。

[病案2] 厥阴中寒之腹中冷甚案

薛某，女，58岁。2015年2月13日初诊。

主因腹中畏冷2年余来诊。

患者于2年前出现上腹部不适、畏冷，之后逐渐出现全腹部均畏冷。1年多前曾用药治疗，未见好转，用艾灸后症状可稍减。近来症状加重，于今日来诊。

目前症见：全腹畏冷，常欲食烫嘴之热食，周身恶寒，畏风，自述全身有凉气走窜感，手足麻木，心烦口苦，易焦虑，易疲劳，睡眠差，纳一般，大便不成形，日1次，食油腻后大便不畅，舌质暗红，舌体胖，舌边有齿痕，舌苔白，根黄厚，脉沉。

中医诊断：腹冷。

证属：肝经寒凝，肝郁脾虚。

治法：温肝散寒，佐疏肝健脾。

方用：附子理中汤合四逆散加减。

处方：熟附子10g（先煎），干姜6g，党参15g，炒白术12g，茯苓15g，炒白芍12g，柴胡10g，枳实15g，防风10g，黄连6g，陈皮10g，肉桂6g，甘草6g，生姜3片。5剂。

二诊：2015年2月27日。症同前，仍腹中冷甚，周身畏寒，手足麻木，伴心烦口苦等，舌质暗，舌体胖，舌边有齿痕，舌苔白根黄厚，脉沉。细思此病发病已有2年，应属沉寒痼冷，同时又有肝脾阳虚，当从厥阴论治。故改予温肝散寒，兼以温中建中，方用费伯雄《医醇賸义》茱萸附桂汤合大建中汤加减。

处方：当归12g，炒白芍12g，吴茱萸6g，熟附片10g（先煎），肉桂6g，党参15g，炒白术12g，茯苓15g，广木香10g，黄芪15g，川椒10g，干姜6g，黄连6g，砂仁6g（后下），炙甘草6g，生姜3片。5剂。

三诊：2015年3月10日。药后腹中冷好转，服用期间，诸症均减，但停药又作，舌脉同前。继用前法，以前方加重熟附片为15g，另加小茴香10g。5剂。

四诊：2015年3月17日。自述腹中畏冷明显好转，周身畏冷及凉气走窜减轻，手足仍麻，精神纳食睡眠尚可，大便正常，舌质暗红，体胖，舌苔白根偏厚，脉沉。继用前法，以前方去黄芪、小茴香，加重炒白芍为20g。

上方服6剂后，于2015年3月20日其子来，述其母一般情况好，腹中基本不冷，身冷亦明显好转，纳佳，精神可，仍有轻度足麻。嘱其以 3 月 17 日方继服 10 剂后，停药。

按：本例患者腹中冷及周身畏寒已 2 年，久治不愈。初诊时因其除腹冷身冷外，伴有心烦、口苦、焦虑、麻木等肝经症状，故考虑其证属阳虚寒凝，兼肝郁脾虚。经用四君子汤合四逆散、真武汤加味后，未见明显好转。反复推敲其证，缠绵不愈，如属肾阳虚衰，则应有腰膝酸软、冷痛肢凉等，而此患者却表现为肝经的一些症状，所以考虑其证候应属肝阳虚衰、脾阳不足、肝寒中寒。此当从厥阴论治，方用《医醇賸义》茱萸附桂汤（吴茱萸、附子、肉桂、当归、白芍、白术、木香、乌药、枣、姜）合大建中汤加减。经用近 30 剂后，诸症基本消失。茱萸附桂汤为费伯雄自制方，用来治疗寒邪"直中厥阴"之证。

（白宇宁、白震宁、王美玲　整理）

第三节　疑难杂病从小肠论治

一、概述

小肠病为临床常见病，某些疑难杂病可以从小肠进行论治。然而，在以往由于受"大小肠皆属于胃"的影响，无论在理论还是临床上都存在着详于脾胃而略于小肠的倾向。虽然，有关小肠理论和临床论治方面，前人积累了大量经验，但其中许多内容散见于多种医著之中，后世缺乏系统整理。特别是有关小肠证候的内容比较笼统，与小肠复杂的生理功能及病理变化比较起来，仅"小肠实热""小肠气滞""小肠虚寒"几个证候很难概括小肠复杂的病理变化。

白兆芝教授近 30 年来在国内首次开展了小肠腑病的系统研究，编著出版了《现代中医小肠病学》一书，深入阐发了小肠生理功能、病机特点和发病特点，结合前人论述与当代临床实际，归纳出小肠腑病的 10 余个主要病证，拟定出小肠腑病的 10 个基本证候，即小肠气滞证、小肠实热证、小肠湿热证、食滞小肠证、寒凝小肠证、小肠寒热错杂证、饮留小肠证、小肠瘀血证、小肠津亏证、小肠虚寒证。同时，对小肠本腑病证和腑外病证的辨证论治亦积累了丰富经验，其中不乏一些疑难病证，如肠粘连、某些顽固性腹痛、腹胀、肠梗阻、顽固性呃逆、腹部肿瘤术后顽固腹痛、肠易激综合征、慢性腹泻、便秘、急性阑尾炎伴发周围脓肿等，以及口糜、小便异常等。

从中医传统的认识来看,不仅小肠本腑的病证如腹痛、腹胀、泄泻、便秘、肠鸣、肠痹、虫症、肠痈、积聚等可以从小肠进行论治,而且如口糜、呃逆、小便异常等腑外病证亦可以从小肠进行论治。关于泄泻、便秘、肠鸣、腹胀等的经验和验案见相关章节,现仅举从小肠证候角度论治小肠病证腹痛的验案以及从小肠论治小肠腑外病证呃逆、小便异常的经验。

二、小肠本腑病证腹痛的证治经验

小肠病引起的腹痛,当在脐周或脐下小腹部,因小肠在此位置。《灵枢•邪气藏府病形第四》曰:"小肠病者,小腹痛。"《医学心悟•疝气》曰:"小肠气者,脐下转痛,失气则快。"《医学入门•杂病分类》曰:"寒气客小肠募原之间,则血气凝聚成积;寒气客小肠不聚,则腹痛而泄。"《读医随笔•证治类》:"脐乃小肠之部。"所以,凡腹痛的位置在脐腹部,或脐周腹部及脐下小腹、少腹部者,其病位当在小肠。

小肠腹痛的原因很多,外邪侵袭、情志失调、饮食所伤、阳气素虚等;或虫积、积聚等均可引起脐腹部腹痛。其病机复杂,变化多端。临床辨证当注意其病机转化,如寒热转化,虚实转化,及由气及血。治疗应灵活运用行气止痛、温肠散寒、清热止痛、消食导滞、平调寒热、温肠健脾、活血化瘀等,并辨证运用通腑法(包括清热通腑、温里通腑、消导通腑、行气通腑、活血通腑、养阴通腑、益气通腑、驱蛔通腑等)。兹介绍其治疗小肠寒凝、小肠实热、小肠寒热错杂、小肠虚寒、食滞小肠、小肠瘀血、小肠热结伴枢机不利等所致脐腹部疼痛的部分验案如下。

(一)小肠寒凝致腹痛,温肠散寒以止痛

寒凝小肠为寒邪侵犯小肠或寒邪客于小肠所致。其临床表现为脐腹冷痛,痛势急迫,遇寒加剧,得温则减,口淡不渴,大便泄泻清稀,或腹胀便秘,恶寒肢冷,舌苔白润,脉沉紧。治宜祛寒止痛。方用自拟加味良附丸,痛甚者可加附子。

[病案]寒凝小肠之急性脐腹痛案

刘某,男,30岁。2007年1月18日初诊。

主因脐腹部疼痛1周来诊。

患者既往有慢性胃炎,经常胃脘胀满或疼痛,反复发作。近1周来,因外出受凉后出现脐腹部疼痛,阵发性加重。于今日来诊。

目前症见：脐腹部疼痛较甚，伴腹部明显畏冷，嗳气，大便偏稀，纳减，舌苔白，脉沉。

中医诊断：腹痛。

证属：寒凝小肠。

治法：祛寒止痛。

方用：加味良附丸加味（自拟）。

处方：高良姜10g，香附10g，川椒10g，桂枝10g，广木香10g，熟附片10g（先煎），乌药10g，砂仁6g（后下），白芍12g，延胡索15g，吴茱萸6g，茯苓15g，甘草6g，生姜3片。

二诊：2007年1月22日。服药4剂，脐腹部疼痛消失，腹中畏冷亦明显好转。继用前方去附片，加党参15g，再服3剂。

痊愈。

按：因本例患者主要是脐腹冷痛，且有明显的受凉病史，疼痛又较剧，故属寒凝小肠证。加味良附丸是在良附丸的基础上加桂枝、附子温里祛寒止痛，川椒、延胡索散寒止痛；木香、乌药、砂仁、香附理气，助祛寒药得以温通；更用白芍酸收，以防诸辛热药过燥而伤阴。该方可在运用时适当加减，寒邪不甚时可去附子，胃气不降者可加陈皮、姜半夏、茯苓、吴茱萸，如有化热者可加少量黄连。总之，临床用药贵在据证灵活变通。

（二）小肠实热致腹痛，清热通腑腹痛除

邪热入侵，犯及小肠，或心火移热小肠，或小肠中其他邪气郁而化热，均可导致小肠实热。其临床表现为脐腹胀满，灼热，疼痛，甚或拒按，或有恶心呕吐，身热心烦，口干口渴，口舌糜烂，小便短赤，或灼热涩痛，或大便秘结，甚或便血、尿血，舌质红，苔黄厚，脉滑数。治宜清热通腑。方用大承气汤、小承气汤或调胃承气汤加减。

[病案] 小肠实热壅阻之顽固脐腹痛（肠管淤积）案

李某，男，77岁。农民，2014年4月2日初诊。

主因脐腹部疼痛反复发作3年，加重3天来诊。

患者于3年前因饮食不慎出现脐腹部疼痛，反复发作，经去某医院进行治疗，未见明显好转。3天前脐腹部疼痛加重，于2014年3月30日本院腹部平片示：腹部肠管淤积。于今日来诊，要求中医治疗。

目前症见：脐腹部疼痛较甚，于夜间更加明显，伴恶心欲吐，不能进食，

肠鸣,腹胀,大便不畅,3日一行,舌质暗红,舌苔中根黄白而厚,脉弦。

查体:脐腹部明显压痛,反跳痛(-),腹部叩之鼓音。

中医诊断:腹痛。

证属:小肠实热内积。

治法:清热通腑。

方用:小承气汤加味。

处方:生大黄10g(后下),枳实15g,川朴15g,黄连6g,黄芩10g,白芍15g,炒莱菔子30g,桃杏仁各10g,延胡索15g,川楝子6g,生白术20g,茯苓15g,甘草6g,生姜3片。3剂。

二诊:2014年4月4日。3剂后,大便已稀,腹痛明显减轻,腹胀未作,恶心消失,纳食增加,仍有时肠鸣,舌暗红,舌苔黄白厚,脉弦。继用前法。以前方加陈皮10g、姜半夏9g。4剂。

三诊:2014年4月8日。诸症明显好转,腹痛腹胀基本消失,纳食增加,大便偏干不畅,仍肠鸣,舌质暗红,舌苔白,根黄白厚腻,脉弦。继用前法,以前方去延胡索、川楝子、生大黄、生白术,加熟大黄10g、广木香10g、苍术10g。4剂。

四诊:2014年4月11日。腹痛未作,纳食尚可,大便正常,有时上腹部作胀,舌质暗红,舌苔白,根厚腻,脉弦。继用前法,以前方去苍术、桃仁、杏仁、熟大黄,加柴胡10g、瓜蒌30g、焦三仙各15g。

以此方为主,随症加减,再服20剂后,诸症消失,腹部不适未再发作。

按:本例患者之腹痛,为腹部肠管淤积不通所致。临床表现为脐腹部疼痛为主,故其病位在小肠。从其临床表现来看,腹痛拒按,恶心欲吐,大便不畅,舌暗红,舌苔黄厚,均属小肠实热。治用小承气汤加味,以清热通腑。方中以小承气汤行气通下腑实;配以黄连、黄芩清肠中郁热;桃仁、杏仁、炒莱菔子、白芍、延胡索、川楝子理气活血,缓急止痛;并加白术、茯苓健脾利湿,以防攻伐太过。

(三)食滞小肠致腹痛,消食导滞兼通腑

饮食不节或嗜食肥甘,可致食滞小肠。其临床表现为脐腹部胀满,疼痛拒按,厌食,嗳腐酸臭,或呕吐酸馊食物,吐后腹痛得减,肠鸣矢气,大便臭秽如败卵,泻下不爽,或痛而欲泻,泻后痛减,或大便秘结不通,甚者或有发热,舌苔厚腻,脉滑。治宜消导食滞,佐以通腑。方用加味枳实导滞丸。小

肠食滞在临床上有偏寒、偏热之分,治疗时应当加以注意。

[病案] 食滞小肠之发热腹痛案

武某,男,75岁,退休干部。1982年9月6日初诊,会诊病例。

主因脐腹部疼痛3日要求会诊。

患者平素嗜食肥甘厚味,3天前因过生日,食油腻之物较多,当晚即开始脐腹部疼痛胀满,伴恶心欲吐。昨日家人送其急诊住入某院外科,查:体温38℃,血白细胞15×10⁹/L。当时考虑肠道不全梗阻,给予抗感染、解痉、胃肠减压、禁食等治疗,未见好转。于今日要求中医会诊。

目前症见:脐腹部疼痛拒按,阵发性加重,伴腹胀,叩之如鼓,恶心欲吐,嗳腐酸臭,发热,午后加重,厌食,口干苦,大便秘结,3日未行,舌红苔黄厚腻,布满全舌,脉弦滑数。

中医诊断:腹痛。

证属:食滞小肠,腑实不通。

治法:消食导滞,佐以通腑。

方用:加味枳实导滞丸加味。

处方:枳实15g,生大黄10g(后下),黄连6g,黄芩10g,白术10g,茯苓15g,焦三仙各15g,焦槟榔10g,厚朴15g,炒莱菔子30g,半夏9g,陈皮10g,广木香10g,甘草6g,生姜3片。

服1剂后,当晚泻下恶臭粪便3次,量多。翌日即腹痛腹胀明显减轻,继用前方。3天后,腹痛、腹胀、恶心消失,体温正常,食欲渐渐恢复。继用前方去大黄,又服3剂,告愈。

按:本例患者虽年事已高,但见证实脉实,又有明确的饮食失节病史,故非用枳实导滞丸消导通腑不能取效。且其腹痛腹胀部位主要在脐腹部,且伴有发热,故证属食滞小肠,郁而化热无疑。值得注意的是临床所见的食滞小肠证大多均已化热,可能是因为食滞于肠已有一定时日所致。

(四)寒热错杂致腹痛,平调寒热调气血

小肠寒热,感受外邪;或脾肠虚寒,邪郁化热;或寒热转化,脏腑相传;或用药不当等,均可导致小肠寒热错杂。其临床表现为脐腹疼痛,时而加重,胀满不适,腹部畏冷,喜食热食,口干口苦,或口舌生疮,大便干结,或时干时溏,小便短赤,舌苔黄,或黄白相兼,脉弦或弦数。治宜寒热并调,佐以理气和血。方用椒梅宁肠汤(自拟)。

[病案] 小肠寒热错杂之腹痛（肠道不全梗阻）案

张某，女，60岁。2015年6月30日初诊。

主因脐腹部疼痛20余天来诊。

患者于20天前因食油腻之物过多后，出现脐腹部疼痛。2015年6月12日某医院腹部平片示：腹部散在小气液平面。诊为轻度肠道不全梗阻。曾用药进行治疗，未见明显好转，于今日来诊。

目前症见：脐腹部疼痛，阵发性加重，纳差，不欲饮食，周身乏力，情绪不佳，易怒，腹中喜暖畏冷，但又经常口疮内作，大便干，数日未行，舌质暗红，舌苔白，脉沉弦。

既往史：高血压病。

中医诊断：腹痛。

证属：寒热错杂。

治法：平调寒热，行气活血，通腑止痛。

方用：椒梅宁肠汤加减（自拟）。

处方：当归12g，白芍12g，延胡索15g，川楝子10g，川椒10g，厚朴15g，广木香10g，乌药10g，黄连6g，炮姜6g，广木香10g，桃杏仁各10g，熟大黄10g，炒莱菔子30g，甘草6g，生姜3片。5剂。

二诊：2015年7月7日。药后疼痛未作，纳食增加，精神好转。但昨日脐腹部疼痛又作，大便偏干，舌质暗，舌苔白，根黄厚，脉弦。继用前法，以前方去乌药、川椒，加重熟大黄为12g。

三诊：2015年7月21日。上方服10剂，目前自觉脐腹部疼痛未作，纳食恢复正常，精神尚可，大便不干，小便灼热，舌质暗，舌苔白，根厚。脉弦细。以前方去当归、广木香，加柴胡10g、黄芩10g、蒲公英30g。

再服5剂后，诸恙悉除。

按：本例患者为饮食不节导致肠道不全梗阻而出现的腹痛。初诊时表现为寒热错杂、气血失和、腑气不通，故治以寒温并用、理气活血、通腑止痛。方中用川椒辛热止痛，黄连清热，与炮姜相合，苦辛相配，寒热相伍，既可以温脏祛寒，又可以清其郁热；当归、白芍、桃仁养血活血；广木香、乌药、川楝子、厚朴理气止痛，共奏理气活血之功；加炒莱菔子、熟大黄行气通腑；方中实际还配合香连丸行气清肠，金铃子散理气止痛，芍药甘草汤缓急定痛，从而取得良效。

（五）小肠虚寒致腹痛，温肠健脾兼散寒

外感寒邪，或饮食不节，或劳倦过度，导致小肠阳气虚弱，其临床表现为脐腹隐隐疼痛，时作时止，喜温喜按，腹部及四肢恶冷，面色无华，神疲乏力，纳差，肠鸣，小便清长或频数，大便溏薄，甚或便血，舌质淡，苔薄白，脉沉细。治宜温肠健脾。方用香砂温肠汤（自拟）。

[病案] 小肠虚寒之顽固性脐腹痛案

张某，女，43岁。2013年11月12日初诊。

主因脐腹部冷痛反复发作5年来诊。

患者于5年前因"上火"恣食"三黄片"等寒凉攻下药物后，出现脐腹部疼痛畏冷，反复发作，经治无效，今日来诊。

目前症见：脐腹部疼痛，明显畏冷，时有食水果等生冷之物后加重，纳差，无饥饿感，周身乏力，手足凉，大便不成形，舌淡红，舌苔白，脉沉细。

中医诊断：腹痛。

证属：小肠虚寒。

治法：温肠健脾，散寒止痛。

方用：自拟香砂温肠汤加味。

处方：党参15g，炒白术12g，茯苓15g，广木香10g，炮姜10g，川椒10g，炒白芍12g，延胡索15g，川楝子6g，甘草6g，生姜3片。5剂。

二诊：2013年11月19日。药后仍有腹中隐痛，大便不稀，纳可，舌脉如前。继用前法，以前方去炮姜，加高良姜10g、香附10g、砂仁6g（后下）。

以上方加减，再服10剂。至2013年12月24日五诊时，仍有脐腹部隐隐作痛，腹中畏冷，大便日一行，有时稀，舌质淡红，舌苔白，脉沉细。继用前法，调方如下。

处方：党参15g，熟附片10g（先煎），炮姜10g，炒白术12g，茯苓15g，桂枝6g，炒白芍12g，广木香10g，川椒10g，延胡索15g，川楝子6g，乌药10g，砂仁6g（后下），甘草6g，生姜3片。

六诊：2014年1月14日。药后症状明显好转，腹痛减轻，仅食冷物时觉痛，仍有腹中畏冷，纳可，大便正常，舌脉如前。继用前法，以前方加重桂枝为10g，炒白芍为20g。5剂。

七诊：2014年1月24日。目前腹痛消失未作，自觉无明显不适，腹中畏冷不明显，大便不畅，舌暗红，舌苔白，脉弦细。继用前法，以前方进退。

再服 20 剂后，诸症皆愈。

按：本例患者除脐腹部疼痛畏冷外，兼见乏力、肢凉、舌淡、脉沉细，故属小肠虚寒证。香砂温肠汤以四君健脾益气，理中汤温中健脾，小建中汤温中缓急补虚，川椒、炮姜温肠散寒定痛，广木香、乌药、砂仁理气和中，共奏温肠健脾、祛寒暖中之效。同时治疗过程在加用熟附子后，疼痛明显减轻，说明熟附子不仅能够祛寒，而且具有良好的止痛作用。由于脾肠同治，故取得较好疗效。

（六）小肠瘀血致腹痛，活血祛瘀兼止痛

邪结小肠由气及血，或外伤手术等可致小肠瘀血内结。其临床表现为脐腹部刺痛，痛有定处，痛无休止，痛处拒按，入夜尤甚。或见腹中包块，腹胀，大便色黑或便血，肌肤甲错，舌质紫暗或有瘀斑，苔白，脉细涩，或弦细。治宜活血化瘀，佐以理气止痛。方用少腹逐瘀汤加减。

[病案] 小肠瘀血之顽固性脐腹痛案

闫某，女，14 岁，学生。2006 年 11 月 7 日初诊。

主因脐腹部疼痛 1 月来诊。

患者于 1 月前出现腹痛，以脐周为著，反复不愈，逐渐加重。曾在省儿童医院等就诊，经用西药无效，前来就诊。

目前症见：脐腹部疼痛较著，拒按，夜间加重，经常疼醒，纳差，腹部喜暖，大便偏干，舌红苔白，脉弦细。查血常规正常范围，体温正常。

中医诊断：腹痛。

证属：小肠寒热错杂。

治法：平调寒热，理气止痛。

给予椒梅宁肠汤进行治疗，服药 3 剂，症状不减。细思夜间痛甚，应是血分瘀阻，其证应属于小肠瘀血，遂改用少腹逐瘀汤加减。

处方：当归 12g，赤白芍各 12g，川芎 6g，桃仁 10g，延胡索 15g，川楝子 10g，五灵脂 15g，没药 10g，乌药 10g，广木香 10g，小茴香 10g，甘草 6g，生姜 3 片。

服 3 剂，腹痛消失，纳食增加，大便正常。继用前方去没药，再服 5 剂，痊愈。

按：本例腹痛经西医检查未能确诊，为腹痛原因待查。病初前医已用消食导滞法无效。来诊时初用寒热并调，理气和血止痛法仍未缓解。后据夜

间痛醒这一症状，考虑可能为瘀血内阻小肠，阴邪旺于阴分所致。虽然患者未见明显瘀血舌脉，但用活血化瘀法确实收功。可见胃肠病有些血瘀证，当瘀血内阻仅仅是局部时，不一定完全能从舌象、脉象上反映出来。

（七）枢机不利脐腹痛，和解枢机泻邪结

某些小肠病在其病变过程中，由于小肠邪结，气机阻滞，导致脐腹部疼痛，反复不愈，上下不通，以致枢机不利。上可以波及于胃，出现恶心呕吐，不能进食；下可以波及于大肠，出现大便不通。由于其主症是脐腹痛，故其病位在小肠。治疗当和解枢机，内泻邪结。常用方如大柴胡汤。

［病案］枢机不利之顽固性腹痛呕吐（腹腔肠间隙淋巴结肿大）案

李某，男，13岁。2019年4月24日初诊。

主因脐腹部疼痛恶心呕吐，反复发作3～4年，加重1年来诊。

患者于近4年前，因饮食不节，出现脐腹部疼痛，反复发作。于1年前脐腹部疼痛加重，并伴恶心呕吐。2018年12月30日省儿童医院腹部B超示：肠腔淋巴结肿大（腹腔肠间隙见数个低回声结节，较大者为1.5cm×0.8cm）。全消化道造影示：肠功能紊乱。但未能明确诊断。曾用中西药物进行治疗，未见明显好转，故因病休学。于今日来门诊要求中医治疗。

目前症见：脐腹部疼痛，阵发性加重，恶心呕吐，食欲极差，餐时食入即欲呕吐，烧心，泛酸，口苦，口疮内作，腹中有灼热感，大便干结，数日一行，乏力，舌质红，舌边有齿痕，舌苔中根黄厚，脉弦。

查体：腹软，脐腹部压痛（+）。

中医诊断：腹痛。

证属：小肠热结，气机阻滞，枢机不利。

治法：和解枢机，理气止痛，泻下热结。

方用：大柴胡汤合金铃子散加减。

处方：柴胡10g，姜半夏9g，黄芩10g，枳实15g，白芍12g，延胡索10g，川楝子6g，熟大黄10g，竹茹15g，陈皮10g，茯苓15g，瓜蒌30g，川椒10g，广木香10g，炒莱菔子30g，甘草6g，生姜3片。6剂。

二诊：2019年5月8日。药后恶心明显减轻，未再呕吐，仍脐腹部疼痛，纳差，乏力，大便已不干，3～4日一行，又觉往来寒热，口苦，舌质红，边有齿痕，舌苔白，中根微黄厚，脉弦。继用前法，以前方继服。

以此方为主，稍作加减，至2019年6月12日八诊时，再服30剂，脐腹

部疼痛明显好转，恶心呕吐未作，纳食增加，口疮未作，精神好转，大便2日一行，不干，腹中有振水音，舌质红，边有齿痕，舌苔白，根微黄偏厚，脉弦。改拟益气健脾，和解枢机，化饮和中。调方如下。

处方：太子参15g，生白术15g，茯苓15g，陈皮10g，姜半夏9g，柴胡10g，黄芩10g，白芍12g，枳实15g，熟大黄10g，桂枝6g，延胡索15g，川楝子5g，广木香10g，徐长卿10g，焦三仙各15g，甘草6g，生姜3片。

以上方为主，再服12剂。至2019年7月10日十一诊时，患者脐腹部疼痛消失，未再发作，纳食正常，精神尚好，大便偏干，欠畅，2日一行，舌质红，边有齿痕，舌苔白，根微黄偏厚，脉弦细。继用前法，以前方去延胡索、川楝子、桂枝、徐长卿，加瓜蒌30g、炒莱菔子30g、八月札10g。

再服5剂后，诸症消失，未再发作。

按：本例患者脐腹部疼痛反复发作，伴恶心呕吐3～4年，加重1年。曾在省内及北京数家医院就诊，腹部B超示腹腔肠间隙淋巴结肿大，全消化道造影示肠功能紊乱。同时运用中西药物进行治疗未见好转。根据其初诊时的脐腹部疼痛、恶心呕吐等临床表现，考虑其病位在小肠，并波及于胃和大肠。证属小肠热结，气机阻滞，枢机不利。用大柴胡汤合金铃子散加味，以和解枢机、泻下热结、理气止痛。诊治11次，服药50余剂后，病得痊愈。

三、小肠腑外病证的治疗经验

（一）从小肠论治顽固性呃逆的经验

一般认为呃逆病位在膈，与胃、肠、肝、脾、肺、肾诸脏相关，而临床上属于胃肠所致者十有八九。如小肠功能失常，气机阻滞；或实热、湿热、寒湿诸邪阻滞小肠，腑气不通，则可导致呃逆发生。其治疗当据证灵活运用通腑祛邪，降逆止呃。

[病案]小肠腑气不通顽固性呃逆案（脑出血术后）

庞某，男，56岁。2007年7月30日初诊。

主因持续呃逆3天来诊。

患者于2007年7月4日因不慎摔倒后出现脑出血，住院治疗后，于2007年7月17日出院。出院后继续用药治疗，后因牙痛用甲硝唑等治疗，服药后出现恶心，烧心。3天前又出现呃逆，持续不断，自服多潘立酮、甲氧氯普胺等药无效，于今日上午来院门诊。

目前症见：呃逆连声，持续不断，伴干呕、嗳气、烧心、泛酸，纳呆，脐腹部胀满较甚，大便数日一行，量少不畅。查体：腹软，肝脾未及，腹部压痛（－），腹中未及包块，脐腹部叩之呈鼓音，舌质暗，苔白，根黄白厚，脉沉弦。

中医诊断：呃逆。

证属：小肠气滞，腑气不通，胃气上逆。

治法：理气通腑，和胃降逆。

方用：小承气汤合黄连温胆汤加减。

处方：生大黄10g（后下），枳实15g，川朴15g，广木香10g，大腹皮30g，炒莱菔子30g，陈皮10g，姜半夏9g，茯苓15g，竹茹15g，黄连6g，吴茱萸3g，柿蒂10g，浙贝母15g，甘草6g，生姜3片。4剂。

二诊：2007年8月3日。药后呃逆明显减轻，恶心、嗳气等好转，仍腹中作胀，纳呆，大便已通，腹部叩之鼓音较前减轻，舌暗，苔黄白，根厚腻，脉弦。继用前法，以前方去广木香、浙贝母、生大黄，加桃杏仁各10g、瓜蒌30g、熟大黄10g。3剂。

三诊：2007年8月7日。目前自觉腹胀减轻，呃逆基本消失，偶有呃逆，仍纳呆，大便数日一行，但偏稀，伴乏力，舌质暗红，苔白根黄，欠润，脉沉弦。继用理气消胀，和胃降逆，酌加益气护阴之品。

处方：太子参15g，麦冬15g，瓜蒌30g，枳实15g，川朴15g，陈皮10g，姜半夏9g，白芍12g，黄连8g，吴茱萸3g，桃杏仁各10g，竹茹15g，炒莱菔子30g，鸡内金15g，甘草6g，生姜3片。3剂。

四诊：2007年8月10日。药后呃逆消失，纳食增加，自觉脘痞不适，大便不畅，舌质暗，苔白，根黄白厚腻，脉沉弦。继用前法，以前方去麦冬、竹茹，加火麻仁30g、茯苓15g、熟大黄10g。6剂。

五诊：2007年8月21日。一般情况尚好，呃逆未再发作，纳食增加，精神好转，脘痞消失，大便已正常，嗳气、泛酸、烧心诸症亦消失，唯觉脘中喜暖畏冷，舌质暗，苔白，脉沉。继用前方，去熟大黄，改黄连、吴茱萸各用5g，另加砂仁6g。再服4剂，巩固疗效。

按：一般呃逆的病位多在胃，但此例呃逆其病位除和胃有关外，主要在小肠。虽然其临床表现有呃逆、干呕、嗳气、烧心等胃腑的症状，但同时又有脐腹部胀甚、叩之鼓音、大便数日一行、量少不畅等小肠气滞的症状，故其病位主要在小肠。由于小肠气滞较甚，腑气不通，而致胃气上逆，导致呃逆持续不断。治疗采用理气通腑、和胃降逆之法，用小承气汤通腑泄浊、理气消胀；用黄连温胆汤清热和胃降逆。经用药，大便得通，气滞减轻，呃逆亦明显好转。可见此时行气通腑为治疗之关键。本例患者共治疗 20 余天，服药 20 剂，取得了满意的效果。通过此例呃逆的治疗，可以看出呃逆一证有时亦须从小肠论治。

（二）从小肠论治小便异常病证经验

小肠具有受盛化物、泌别清浊、主水道及主液等生理功能。前人认为小便的生成常与小肠有关，且小肠与膀胱关系密切，小肠为火腑，膀胱为水腑，二者相互配合，在肾气的作用下，才能正常完成小便的生成与排泄。故《丹溪心法·小便不通》曰："肾主水，膀胱为之府，水潴于膀胱而泄于小肠，实相通也。"《成方切用·涩固门》曰："溺虽出于膀胱，然泌别者小肠也。"可以看出，小肠在小便的生成与排泄方面起着重要作用。

小便异常与小肠相关的病证，大体有小便不利、小便频数、小便赤涩、小便闭、小便血、小便失禁、血淋、小便如油等。《本草纲目》把"小便短，小便闭，小便血，小便自利"列为小肠之"本病"。

现代一般多将小便异常诸病证归之于肾与膀胱，而忽略小肠在其中的重要作用，临床常用调治小肠方法治疗小便异常病证，疗效明显，兹介绍如下。

1. 病因病机　小便异常的病因多为饮食失节，过食肥甘，嗜酒太过，酿生湿热，致小肠湿热；或年老久病，劳累过度，房室不节，脾肾亏虚，使小肠虚衰，气虚不固；或恼怒伤肝，气郁化火，郁于下焦，导致小肠与膀胱受到火热熏灼；或外邪侵袭，犯于小肠与膀胱；等等。《张氏医通·淋》云："凡小肠有气，则小便胀；小肠有血，则小便涩；小肠有热，则小便痛。"所以小肠的病变，可以导致小便异常的病症。小便异常与小肠相关之病机可归纳为如下方面：

（1）**小肠火盛**：各种原因导致小肠之火，可影响及于小便，出现血淋尿浊，黄赤涩痛，小便不通，甚者热迫血行而至尿血。故《诸病源候论》云："小肠有热，热入于胞，内热结甚者，故小便不通。"《成方切用·泻火门》曰："小肠有火，便赤淋痛。"《张氏医通·淋》曰："血淋者……色鲜紫者，为小肠实热。"

（2）**小肠气滞**：《儒门事亲·疝本肝经宜通勿塞状十九》曰："膀胱水府，专司渗泄；小肠水道，专主通流。"小肠气机阻滞，疏通无能，水道不通，常可影响膀胱之渗泄而致小便不通。如《景岳全书·癃闭》云："气结于小肠膀胱之间，而壅闭不通，多属肝强气逆之证，惟暴怒郁结者多有之。"

（3）**小肠湿热**：《临证指南医案·便闭》云："小便闭者……若湿郁热伏，致小肠痹郁，用小温中丸清热燥湿。"湿热蕴结于小肠，气化不行，则可波及膀胱，导致小便异常，而出现小便淋沥，尿频，尿急，尿痛，甚至尿闭。

（4）**小肠虚冷、虚热**：小肠虚冷，气化不行，津液偏渗，可致小便频数而多。《重订严氏济生方·五脏门》曰："小肠虚冷，小便频多。"小肠虚热亦可导致小便异常，《成方切用·涩固门》曰："小肠虚则便数，小肠热则便短。"

（5）**津液耗伤**：津液耗损，水液亦不足，不能行于小肠，以致影响尿液的生成，导致小便不利，尿少而涩，甚至癃闭。《景岳全书》曰"凡癃闭之证……有因火邪结聚小肠膀胱"使"水泉干涸"而成。

（6）**他脏及病**：心、脾、三焦等脏腑病变，均可病及小肠，引起小肠气化失常，而出现小便血、小便闭、淋证，甚至小便如油等病证。《医宗金鉴·删补名医方论》云："心与小肠为表里也，然所见口糜舌疮，小便黄赤，茎中作痛，热淋不利等证，皆心热移于小肠之证。"《医碥·杂症》曰："小肠受三焦之气化，泌别清浊，糟粕趋大肠以出，水饮渗入膀胱。小肠与膀胱，虽皆无窍相通，而得气运化腠理可以渗入，为尿以出。此全赖三焦气化施行，若气不施化，则闭塞不通而病矣。"

2.辨治方法及经验　小肠为膀胱水腑之上源，小便异常病证常与小肠有关。《类经·疾病类》明确指出："膀胱小肠二经也，小肠属火，膀胱属水，邪结小肠则阳气不化，邪结膀胱则津液不行，下不通则上不运，故为隔塞之病。"故临床上小肠实热内积，小肠湿热蕴阻，小肠气机阻滞，小肠津液耗伤以及小肠虚寒、虚冷等皆可导致不同的小便异常病证。白兆芝教授认为从小肠调治小便异常病证的根本目的是要恢复小肠与膀胱的气化功能。如《谢映庐医案》云："小便之通与不通，全在气之化与不化。"诸如清热泻火、清化湿热、疏调气机、淡渗分利皆可通过祛邪以澄水之上源；养阴生津、温补固涩可以通过补虚来助其化源，从而恢复小肠之气化功能，小肠气化功能得复，则膀胱气化如常。

由于小便的生成与小肠密切相关，所以使用调治膀胱之上源小肠腑的方法来治疗小便异常诸症，则能提高疗效。具体治法如下：

（1）**清热泻火，以清上源**：小肠热结则小便赤涩、热痛淋沥、小便癃闭不通，或尿血，心烦，脐腹胀满，甚或疼痛拒按，大便秘结，舌苔黄厚，脉滑数。治宜清泻小肠实热，方用导赤散、小承气汤或大柴胡汤加味。曾治疗一例患者，主因尿血、脐腹疼痛、恶心呕吐、颜面及双下肢轻度浮肿半月来诊。症见面色黄白，颜面及双下肢轻度浮肿，腹部胀满，疼痛拒按，腹痛以脐周为著，阵发性加重，恶心呕吐，不能进食，脘中气逆，口苦，尿色深红量少，大便干结，舌苔黄厚，脉弦细数。西医诊为急性肾小球肾炎。中医诊断为尿血。其证为实热蕴结小肠，小肠郁热波及膀胱，热伤血络，升降失常，玄府不通。急则治其标，拟大柴胡汤加味泄热通腑，和中降逆。1剂后，大便得通，腹痛减轻，恶心呕吐大减。继服10余剂后，尿色转清，腹软、偶有轻度疼痛，精神转佳，饮食如常。又服近20剂，诸症消失。

（2）**疏调气机，以复气化**：小肠、膀胱气机郁结，气化不行，而致癃闭，治宜理气行气，方用自拟理气顺肠汤（广木香、厚朴、乌药、川楝子、大腹皮、枳壳、白芍、炒莱菔子、砂仁）加沉香、泽泻、猪苓。

（3）**清化湿热，澄其下源**：《证治准绳·小便不通》云："上中下三焦之气，有一气不化，则不得如决渎之水而出矣。"饮食失节，损伤胃肠，湿热蕴积于小肠，升降失司，气机阻滞，甚而湿热波及膀胱，膀胱气化失调，则可导致淋证，出现小便淋沥，热涩刺痛及尿血。故其治疗重在清化小肠湿热，疏调气机，兼以清利膀胱，复其气化，小肠湿热得以消除，则膀胱湿热亦清。临床可用自拟清肠化湿汤（黄连、黄芩、苦参、秦皮、马齿苋、厚朴、生薏苡仁、败酱草、白蔻仁、广木香、白芍、生地榆、甘草）加萹蓄、通草、车前草等治疗。曾治一女性患者，因饮食不慎后出现脐腹部疼痛，阵发性加重，伴恶寒发热。翌日腹痛加重，并出现腹泻为水样便，日行10余次，排尿困难，尿欲解而淋漓排不畅，尿痛，量少色黄，脐腹胀满，叩之如鼓，脐周及左下腹阵发性疼痛，恶心呕吐，纳差，口干，舌红，苔黄厚腻，脉弦细数。西医诊断为急性胃肠炎、泌尿系感染。证属小肠湿热，阻滞气机，波及膀胱，气化不利。治以清化小肠膀胱湿热，理气消胀泄浊法，经用药症状很快缓解。

（4）**养阴生津，滋养上源**：小肠主液，又主水道，小肠津液亏则灌溉无能，致小便量少，甚至小便不通。治宜养阴增液，生津润肠。方用自拟增液润肠汤（生地黄、玄参、麦冬、玉竹、太子参、白芍、枳壳、陈皮、当归、甘草）加牛膝、泽泻。

（5）**温补脾肠，助其化源**：《灵枢·口问》曰"中气不足，溲便为之变"。脾肠虚寒，中气不足，气不固摄，则小便频数淋沥。治宜补益中气，固涩小肠，畅利水道，以助其化源。方用补中益气汤加金樱子、芡实、益智仁等。临床亦可见到脾肠虚弱又兼寒热失调的复合病机所致的小便频数，治宜健脾益气，兼调理寒热。

[病案] 小肠虚寒，气机失畅之顽固尿频案

刘某，女，26岁，2012年6月19日初诊。

主因尿频伴脐下腹胀5年来诊。

患者自小体弱，于5年前出现小便频数，并逐渐加重。同时伴有脐下腹胀，曾服用中药进行治疗，未见明显好转。

目前症见：尿频较甚，经常有欲排尿感，伴有脐下腹胀，腹中畏冷，肠鸣，大便偏稀，纳食不多，神疲乏力，月经量少而后期，舌淡红，舌苔薄白，脉沉细。

中医诊断：尿频。

证属：小肠虚寒，兼气机失畅。

治法：温肠健脾，调气散寒，助其化源。

方用：自拟香砂温肠汤加减。

处方：党参15g，炒白术12g，茯苓15g，桂枝10g，炒白芍12g，炮姜10g，广木香10g，砂仁6g（后下），川椒10g，厚朴10g，陈皮10g，防风10g，乌梅10g，炙甘草6g，生姜3片。6剂。

二诊：2012年6月29日。药后腹胀减轻，腹中畏冷好转，仍有尿频，舌脉如前。继用前法，以前方去川椒、防风，加乌药10g。

三诊：2012年7月13日。上方服12剂，目前尿频明显好转，腹胀已不明显，腹中畏冷消失，大便正常，纳可，舌质暗红，舌苔白，脉沉细。仍以7月13日方为主，去桂枝，加当归10g。再服10余剂后，诸症消失。

按：本例患者尿频5年来诊。初诊时伴有脐腹部胀满，肠鸣，便溏，腹中畏冷，乏力等小肠虚寒的症状。故其治疗从小肠入手，用香砂温肠汤加减以健脾温肠、调气散寒。经用药30剂，症状消失。此例尿频患者在治疗中，一直没有应用收涩止遗的药物，而是重点治疗小肠虚寒，随着小肠虚寒症状的好转，尿频的症状亦逐渐消失。故从小肠论治小便频数亦是临床应该重视的方法之一。

（6）开上通下，淡渗分利：水湿饮邪停积，津液不通，小肠闭塞所致的小便不利，甚至癃闭，治当用开上通下、淡渗分利之法。《景岳全书·癃闭》云："气结于小肠膀胱之间，而壅闭不通……闭其上窍，则下窍不通，开其上窍，则下窍必利。盖有升则有降，无升则无降。此理势之使然也。"又云："大小便俱不通者，必先通其大便，则小便自通矣。"临床应用倒换散、五苓散治之。倒换散中用荆芥之轻清者以升其阳，用大黄之重浊者以降其阴，清阳既出上窍，则浊阴自归下窍，而小便自出。

曾治一女性癃闭患者，因腹部术后出现尿潴留，不能自行排尿，小腹作胀，大便3日未行。诊为癃闭，证属三焦气机郁闭，升降失常，小肠膀胱闭塞不通。治宜开上通下、淡渗分利。方用倒换散、五苓散加减，服药后1时许，即能自行排尿，癃闭得解，大便亦通。

（白宇宁、王海萍、寇永锋、胡明丽 整理）

第四节 疑难杂病从痰论治

痰为人体内重要的病理产物，外感六淫、饮食不当、情志刺激、过逸少动等，影响脏腑气化功能，以致水液不能正常输布而停聚凝结成痰。痰在疑难杂病的形成过程中具有非常重要的意义，而许多疑难病在治疗时如能从痰论治往往可取得捷效。

一、概述

痰作为机体重要的病理产物，在体内不仅容易停积于心肺，阻于中焦脾胃，而且可随气升降，流窜全身，可以导致全身的多种病证，甚至出现一些怪病奇证，故前人有"怪病多痰"之说。《丹溪治法心要·痰第十九》云："痰之为物，在人身随气升降，无处不到，无所不至。"又曰"风痰多见奇证"。林珮琴在《类证治裁·痰饮》中说："痰则随气升降，遍身皆到。在肺则咳，在胃则呕，在心则悸，在头则眩，在背则冷，在胸则痞，在胁则胀，在肠则泻，在经络则肿，在四肢则痹，变幻百端。昔人所谓怪症多属痰。"

根据痰的性状及兼症和部位的不同，临床上有寒痰、热痰、湿痰、燥痰、风痰、痰毒的不同。同时由于兼证的不同，而又有痰气郁结、痰瘀互结等不同证候。《丹溪心法·痰》指出："痰挟瘀血，遂成窠囊。"明确指出了痰瘀互结的病理变化。《张氏医通·诸气门下》解释说："喻嘉言曰：……痰挟瘀血，遂成窠囊，膈间胀满痞闷……多由厚味积热，肠胃枯涸，又加怫郁，胃脘之血为痰浊所滞，日积月累，渐成噎膈反胃之次第。"

二、从痰论治疑难杂病的经验及验案

临床上某些疑难杂病如果出现如下一些临床表现的时候，可以考虑从痰论治。①身体某些部位出现结节或包块。《丹溪心法·痰》曰："凡人身上中下有块者多是痰。"②吐痰较多。③胸闷恶心呕吐伴痰多。④眩晕伴痰

多。⑤或者出现某些神志方面异常的病症。⑥形体肥胖，或伴有肢体麻木。⑦或者出现某些临床比较少见或奇怪的症状，用其他病机难于解释。⑧或用其他治法效果不好时，可以考虑从痰论治。

痰之辨证，从寒热来说，当辨寒痰、热痰；从润燥来说，当辨湿痰、燥痰；从兼夹来说，当辨风痰、痰瘀、痰气、痰毒等；从病位来说，当辨痰在心、肺、膈、脑、胃肠、经络、肌肤之不同。

关于痰的治疗，各家论述颇多，朱震亨强调："实脾土，燥脾湿，是治痰之本法也。"（《丹溪治法心要·痰第十九》）《张氏医通·诸气门下》曰："治痰之法，曰驱，曰导，曰涤，曰化，曰涌，曰理脾，曰降火，曰行气。"《类证治裁·痰饮》中谓痰证之治法曰："然又谓见痰休治痰者，以治必探本，恐专事消涤，重虚其胃气，反滋膨胀耳。"强调治痰不仅要"治其标"，更要重视治"求其本"，"生痰之源不一，治各不同。"一般痰热宜清化，寒痰宜温化，湿痰宜燥湿化痰，燥痰宜润燥化痰，风痰宜息风化痰，痰瘀互结宜化痰消瘀，痰气交阻宜利气化痰，痰毒宜化痰解毒。

白兆芝教授临床治疗某些疑难杂病重视从痰论治。指出从痰论治时应注意如下几点：一是在辨清痰的性质和病位的基础上，在化痰的基础上适当加入理气之品。此即《张氏医通·诸气门下》所谓："善治痰者，不治痰而治气，气顺则一身之津液亦随气而顺矣。"二是治痰时要注意把握病势，也就是要注意痰是上升还是下降。如风痰其势是上逆的，则需在化痰祛痰的基础上加用降逆之品。三是根据病位的不同而加用引经药，如痰郁于肝胆者，加用柴胡；痰阻于上肢者，加用片姜黄；下肢者，加用川牛膝等。四是根据痰的不同性质及致病特点，而配合不同的方法和药物。如痰浊蒙蔽清窍者，加石菖蒲、郁金等；痰气交阻者配合理气药；痰瘀互结者，配合活血化瘀药；痰盛而成痰毒者，在化痰的同时加用不同的解毒之品；一般痰聚而成包块癥积者，应加用不同的化痰软坚之品。五是祛痰治法属于祛邪法范畴，临床运用时应注意老年体弱或病久的患者，可能会出现正虚邪实的证候，治疗用药过程中应中病即止，不可太过，注意保护胃气。既要治其标，更要求其本。现将其从痰论治疑难杂病的部分验案介绍如下。

（一）痰浊阻滞致诸症，涤痰化痰畅气机

痰邪作为体内重要的病理产物，多由脏腑功能失调，气化失常，水液不归正化所致。痰邪内阻或流窜，可致许多病证，而以咳吐痰多、胸闷、呕恶、

眩晕、体胖、麻木，或某些局部包块为表现的症状。痰邪一旦形成，既可阻滞气机，影响脏腑气机升降；又可流窜经络，阻碍气血运行。痰之为病见症多端，治疗此类病证时，不仅应据其寒热性质或有无兼夹运用不同的祛痰化痰法，而且注重气机的调畅，以促进脏腑气化功能的恢复，从而达到消除痰邪的目的。

[病案] 痰阻舌窍舌麻案

杨某，男，41岁，干部。1984年3月19日初诊。

主因舌麻1个月来诊。

患者素体肥胖，于2个月前患感冒，未能及时治疗，以致迁延20余日才逐渐好转。近1个月来自觉舌头麻木，逐渐加重，于今日上午来院门诊，要求中医治疗。

目前症见：舌麻，伴有辣感，逐渐波及上腭部及口唇，并有开口时觉舌部有发凉之感，咽中痰多不利，头晕，嗜睡，纳一般，二便可，舌质红，苔黄白而腻，脉弦滑稍数。

中医诊断：舌麻。

证属：痰阻舌窍，肝郁气结。

治法：化痰开窍，疏肝调气。

方用：涤痰汤合柴胡四逆散。

处方：陈皮10g，半夏10g，茯苓15g，枳实12g，竹茹10g，石菖蒲10g，郁金10g，瓜蒌30g，浙贝母15g，柴胡10g，白芍12g，桔梗10g，木通10g，甘草6g，生姜3片。6剂。

二诊：1984年3月26日。药后舌麻及辣感减半，舌部发凉感消失，仍有时头晕，嗜睡，咽中痰不利，近几天又鼻衄，舌质红，苔薄黄，根黄腻。考虑目前有痰郁化热之象，改拟清热化痰为主，仍以涤痰汤加味，以上方去柴胡、白芍、木通，加黄连10g、胆南星10g。再服6剂，诸症消失。

按：《辨舌指南》曰："舌痹者，强而麻也，乃心绪烦扰，忧思暴怒，气凝痰火而成。"可见舌麻可由气机郁滞，痰阻舌窍所致。本例患者初诊时见到痰浊内盛之候，如头晕、嗜睡、痰多、苔腻、脉弦滑等，故治以化痰开窍、佐以调理气机，方用涤痰汤合柴胡四逆散，加瓜蒌、浙贝母、桔梗等化痰之品。经用药后，症状明显好转。二诊时，舌麻虽减，但出现鼻衄，考虑痰郁日久化热，故以原方去柴胡、白芍、木通，加黄连以清热，加胆南星以清化痰热。初诊时患者有舌部发凉之感，其实并非寒象，而是痰阻舌窍，阳气受阻不布所致。

（二）风痰内作夹肝风，化痰息风兼平肝

痰盛而动风，是为风痰。多因脾虚生痰，肝阳化风，痰随风动；或内有痰邪，兼感风邪，风痰互结所致。风痰可致多种病证，而以痰多、胸胁满闷、眩晕、麻木，甚至神志昏迷、半身不遂等为其主要表现。风痰上扰清空，可致眩晕；上蒙清窍，可致耳鸣耳聋；流窜经络，可致肢体麻木。治疗上扰清空者，宜化痰平肝息风；上蒙清窍者，宜化痰息风通窍；流窜经络者，宜化痰祛风通络。

[病案] 痰阻气逆眩晕案

裴母，女，70岁。2004年4月11日初诊。

主因眩晕20余年，眩晕加重伴脘中气逆恶心半月来诊。

患者既往有"糖尿病""高血压"史，平素经常头晕，一直服用降血压西药，近半月来自觉头晕加重伴脘中气逆，恶心。于今日上午来院门诊。

目前症见：自觉头晕恶心，上腹部有气上逆，纳呆，嘈杂，泛酸，烧心，伴眼视物模糊，心烦易怒，后颈项痛，精神不佳，大便干，舌质暗，苔白腻，脉沉弦。

中医诊断：眩晕。

证属：痰浊中阻，肝气夹胃气上逆。

治法：化痰平肝，和胃降逆。

方用：旋覆代赭汤合温胆汤加减。

处方：旋覆花10g（包煎），代赭石18g（先煎），陈皮10g，姜半夏9g，茯苓15g，枳实15g，竹茹15g，黄连6g，吴茱萸3g，浙贝母15g，丹参15g，白芍12g，川楝子10g，瓜蒌20g，鸡内金15g，甘草6g，生姜3片。

二诊：2004年4月16日。上药服4剂，症状明显减轻，目前脘中气逆及恶心泛酸均明显好转，纳增，心烦亦减，大便不干，仍觉头晕，舌脉如前。继用前法，以前方加白蒺藜15g，4剂。

三诊：2004年4月23日。目前各症大见好转，头已不晕，纳食佳，恶心及腹中气逆消失，心烦好转，大便正常，嘈杂泛酸烧心明显减轻，仍觉后颈项痛，精神欠佳，舌暗，舌苔白，脉沉弦。继用前法，调方如下。

处方：天麻12g，陈皮10g，姜半夏9g，茯苓15g，枳实15g，竹茹15g，瓜蒌30g，丹参15g，郁金15g，白芍12g，葛根18g，白蒺藜15g，黄连8g，吴茱萸3g，浙贝母15g，甘草6g，生姜3片。

再服5剂，症状消失，停服中药。

按：《经》云"诸风掉眩，皆属于肝"。一般眩晕都与肝有关，本例眩晕又同时与痰有关。因痰浊中阻，肝气夹胃气上逆，故出现眩晕恶心，脘中气上逆等症。故治以化痰平肝，和胃降逆。张元素《医学启源•用药备旨》谓半夏治疗"太阴痰厥头痛，非此不能除"。程国彭《医学心悟•眩晕》谓："有湿痰壅遏者，书云：头旋眼花，非天麻半夏不除是也。"半夏除能治疗痰浊引起的眩晕之外，尚有和胃降逆止呕之功效。本例患者用温胆汤和胃降逆，旋覆代赭汤重镇平肝、降逆和胃，经用10余剂后，诸症好转。

（三）痰气交阻部位异，开郁化痰消郁结

痰与气郁结于身体某些部位所出现的症状为痰气郁结证。由于其阻滞的部位不同，而症状各异，以情志抑郁，急躁易怒，胸胁满闷，或咽中如有物堵，或吞咽发噎梗阻，或见瘰疬结节等为其主要表现。临床应区别病位及有无化热，根据不同部位及寒热症象而制定治法。一般主要以开郁化痰，理气解郁为主；伴有结者，当配合软坚化痰。

[病案] 痰气交阻噎膈案

李某，女，58岁，家庭妇女。1987年8月15日初诊。

主因胸骨后疼痛，饮食噎塞梗阻难下3个月来诊。

患者于3个月前出现胸骨后疼痛，饮食噎塞难下，日渐加重。去省肿瘤医院检查诊为"食管癌"，并进行放疗。因近日症状加重，遂来院门诊要求中医治疗。

目前症见：患者消瘦乏力，重病容，精神极差，来诊时由家人扶入，纳食差，胸骨后疼痛，食之则疼痛加重，噎塞梗阻不下，伴恶心，呕吐，吐痰多，痰发凉，频频吐痰涎，家人在旁为其不时用手纸揩接痰涎，双耳憋胀疼痛，大便干结，10日一行，舌质暗，舌苔白厚，脉弦细疾数。

中医诊断：噎膈。

证属：痰气交阻，胃失和降。

治法：开郁化痰，和胃降逆，佐以益气润燥。

方用：启膈散合旋覆代赭汤。

处方：太子参20g，丹参20g，郁金15g，浙贝母15g，橘红10g，姜半夏10g，茯苓15g，枳实10g，竹茹15g，瓜蒌30g，旋覆花10g（包煎），代赭石30g（先煎），熟大黄6g，白花蛇舌草30g，甘草6g，生姜3片。4剂。

二诊：1987 年 8 月 22 日。药后饮食发噎感减轻，恶心好转，痰亦减少，仍口苦，纳差，又觉上腹部疼痛胀满，牵及胸骨后亦痛，吐白沫状涎水，大便仍干，10 日一行，舌脉如前。继用开郁化痰，和胃降逆，理气止痛法。调方如下。

处方：瓜蒌 30g，橘红 10g，姜半夏 15g，茯苓 15g，浙贝母 12g，枳实 12g，竹茹 15g，郁金 15g，延胡索 15g，川楝子 12g，五灵脂 12g，黄连 6g，生白芍 15g，柴胡 10g，炒莱菔子 30g，生姜 3 片。4 剂。

三诊：1987 年 8 月 29 日。上腹部疼痛胀满减轻，痰亦明显减少，恶心好转，胸骨后疼痛及饮食发噎感明显好转，大便较前好转，药后大便解一次偏干，仍口苦，纳差，舌质暗，舌苔白，根部黄厚腻，脉弦细数，较前柔和。继用前法，以前方去柴胡、白芍、五灵脂、川楝子，加藿香 10g、川朴 10g、石菖蒲 10g、砂仁 6g、焦三仙各 15g。3 剂。

四诊：1987 年 9 月 2 日。药后胸骨后疼痛及吞咽噎塞梗阻感基本消失，恶心未作，呕吐痰涎明显减少，上腹疼痛大减，纳食稍增，大便 2 日一行，偏干，舌质暗，苔白偏厚腻，脉弦细数。继用开郁化痰，和胃降逆法，以二诊方去川楝子、五灵脂、柴胡、白芍，加太子参 15g、石菖蒲 10g、生薏苡仁 30g。6 剂。

五诊：1987 年 9 月 10 日。药后诸症大见好转，上腹部疼痛消失，胸骨后疼痛及吞咽发噎梗阻感消失，痰涎很少，不恶心，食欲好转，纳食增加，每顿饭能吃 2 碗汤面或 1 碗米饭，精神较前明显好转，大便 1～2 日一行，偏干，双耳憋胀感亦消失，舌质暗，苔白，脉弦细数。继用前方，8 剂。

六诊：1987 年 11 月 4 日。自述上药服后饮食正常，大便亦调，精神好转，能下地活动，体力渐渐恢复，体重增加，上腹部疼痛及胸骨后疼痛吞咽发噎梗阻感未再发生。近几天因感冒出现咳嗽，气短，干恶心，睡眠欠佳，舌质暗，舌苔白偏厚，脉弦细数。改拟疏风宣肺、降气化痰为法，方用杏苏散合温胆汤加减。

处方：炒杏仁 10g，紫苏叶 10g，前胡 10g，炙枇杷叶 10g，桔梗 10g，瓜蒌 12g，橘红 10g，姜半夏 10g，茯苓 15g，枳实 15g，竹茹 15g，沙参 15g，郁金 15g，浙贝母 15g，石菖蒲 10g，甘草 6g，生姜 3 片。

以上方再服 6 剂后，诸症消失，后停药。

按：《临证指南医案·噎膈反胃》曰："食入脘痛格拒，必吐清涎……气滞痰聚日壅，清阳莫展，脘管窄隘，不能食物，噎膈渐至矣。法当苦以降之，辛以通之，佐以利痰清膈。"徐灵胎评云："噎膈之证，必有瘀血、顽痰、逆气阻隔胃气,其已成者,百无一治。其未成者,用消瘀去痰降气之药,或可望其通利。"本例患者初诊时病情较重,其证属痰气交阻、胃失和降,治以开郁化痰、和胃降逆、理气止痛之剂,8剂后症状明显好转,前后服药30余剂后,症状消失。可见开郁化痰、降气利膈法在此类患者的治疗中尤为重要,前人论述中一再强调,值得后学者效仿。

（四）痰瘀互结心胸胃,活血化痰兼消癥

痰邪与瘀血相互搏结成为痰瘀互结证,多由脏腑功能失调,血瘀聚湿生痰,或痰滞碍血致瘀,使痰滞与瘀血交结所致。由于瘀阻部位不同而症状各异。主要表现为疼痛部位固定,而以刺痛,入夜较甚为多见,日久不愈,或有体内肿块等。

白兆芝教授曾以痰瘀互结论治胸痹心痛、某些肿瘤、结节、胃肠息肉等取得了较好的效果。如曾治一痰瘀互结胸痹心痛48岁男性患者,于11年前患后壁心肌梗死,近4个月来出现胸骨后疼痛,反复发作,住院治疗月余,病情未能控制。症见胸骨后疼痛,阵发性加重,每次发作持续半小时,每日上午疼痛发作较多,伴全身精神差,气短,身冷,以胸背部为著,脘中似有气上逆,痰多,咽部有发憋感,嗳气,纳呆,大便尚可,舌质暗淡,苔白腻,脉沉弦而时有结象。诊为胸痹,证属痰瘀互结、心阳痹阻。治以宣痹通阳,活血化痰。方用:瓜蒌薤白半夏汤合丹参饮加郁金、桂枝、红花、生蒲黄、五灵脂、葛根等。服药9剂后,胸骨后疼痛明显好转,偶有疼痛发作,痰不多。继用前法,再服近30剂后,症状消失。

（五）痰热壅阻肺胃肠,清化痰热脏腑和

痰与热相互交结,为痰热互结,多为热邪煎熬津液而生痰,或痰郁化热,痰与热相搏结而成。邪袭肺卫,入里化热,或各种原因导致肺热壅盛,或痰热郁肺,或可引起发热,甚至高热不退;或表现为痰黄黏稠不利,咳嗽喘促;或痰热扰乱心神,出现惊悸、失眠、躁狂、谵妄等。一般多见于咳嗽、哮证、喘证、惊悸、失眠以及外感热病中。然而痰热互结证也可见于胃肠病过程中,痰热阻于胃可出现痞满、呃逆;痰热阻于肠可见便秘、腹胀等。治疗应以清热化痰为主。

[病案]脓胸术后感染高热案

牛某,女,25岁。1985年11月12日初诊,胸外科会诊病例。

主因肺化脓症术后胸腔感染出现高热不退,要求会诊。

患者 20 余天前因暴怒生气服农药，急送医院抢救，之后出现吸入性肺炎、肺化脓症住入胸外科，行支气管胸膜瘘（右）闭式引流，并于半月前行右侧胸膜剥脱、右肺中叶切除术，术后胸腔感染，出现高热持续不退，目前引流管仍排出黄色脓性液，每日约 80ml。经用大量抗生素及激素治疗未见明显好转，于今日要求中医会诊。

目前症见：面色白而两颧红，消瘦乏力，精神较差，纳呆而不欲食，恶心欲吐，口干苦，发热恶寒，每日下午体温 39℃ 以上，伴咳嗽，痰多，黄白黏稠不利，气短，胸中似有气上逆，大便偏干，舌质红无苔，舌面干而无津，脉细数。

中医诊断：肺痈发热。

证属：肺阴耗竭，痰热内盛。

治法：养阴润肺，清肺化痰。

方用：沙参麦冬汤合泻白散加味。

处方：辽沙参 20g，麦冬 15g，生地黄 24g，石斛 20g，知母 12g，桃杏仁各 10g，浙贝母 15g，瓜蒌 30g，桑白皮 15g，地骨皮 15g，鱼腥草 30g，竹茹 15g，乌梅 15g，生麦芽 30g，甘草 6g，生姜 3 片。3 剂。

二诊：1985 年 11 月 15 日。药后症减，体温较前降低，每日下午 37℃，发热恶寒好转，仍咳嗽痰黄黏稠不利，纳食稍增，恶心减轻，仍口干，舌质红，舌面生少许白苔，舌面津液增多，脉细数。以前方去乌梅，加炙枇杷叶 10g、胆南星 10g。3 剂。

三诊：1985 年 11 月 26 日。上药服后，病情好转，后即停药 7 天。近 4 天又发高热，日晡潮热，每日午后体温达 42℃，自觉发热恶寒，咳嗽较剧，痰黄黏，咳黄色脓性痰，咳出不利，纳差，恶心欲吐，大便偏干，舌红绛，舌苔薄少舌面津少，脉细数。继用养阴清肺，化痰排脓法。用沙参麦冬汤、泻白散合千金苇茎汤。

处方：辽沙参 15g，天麦冬各 15g，生地黄 24g，知母 10g，浙贝母 15g，瓜蒌 30g，桑白皮 15g，地骨皮 15g，鱼腥草 30g，竹茹 15g，桃杏仁各 10g，苇茎 30g，生薏苡仁 30g，冬瓜仁 30g，胆南星 10g，生麦芽 30g，甘草 6g，生姜 3 片。3 剂。

四诊：1985 年 11 月 29 日。药后症状明显减轻，体温已转正常，咳痰减少，已无脓性痰，痰色转白，但仍咳嗽，不恶心，纳不多，大便尚可，舌质暗红，舌苔薄白，脉细数。以上方继服，3 剂。

五诊：1985 年 12 月 3 日。药后体温已控制，午后亦无低热，纳食增加。

近2天又"感冒"，咳嗽加重，痰偶有脓性，大便3日未行，现引流管排出脓性液每日约20ml，且局部干燥不湿，舌质红，苔少，脉细数。继用前法以前方加重桃杏仁各15g，去生薏苡仁、竹茹，加桔梗10g、炙紫菀15g。3剂。

六诊：1985年12月6日。近来精神好转，纳食增加，大便正常，仍咳嗽，夜间较重，痰白量不多，舌脉如前。改拟益气养阴，肃降肺气，化痰止咳。

处方：黄芪24g，知母15g，桔梗10g，辽沙参20g，天麦冬各15g，瓜蒌30g，桑白皮15g，地骨皮15g，桃杏仁各12g，炙紫菀15g，炙百部12g，浙贝母15g，生地黄24g，鱼腥草30g，生山楂20g，甘草6g，生姜3片。3剂。

八诊：1985年12月14日。以上方服6剂，体温正常，咳嗽不剧，痰白，有时呈黄色，以白稀痰为主，大便正常，口干，纳食欠佳，仍觉早上胃脘疼痛，舌稍暗红，舌苔白微黄，脉细稍数。以前方去桃仁、杏仁、炙紫菀、炙百部、瓜蒌、生地黄、鱼腥草、生山楂，加白芍12g、乌梅15g、生薏苡仁30g、延胡索10g、川楝子10g、蒲公英30g。3剂。

九诊：1985年12月17日。胃脘疼痛好转，但近两天又咳嗽明显，有时吐黄脓痰，纳欠佳，大便尚可，舌脉如前。继用前法，以前方去白芍、蒲公英、延胡索、川楝子，加苇茎30g、冬瓜仁30g、炙紫菀15g、炙百部12g。

以上方服6剂后，患者一般情况良好，自觉无明显不适，之后即停止用药。

按：本例患者为肺化脓症手术治疗后出现胸腔感染而引起的高热持续不退。由于感染，热毒内盛，灼伤阴液，炼津为痰，而成痰热；又兼数次手术，耗伤气阴，故患者在初诊时，表现为肺阴耗竭，痰热内盛之重证。其高热不退，既与肺阴耗竭有关，亦为痰热内盛所致。故治疗一方面要养阴润肺，一方面要清肺化痰。经用沙参麦冬汤合泻白散加减治疗后，症状曾有减轻。但停药后，旋即又出现高热，且吐黄色脓性痰。故治疗宜在养阴清肺的基础上，配合清肺化痰、逐瘀排脓之法，即合用千金苇茎汤。此方用后，不仅脓性痰明显好转，而且体温亦很快得以控制。

本例患者是中西医结合救治危急重症的病例，西医采用抢救、手术、引流，以及大量抗生素等救治，中医采用益气养阴、清肺化痰、逐瘀排脓解毒的方法，使患者肺阴耗竭、痰热内盛之证候得以救治，最后阴液得复，痰热得除，脓痰得消，体温趋于正常，临床诸症渐渐好转。

（六）痰邪过盛成痰毒，化痰消结兼解毒

清代医家沈金鳌在《杂病源流犀烛·痰饮源流》中指出，"郁火凝结，久成

痰毒"。痰邪郁久化热，或痰在邪热的作用下，可化生痰毒。痰毒所致病证较一般痰邪所致病证，病情更为严重，治疗更为困难，且临床表现变化多端，并多是在痰热的基础上发展而来。痰毒的治疗大法以化痰解毒为主（详见本章第六节）。

（白震宁、王海萍、陈英　整理）

第五节　疑难杂病从瘀论治

一、概述

瘀血可见于某些疑难病过程中。自汉代张仲景《伤寒论》《金匮要略》提出了"蓄血""瘀血"的概念后，历代医家有关论述颇多。《诸病源候论·落床损瘀候》曰："堕落损伤，即血行失度，随伤损之处即停积，积聚不散，皆成瘀血。""血行失度"即血液运行失去正常，包括血行迟缓涩滞、死血壅塞血脉、血脉痹阻不通、血液离经停积等状态。外伤、寒凝、热灼、气滞、痰阻等皆有可能导致血瘀；而气虚、血虚、阳虚、阴虚等亦可引起血分瘀阻。如周学海所谓："阳虚血必凝……阴虚血必滞。"（《读医随笔·证治类》）

清代医家唐容川《血证论·吐血》提出："瘀血着留在身，上下内外，又各有部分不同，分别部居，直捣巢穴，治法尤百不失一。"同时指出"瘀血在经络脏腑之间，则周身作痛"，可以瘀阻上焦、中焦、下焦、在里、在腠理、在肌肉；"结为癥瘕"，"为干血"，甚至可"瘀血攻心……瘀血乘肺"（《血证论·瘀血》）。从而引起许多不同的症状和复杂的临床表现，甚或引起许多疑难病证。王清任《医林改错》中在通窍活血汤、血府逐瘀汤、膈下逐瘀汤等方后亦记述了所治疗的多种疑难病症，使后学者颇受启发。

经过历代医家的努力，使活血化瘀的治法愈来愈完善，并用来治疗一些疑难病证取得了良好的效果。

二、从瘀论治疑难杂病的经验及病案

除一般的瘀血舌脉症外，临床上某些疑难杂病中如果出现以下一些临床表现或征兆时，则可以考虑从瘀血论治。

①疼痛，局部青紫或红肿。或疼痛部位固定不移、如刺痛；或疼痛拒按，或顽固不愈的疼痛；或疼痛入夜加重。②舌暗有瘀斑瘀点，舌下络脉青

紫；或口唇、爪甲青紫，眼周黯黑。③局部出现结节、包块、肿块，或癥积。④面色黧黑，肌肤甲错，或肌肤瘀斑；或血丝赤缕，腹露青筋，或肢端青紫。⑤肢体麻木或半身不遂。⑥某些出血病症。⑦某些神机失灵的病症，如健忘、如狂、发狂。⑧女性痛经、闭经，色黑有块。⑨应用常规治法久治不愈的某些病症，而又兼见血瘀舌脉者。⑩某些局部与全身的发热病症。⑪某些临床比较少见或奇怪的，用其他病机难以解释的，或用其他一般方法久治不愈的病症。

值得注意的是，血瘀病症在病机上既可单独出现，而又常可与其他病邪同时致病。如与六淫之风、寒、湿、热，或与气滞、痰浊、水停、毒聚等相合而发病，而使病情加重或胶结难解。故临床辨证当注意查其病因，定其病位，辨其虚实及寒热病性，并分其标本，特别要注意其病机转化。

白兆芝教授常从瘀论治一些疑难杂病，取得了较好的疗效。如在消化系统疾病中，常用活血化瘀的方法治疗胃息肉、萎缩性胃炎、胃癌前病变、食管胃结肠癌症手术放化疗后的调治，以及肠粘连、慢性肝病、胰胆疾病等取得了较好的疗效。但此类患者常常出现虚实夹杂的证候，强调在益气养血、健脾温中，或养阴益胃的基础上配合运用活血化瘀方法。同时，还采用不同的活血化瘀方法治疗一些顽固难治性疾病，如三叉神经痛、外伤后尿道狭窄、冠心病心绞痛、频发室性早搏、顽固性失眠、血栓闭塞性静脉炎等。此外，还运用不同的活血化瘀方法治疗一些急重症，如顽固持续性呃逆、急性盆腔脓肿等，并运用活血化瘀的方法配合行气、化痰、软坚、消癥的方法治愈一些包块性难治病和癥瘕积聚，如肝硬化、急性胰腺炎假性囊肿形成、盆腔附件包块、急性阑尾炎并发阑尾周围脓肿等。

现将其临床常用治法，包括活血祛风法、活血化瘀法、逐瘀泄热法、行气活血法、活血通络法、活血化痰法、活血利水法、活血解毒法、凉血活血法、活血消癥法、益气活血法、养阴活血法、温中活血法等介绍如下。

（一）活血祛风法

主要用于感受外邪，邪阻经脉，经络痹阻，形成瘀血之证候。如痹证、顽固性头痛、三叉神经痛、肢体麻木等。治宜活血祛风、通络止痛，即所谓"治风先治血，血行风自灭"。常用药有当归、赤芍、川芎、桃仁、红花、乳香、没药、全蝎、蜈蚣、乌梢蛇、地龙、羌活、独活、防风、细辛、白芷、威灵仙、徐长卿、豨莶草、秦艽、天麻、老鹳草等。

[病案] 瘀血停滞，风邪阻络之顽固三叉神经痛案

李某，男，72岁，退休干部。2010年10月13日初诊。

主因左侧头部及面部剧烈疼痛2年来诊。

患者自诉两年前无明显诱因出现左侧头部及面部剧烈疼痛，经某医院诊断为"三叉神经痛"，曾于2009年在北京连续3次进行三叉神经手术治疗，未见缓解。特于今日请中医治疗。

目前症见：左侧头部、面部呈阵发性电击样剧痛，发作频繁，每于受冷热刺激诱发，疼痛难忍，痛苦不堪，平素口干，舌质暗红，苔薄白腻，脉沉弦。

中医诊断：头痛。

证属：风邪阻络，瘀血停滞，兼有化热。

治法：搜风通络，活血止痛，兼以清热。

方用：芎芷石膏汤加减。

处方：川芎12g，白芷12g，生石膏30g（先煎），细辛3g，全蝎6g，地龙10g，天麻10g，赤芍12g，白芍12g，当归12g，生地黄15g，蔓荆子10g，苍术10g，甘草6g，生姜3片。4剂。

二诊：2010年10月20日。药后头面部症状无改善，仍疼痛，舌质暗红，苔薄白腻，脉沉。继用前法，加重搜风通络之品。

处方：川芎12g，白芷12g，生石膏30g（先煎），细辛6g，全蝎6g，地龙15g，天麻10g，赤芍12g，白芍12g，当归12g，生地黄15g，僵蚕10g，没药10g，生石决明20g（先煎），甘草6g，生姜3片。3剂。

三诊：2010年10月30日。头面部疼痛程度减轻，舌暗红，苔白，脉沉弦。改拟桃红四物汤加搜风通络之品。

处方：当归12g，赤白芍各12g，川芎30g，生地黄18g，白芷20g，细辛6g，桃仁10g，红花10g，全蝎6g，地龙15g，僵蚕10g，蜈蚣2条，天麻10g，没药10g，苍术10g，炒白术10g，甘草6g，生姜3片。4剂。

四诊：2010年11月9日。药后头面部疼痛消失未再发作，舌质暗红，苔白，脉沉弦。继用前方去苍术，加防风10g。6剂。

五诊：2010年11月23日。病情明显好转，近半月来疼痛仅发作1次，舌暗红，苔白根黄，脉沉弦。继用前法进退，以前方去防风，加黄芩10g，加重白芷为30g，6剂。

六诊：2010年11月30日。疼痛未再发作，舌质暗红，苔白，脉沉弦。以前方去黄芩，再服6剂，巩固疗效。

按：三叉神经痛为临床难治病，多由感受外邪，邪滞经脉，经络痹阻，瘀血阻络所致。治宜活血祛风、通络止痛，即所谓"治风先治血，血行风自灭"。但对病久不愈者，则须用大剂活血化瘀、搜风通络才能取效。临床常用桃红四物汤加乳香、没药、全蝎、蜈蚣、地龙、防风、细辛、白芷、防风、天麻等。

本例头痛已有2年之久，患者苦不堪言。初诊时表现为风邪阻络，瘀血停滞，兼有化热。治以搜风通络，活血止痛，兼以清热。用芎芷石膏汤加活血通络之品，经服7剂药之后，头面部疼痛症状始减轻。三诊时化热之象已好转，故去石膏，改用活血化瘀、搜风通络之重剂，用桃红四物汤加没药活血化瘀止痛，加全蝎、僵蚕、天麻、蜈蚣、地龙搜风通络止痛，加白芷、细辛祛风止痛，经近2月的治疗，用药30余剂，患者病情得以控制。

（二）活血化瘀法

活血化瘀主要用于治疗各种瘀血内阻形成的血瘀证，为临床运用较多的方法。常用方如桃红四物汤、血府逐瘀汤、膈下逐瘀汤等。活血化瘀的药物根据作用的强弱大小可分为两类：一类是具有一般活血化瘀作用的药物，其作用相对缓和一些。如当归、赤芍、川芎、丹参、红花、桃仁、生地黄、牡丹皮、鸡血藤、刘寄奴、生蒲黄、益母草、泽兰、三七、大黄、乳香、没药、苏木等。另一类是具有破血逐瘀作用的活血化瘀药物，其作用较为峻猛，易伤正气，属瘀血重证才可运用。如水蛭、虻虫、三棱、莪术、蛴螬、土鳖虫等。

[病案] 瘀血内阻之顽固头痛伴眼圈黯黑案

李某，男，47岁。2012年10月12日初诊。

主因反复头痛伴眼圈黯黑4年，加重半年来诊。

患者于4年前因劳累后出现头痛，反复发作并逐渐加重。同时伴见双眼眼圈黯黑。2012年7月曾在某医院行脑CT检查示有"缺血灶"。并且用中西药进行治疗，未见好转。于今日来院门诊。

目前症见：面色晦暗，头痛明显，劳累后加重，并以右侧头痛为甚，夜间亦有头痛，睡眠差且梦多。纳食尚可，大便正常，舌质暗，舌边有齿痕，舌苔白，脉沉弦。

既往史：高血压病。

中医诊断：头痛。

证属：瘀血内阻。

治法：活血化瘀，兼以通经止痛。

方用：血府逐瘀汤加减。

处方：当归 12g，赤白芍各 12g，川芎 10g，桃仁 10g，红花 10g，柴胡 10g，枳壳 10g，全蝎 6g，天麻 10g，丹参 15g，白术 12g，茯苓 15g，姜半夏 9g，黄芩 10g，甘草 6g，生姜 3 片。6 剂。

二诊：2012 年 10 月 19 日。药后头痛明显减轻，睡眠好转，纳食二便正常，舌质暗，舌苔白，脉沉弦。继用前法，以前方加重丹参为 20g，另加生地黄 18g。再服 6 剂后头痛消失，仍有眼圈黯黑。

以上方随症加减，曾随症加用土鳖虫、玫瑰花、蜂房、地龙、远志、合欢花等。至 2013 年 2 月 1 日七诊时，患者头痛未再发作，睡眠正常，眼圈黯黑明显好转。继用前法，仍以前方进退，再服 10 余剂后，停药。

按：本例患者头痛年久不愈，根据其病史及夜间头痛和眼圈黯黑的症状特点，辨证属瘀血内阻，运用血府逐瘀汤加活血通络、祛风止痛之全蝎、土鳖虫、地龙等，前后服药 40 余剂，取得了明显效果。

（三）逐瘀泄热法

主要用于瘀热互结下焦所致少腹急结、疼痛，至夜发热等下焦"蓄血"证。因其瘀热在里，故以泄热通腑与破血逐瘀同用，使热毒与瘀血由下而解。常用方如桃核承气汤、抵当汤、大黄牡丹皮汤等。现代多用来治疗急性盆腔炎、盆腔脓肿、附件炎、肠梗阻、阑尾炎等属于瘀热互结于下焦者。常用药如大黄、桃仁、芒硝、桂枝、当归、赤芍、红花、生地黄、牡丹皮、延胡索等。

[病案] 瘀热互结，下焦蓄血之急性盆腔脓肿形成案

潘某，女，40 岁，已婚，采购员。1971 年 11 月 9 日初诊。会诊病例。

主因下腹部持续疼痛，伴发热 20 天要求会诊。

患者于 1971 年 10 月 20 日突然发热恶寒，体温 39℃左右，恶心呕吐 2 次，次日全腹疼痛加剧，来院急诊经对症治疗症状不减，于 1971 年 10 月 22 日住本院外科。入院查体：体温 39℃，神清，急性重病容，心肺无异常，肝脾未扪及，腹部平坦无肠型，下腹部压痛明显，妇科做后穹隆穿刺未见异常。实验室检查血常规：白细胞 $37.45 \times 10^9/L$，中性粒细胞比率 79%。入院后经静脉滴注四环素、氯霉素，肌内注射链霉素等，全身症状未见明显好转，腹部疼痛逐渐局限，考虑急性盆腔炎，于 1971 年 10 月 30 日转入妇科病房。妇科检查：下腹部有明显压痛，在脐下两指处可触及硬包块，不活动，压痛（++），大约 14cm×12cm。肛诊：后穹隆饱满，可触到包块，质硬，不活动，触

痛(++)，直肠黏膜光滑，无大便淤积，子宫扪不清。转科后，继用静脉滴注四环素、维生素C，肌内注射链霉素，口服泼尼松及0.5%普鲁卡因30ml灌肠等仍未显效。考虑盆腔脓肿形成，建议切开引流，但患者拒绝手术，要求中医会诊。

目前症见：精神较差，面色晦暗，表情痛苦，不断呻吟，有时狂躁不安，发热以午后及夜间为甚，汗多，腹部肿物如儿头大，腹痛拒按，不思饮食，口干，大便干燥，数日未行，小便色黄，舌质暗红，舌苔黄厚，脉弦数。

体温38℃，血压110/80mmHg；血常规：白细胞13.2×10^9/L，中性粒细胞比率87%。

中医诊断：下焦蓄血。

证属：瘀热互结。

治法：破血下瘀，清热通腑。

方用：桃核承气汤加减。

处方：桃仁10g，生大黄10g（后下），芒硝10g（冲），桂枝5g，牡丹皮10g，赤芍10g，延胡索10g，川楝子10g，蒲公英30g，甘草6g，生姜3片。1剂。

二诊：1971年11月11日。上药当日因故未服，昨日方服。药后大便得通，下黑便2次，腹痛减轻，精神有所好转，体温37.4℃，撤去全部西药，单纯中药治疗。调方如下。

处方：桃仁10g，大黄10g（后下），芒硝10g（冲），桂枝3g，牡丹皮10g，金银花15g，当归10g，赤芍10g，乳香12g，没药12g，蒲公英30g，炮穿山甲6g，夏枯草15g，延胡索10g，川楝子10g，生姜3片。2剂。

四诊：1971年11月13日。药后体温已正常，36.8℃，腹痛好转，大便通畅，精神食欲较佳，白带较多，以前方加椿根皮15g。

六诊：1971年11月25日。上方服8剂，腹痛大减，为间断性腹痛，饮食、精神佳，大便正常，腹中肿物较前软，可稍活动。舌质暗红，舌苔薄黄，脉弦。查血常规：白细胞7.9×10^9/L，中性粒细胞比率66%。继用前法，以前方去大黄。

八诊：1971年12月3日。上药再服8剂，目前一般情况好转，食欲大增，二便正常，腹中包块有所缩小，约10cm×10cm，按之较前软，压痛(±)，舌暗，苔白，脉弦。继以活血化瘀，消癥散结。用桂枝茯苓丸加减。

处方：桂枝6g，茯苓15g，牡丹皮12g，赤芍12g，当归12g，桃仁12g，乳香12g，没药12g，三棱12g，莪术12g，丹参15g，生牡蛎30g（先煎），蒲公英

30g,夏枯草30g,生姜3片。

十一诊:1971年12月16日。上药服10剂,自述除偶有腹中微痛外无他不适。继用前法,以前方去蒲公英、桂枝、茯苓,加黄芪15g、党参15g、土鳖虫6g。

十三诊:1971年12月27日。上方再服8剂,目前腹痛消失,诸症悉平,血常规及体温均正常,腹中肿物约10cm×6cm,质软。

出院后继用前方调治,又服20剂,腹中包块消失,恢复工作。患者住院治疗月余,出院后继续治疗,历时2月余,共服药50余剂,终获痊愈。随访10余年,一切正常。

按:本证属太阳蓄血证,由太阳不解,邪热陷里,在下焦少腹部与血结聚所致。《伤寒论•辨太阳病脉证并治》云:"太阳病不解……其人如狂……外解已,但少腹急结者,乃可攻之,宜桃核承气汤。"今以桃核承气汤加减,服数剂,脐实得通,潮热已退,腹痛大减。因早期失治,蓄血日久,结聚而成癥瘕。《内经》云"坚者削之",故改用破血消癥为主,以桂枝茯苓丸加三棱、莪术、乳香、没药、丹参、生牡蛎、夏枯草、土鳖虫等,并酌加参芪佐以益气,数十剂后,癥结消失,诸症悉除。

(四)行气活血法

主要用于气滞日久而形成的血瘀证,或因瘀血内阻日久而导致气机不畅的证候。这种证候是血瘀伴有气滞,所以临床治疗用行气药与活血药相配伍,而起到治疗作用。常用方如血府逐瘀汤。一般用药以活血化瘀药加行气降气之品,如柴胡、枳壳、郁金、香附、广木香、乌药、川楝子等。

[病案]瘀血内阻,胃气上逆之老年顽固性呃逆案

张某,男,64岁。2013年12月27日初诊。

主因呃逆反复发作近半年,持续呃逆7天来诊。

患者于17年前患脑梗死。从2013年7月开始出现呃逆,间断发作,逐渐频繁。近7天来呃逆又发,持续不断。已在县医院进行治疗,服用中西药物,未见好转。于今日来院要求中医治疗。

目前症见:呃逆频作,连续不止,夜间亦不间断,痛苦不堪,伴纳呆,精神差,大便不干,舌质暗红有瘀斑,舌苔白微黄,脉沉弦。

中医诊断:呃逆。

证属:瘀血内阻,胃气上逆。

治法：活血化瘀，降逆止呃。

方用：血府逐瘀汤加减。

处方：当归 12g，白芍 12g，川芎 6g，生地黄 18g，桃仁 10g，红花 10g，柴胡 10g，枳壳 15g，丹参 15g，郁金 15g，浙贝母 15g，地龙 10g，柿蒂 10g，刀豆子 10g，川楝子 10g，甘草 6g，生姜 3 片。5 剂。

1 个月后，其儿子因病来诊，诉其父亲服上药后，呃逆即消失，精神纳食诸症好转。

按：本例患者既往有脑梗死病史，近半年多来呃逆反复间断发作，本次呃逆发作已经持续 7 天，前已用药进行治疗未见效果。综其脉症及病史，考虑证属瘀血内阻、胃气上逆。故用活血化瘀、降逆止呃的方法，以血府逐瘀汤加味，取得了良好的效果。于方中加川楝子、郁金、刀豆子以降气止呃；用地龙以解痉止呃。

（五）活血通络法

主要用于瘀血内停、脉络瘀阻的证候，临床可见于多种病证。常用方如四物通络汤。常用药物为活血化瘀药与活血通络药相伍，活血化瘀药如当归、赤芍、川芎、桃仁、红花、丹参、泽兰、益母草等；活血通络药如鸡血藤、穿山甲、王不留行、姜黄、郁金、地龙等；祛风除湿通络药有威灵仙、秦艽、木瓜、豨莶草、络石藤、桑枝等。

[病案] 脉络瘀阻之结节性红斑案

路某，女性，35 岁，商人。2007 年 12 月 24 日初诊。

主因间断双下肢起结节红斑 5 个月来诊。

患者于 5 个月前无明显诱因双下肢出现结节样红斑，隆起于皮肤表面，就诊于某医科大学附属医院，查白细胞增高、血沉增快及抗链球菌溶血素"O"升高，诊断为"结节性红斑"，给予激素治疗，症状有所好转，但反复发作。10 月份以来发现心率快，服用琥珀酸美托洛尔缓释片后心率减慢，仍有阵发性心慌，目前仍服用激素治疗。为求进一步诊治，于今日上午来院门诊要求中医治疗。

目前症见：双下肢小腿伸侧可见散在多个结节样红斑，高出皮肤，大小不等，直径 1cm 左右，呈紫蓝色，局部压痛。现仍有间断新起红斑，不痒，伴双下肢沉重困乏，有灼热感，心悸，纳食可，二便可，舌质暗，舌苔白，脉沉。

中医诊断：瓜藤缠。

证属：心气不足，脉络瘀阻。

治法：补益心气，活血通络。

方用：生脉散合四物通络汤加减。

处方：太子参15g，麦冬12g，五味子10g，生地黄18g，当归12g，赤白芍各12g，丹参15g，独活10g，桑寄生15g，鸡血藤15g，牡丹皮10g，豨莶草15g，泽兰10g，地龙10g，甘草6g，生姜3片。3剂。

二诊：2008年1月4日。下肢红斑未起，但下肢有时作痛，伴有心悸，纳可，大便可，舌质暗，舌苔白根黄白厚，脉沉。继用前方，服5剂。

三诊：2008年1月14日。下肢仍起个别红斑，自诉人多时感气短，心悸，纳可，二便可，舌质暗，舌苔黄白厚腻，脉沉。考虑目前有化热的趋势，中医辨证为湿热下注、瘀血阻络。治以清利湿热，佐以活血通络。拟方用四妙散合当归赤小豆汤加减。

处方：苍术10g，黄柏10g，生薏苡仁30g，川牛膝10g，茜根10g，丹参15g，萆薢12g，赤白芍各12g，防己12g，赤小豆30g，当归12g，杏仁10g，木瓜15g，甘草6g，生姜3片。5剂。

四诊：2008年1月21日。下肢结节红斑未再新起，膝关节下蹲时作痛，精神、纳食可，二便正常，仍有时心悸，舌质暗，苔白偏厚，脉沉。继用前法，以前方加用桑寄生15g，再服5剂。

五诊：2008年1月28日。结节红斑未起，偶有心慌，下肢小腿有时疼痛，纳可，手足凉，舌暗，苔黄白偏厚，脉沉。继用前方进退。5剂。

六诊：2008年2月4日。结节红斑未起，偶有心慌，下肢困，疼痛好转，舌暗红，苔白微黄，脉沉。中医辨证同初诊，方以生脉散和四物通络汤加减。

处方：太子参15g，麦冬12g，五味子10g，生地黄18g，当归12g，赤白芍各12g，独活10g，桑寄生15g，牡丹皮10g，豨莶草15g，泽兰10g，地龙10g，川芎6g，生薏苡仁30g，赤小豆30g，木瓜15g，怀牛膝10g，生姜3片。5剂。

七诊：2008年2月18日。结节红斑未起，局部不痒，活动后心慌，下肢畏凉，舌暗，苔黄白，脉沉。继用前方，再服7剂。

症状明显好转，结节红斑基本消退，留有色素沉着。

按：结节性红斑属中医"瓜藤缠"范畴。多由外感风邪，内有湿热，经络阻隔，瘀血凝滞而成。临床治疗多用清化湿热，化瘀通络等法。本例患者初诊时除下肢脉络瘀阻外，同时伴有心悸等心气不足的证候，故在治疗时，一方面用生脉散以补益心气，兼养心阴；同时用四物通络汤活血化瘀，通利经络。四物通络汤是白兆芝教授临床经验方，方中以四物汤养血活血，加丹参、鸡血藤、泽兰活血通络，桑寄生强健筋骨，地龙、豨莶草、独活祛风通络，诸药合用共奏活血通络之功。服用 7 剂后症状有所减轻。但在调治过程中又出现湿邪郁久化热而成湿热下注、阻隔经络之证，故用清化湿热，兼以活血通络之法，方用四妙散合当归赤小豆汤加减，15 剂后红斑未见再起。当湿热之邪得以清除后，仍感下肢困、偶有心慌，故继予益气养心，兼以活血通络，以初诊方加减进行治疗，再服 12 剂，症状消失。

（六）活血化痰法

主要用于痰浊之邪，深入血分，阻滞脉络，形成瘀血，以致痰瘀交阻；或瘀血阻滞日久，津液不行，则积聚为痰，形成痰瘀互结的证候。此候在临床上可见于诸脏腑的多种病证，特别是癥积一类的病证。《丹溪心法•痰》曰"痰挟瘀血，遂成窠囊"。说明痰瘀互结之证，较为难治。临床治疗必须痰瘀并治，合理运用活血化痰法。常用活血化瘀药与祛痰化浊药相互配合应用。

[病案] 痰瘀互结之胃息肉、巴雷特食管案

张某，女，49 岁，干部。2012 年 10 月 19 日初诊。

主因上腹部胀满伴泛酸 3 年余，加重半年来诊。

患者于 3 年前因饮食不节，又兼情志失畅，出现上腹部不适，自觉上腹部胀满、泛酸。2009 年曾行胃镜检查诊为"胃多发息肉"，并行镜下切除。近半年来其症状逐渐加重。2012 年 6 月 6 日某医院胃镜诊断：①慢性浅表性胃炎伴糜烂；②巴雷特食管；③胃多发息肉（胃窦大弯及前后壁）。病理诊断：（胃窦）慢性活动性胃炎伴糜烂，淋巴细胞灶性浸润，Hp（+）。经用西药治疗，未见明显好转，于今日上午来诊。

目前症见：上腹部胀满，泛酸，嗳气，纳差，口干，口苦，口臭，大便偏干，量少，脘中畏冷，伴心烦，失眠，舌偏红，苔白而厚，脉沉弦。

中医诊断：痞满。

证属：痰瘀互结，胃失和降。

治法：活血化痰，消瘀散结，和胃降逆。

方用：自拟消瘀化痰散结方。

处方：太子参 15g，丹参 15g，莪术 10g，郁金 15g，白芍 12g，浙贝母 15g，煅瓦楞子 15g（先煎），瓜蒌 30g，姜半夏 9g，黄连 6g，吴茱萸 3g，枳实

15g,陈皮12g,蒲公英30g,白花蛇舌草30g,甘草6g,生姜3片,6剂。

二诊:2012年10月30日。药后泛酸好转,脘痞减轻,大便好转,嗳气减,仍口臭,舌质暗,苔薄白,舌面稍有裂纹,脉弦。继用前法,以前方去白花蛇舌草、陈皮,加百合30g、乌药10g。

其后即以此方为主,据证加减化裁,食欲欠佳加鸡内金,口干加麦冬,失眠加合欢花,脘中冷则加砂仁。另为了加强治疗胃息肉的消癥散结作用,又酌加山慈菇、五灵脂等活血消癥散结药,共再服药90剂。

至2013年4月23日十七诊时,患者一般情况好,纳食正常,脘中无明显不适,舌质暗,苔白,脉沉弦。2014年4月16日某医院复查胃镜示:①食管炎;②慢性浅表性胃炎。继用前法,继续调治。再服10剂后,停药。

(七)活血利水(湿)法

主要用于血瘀水(湿)停的证候。当人体脏腑功能失调日久之后,常可出现水血同病的状况。病理状态下,水病可致血瘀,瘀血可致水(湿)停。水湿停积日久,久病入络,气机不利,血流不畅,而成瘀血;同时水湿停滞,脏腑阳气受损,血失温运而致血瘀;再者瘀血内阻于脏腑可使脏腑功能失调,气化失常,而使水湿内停。此候可见于临床多种疑难杂病过程中,治疗当用活血利水(湿)之法。

[病案] 瘀热互结,湿热下注之尿道狭窄尿痛案

张某,男,25岁。2006年8月8日初诊。

主因尿痛,排尿不畅10余年来诊。

患者于10余年前因外伤导致尿道狭窄,此后经常出现尿痛,排尿不畅,反复加重。近期曾在某医院就诊,用抗生素等治疗,未见明显好转,于今日来院门诊,要求中医治疗。今日在本院行双肾、膀胱、输尿管等B超检查,未见异常。尿常规(-)。

目前症见:自觉排尿时疼痛,尿不尽,且排尿不畅,伴尿有灼热感,纳食尚可,大便正常,舌质暗红,苔白,脉沉。

中医诊断:淋证。

证属:湿热下注,瘀热互结。

治法:清利湿热,活血通淋。

方用:滋肾通关丸加减。

处方:知母10g,黄柏10g,肉桂5g,琥珀粉6g(分冲),桃仁10g,赤

芍 12g，炮穿山甲 5g，滑石 10g，车前草 30g，海金沙 10g，萹蓄 30g，金钱草30g，蒲公英 30g，鸡内金 15g，生甘草 6g，生姜 3 片。

二诊：2006 年 10 月 10 日。自述上方服 6 剂后，症状明显好转。因路途遥远，就医不便，遂继续服用 30 余剂，目前尿痛及尿灼热症状消失，排尿不尽及排尿不畅症状基本消失，要求继续治疗，巩固疗效，查舌脉同前。以前方去海金沙、滑石、金钱草，加泽兰 30g、瞿麦 30g、生蒲黄 10g。嘱再服 10剂，继续调治。

按：本例患者因外伤导致尿道狭窄，出现排尿疼痛，排尿不尽且不畅。其病机有两方面的情况：一是外伤导致尿道狭窄，必有血分瘀阻；二是长期排尿不尽不畅，必然郁久化热出现下焦湿热。故其证属瘀热互结，湿热下注。治以活血通淋、清利湿热，方用滋肾通关丸加活血通瘀之桃仁、赤芍、炮穿山甲、琥珀。穿山甲性喜走窜，功专行散，内通脏腑，外透经络，直达病所，血聚能散，血凝能开；琥珀活血散瘀，利尿通淋；另加滑石、车前草、萹蓄、海金沙、金钱草、蒲公英等清利湿热以通淋。海金沙尤善止尿道疼痛，为治诸淋涩痛之要药。经用药 40 余剂后，临床症状消失。

（八）活血解毒法

主要用于热毒内盛，且血分瘀阻的证候。如外感热病，热入血分，瘀热互结，而成瘀毒；或热毒内蕴，热灼血瘀，热毒瘀结，而致的内、外、妇等各科的一些病证，一般常用清热解毒药与活血化瘀药相互配合进行治疗。代表方剂为仙方活命饮。此法在临床上应用甚广，随着病证的不同往往选用不同的方剂和不同的药物。

[病案] 瘀热化毒之急性阑尾炎并发阑尾周围脓肿案

王某，女，42 岁。2007 年 9 月 16 日初诊。会诊病例。

主因右下腹部疼痛 5 天，伴腹中包块 2 天要求会诊。

患者于 5 天前突然出现全腹疼痛，伴恶心呕吐，到某医院急诊室观察，查血白细胞 18×10^9/L，给予抗生素及对症治疗。第 2 天腹痛逐渐局限于右下腹部，外科会诊，诊为急性阑尾炎，入院继续抗感染治疗。2 天后腹部 B超检查发现阑尾区包块，大小约 7cm×6cm。医院考虑阑尾周围脓肿，动员手术治疗，患者及家属不同意，于病后第 5 天要求中医会诊。

目前症见：精神较差，腹痛以右下腹部为甚，拒按，扪之有鹅卵大之包块，伴腹胀，恶心，纳差，大便干结，数日未行，发热，午后体温 37.8℃，舌质红,苔黄厚,脉弦数。

中医诊断:肠痈。

证属:热毒内盛,瘀热互结肠腑,化脓成痈。

治法:通腑泻热,活血化瘀,解毒排脓。

方用:大黄牡丹皮汤加味。

处方:生大黄10g(后下),牡丹皮10g,桃杏仁各10g,冬瓜仁30g,生薏苡仁30g,败酱草30g,蒲公英30g,黄连8g,玄参15g,浙贝母15g,延胡索15g,川楝子10g,没药10g,赤白芍各12g,甘草6g,生姜3片。

二诊:2007年9月19日。3剂后,大便已通,恶心明显好转,纳增,腹痛减轻,体温正常,舌质红,苔黄厚,脉弦。继用前方加夏枯草15g、乳香10g。

三诊:2007年9月26日。上方服6剂后,腹痛明显减轻,纳佳,大便正常,腹部包块较前有所缩小。以前方去蒲公英、大黄,加丹参15g、莪术10g、当归12g、鸡内金15g。

四诊:2007年10月4日。上方服7剂。目前一般情况良好,腹痛消失,大便正常,纳佳,腹部包块如核桃大小,舌脉如前。继用前方,加炮穿山甲6g。

五诊:2007年10月18日。上方共服14剂。目前精神、纳食、二便恢复正常,腹痛未作,腹中包块消失,舌质偏红,舌苔薄微黄,脉弦细。改拟益气和血、清热散结,以清其余邪。

至2011年6月26日,患者因经来乳房胀痛就诊,诉前阑尾包块未再发作。

按:本例患者患急性阑尾炎并形成阑尾周围脓肿。中医辨证属热毒内盛,瘀热互结,化脓成痈。其治疗一要通腑泻热,二要解毒排脓,三要化瘀消癥散结。但上述治疗应分三个阶段进行。第一阶段为热毒内盛于肠腑,瘀热互结化脓成痈,治疗重点应采用通腑泻热,清热解毒,佐以化瘀活血排脓。方用大黄牡丹皮汤通腑泻热,破瘀散结;加黄连、蒲公英、败酱草以清热解毒;加赤芍、没药、延胡索、川楝子以行气活血,消肿散结。第二阶段,腑实已通,热毒稍减,但瘀热内结已成癥结,故治疗重点应以活血化瘀、消癥散结为主,佐以清热解毒。用乳香、没药、丹参、莪术、当归、赤芍、桃仁、牡丹皮活血化瘀;玄参、浙贝母、夏枯草、穿山甲软坚散结;辅以蒲公英、败酱草、黄连清热解毒。服用20余剂后,腹中包块消失。第三阶段,虽然病情基本好转,包块消失,热毒消除,但病久恐气血耗伤,且又有余热未清之虞,故此时治疗应益气养阴和血,佐以清热散结,以清其余邪。

（九）活血凉血法

主要用于治疗血热血瘀证。外感热病，热入血分；或瘀血日久，郁而化热，均可导致血热血瘀。本法临床运用范围甚广，常用方如犀角地黄汤。常用药物如水牛角、生地黄、牡丹皮、赤芍、丹参、茜草、玄参等。

[病案] 瘀热互结，脉络痹阻之血栓闭塞性静脉炎案

于某，女，32岁，干部。1973年1月13日初诊。

主因左下肢红肿疼痛，伴发热1周来诊。

患者于1973年1月3日在本院妇科行输卵管结扎术，术后第3天出现左下肢红肿疼痛，伴高热。查血常规：白细胞14 700/mm³。外科诊为血栓闭塞性静脉炎，给予抗生素治疗，病情稍减。于今日要求中医会诊。

目前症见：左侧下肢红肿疼痛，局部肿胀明显，且有灼热感，伴发热，午后明显，午后体温37.5～37.9℃，纳食欠佳，大便偏干，舌质红，苔黄厚，脉弦数。

中医诊断：脉痹。

证属：瘀热互结，脉络痹阻。

治法：凉血活血，清热解毒。

方用：四妙勇安汤加味。

处方：当归12g，赤芍12g，桃仁15g，红花10g，丹参15g，牡丹皮10g，玄参15g，穿山甲10g，川牛膝10g，金银花30g，连翘30g，王不留行10g，蒲公英30g，黄芩10g，地骨皮15g，甘草6g，生姜3片。3剂。

二诊：1973年1月16日。药后体温已降至正常，局部红肿疼痛稍减，复查血常规正常，舌脉如前。继用前方，加丝瓜络12g。

五诊：1973年2月8日。上方服12剂，一般情况好，局部疼痛明显减轻，体温一直正常，左下肢仍有肿胀感，舌质红，苔薄黄，脉弦。仍以前方进退。

十一诊：1973年3月19日。上方服20剂。目前左下肢疼痛基本消失，但仍有肿胀，舌脉如前。调方如下。

处方：当归12g，赤芍12g，桃仁10g，红花10g，丹参15g，牡丹皮10g，乳香10g，没药10g，穿山甲10g，蒲公英30g，忍冬藤30g，玄参15g，黄芪15g，水蛭1条，丝瓜络10g，川牛膝10g，生姜3片。

十二诊：1973年3月26日。上方服6剂，左下肢肿胀明显好转，走路稍多时有憋胀感，疼痛及发热未作。

再用上方 8 剂后,症状消失,停药。

按:本例患者初诊时表现为瘀热互结、脉络痹阻,故治以凉血活血、化瘀通络、清热解毒。经用药后,体温降至正常,疼痛明显减轻,但仍有局部肿胀,说明热毒之邪已去大半,但脉络痹阻仍然存在。故在十一诊时去掉部分清热解毒之品,加入乳香、没药、水蛭等活血破瘀之品,再服 10 余剂后,病获痊愈。随访 30 年,未见复发。

(十)活血消癥法

主要用于血分瘀阻日久,而形成的癥积一类的病证。其治疗主要用活血化瘀药配合软坚消癥散结之品。活血化瘀药多用当归、赤芍、川芎、桃仁、红花、三棱、莪术、丹参、蒲黄、五灵脂、乳香、没药等;软坚消癥散结药多用生牡蛎、鳖甲、夏枯草、海藻、昆布、海蛤壳、浙贝母、穿山甲、瓦楞子等。但临床运用时一般应注意:①要注意用药不可太过,以防耗伤正气或损伤后天脾胃,即所谓"衰其大半而止"。②适当于方中酌加行气之品,气行则血行。

[病案]瘀血内结成癥之急性盆腔脓肿形成包块案

白某,女,32 岁,售货员。2009 年 4 月 21 日初诊。

主因右下腹痛 1 月余就诊。

患者于 2009 年 3 月初突然出现右下腹部疼痛,伴高热不退,住某医院妇科,查白细胞增高,诊断为"急性盆腔脓肿",经抗生素等治疗 20 余天,腹痛减轻出院。出院查血沉正常。妇科 B 超示:右侧附件包块约 5.9cm×3.4cm。于今日上午来诊,要求中医治疗。

目前症见:右下腹部疼痛,按之加重,纳可,腹不胀,大便偏溏,舌质红,舌苔白根黄厚,脉弦细。

中医诊断:积证。

证属:瘀血内结,兼痰湿阻滞。

治法:活血化瘀消癥,化痰除湿散结。

方用:桂枝茯苓丸合活络效灵丹加减。

处方:桂枝 6g,茯苓 15g,赤芍 12g,白芍 12g,牡丹皮 10g,桃仁 10g,夏枯草 15g,乳香 10g,没药 10g,丹参 15g,生牡蛎 30g(先煎),炮穿山甲 3g,莪术 10g,浙贝母 15g,败酱草 30g,三棱 10g,生薏苡仁 30g,甘草 6g,生姜 3 片。6 剂。

二诊:2009 年 4 月 28 日。2009 年 4 月 23 日妇科 B 超示:未见包块、盆腔积液。目前一般情况尚好，咽干，纳可，二便正常，舌质红，苔黄根厚，脉弦。调方如下。

处方：当归12g，赤芍12g，白芍12g，川芎6g，白术10g，茯苓20g，泽泻10g，生地黄18g，生薏苡仁30g，丹参15g，莪术10g，泽兰30g，益母草15g，败酱草30g，赤小豆30g，甘草6g，生姜3片。再服6剂，后即停药。

至2009年7月24日三诊时，自诉于2009年7月21日某医院妇科复查B超示：右侧附件区包块（4.3cm×3.8cm），腹腔积液（2.1cm）。目前少腹部有时不适，月经正常，舌红苔白根黄厚，脉弦细。以初诊方去桂枝、炮穿山甲、生牡蛎、茯苓，加赤小豆30g、泽兰30g、香附10g。6剂。

六诊：2009年9月1日。以上方随症加减，再服19剂，目前自觉少腹稍不适，纳可，二便可，月经先期，舌红，苔白微黄，脉弦细。仍用桂枝茯苓丸加味治疗，以初诊方去乳、没、炮穿山甲、丹参，加泽兰30g、赤小豆30g、香附10g。7剂。

十一诊：2009年12月7日。以上方随症加减，再服35剂。2009年12月7日某医院妇科B超示：宫腔内节育器位置正常，右附件区囊肿（3.5cm×2.4cm），盆腔积液（0.8cm）。目前自觉右侧下腹隐痛，纳可，大便偏干，舌红苔白根黄，脉弦细。仍用桂枝茯苓丸加味治疗。再服20余剂。

十四诊：2010年3月2日。2010年3月1日某医院妇科B超示：盆腔积液（子宫直肠窝1.1cm），余未见异常。目前自觉少腹部有时隐痛，纳可，月经先期，大便正常，腹中喜暖畏寒，舌红，苔白根黄厚，脉弦细。继用当归芍药散加味，再服7剂后停药。

按：本例患者初诊时证属瘀血内结，兼痰湿阻滞。治宜活血化瘀，消癥散结，化痰除湿。采用桂枝茯苓丸、活络效灵丹、当归芍药散、当归赤小豆汤等方加减治疗。以桂枝茯苓丸、活络效灵丹活血化瘀、消癥定痛。当归芍药散养血疏肝、健脾利湿。另加赤小豆、薏苡仁利湿消其盆腔积液，与清热药败酱草相伍，有散结排脓、清热解毒之功；加三棱、莪术、穿山甲、五灵脂破血消癥；泽兰活血利水；夏枯草、牡蛎、浙贝母清热化痰、软坚散结；香附理气行气，使气行则血行。本例患者前后间断治疗半年余，服药近100剂，终使盆腔包块得以消失。

（十一）益气活血法

主要用于既有气虚，又有血瘀的复合证候。临床治疗用益气活血法，就是运用益气补气药物,配合活血化瘀药物,是一种扶正祛邪之法。至于补气益气药与活血化瘀药的权重比例及各自用量,则应按气虚与血瘀的程度而定。一般气虚所致的血瘀之证,应加大补气药的用量,即以补气为主,活血化瘀为辅。常用方如补阳还五汤。临床常用的补气药如黄芪、人参、党参等,活血药如当归、赤芍、川芎、丹参、桃仁、红花、泽兰等。

[病案]气虚血瘀之不明原因水肿案

李某,男,74岁,退休工人。2006年10月25日初诊。

主因四肢憋胀,双下肢水肿2年来诊。

患者于3年前患"脑梗死""脑萎缩",经治遗留右侧半身不遂,思维语言迟钝。2年前又行前列腺切除术,术后出现四肢憋胀,双下肢水肿,经治不愈,于今日前来就诊。

目前症见:右侧半身不遂,言语謇涩,反应迟钝,四肢憋胀乏力,双下肢水肿,按之凹陷,纳食尚可,大小便正常,舌质暗红,舌苔白,根部苔偏厚腻,脉沉。

查:腹部B超:左肾囊肿。尿常规(-)。

中医诊断:水肿。

证属:气虚血瘀,水湿内停。

治法:益气活血,利水消肿。

方用:自拟芪瓜归芍兰豆汤加味。

处方:黄芪18g,冬瓜皮30g,泽兰30g,木瓜15g,赤小豆30g,当归12g,赤白芍各12g,川芎6g,生地黄15g,茯苓15g,泽泻10g,陈皮10g,大腹皮30g,丹参15g,桃仁10g,益母草30g,生姜3片。

二诊:2006年10月31日。上药服5剂,上肢手臂憋胀消失,双下肢憋胀水肿明显减轻,舌脉略同前。

嘱继用前方,再服10余剂,水肿消失。

按:本例患者为脑梗死、脑萎缩后遗症,同时出现四肢憋胀,双下肢水肿,经检查未能明确诊断。根据病史及其临床表现,考虑证属气虚血瘀、水湿内停,故治以益气活血、利水消肿,方用芪瓜归芍兰豆汤加味。芪瓜归芍兰豆汤系白兆芝教授自拟方,具有益气活血、利水消肿之功,主要用来治疗气虚血瘀、水湿潴留之水肿。方中用黄芪益气;冬瓜皮、木瓜、赤小豆、泽兰益气活血利水;当归芍药散养血活血,健脾利湿;另配陈皮、大腹皮行气利水。经用药10余剂后,症状明显缓解。

（十二）养阴活血法

主要用于治疗阴虚血瘀证。一般以滋阴药与活血药相互配合运用，但应根据病位的不同而选用不同的活血化瘀药和养阴药。

[病案] 阴虚血瘀之慢性萎缩性胃炎伴肠化增生案

王某，女，60岁。2009年8月14日初诊。

主因上腹部反复胀满5年，加重1个月来诊。

患者于5年前开始出现上腹部反复胀满，间断反复发作，近1个月来症状日趋加重。2009年7月9日在某医院行胃镜检查示：①反流性食管炎（Grade A）；②慢性萎缩性胃炎。病理：（胃窦）胃黏膜慢性炎，部分区域呈萎缩改变，伴上皮肠化及非典型增生。Hp（−）。腹部B超示：肝囊肿。

目前症见：上腹部胀满，脘中灼热，隐隐作痛，伴吞咽困难不顺，烧心，偶有泛酸，手足心热，口干，寐差，大小便正常，舌质暗红，舌苔少，脉沉弦细数。

中医诊断：痞满。

证属：肝胃阴虚，兼胃络瘀阻化热。

治法：滋养肝胃之阴，兼以调气活血清热。

方用：一贯煎加味。

处方：沙参15g，麦冬15g，生地黄18g，当归12g，川楝子10g，牡丹皮10g，栀子10g，黄连6g，吴茱萸3g，白芍12g，丹参15g，浙贝母15g，延胡索15g，郁金15g，枳实15g，蒲公英30g，甘草6g，生姜3片。6剂。

二诊：2009年8月21日。脘痞及脘中灼热较前减轻，脘痛消失，仍觉吞咽不顺，烧心，寐差，舌暗红，苔薄少而黄，脉弦细数。继用前方去延胡索，加莪术10g、五灵脂15g。

三诊：2009年9月11日。上方服15剂后，目前吞咽困难好转，脘中疼痛未作，睡眠好转，仍觉脘痞，脘中灼热，口干，大便偏干，舌质暗红，苔薄而少，脉沉弦细。以上方去牡丹皮、栀子，加瓜蒌30g、莪术10g。

四诊：2009年9月25日。上方服12剂。目前脘痞消失，脘痛未作，吞咽不顺及烧心感亦消失，纳食正常，睡眠尚好，但仍觉脘中有灼热感，口干，大便稍干。继用前方进退。

五诊：2009年10月13日。上方服用15剂。目前一般情况尚好，脘中灼热消失，但仍有时自觉烧心，偶有脘痛，嗳气，喜太息，睡眠有时差，大便正常，舌质暗，苔薄少根黄，脉沉弦细。2009年10月9日复查胃镜示：①反流性食管炎（Grade M）；②慢性浅表性胃炎。病理：（胃窦）胃黏膜慢性炎，淋巴细胞灶状浸润。继用前法，以前方据证加减，继续调理。

按：本例患者在慢性萎缩性胃炎伴肠化、增生的同时，还伴有反流性食管炎，其治疗难度较大。治疗初期，其临床表现以胃阴亏虚为主，伴胃络瘀阻，兼有化热。故其治法以滋养胃阴为主，兼以调气活血清热。用一贯煎加白芍养阴、疏肝、柔肝；用丹参、莪术、五灵脂、瓜蒌、煅瓦楞子等活血化瘀、化痰散结，以改善慢性萎缩性胃炎胃络瘀阻、血运不畅的病理变化。本例患者前后共治疗 2 个月，用药近 50 剂，复查胃镜提示慢性萎缩性胃炎伴肠化、增生消失，转为慢性浅表性胃炎。

（十三）温中活血法

主要用于中焦虚寒，兼见血瘀的证候。多见于慢性脾胃肠疾患，如胃痛、痞满、腹痛、腹胀、便秘、积聚等病证。一般予温中健脾药和活血化瘀药配合运用，即以温中健脾为主，配合使用活血化瘀药。

[病案] 脾胃虚寒，瘀血内阻之中度慢性萎缩性胃炎伴重度肠化案

赵某，男，60 岁，干部。2016 年 12 月 5 日初诊。

主因上腹部胀满疼痛不适，反复发作 3 年，加重 1 个月来诊。

患者既往有冠心病史，因经常服用阿司匹林等药物，于 3 年前即出现上腹部胀满疼痛不适，间断反复发作。近 1 个月来上腹部胀满疼痛加重，于 2016 年 11 月 14 日某医院行胃镜检查示：慢性萎缩性胃炎伴肠化。病理诊断：（胃窦）中度萎缩性胃炎，伴重度肠上皮化生。Hp（+）。于今日来院门诊，要求中医治疗。

目前症见：上腹部胀满，且隐隐作痛不适，嗳气，自觉脘中气逆，脘中畏冷，烧心泛酸，纳食差，睡眠欠佳，周身乏力，大便偏干，舌质暗，舌苔白中根厚，脉沉弦细。

中医诊断：痞满。

证属：脾胃虚寒，胃络瘀阻。

治法：健脾温中，化瘀通络，和胃消痞。

方用：自拟健脾消痞汤合小建中汤加减。

处方：太子参 15g，炒白术 12g，茯苓 15g，陈皮 10g，姜半夏 9g，广木香 10g，砂仁 6g（后下），丹参 15g，莪术 10g，五灵脂 15g，浙贝母 15g，煅瓦楞子 30g，炒白芍 12g，桂枝 10g，甘草 6g，生姜 3 片。7 剂。

二诊：2016年12月12日。药后自觉脘中气逆好转，疼痛减轻，仍上腹部胀满，脘中喜暖畏冷，纳不多，大便量少，舌脉如前。继用前方加枳实15g。

五诊：2017年1月9日。以上方为主，随症加减，脘中畏冷明显时，加干姜；脘胀明显时，加枳实、厚朴；泛酸烧心明显时，加黄连、吴茱萸；大便偏干时，加瓜蒌；纳食欠佳时，加鸡内金。又服28剂。目前自觉上腹部胀满、隐痛好转，脘中气逆未作，但多食则脘中不适，舌质暗，舌苔白根稍厚，脉沉弦细。继用前法，仍以前方进退。

十诊：2017年3月20日。以上方加减，再服48剂。目前脘中疼痛明显好转，未再作痛，餐后偶有脘痞，舌质暗，舌苔白根厚腻，脉沉弦细。2017年3月7日某医院胃镜示：慢性萎缩性胃炎。病理：（胃窦）慢性中度萎缩性胃炎。仍以前方为主。

至2017年4月24日十三诊时，再服28剂。药后症状基本消失。但近来因饮食不慎，又出现上腹部疼痛胀满，脘中畏冷明显，大便不成形，量少，舌质暗，舌苔白根稍厚，脉沉弦细。继用前法，调方如下。

处方：黄芪18g，桂枝10g，白芍20g，太子参15g，炒白术12g，茯苓15g，丹参15g，莪术10g，五灵脂15g，檀香10g，砂仁6g（后下），高良姜10g，香附10g，广木香10g，浙贝母15g，白屈菜10g，甘草6g，生姜3片。

十四诊：2017年5月8日。上方服后，脘中疼痛明显好转，稍有脘胀，大便不成形而量少，舌脉如前。继用前法，仍以前方据症加减，再服近30剂，其后症状基本消失。停药半年余。

至2018年2月5日十七诊时，自述近来因食油腻之物，餐后有时脘痛及胀满，伴嗳气，大便量少，舌质暗，舌苔白，脉沉弦细。2018年1月25日某医院胃镜示：慢性非萎缩性胃炎。病理：（胃窦）慢性轻度非萎缩性胃炎。改拟香砂六君子汤、枳实消痞丸加减。前后又服40余剂后，诸症消失，停药。

按：本例患者得慢性胃病3年，初诊时上腹部疼痛胀满明显，临床表现为一系列脾胃虚寒，并伴有胃络瘀阻的证候，故以健脾消痞汤合小建中汤加减进行治疗。健脾消痞汤是白兆芝教授治疗慢性萎缩性胃炎的经验方，方中以香砂六君子汤益气健脾和胃；加丹参、莪术、五灵脂活血化瘀，通络止痛。并合黄芪建中汤益气温中、缓急止痛，良附丸散寒理气止痛。经前后治疗半年余，临床症状明显好转，脘痞疼痛消失，纳食精神均好转。后复查胃镜提示，慢性萎缩性胃炎及重度肠化消失。

（白震宁、王海萍、王健、王洪艳、陈英 整理）

第六节　疑难杂病从毒论治

一、概述

自《内经》提出了毒的概念以后，经过历代医家的临床实践，对"毒"的致病认识愈来愈深入。如《诸病源候论•毒注候》曰："毒者，鬼毒之气。"说明毒邪致病多乖戾无常，变化多端。而毒有内外之分，外毒是外感温病或疫病的主要致病因素，如《温疫论•应补诸证》指出"疫气者，乃天地之毒气"。

除疫毒之邪及外感温热病毒外，六淫之邪亦可化毒，《杂病源流犀烛•六淫门》指出："寻常风寒暑湿之气，人受之久，亦郁为毒，故有风毒、寒毒、暑毒、湿毒之名。"内毒则是外邪入里后所产生的病理因素，或脏腑功能失调后气血津液运化代谢失常后所形成的一类病理产物。因其对人体危害甚大，治疗困难，故古人称之为"毒"。《肘后方》曰"毒有差别，致病各异"。毒之产生部位不同，性质各异，可致各种不同的病证。

许多疑难杂病的形成与发展变化常与"毒"相关。临床上如出现邪气过盛，或稽留体内，久治不愈，如风、寒、湿、热诸邪引起的一些病证，病情加重均可化毒，而发为风毒、寒毒、湿毒、热毒；痰、瘀等病理产物内盛的病证，病情加重时亦可化毒，而为痰毒、瘀毒。而且在正气虚衰，气血阴阳亏虚的情况下，往往又易于出现毒邪入侵或毒邪内生，而致正虚邪实。正如沈金鳌所说：如"毒之郁于经络，沦及筋骨侵及肌肉者，断不能一时尽去，既不能一时尽去，亦徒耗其血气，徒败其精神"。（《杂病源流犀烛•六淫门》）

二、从毒论治疑难杂病的经验及验案

临床上如某些病邪深重，或用一般常法治疗效果不好时，应当考虑是否感受毒邪，或有无病邪化毒的可能。当出现这些病邪和毒邪的相应表现时，则可考虑从毒论治。现将临床从毒论治疑难杂病的经验介绍如下。

（一）从风毒论治

风为百病之长，善行而数变，可致多种病证。如风邪过盛，则成风毒，可波及气血，可夹寒、热、痰、湿诸邪，侵犯机体，而形成一些外感病，或一些顽固性皮肤病和其他一些难治性疾病。临床治疗时应注意：一是要辨其病

位。二是要审其有无兼夹之邪。三是灵活运用祛风解毒，对一些顽固病证必要时应配合运用搜风之品。

[病案] 结节性痒疹案

朱某，男，19岁，学生。1974年8月13日初诊。

主因全身起硬结，剧痒1年余来诊。

患者于1年前下乡劳动，受雨淋后，复受蚊虫叮咬而致身起硬结作痒，曾在某医学院附属医院皮肤科就诊，诊为"结节性痒疹"。曾用西药治疗未效，病情逐渐加重。

目前症见：胸、腰背、躯干部及四肢可见硬结疙瘩多个，剧痒，搔破后流水，夜间奇痒难眠。纳食二便正常，舌质红，苔白厚腻，脉弦滑。检查：胸、腰背部、躯干部及四肢伸侧面散在分布高出皮肤半球形结节40余个，大者如指甲盖，小者如黄豆粒，触之坚硬，呈灰褐色，结节周围多为被抓破后形成之血痂。

中医诊断：马疥。

证属：湿热内蕴，兼感风毒，湿毒凝聚。

治法：清化湿毒，祛风止痒。

方用：当归拈痛汤加减。

处方：羌活10g，防风10g，苍术10g，苦参15g，茵陈15g，白鲜皮30g，生薏苡仁30g，白蒺藜20g，黄柏10g，当归12g，僵蚕10g，赤芍12g，全蝎6g，蛇蜕10g，甘草6g，生姜3片。7剂。

二诊：1974年8月20日。药后身痒稍减，继用前方加威灵仙15g、土茯苓30g、生槐花15g。以上方连续服用20余剂。

三诊：1974年9月21日。症状明显减轻，身痒明显好转，夜间能入睡，较小的结节已逐渐开始消退。唯有10余个较大结节仍坚硬作痒，嘱以上方去羌活，加丹参15g继续内服。且嘱用鸦胆子去皮捣碎外敷于大结节之上（选用一小块橡皮膏剪一结节大小之圆孔，贴于结节之上，把结节外露，然后外敷鸦胆子适量，外以橡皮膏固定）。

以上方法连续再用月余，身痒基本消失，小结节已都变平消失，较大结节亦缩小并且变软。嘱停服中药，大结节继续用鸦胆子外敷，再用月余。至1974年11月底，其母告曰其子结节性痒疹已全部消退变平，大结节部位遗留色素沉着。

按：结节性痒疹为临床难治性疾病。患者主因下乡淋雨后，复受蚊虫叮咬所致。外感风邪、湿邪及毒邪，湿邪风毒凝聚，又兼化热，形成风湿热邪毒，阻碍气血，气血凝滞，形成结节。其病与《诸病源候论》所说的"马疥"相似。治法采用清热化湿，祛风止痒，散结解毒，兼以活血。方中以苍术、苦参、土茯苓、茵陈、黄柏、薏苡仁、白鲜皮清化湿热，兼以止痒；羌活、防风、威灵仙、白蒺藜祛风止痒；以僵蚕、全蝎、蛇蜕搜风止痒，解毒散结；以当归、赤芍、丹参活血通络。经用药治疗近3个月，取得良好效果。鸦胆子外用具有腐蚀作用，一般用于治疗鸡眼或寻常疣，白老师把它应用于结节性痒疹，来腐蚀坚硬之结节，取得了捷效。

（二）从热毒论治

邪热内聚，化生热毒，邪毒入里，则热炽火盛。热毒可见于多种外感病和各科多种病证。对热毒的治疗一般应注意：一是要注意辨其在气、在营、在血。在气者当清气解毒，在营者当清营解毒，在血者当凉血解毒。二是清热解毒法的用药一般是清热药与解毒药配合应用。需要注意具有清热作用的寒凉药有辛凉、苦寒、甘寒、咸寒之不同，应分别据证选用。三是运用清热解毒之法既要辨证准确，又要注意把握时机，不可早用或过用，以免变生他证。四是有时热毒内盛，腑气不通者，当通腑以泄热。

[病案] 外伤感染后高热案

成某，女，24岁。1985年11月26日初诊。骨科会诊病例，住院号：148370。

主因外伤致骨折、皮肤碾挫伤后感染引起高热20余天要求会诊。

患者于2月前因车祸致右上肢、左下肢骨折，同时有大面积皮肤碾挫伤，在骨科住院行手术治疗。住院治疗期间出现皮下组织大面积坏死，合并铜绿假单胞菌感染，经联合大量应用多种抗生素，效果不好，仍不能控制感染，疑有败血症及低蛋白血症。现患者体温持续高热已有20余天。因病情较重，同时合并腹胀、便秘等症，故要求中医会诊。

目前症见：精神差，自觉发热恶寒，体温持续升高，上午38℃以上，下午可达39.5℃，口烦渴多饮，腹胀，纳差，大便干结，数日未行，尿少，舌质红，苔黄厚，欠润，脉疾数。

中医诊断：外伤发热。

证属：热毒内盛，耗伤阴津，腑气不通。

治法：凉血解毒，滋阴增液，泄热通腑。

方用：增液承气汤加减。

处方：生地黄 24g，玄参 30g，麦冬 24g，赤芍 15g，牡丹皮 15g，生大黄 6g（后下），金银花 30g，蒲公英 30g，败酱草 30g，当归 15g，生石膏 24g（先煎），黄连 9g，黄柏 10g，生甘草 6g，生姜 3 片。3 剂。

二诊：1985 年 11 月 29 日。药后大便已通，腹胀减轻，小便恢复正常，体温上午已正常，下午 3 点以后仍有发热，最高 38.5℃，精神好转，纳食增加，口干好转，舌质红，舌体稍胖，苔白中心黄厚，脉弦细数。继用前法，以前方去生石膏、蒲公英，加桃杏仁各 10g、黄芩 10g、乳没各 10g、地骨皮 30g。3 剂。

三诊：1985 年 12 月 3 日。精神明显好转，发热恶寒消失，纳食恢复正常，腹胀消失，二便正常，体温渐趋正常，近 2 天每日下午体温最高 37.5℃，但自述药后有恶心感，舌质红，苔黄，脉细数。考虑恶心可能与用乳香、没药有关，故宜去之。改拟清热养阴，和胃降逆。

至 1985 年 12 月 7 日四诊时，体温恢复正常，纳食及精神可，二便正常，舌质红，苔黄，脉弦细。继用上方进退，再服数剂，停药，由骨科继续换药治疗。

按：本例患者因当时病情较重，高热持续不退，虽经联合大量应用多种抗生素，仍效果不好，故骨科要求会诊。结合病史，患者外伤骨折及皮肤碾挫伤，本已阴血大伤，再兼皮肤感染，热毒进一步伤阴。结合其临床表现及舌脉等，考虑证属热毒内盛，耗伤阴津，兼腑气不通。故用《温病条辨》之增液承气汤加减以滋阴增液，泄热通腑，兼以凉血解毒。该方原为主治温病热结阴亏证，本例患者虽非外感温热病，但其脉证与之相似，故用之颇有捷效。本例患者为中西医结合救治危重病的案例，中西医各自发挥其长处，使病情得以很快控制。

（三）从湿毒论治

湿有内外之分，不论外湿内湿，蕴蓄日久，均可聚而成为湿毒。一般认为湿毒多见于温病或疫病，尤其是暑温、湿温之类温病和温疫。但在临床上，湿毒在某些难治性内伤杂病和某些顽固性皮肤病中亦不鲜见。如湿邪内阻，日久不愈，病情加重，而为湿毒；或湿热郁蒸，蕴蓄日久，可酿成湿毒。湿毒的治疗大法应当化湿（浊）解毒。在治疗用药中应注意：一是注意运用化湿之品，其中包括芳香化湿；二是运用利水渗湿之品；三是因湿毒多为湿热内盛所致，故临床常加用清热燥湿和清热解毒之品；四是必要时可配合运用疏风清热之品，以促使湿毒上下分消。

[病案] 天疱疮案

曹某，女，62 岁，农民。2008 年 1 月 11 日初诊。

主因反复口腔溃疡半年余来诊。

患者既往有"糖尿病"史，半年多前出现口腔溃疡，反复发作不愈。近10 天来症状加重，同时出现咽喉部疼痛，饮食难下。某医院行喉镜检查示：咽喉黏膜慢性充血，会厌舌面见大量溃疡面，肿胀明显，余（－）。诊为会厌溃疡。后因前胸后背出现疱疹去某医院皮肤科检查，诊为天疱疮。经治未见明显好转。由于近半年来口疮及咽部疼痛，影响进食，体重下降10kg。

目前症见：口唇及口腔内起溃疡数个，大小不等，大者如黄豆粒大，疼痛不已，同时咽喉部疼痛，咽水疼痛，另前胸后背散在起黄豆粒大小之疱疹数个，伴瘙痒流水，口干而黏，纳一般，大便干结，数日一次，舌质暗，苔黄厚，布满全舌，脉弦数。

中医诊断：天疱疮。

证属：湿热壅盛，弥漫三焦，郁结成湿毒。

治法：清化湿热，清热解毒。

方用：四妙丸、三石汤合升降散加减。

处方：苍术 10g，黄柏 10g，生薏苡仁 30g，生石膏 30g（先煎），滑石 12g，寒水石 12g（先煎），土茯苓 30g，青黛 10g，僵蚕 10g，蝉蜕 10g，片姜黄 10g，生大黄 10g（后下），玄参 15g，白蒺藜 15g，苦参 10g，甘草 6g，生姜 3 片。3 剂。

二诊：2008 年 1 月 15 日。口腔溃疡疼痛减，大便干好转，仍口黏，咽痛，舌质红，舌苔黄厚，脉弦滑。继用前法，以前方加茵陈 15g、石菖蒲 10g。4 剂。

三诊：2008 年 1 月 18 日。药后口腔溃疡明显好转，大便黏而不畅，量不多，仍觉咽痛，口黏，舌红苔黄厚，脉弦滑。继用前方去白蒺藜，加栀子 10g、败酱草 30g。4 剂。

四诊：2008 年 1 月 25 日。药后口腔溃疡已愈合，但仍有咽痛，停服中药则大便干，胸背疱疹仍作痒。舌质红，苔黄厚，脉沉弦。继用前法，拟甘露消毒丹合升降散加减。

处方：僵蚕 10g，蝉蜕 10g，片姜黄 10g，生大黄 15g（后下），玄参 30g，射干 10g，茵陈 15g，生薏苡仁 30g，滑石 10g，败酱草 30g，土茯苓 30g，黄芩

10g，苦参 30g，苍术 10g，连翘 15g，石菖蒲 10g，青黛 10g，甘草 6g，生姜 3 片。4 剂。

五诊：2008 年 1 月 28 日。口疮未再作，口黏好转，咽痛亦好转，舌红苔黄较前薄，脉沉弦。仍用上方去苍术，加栀子 10g，服 7 剂后，症状大减，未再服药。

六诊：2008 年 2 月 15 日。近 10 天来症状加重，口疮又作，咽痛较甚，伴有口黏，舌痛，大便干结，舌苔黄厚，脉沉弦数。辨证同前，继用前法，以 1 月 11 日初诊方去苍术、白蒺藜，加用清热除湿解毒之黄连 6g、栀子 10g、茵陈 15g、金银花 30g、石菖蒲 10g。

八诊：2008 年 2 月 25 日。上方服 8 剂，症状明显好转，口疮好转，口仍黏，肛门下坠，大便不干，日一行，舌暗苔黄白稍厚，脉沉数。湿毒已解大半，但仍有湿热内蕴，继续给予清利湿热之法治疗，仍以前方进退。

十诊：2008 年 3 月 24 日。上药服 20 剂。目前一般情况尚好，口疮好转，仍感黏涩而干，大便尚可，纳可，近来手指甲根部肿痛，有时化脓，舌暗苔少裂纹，脉弦数。目前辨证为湿热内盛，耗伤阴液。治以清热利湿，佐以养阴。

处方：片姜黄 10g，蝉蜕 10g，熟大黄 10g，僵蚕 10g，栀子 10g，金银花 30g，赤白芍各 15g，土茯苓 30g，苦参 15g，蒲公英 30g，生薏苡仁 30g，黄芩 10g，生地黄 24g，玄参 30g，麦冬 24g，甘草 6g，生姜 3 片。5 剂。

十一诊：2008 年 4 月 7 日。患者大便尚好，咽痛消失，口疮未作，自觉口涩，有时身痒，舌质红，苔薄白而少，舌面有裂纹，根黄白厚，脉沉弦。继用前方进退，继续调治。

至 2008 年 6 月 9 日十六诊时，上药服 27 剂，目前一般情况可，纳食精神好，口腔溃疡未作，咽痛消失，胸背部疱疹及手指甲根肿痛好转，大便干，舌红苔白中心苔少，脉沉弦。拟养阴清热，兼以解毒。

处方：沙参 15g，麦冬 24g，生地黄 24g，玄参 30g，石斛 15g，白芍 12g，栀子 10g，青黛 10g，瓜蒌 30g，败酱草 30g，苦参 15g，僵蚕 10g，土茯苓 30g，黄连 6g，蒲公英 30g，甘草 10g，生姜 3 片。

再服 10 余剂后症状完全消失。3 年后曾带其亲戚前来看病，述其一般情况良好，病未再发。

按：本例患者病情顽固，口腔溃疡反复发作。来诊时口疮发作较甚，同时又伴会厌溃疡，吞咽困难，疼痛难忍，饮食难下，以致体重下降。且前胸后背有黄豆粒大小之疱疹，西医诊为天疱疮。该病实为一种难治病。初诊时其证湿热壅盛，郁结而成湿毒，其病势较重，湿毒弥漫三焦，故治以清热化湿解毒。方用四妙散、三石汤、升降散加减。用 8 剂后口腔溃疡愈合，后改用升降散和甘露消毒饮，继续服用，症状好转，口腔溃疡及会厌溃疡愈合。但随着湿热之邪的清解，逐渐出现了湿热伤阴之征象，故在治疗上既要清化湿热，又要养阴解毒，而改拟增液汤合升降散加减。再服 30 余剂后，湿热之邪已祛除大半，口腔溃疡及咽痛均消失，精神、食欲好转，然此时的证候主要为阴虚兼湿热稽留，故改拟养阴清热生津，兼以清热解毒。此例患者前后共治疗 5 个月，服药共 89 剂中药，使天疱疮得以治愈。

（四）从痰毒论治

痰邪郁久化热，或痰在邪热的作用下，邪气过甚，可化生痰毒。痰毒所致病证较一般痰邪所致病证，病情更严重，治疗更困难，临床表现更为变化多端，而且痰毒多是在痰热基础上发展而来的。痰毒的治疗大法应以化痰解毒为主。在临床治疗上应注意：一是应据痰毒的不同病位和热邪轻重，来选用不同的清化痰热之品和清热解毒之品。二是临床上一旦出现痰毒的证候，多伴有形之结块或肿物出现，故在治疗时须配合咸寒化痰软坚的药物，以使肿块得以消散，而达到化痰、软坚、消肿的目的。三是应适当加一些调气之品，有利于痰毒的消除。四是对于痰毒的治疗，应注意其病机转化，如有无波及血分或伤及阴分，必要时配合相关药物。

[病案] 急性淋巴结炎（怀疑淋巴瘤）案

王某，女，20 岁。2013 年 6 月 18 日初诊。

主因颈部锁骨上及右腋下出现肿块 1 月余来诊。

患者平素性格急躁，于 1 月多前颈部锁骨上出现多枚结块，继之右侧腋下亦出现结块，结块逐渐增大。2013 年 5 月 30 日某医科大学第一医院彩超示：①双侧颈部大血管旁淋巴结肿大（多发），考虑炎性；②右侧腋窝部多发淋巴结肿大，考虑炎性；③右侧腋窝低回声肿物，淋巴瘤可能；④左侧腋窝淋巴结肿大；⑤左颈部突起囊性肿物，考虑脓肿。经用抗生素治疗半月余，病情未见好转，于今日上午来院门诊，要求中医治疗。

目前症见：双侧颈部及锁骨上可触及多枚肿大之结节，大者如大花生粒，小者如黄豆，中等硬度，压痛明显。左侧腋下可触及数枚花生粒大小之结块，中等硬度，压痛明显。右侧腋下可触及大小不等数枚结块，最大者

5cm×5cm，小者如花生粒，中等硬度，压痛明显。患者自述右臂无力，纳可，大便正常，体温正常，舌质红，舌苔白，脉弦。查ESR 26mm/h。

中医诊断：瘰疬。

证属：痰毒壅聚，气机郁结。

治法：化痰清热解毒，理气解郁散结。

方用：消瘰丸加味。

处方：夏枯草15g，玄参15g，浙贝母15g，生牡蛎30g（先煎），赤白芍各12g，莪术10g，当归12g，炮穿山甲5g，山慈菇10g，瓜蒌20g，猫爪草10g，金银花20g，蒲公英30g，郁金15g，天花粉10g，僵蚕10g，甘草6g，生姜3片。6剂。

二诊：2013年6月25日。药后局部淋巴结疼痛明显减轻，纳一般，大便正常，舌质红，苔白根黄，脉沉。继用前法，以前方加陈皮10g、乳香10g、没药10g。6剂。

三诊：2013年7月2日。患者自诉局部淋巴结疼痛消失，按之无触痛，大便偏稀，舌质红，苔白微黄，脉弦。继用前法，以前方去金银花、猫爪草，加连翘15g、乳没各10g、防风10g、片姜黄10g。7剂。

四诊：2013年7月9日。颈部及锁骨上淋巴结肿大缩小，除右侧腋下可触及一枚大小约2cm×3cm淋巴结外，余均消失，左侧腋下未触及肿大淋巴结。患者自述右臂无力好转，手心热，纳食及二便正常，舌质红，舌苔白，脉弦。继用前法。以前方去天花粉、连翘、防风，加柴胡10g、香附10g、青陈皮各10g。7剂。

五诊：2013年7月16日。目前患者病情大见好转，左右侧腋下肿大淋巴结全部消失，左颈部及锁骨上之淋巴结消失，右侧颈部及锁骨上可触及数枚大小不等淋巴结，无压痛。自述除手心热外，余无明显不适，舌质红，舌苔白，脉弦。继用前法，以前方去莪术、乳香、没药，加牡丹皮10g、栀子10g。再服7剂后，病告痊愈。

按：本例患者初诊时颈部、锁骨上及腋下有多枚大小不等的结块，其中最大者5cm×5cm，中等硬度，压痛明显。辨证为痰毒壅聚，气机郁结。用消瘰丸加山慈菇、瓜蒌、僵蚕、猫爪草、片姜黄、柴胡、香附、郁金、青皮、陈皮、赤白芍、蒲公英、金银花等，以化痰解毒、清热散结、理气解郁。服药33剂，得以治愈。此等病证在治疗时应注意，除予化痰清热解毒以外，亦应配合疏肝理气、解郁散结之法，以促使结块消除。

（五）从瘀毒论治

瘀毒的形成，多为热毒内盛，损伤血络，血分瘀阻，以致热毒与瘀血交结壅聚不散，进而化生内毒，形成瘀毒；或瘀血阻滞日久，进而化热，导致瘀血与热毒凝聚，而成瘀毒。瘀毒一旦形成，则病情较重，治疗困难，其病多见于外感温病的营分、血分证候和各种血证，同时也可见于内、外、妇等各科的一些急重症。

瘀毒的治疗应以祛瘀解毒为治疗大法。一般多用活血化瘀、凉血活血配合清热解毒之类药物进行治疗。

[病案] 急性胰腺炎假性囊肿形成案

陈某，女，52岁。2010年10月6日初诊。

主因上腹痛近1月来诊。

患者2010年9月10日因急性胰腺炎、胆结石在某医院行手术治疗，并放置引流管，术后出现上腹痛，经西医治疗未见明显好转。2010年9月27日查肝功能：ALT 313U/L，AST 113U/L，γ-GT 91U/L。腹部CT：胰腺炎引流后改变，假性囊肿形成。胰周见较大范围液性低密区，致使局部软组织结构不清，其中胰前方病灶局限包裹，壁硬毛糙。特于今日来门诊要求中医治疗。

目前症见：上腹痛，伴口干苦，汗出，纳食可，餐后胸骨后不适，双下肢乏力，喜叹息，偶有咳嗽，大便3～4日一行，质干，寐可，舌暗红，苔黄根厚，脉沉弦。伤口局部仍用引流管引流，引流管分泌物黏稠。

中医诊断：腹痛。

证属：气血瘀滞，瘀毒内生，兼热毒内壅。

治法：疏肝理气，化瘀解毒，清热消结，兼以通腑。

方用：大柴胡汤加味。

处方：柴胡10g，姜半夏9g，黄芩10g，郁金15g，瓜蒌30g，白芍12g，青陈皮各10g，浙贝母15g，丹参15g，莪术10g，三棱10g，夏枯草15g，蒲公英30g，败酱草30g，鸡内金15g，生大黄10g（后下），甘草6g，生姜3片。

二诊：2010年10月12日。上方服6剂，腹痛减轻，仍口苦，乏力，纳食可，大便日行2次，舌暗红，苔黄根厚，脉沉弦。继用前法。以前方去蒲公英、鸡内金、瓜蒌、青皮，加生薏苡仁30g、金银花30g、炮穿山甲3g。

以上方随症加减，引流管脓性分泌物增多时，加桃仁、杏仁、冬瓜仁、牡丹皮、玄参；腹痛明显时，加延胡索、川楝子；上腹部胀满时，加枳实。

2010年11月23日九诊时，服方40剂。一般情况好，腹中无明显不适，口苦，大便正常，舌质暗，苔白微黄，脉弦。继用前方。

二十诊：2011年5月10日。继以上方加减服用近60剂。2011年4月26日复查B超示：胆囊切除术后改变，胰腺引流术后改变。复查肝功能正常。目前自觉上腹部痞满灼热，嗳气，腹中畏冷，大便不畅，舌质暗，苔白，脉沉。改用小柴胡汤合小陷胸汤、左金丸，加蒲公英、郁金、枳实、浙贝母等。

二十二诊：2011年5月24日。上方服8剂后，脘痞及灼热消失，纳增，精神好，不恶心，大便好转，舌质暗，苔白，脉沉弦。自诉近日引流管已拔掉，伤口愈合良好，病情稳定。嘱以上方加丹参15g，再服5剂后，停药。

2012年3月患者带其外甥前来看病，见其红光满面，自诉情况良好，体重增加，病情未再反复。

按：本例患者初诊时，除胰腺假性囊肿外，同时引流管尚有脓性分泌物，伴肝功能异常。辨证为气血瘀滞，瘀毒内生，兼热毒内壅。经用大柴胡汤加青皮、陈皮、郁金疏肝清热、和胃通腑；加丹参、三棱、莪术、赤芍、桃仁活血化瘀；加夏枯草、浙贝母、穿山甲软坚散结；加蒲公英、败酱草、金银花清热解毒；加生薏苡仁、冬瓜仁、泽兰活血利湿、兼以排脓；加延胡索、川楝子理气止痛。前后治疗半年余，服药百剂，终使囊肿消失，肝功亦恢复正常。

（六）从正虚论治

邪毒内陷，盘踞日久，常可伤正。一是耗气，导致气虚，使机体抗病能力更加低下。二是伤阴，导致机体阴液、阴津受到损伤。三是耗血，邪热入于营血，毒入血分，则可耗血动血，出现血分亏虚，甚或出现出血。四是临床上邪毒伤正，也可同时耗伤气和阴，而出现气阴两虚的证候；也可同时耗伤气和血，而出现气血两虚的证候；其中以气阴耗伤最为多见。

邪毒在其伤正之后，往往不能消退，而是正虚与邪恋同时存在。所以临床治疗时应注意，在扶正的同时，还要适当祛邪。常用的治法有：益气解毒、滋阴解毒、养血解毒、益气养阴解毒、益气养血解毒等。曾用补中益气汤加味治疗一例急性坏死性淋巴结炎高热不退患者取得疗效，医案载于本章第一节，可供读者朋友参考。

（白震宁、王海萍、王洪艳、陈英　整理）

附I：疑难杂病从标本论治

一、概述

审查病证之标本，以定治法之先后逆从，这是辨证的重要内容，也是临床治疗疑难病证的基本功。《素问·标本病传论》曰："知标本者，万举万当，不知标本，是谓妄行。"所谓标，就是疾病表现于临床的标志和现象；所谓本，就是疾病发生的根本或本质。《景岳全书·传忠录上》曰："凡看病施治，贵乎精一。盖天下之病，变态虽多，其本则一。……《内经》曰：治病必求其本。是以凡诊病者，必须先探病本，然后用药。"作为医者在临床治病时，必须弄清楚整个人体疾病的各种症状的现象和本质，只有明确疾病之标本，才不致被错综复杂、变化多端的各种临床表现所迷惑，在治疗上才能做到步骤井然，有条不紊。所以明辨标本在临床诊断治疗上具有重要意义。

标本是一个相对的概念，有多种含义。以正邪双方而言，正气是本，邪气是标；以病因与症状而言，病因是本，症状是标；以病变部位而言，内脏为本，体表为标；以疾病先后而言，旧病是本，新病是标，原发病是本，新发病是标；从病情的缓急而言，则急者为标，缓者为本。医者临证时必须分清疾病的标本主次，轻重缓急，而采取"急则治其标，缓则治其本"或"标本同治"的方法进行治疗。

李梴《医学入门·外集·治法》云："凡治病者，必先治其本，后治其标……若有中满，无问标本，先治中满，谓其急也。若中满后有大小便不利，亦无问标本，先治大小便，次治中满，谓尤急也。又如先病发热，加之吐利大作，粥药难入，略缓治热一节，且先定呕吐，渐进饮食，方兼治泻；待元气稍复，乃攻热耳。此所谓缓则治其本，急则治其标也。"李氏对标本的关系进行了论述，并对在什么情况下要"急则治其标"，什么情况下"缓则治其本"进行了说明。

疑难杂病在临床上常常表现出复杂的症状，但总不离标本。临床辨证时要注意认真思考，详辨其标本关系，即透过现象分析其本质，从而辨出确切的证候，确定合理的治疗方法。在审明病证的标本之后，在具体治疗处理时，先治其本或先治其标，不能死搬硬套，而要根据病情的缓急轻重来确定，灵活掌控。一般疑难病在本病急、本病重的情况下，固然是先治其本；不过在标病急、标病重的情况下，则又须先治其标，或者标本同治。另外，在临床上还有所谓"祛邪即所以扶正"和"扶正即所以祛邪"的说法，亦是根据证候的标本关系，来确定治法的。说明通过治标可以达到治本的目的，反之治本可以起到治标的作用。

二、从标本论治疑难杂病的经验及验案

（一）急则治标

清·韦协梦《医论三十篇·急则治其标》曰："病有标有本，不可偏废，而危急之际，则必先治其标。"某些疑难病在其病变过程的某个阶段，常表现为标证为急，本证较缓。如某些疑难病过程中常出现顽固性的恶心呕吐，不能进食，此时就必须先去治呕吐标病，待标病缓解之后，再去治本病。如肿瘤患者经过手术，或放化疗后，不仅正气受损，气血津液不足，而且使脏腑功能受到损伤，出现诸多症状，如恶心、呕吐、纳呆、脘腹痞胀疼痛、嗳气等。临床应首先治疗这些病症，待恶心、呕吐好转，纳食增加，腹胀疼痛减轻，再辨证治疗原发病。

[病案1] 肺癌术后、脑出血后恶心不能进食案

梁某，女，55岁。2017年12月15日初诊。

主因纳差、恶心，不能进食10个月来诊。

患者于2015年7月发现肺癌而行右肺上叶切除术。2015年10月又发现脑出血而住院治疗，此后即出现半身不遂，生活不能自理。今年2月突然发生恶心、呕吐、纳差，其后又不慎摔倒，以致病情加重。虽然经中西医治疗，未见明显好转。于今日来诊。

目前症见：纳差，恶心，进食甚少，无食欲，面色黄，明显消瘦，左半身不遂，不能站立，精神差，气短乏力，上腹部胀满，心烦易怒，两胁胀痛，心情不好，且悲伤欲哭，胸闷，头闷，寐差，早晨及午后吐白痰不利，大便干，4～7日一行，羊屎状，无力排便，常须用开塞露，舌质暗，舌边有齿痕，舌苔黄白厚腻布满全舌，脉弦滑数而无力。

既往史：高血压、脑梗死。

中医诊断：中风偏枯。

证属：气虚痰阻，瘀血络阻。但当前证属：痰热内蕴，胃肠壅阻，腑气不通。

治法：总的治法是补气化痰，活血通络。当前治法：清化痰热，降气和中。

方用：黄连温胆汤合小陷胸汤加味。

处方：太子参15g，陈皮10g，姜半夏9g，茯苓15g，枳实15g，竹茹15g，郁金15g，瓜蒌30g，黄连6g，吴茱萸3g，浙贝母15g，桃杏仁各10g，白芍12g，炒莱菔子30g，鸡内金15g，甘草6g，生姜3片。6剂。

二诊：2017年12月22日。药后恶心减轻，仍纳差，大便干，余症同前，舌质暗，边有齿痕，舌苔白，中根黄厚腻，脉弦滑数而无力。继用前法，以前方加火麻仁30g、熟大黄10g。6剂。

三诊：2017年12月29日。服药后，自述大便好转，纳食稍增，已不恶心，舌质暗，舌边有齿痕，舌苔白，中根黄厚腻，脉弦小滑数，重按无力。继用前法，以前初诊方去白芍，加生白术30g、厚朴15g、熟大黄10g，改姜半夏为18g。6剂。

四诊：2017年1月5日。目前一般情况明显好转，上腹部胀满明显减轻，纳食尚可，不恶心，精神及心情都有好转，大便1周2次，不干，舌质暗，舌苔黄白，中根黄厚腻，脉弦细数无力。改拟益气健脾，养血化痰，和胃降逆。

处方：黄芪30g，太子参15g，生白术30g，陈皮10g，姜半夏18g，枳实15g，竹茹15g，当归12g，白芍12g，桃杏仁各10g，瓜蒌30g，炒莱菔子30g，黄连6g，厚朴15g，熟大黄10g，甘草6g，生姜3片。

以此方随症加减，曾据症选加浙贝母、丹参、川芎、焦三仙等。至2017年3月9日十诊时，上方服38剂。患者一般情况良好，精神尚可，纳食正常，腹中无明显不适，大便可，能自行排便，能在家人扶持下，下地活动，舌质暗红，舌边有齿痕，舌苔白微黄，根厚，脉弦小滑，重按无力。改拟益气活血，化痰通络法。以补阳还五汤加味。

处方：黄芪45g，当归12g，赤白芍各10g，川芎10g，桃杏仁各10g，红花10g，地龙10g，丹参15g，瓜蒌30g，浙贝母15g，陈皮10g，姜半夏9g，茯苓15g，枳实15g，火麻仁30g，熟大黄12g，甘草6g，生姜3片。

以此方再服10余剂后，除偏瘫外诸症基本消失而停药。

按：本例患者初诊时其临床表现较重，病发于肺癌术后及脑出血后，大体有如下几方面的症状：一是全身表现为半身不遂，面黄肌瘦，周身乏力，气短精神差等气血亏虚之象；二是表现为心情抑郁，烦躁易怒，两胁胀痛，胸闷，悲伤欲哭等肝郁气滞，气机失畅的症状；三是表现为恶心、纳差、不能进食、上腹部胀满、吐痰多等痰浊阻胃，胃失和降的症状；四是表现为大便干结、不能自行排便等肠腑不通的症状。其舌苔黄白厚腻，布满全舌，脉弦滑数则系痰热内蕴所致。故综合分析此证，气虚痰阻、瘀血络阻为本；而痰热内蕴，胃肠壅阻，腑气不通为标。其治疗分三步：第一步先用清化痰热，和胃降逆，兼通肠腑之法治其标证。经用黄连温胆汤加味治疗，用药 10 余剂后，恶心消失，大便已通，纳食恢复正常，说明其标证已经好转。第二步改用益气养血、健脾化痰、和胃降逆之法，以标本兼顾，再服 30 余剂后，标证消失。第三步最后用益气活血、化痰通络法，以补阳还五汤加味以治其本，最终取得了良好的效果。

［病案 2］结肠癌手术后顽固腹痛案

张某，男，58 岁，干部。2013 年 8 月 27 日初诊。

主因结肠癌术后 3 个月，伴左下腹部顽固腹痛 7 天来诊。

患者于 3 个月前行结肠癌手术治疗，之后进行 3 次化疗。1 周前最后 1 次化疗结束后，出现左下腹部剧烈疼痛，经用西药治疗未见好转，于今日来院要求中医治疗。

目前症见：左下腹部剧烈疼痛，呈跳痛，夜间疼痛较甚，以致因疼痛而不能睡眠，伴恶心，呕吐，纳呆，厌油腻，餐后嗳气频作，口苦，口臭，大便细而不畅，便中杂有脓血，舌质暗红，舌苔白，中根黄厚腻，脉沉弦。

中医诊断：腹痛。

证属：湿热中阻，肠胃失和。

治法：清肠化湿，和胃降逆，理气止痛。

方用：黄连温胆汤合香连丸、金铃子散加味。

处方：太子参 15g，陈皮 10g，姜半夏 9g，茯苓 15g，木香 10g，黄连 8g，炒白芍 12g，延胡索 15g，川楝子 10g，枳实 15g，竹茹 15g，藤梨根 15g，生地榆 30g，莪术 10g，生薏苡仁 30g，炒莱菔子 30g，鸡内金 15g，甘草 6g，生姜 3 片。5 剂，水煎服。

二诊：2013 年 9 月 4 日。药后恶心、呕吐消失，大便基本正常，仍腹痛，夜间较重，伴手足麻木，舌质暗，苔白根黄白厚腻，脉沉弦。改拟健脾清肠化湿，行气活血止痛为法。

处方：太子参 15g，炒白术 12g，茯苓 15g，广木香 10g，炒白芍 12g，黄连 8g，生地榆 30g，生薏苡仁 30g，藤梨根 15g，莪术 10g，五灵脂 15g，延胡索 15g，川楝子 10g，没药 10g，鸡内金 15g，白花蛇舌草 30g，甘草 6g，生姜 3 片。

六诊：2013 年 10 月 15 日。以上方随症加减，再服 15 剂后，腹痛明显好转，纳佳，精神好转，大便偏稀，仍足麻，舌质暗，苔白根厚腻，脉沉。继用前法，以前方去生地榆、白花蛇舌草、川楝子、鸡内金，加夏枯草 15g、炒蒲黄 10g、丹参 15g。

八诊：2013 年 12 月 17 日。上方再服 14 剂。目前一般情况良好，左下腹基本不痛，大便正常，精神好转，纳食正常，体重增加，舌质暗，苔白根黄偏厚，脉沉弦。继用前方进退。

十诊：2014 年 2 月 18 日。以前方又服 20 余剂后，诸症基本消失，大便正常，纳佳，舌质暗，舌苔白根稍厚。仍以益气健脾，清肠化湿为法。以二诊方去没药、延胡索、川楝子，加夏枯草 15g、浙贝母 15g、苦参 15g。6 剂。

按：本例患者为结肠癌手术及放化疗后出现的顽固腹痛。初诊时除左下腹部疼痛剧烈、夜难入眠外，尚伴有恶心、呕吐、嗳气、纳呆、口苦口臭、大便脓血、苔黄厚腻等症。辨证为湿热中阻，肠胃失和。故用黄连温胆汤合香连丸，以清热化湿、和胃降逆；用金铃子散、芍药甘草汤以理气活血、缓急止痛，药后恶心呕吐好转。其后改用四君子汤以扶正，加金铃子散、失笑散、丹参、莪术、没药等活血止痛；加藤梨根、生薏苡仁、白花蛇舌草、苦参、生地榆等抗癌解毒，再服 10 余剂后，腹痛明显好转。以此方为主，再服 20 余剂后，诸症消失。在此例患者顽固腹痛的治疗过程中，先用清热和胃、降逆止呕、兼以止痛，以治疗其恶心呕吐之标证；标证好转后，再改用扶正健脾、理气活血、抗癌解毒，最终取得了良效。说明了治疗此类患者时调理脾胃的重要性。

（二）治病求本

治病求本，是中医重要的治疗原则。对疑难病来说，针对其主要病理变化进行治疗实属重要。某些疑难病之所以治疗失败，往往是由于临床表现错综复杂，抓不住主要病机所致。因此，必须详析其病因、病史、症状、舌脉等，进行综合分析判断，抓住主要矛盾，确定其主要病机，辨清其主要证候，才能制定相应的治法方药。所以，针对疑难病主要病机、主要证候而确定治疗方案，在一定程度上说就是治病求本。

必须指出的是，前人所谓的"急则治其标，缓则治其本"的说法，应该说并不全面。前一句"急则治其标"是对的，在病情标证为急的情况下，应先是治其标，但并不是说在病情急的情况下，都必须治标。而"缓则治其本"，只说对一半，这个"缓"字，容易让人理解为病情得到缓解再去治本。事实上，临床在许多急重症的情况下，仍常常需要去治本，千万不可拘泥于"缓则治其本"这种说法。例如肠结患者，不仅腹痛较甚，而且常伴有恶心、呕吐、不能进食，此时其主要病机是肠腑腑实不通，恶心呕吐是因"肠腑不通而胃气上逆"所致。所以肠腑不通是本，胃气上逆是标。如果拘泥于"急则治其标"而仅去治呕吐标证，显然是不行的，而应同时通下肠腑腑实进行治本。

曾治疗一 80 岁老年患者，主因头部外伤术后连续呃逆伴腹胀 3 天要求会诊。症见呃逆频作，彻夜难眠，腹胀膨满，叩之如鼓。虽然患者呃逆较甚，但腹中气机阻滞，腑实不通为导致呃逆的根本原因，必须先治其本。经用通下腑实、行气消胀之方，服药 1 剂，大便得通，呃逆、腹胀减轻，再服 3 剂，诸症消失。再例如，癃闭是一种急重病证，前人多以清湿热、利水道、补脾肾、助气化、散瘀结等为治，然就临床所见证多繁复，治宜灵活，应针对形成癃闭的基本病机去拟定治则，不可死搬硬套，这也是"治病求本"的具体运用。

[病案] 邪热入营、阴亏液涸尿闭案

韩某，女，71 岁，农民。1974 年 7 月 27 日初诊。巡回医疗病例。

主因发热咳嗽 6 天，发热咳嗽加重伴神昏尿闭 2 天要求中医会诊。

患者于 6 天前因受凉后发热、咳嗽，继而呕吐、腹泻。经当地医生用西药对症治疗不效，7 月 24 日腹泻停止，出现昏睡状态，翌日中午出现尿闭，于当晚到医疗队急诊。体温 39.5℃，血压 120/70mmHg，心率 130 次 /min，血常规：白细胞 26.5×10^9/L，中性粒细胞比率 80%。西医诊断：①发热待查；②肺部感染。给予补液、抗感染、乳酸钠等治疗。至 7 月 26 日中午病情无好转，24 小时无尿，考虑急性肾功能衰竭，加用甘露醇治疗，仍无尿。于 1974 年 7 月 27 日要求中医会诊。

目前症见：发热夜甚，汗多，目闭不开，神志不清，呈昏睡状态，时有谵语，大便 3 日未行，小便闭，舌质红绛而干，苔少黄燥，脉细数。

中医诊断：癃闭。

证属：暑热入营，阴亏液竭，导致尿闭。

治法：清营泻热，滋阴增液。

方用：清营汤加减。

处方：生地黄 24g，沙参 15g，玄参 30g，麦冬 24g，竹叶 3g，黄连 5g，金银花 30g，连翘 15g，白茅根 30g。

二诊：1974 年 7 月 28 日。上药服 1 剂，解大便 2 次，稍稀，小便 2 次，身热渐退，神清，精神好转，自述口渴，但饮水不多，纳差，稍有恶心，咳嗽，舌质红绛转润，厚黄燥苔消失，舌面生有少许白苔，脉细数。改用沙参麦门冬汤加减，以养阴清肺、和胃生津。

处方：沙参 15g，麦冬 20g，玉竹 30g，桑叶 10g，天花粉 10g，玄参 30g，生地黄 24g，桔梗 10g，浙贝母 15g，炒杏仁 10g，白茅根 30g，鱼腥草 30g，芦根 30g，甘草 6g，生姜 3 片。

三诊：又服数剂，体温、血常规恢复正常，继用前方加减调治半月，诸症渐愈。

按：本证原属暑温，因早期失治，邪传入营。年高之人，真阴素亏，暑为阳邪，最易伤阴；更兼吐泻，大伤阴津，营阴耗损，阴液耗竭，热扰心神，故见斯证。此时宜急清营泄热、滋阴增液，以透营分之热转出气分，谨防内陷心包之虞。用药未利小便而小便得通，盖尿闭之因实为阴亏液竭之故，非利尿所能奏效。《张氏医通·大小府门》云："若肺热不能生水，是绝其寒水生化之源，宜清肺而滋化源。"《景岳全书·癃闭》云："膀胱无水等证，有因泄泻水归大肠，而小水不通者……有虚劳亡血伤精，水随液去，五内枯燥，而小水不利者。此当调补真阴，血气渐充，而小水渐利也。凡此数者，皆膀胱无水枯涸之证，水泉既涸，故不可再加分利。"《温病条辨·中焦篇》亦云："温病小便不利者，淡渗不可与也，忌五苓八正辈。"先贤明训，实当借鉴。

（白震宁、白煜　整理）

附Ⅱ：疑难杂病从升降论治

一、概述

升降出入是人体气的生理运动的基本形式，脾胃又为机体气机升降之枢纽。李杲在《内经》升降理论的基础上加以发挥，将阴阳之升降落实到脏腑，认为机体升降的生理功能主要由脾胃完成，提出了脾胃气机升降之理论。他在《脾胃论》中反复强调升降出入的重要性，提出"天地阴阳生杀之理在升降浮沉之间论""阴阳升降论"，告诫人们在临床治病时，"治法用药若不明升降浮沉差互反损"。后世各家对升降理论多有发挥，同时对升降出入的生理病理有了更深入的理解和讨论，如周学海《读医随笔·证治总论》曰："升降出入者,天地之体用,万物之橐籥,百病之纲领,生死之枢机也。""内伤之病,多病于升降,以升降主里也;外感之病,多病于出入,以出入主外也。"并认为,"大抵治病必先求邪气之来路,而后能开邪气之去路,病在升降,举之抑之;病在出入,疏之固之。或病在升降而斡旋于出入,或病在出入而斡旋于升降。"由于气机的升降出入关系到脏腑经络与气血津液等各方面功能的协调平衡,所以气机升降出入异常,则能影响到脏腑、经络、气血、津液等的功能活动,而产生多种病变,涉及五脏六腑、表里内外、四肢九窍等各个方面。临床上许多疑难杂病的形成常与机体升降功能失调有关,而根据情况灵活运用燮理升降的方法,常能取得较好效果。

二、从升降论治疑难杂病的经验及验案

某些疑难杂病在其病变过程中,由于升降功能失调,出现升降乖戾,清浊相乱,致使病情复杂,胶结难解,此时如不谙升降之道,徒用补泻,甚难收功。临床上在疑难杂病诊疗过程中,如能深入观察、分析、思辨,确定升降出入失常的病机寓于其中,而据证采用燮理升降的治疗方法,往往能取得较好疗效。现将白兆芝教授多年临床从升降论治疑难杂病的经验和病例介绍如下。从广义上来说,前述第一节健脾益气升清亦属于燮理升降的一部分,且以升为主。

(一)开郁闭以燮理升降

气机郁闭属气机失调的病理范围,为气的升降出入发生障碍并运行受阻所致。其形成的原因多由邪气壅盛,气机逆乱,或情志抑郁,或风火痰瘀之邪闭塞清窍,阻滞气机闭塞不通所致。气机郁闭的临床表现多为气机不利,郁于心胸,闭塞清窍,可突然昏厥;阳气内郁,不能外达,则可兼见四肢逆冷;若因外感六淫或痰浊内阻,可见肺气郁闭,呼吸困难;亦可见三焦气机郁闭,升降失常而致的癃闭,如清·何梦瑶《医碥·杂症·气》曰"气闭者无小便",并指出气闭"治法……闭者开之"。

[病案]气机郁闭,升降失常尿闭案

张某,女,17岁。1974年7月21日初诊。

主因卵巢囊肿蒂扭转术后尿闭3天要求中医会诊。

患者于4天前因下腹部剧痛来医疗队急诊,诊为卵巢囊肿蒂扭转合并阑尾炎,翌日即行卵巢囊肿及阑尾切除术,术后出现尿潴留,3天来已3次

插导尿管，仍不能自行排尿，要求中医会诊。

目前症见：小腹作胀，虽有尿意，但挣努半时而点滴不能排出，大便3日未行，舌质红，苔黄白，脉弦滑。

中医诊断：癃闭。

证属：三焦气机郁闭，升降失常。

治法：疏上通下，升清降浊，疏利气机，通利小便。

方用：倒换散加味。

处方：荆芥穗10g，白术10g，茯苓10g，泽泻10g，猪苓10g，车前子15g（包煎），枳壳10g，木通10g，滑石15g，冬葵子10g，生大黄6g（后下），甘草6g。

服药后约1时许，即能自行排尿，大便亦通。

按：本例为卵巢囊肿及阑尾切除术后尿潴留，属气机郁闭、升降失常之候。《医方考·小便不通门》曰："内热而小便不通者，郁其少火，而气不化也。……然气化之道，莫妙于升降，天地以升降而化万物，奈何而昧于人乎？"《景岳全书·杂证谟》云："大小便俱不通者，必先通其大便，则小便自通矣。"又云："闭其上窍，则下窍不通，开其上窍，则下窍必利，盖有升则有降，无升则无降。"今以荆芥穗、桔梗升其清而开其上，川大黄、枳壳降其浊而通其下，配四苓助中焦之气化，合冬葵子、滑石、木通、车前子通利其小便，则气机得通，升降得复，浊降清升，尿闭得解。

（二）祛邪气以升清降浊

内伤疑难杂病过程中，由于脏腑功能减退，常常会产生一系列病理产物，其中最常见的是痰饮水湿。对痰饮水湿的治疗，不仅要注意祛痰饮、除水湿，而且要重视治疗痰饮水湿形成之本源。《读医随笔·痰饮分治说》曰："痰则无论为燥痰，为湿痰，皆由于脾气之不足，不能健运而成者也。……治之之法，健脾仍兼疏理三焦，以助其气之升降运化，是治本也。"无疑脾胃升降功能的恢复，是祛除痰饮水湿的重要环节，而痰饮水湿的祛除，又有利于脾胃升降功能的恢复。

[病案] 湿热壅盛，升降失司喉癌术后颈部剧烈疼痛案

张某，男，56岁。1985年5月21日初诊。

主因"颈部剧烈疼痛2月余"来院就诊。

患者于9个月前因喉癌行"水平半喉切除手术及颈清扫术"。近2个月

来出现颈部剧烈疼痛，服用西药止痛不效，要求中医治疗。

目前症见：颈部剧烈疼痛，甚至不能转侧，牵及头部及右侧肩背部亦痛，因疼痛剧烈而夜间难以入眠，脘胀、纳差、恶心，咽中痰黏不利，舌质暗、苔白厚腻布满全舌，脉弦细。

中医诊断：喉疳。

证属：升降失司，湿热壅盛，阻滞经络，胃失和降。

治法：升清降浊，清化湿热，兼以祛风通络。

方用：张洁古当归拈痛汤加减。

处方：羌活10g，防风10g，葛根15g，白术10g，苍术10g，当归10g，苦参12g，黄芩10g，茵陈15g，知母10g，猪苓10g，泽泻10g，姜半夏10g，生薏苡仁30g，甘草6g，生姜3片。

3剂后，颈部及肩背部疼痛消失，仍有脘胀、纳差、痰黏不利等症，乃改用温胆汤合小陷胸汤辛开苦降、和胃化痰，以善其后。

按：本例患者为喉癌术后出现颈部剧烈疼痛，据其临床表现及其脉症，考虑证属湿热壅盛、阻滞经络、升降失司、胃失和降。治宜清化湿热，升清降浊，祛风通络止痛。方用当归拈痛汤加减，以苦参、茵陈、黄芩、知母、猪苓、泽泻等清利湿热，以苍术、白术、生薏苡仁健脾利湿，羌活、防风、葛根祛风通络，当归和血，姜半夏和中降逆。服药数剂后，症状消失。需要注意的是，羌活、防风、葛根等药不仅能够祛风通络，而且还能通过疏风而胜湿。

（三）调寒热以恢复升降

在辨治疑难杂病过程中，寒热失调是临床常见病理变化，其中寒热错杂又往往是较为多见的证候。由于寒热错杂证在临床上有寒与热的孰轻孰重之分，有时偏于热重，有时偏于寒重，有时寒热相当；同时寒热错杂证又常伴随其他一些证候出现，如气郁、痰阻、湿滞、食积、血瘀等，故往往这些病证症状复杂，变化多端，辨证困难，治疗难度大，甚至形成长期不愈的疑难病证。寒热错杂证经常出现在脾胃肠病中，这种病理变化也必然会影响到脾胃的升降功能，从而出现升降失常的临床表现。

对寒热错杂证的治疗，总体上是用寒热并调之法，同时应根据证候偏寒、偏热的程度来选方用药。伴有气郁、痰阻、湿滞、食积、血瘀者，既要分别配合理气、化痰、除湿、消食、祛瘀等法，又要应用燮理升降为治。这些病理变化的改善与消除，必然有利于恢复脾胃升清降浊的功能。

[病案] 脾虚气滞，寒热失调顽固腹胀案（十二指肠淤积综合征）

陈某，女，49岁。2016年7月19日初诊。

主因上腹部及脐腹部胀满3年余来诊。

患者既往有多年"胃病史"，每于食生冷及豆腐后上腹部不适加重。2016年7月6日某医院胃镜诊为：胆汁反流性胃炎。经治未见好转，于今日要求中医治疗。

目前症见：上腹及脐腹部胀满，而近来又以脐腹部胀满为主，自觉腹中畏冷，但后背心又有灼热感，伴胸闷，气短、嗳气、口臭、咽中似有"物堵"，烦躁易怒，头晕，周身乏力，大便不畅，偏稀不成形，日行2～3次，舌质暗，边有齿痕苔白，舌面有裂纹，脉沉弦细。

中医诊断：腹胀。

证属：脾虚气滞，寒热错杂，升降失调。

治法：健脾理气，平调寒热，燮理升降。

方用：四君子汤合自拟理气顺肠汤加减。

处方：太子参15g，白术12g，茯苓15g，广木香10g，厚朴10g，大腹皮15g，黄连6g，炮姜6g，白芍12g，枳壳10g，柴胡12g，炒莱菔子15g，砂仁6g（后下），紫苏梗10g，甘草6g，生姜3片。

以上方为主随症加减，至2016年8月9日四诊时，上方服18剂。自述头晕、乏力好转，胸闷、嗳气未作，腹胀减轻，仍觉消化迟缓及脘痞，脘中喜暖畏冷，大便偏稀，舌质暗，边有齿痕，前半舌苔薄白，舌面有裂纹，根黄白稍厚，脉沉细。改拟枳实消痞丸加味。

处方：太子参15g，白术12g，茯苓15g，陈皮10g，姜半夏9g，干姜6g，黄连6g，枳实10g，厚朴10g，吴茱萸3g，广木香10g，砂仁6g（后下），紫苏梗10g，甘草6g，生姜3片。

以上方为主随症加减，腹胀明显时加大腹皮，消化欠佳时加焦三仙。至2016年9月2日，八诊时，又服18剂。自觉症状减轻，脐腹部胀满亦减，精神纳食较前好转，仍上腹部胀满，大便稀，舌脉如前。今日查上消化道造影示：①鱼钩型胃，胃黏膜增粗，慢性胃炎；②十二指肠淤积综合征。继用益气健脾，理气消胀，平调寒热，燮理升降。

处方：黄芪18g，桂枝6g，炒白芍12g，炒白术12g，苍术10g，厚朴10g，枳实10g，木香10g，砂仁6g（后下），陈皮10g，姜半夏9g，茯苓15g，干姜6g，黄连6g，鸡内金15g，甘草6g，生姜3片。

以此方为主再服20剂，至2016年9月27日十一诊时，上腹部及脐部胀满消失，纳佳，腹中已不畏冷，消化好转，精神尚好，大便已正常，舌质暗边有齿痕，苔薄白，舌面稍有裂纹，根黄白稍厚，脉沉弦细。继用前方再服6剂后，停药。

按：本例患者初诊时，症见头晕、乏力、大便稀，此为脾虚之象；脘腹胀满伴胸闷、烦躁、嗳气，显系肝郁气滞；脘腹畏冷，且后背又灼热，应属寒热错杂。故予健脾和中，理气消胀，平调寒热，燮理升降之法。方用四君子汤以健脾，理气顺肠汤加柴胡以理气消胀兼以疏肝，加干姜、黄连以平调寒热。继用18剂后症状减轻，因其症又以脘痞为主，故改拟枳实消痞丸为主，再用18剂，诸症明显好转。其脘腹胀满减轻，说明气滞程度明显缓解，故在枳实消痞的基础上合黄芪建中汤，既可益气温中、健脾和胃、升清降浊，又可消痞除满、平调寒热，再服26剂，诸症消失。该患者前后治疗2月余，服药62剂，原先腹胀不食、乏力气短、腹冷便溏等症状均消失，使十二指肠淤积综合征得以好转。

（四）和枢机以调节升降

李杲在《脾胃论》中反复强调"胃虚脏腑经络皆无所受气而俱病论"，指出脾胃病变常常可以影响到五脏经络而发生一系列病证。只有脾胃健运，升降有序，五脏功能才能正常完成。所以脾胃升降功能失常，不仅可直接导致许多消化病变，而且可致其他脏腑功能失调而发生多种病证。同时，临床上有许多疑难杂病，往往是由于其他脏腑起病，机体气机逆乱，或脏腑传变等而影响到脾胃，从而在原发病基础上又出现脾胃升降失常的一系列症状，使病情愈趋缠绵难愈。如临床上某些肝、胆、心、肺、肾之疑难杂病，在其病变过程中常可同时出现脾胃升降功能失司、枢机不利、纳化失常的症状。此时除针对原发病进行治疗外，同时应配合运用和解枢机、疏通升降、和胃降逆等方法，以尽快恢复脾胃升降功能，而促使原发病证的好转与治愈。

大、小柴胡汤具有和解枢机，调节升降之功效。小柴胡汤不仅可和解少阳，同时具有疏肝清热、和胃降逆、升清降浊、和解枢机之功。其通过和解枢机恢复脾胃升降功能，从而使病情得到好转。大柴胡汤组方精当，有疏有通，有开有泄，有缓有急，刚柔结合，和攻并用，而以和下两法为主，故兼具有和解少阳、通下腑实、疏肝理肠诸功。其既可祛邪外达，使邪出之有路；又可调理肝胆胃肠诸脏腑气机功能，使之恢复正常。临床上合理运用大柴胡汤以和解枢机、疏通升降、上下分消、兼通里实,对某些疑难病证颇有疗效。所以大、小柴胡汤在临床上运用范围甚广,许多疑难杂病据证用之以和解枢机,调节脾胃之升降功能。只要辨证准确,用之得当,可取捷效。

[病案] 风痰上逆,升降失常眩晕案

郝某,女,39岁。1971年6月30日初诊。

主因头晕3天来诊。

患者于3天前突然头晕耳鸣,伴恶心呕吐,西医诊为梅尼埃病。服西药不效,要求中医治疗。

目前症见:头眩欲仆,不欲睁眼,视物转动,如乘舟状,恶心呕吐,心烦口苦,不思饮食,便结溲黄,舌质红,苔黄厚腻,脉弦滑数。

中医诊断:眩晕。

证属:肝胆郁热,风痰上逆,胃失和降,腑气不通。

治法:疏利肝胆,和解枢机,清热化痰,通腑降逆。

方用:大柴胡汤加味。

处方:柴胡10g,姜半夏9g,黄芩10g,白芍12g,枳实15g,生大黄10g(后下),龙胆10g,郁金15g,珍珠母30g(先煎),竹茹15g,石菖蒲10g,胆南星10g,木通6g,甘草6g,生姜3片。

2剂后,头晕大减,恶心呕吐消失,饮食增加。继用前方去大黄、胆南星、木通,加生地黄、麦冬、菊花、钩藤。又服3剂,痊愈。

按:本例患者头晕较甚,视物转动,并且伴有恶心呕吐,心烦口苦,纳呆、便结等症,故应属于大柴胡汤证。经用大柴胡汤加味以和解枢机、疏利肝胆、清热化痰、通腑降逆,服药5剂,病告痊愈。

(五)升清阳兼清利下焦

在疑难杂病的病变过程中,经常有由脾胃运化迟滞,功能失常,以致湿浊内停,进而出现一系列的病理变化。一是湿邪郁而化热,形成湿热。二是湿热可以波及三焦乃至全身,中焦湿热下注可致下焦湿热,如膀胱湿热。三是湿热进而可以伤阴,导致阴虚。四是阴虚又可导致虚火妄动而致出血。五是湿热还可耗伤中气,导致清阳之气虚衰而下陷。最终形成虚实夹杂,升降失调的疑难病证。

对这类疾病的治疗,应注重分析病机转化特点,辨别其处于虚实夹杂的何种病机,即虚者何虚,实者何实。一般比较常见的是气阴两虚,兼有湿热壅滞,或阴虚湿热。而湿热之中又有湿重与热重之区别。由于湿热在体内壅阻日久,脾胃升降已有失常,再加病久之后进一步耗气伤阴,致使病情缠绵,日久难愈,治疗困难,形成疑难病证。其治疗宜补虚泻实,益气养阴,清热化湿,升清降浊。

[病案]气虚下陷,膀胱湿热顽固性尿频案(泌尿系感染)

赵某,女,53岁。2015年5月12日初诊。

主因尿频,伴排尿不尽2月余来诊。

患者于2月余前出现尿频,伴排尿不尽。2015年4月21日本院B超示:膀胱壁异常突起、膀胱壁毛糙。2015年5月5日本院行尿常规:RBC 70个/µl,WBC 8 970个/µl。西医诊断:泌尿系感染。经中西医药物治疗,未见好转,于今日来院就诊。

目前症状:尿频,且排尿不尽,日间排尿多次,经常刚排尿即又有尿意,夜间小便7～10次,腰困,周身乏力,肢软,手足麻木,口干苦,大便干,3～4日一行,舌质暗,前半舌苔薄白而少,根黄厚腻,脉沉弦细。

既往史:多发性硬化,左眼失明。

中医诊断:淋证。

证属:气阴两虚,膀胱湿热。

治法:益气养阴升清,清化膀胱湿热。

方用:升陷汤合三妙丸。

处方:黄芪20g,知母10g,升麻6g,柴胡6g,桔梗10g,黄柏10g,生薏苡仁30g,苍术10g,川牛膝10g,萹蓄15g,瞿麦15g,枳壳15g,车前草30g,蒲公英30g,大小蓟各15g,白茅根30g,生甘草6g,生姜3片。

以上方随症加减,排尿不畅时加滑石;尿频明显时加乌药、益智仁;腰困加续断、桑寄生。至2015年6月30日五诊时,上方服26剂。诸症明显好转,尿频基本消失,小便无明显不适,精神好转,肢麻消失,仍腰困,大便不畅,舌质暗红,苔白中根黄稍厚,脉沉弦细。2015年6月29日本院复查尿常规示:红细胞0个/µl,白细胞775个/µl,继用前法,以前方进退,再服6剂。

六诊:2015年7月10日。目前自觉小便正常,无明显不适,昨日本院尿常规示:潜血(-),蛋白(±),白细胞70个/µl,红细胞44个/µl。继用前法。

以前方进退再服12剂后,化验尿常规(-),停药。

按:本例患者泌尿系感染,初诊时化验尿常规大量白细胞,以尿频为主症,同时又伴有肢软乏力、腰困、舌苔薄少根厚腻等。推敲其病机,应属膀胱湿热，蕴蓄日久，以致耗气伤阴，再加之原患有"多发性硬化"病，正气虚衰，故其证属气虚下陷、阴分不足、膀胱湿热内盛。治宜益气养阴升清，清化膀胱湿热。方用张锡纯《医学衷中参西录》之升陷汤以益气升清，三妙散以清化湿热。经服药20余剂后，尿频即基本消失，同时精神及其他症状均好转。再服20余剂后，全部症状消失，尿常规恢复正常。本案属于虚实夹杂之证，临床治疗此等病证一定要注意分清虚实，不可一见尿常规有大量白细胞即单纯以清化湿热治之，否则会更加耗气伤阴。同时本例患者因膀胱湿热日久，不仅耗气伤阴，而且使气虚下陷，以致其尿频缠绵难愈。故在治疗上，不仅需要益气养阴，而且要注意升举清气，同时配合清化湿热，从而取得了满意效果。

（六）补脾肾而升阳举陷

某些慢性病当病至后期，正气日益见衰，不仅可致气血亏虚，而且渐至脏腑功能日趋减退。脾胃为后天之本，脾病日久，运化失常而迟滞，则湿邪内生而清浊不分；脾气虚衰而清阳不升，清阳不升反下陷，浊阴不降而反升，致使病情日久难愈；脾病日久，又可波及他脏，如有的慢性消化系统疾病，病至后期常可波及肾，肾气衰微，阴阳亏虚，失于封藏开阖，则会使病情加重而缠绵不愈，如出现顽固性泄泻、脱肛、尿频，甚至大便失禁等。其治疗当补后天之本，不仅应予健脾益气，而且还要升阳举陷。若波及于肾者，应同时补肾。白兆芝教授曾以益气健脾升阳、补肾固摄止泄之法，治愈不少脾肾两虚、气陷失摄之老年性尿频、顽固性泄泻、大便失禁漏出等病例。

[病案] 脾虚气陷顽固性泄泻伴脱肛案

高某，女，42岁。2014年7月1日初诊。

主因反复泄泻，伴脱肛5～6年来诊。

患者于6年前因劳累受凉后引起腹泻，此后反复不愈，并逐渐出现脱肛。经外院中西医进行多次治疗未见好转，于今日来诊。今于本院胃镜示：①慢性浅表性胃炎（胆汁反流）；②十二指肠降部霜样改变。

目前症状：大便泄泻，日行3～5次，不成形，脱肛，每于腹部受凉，或饮食不慎，或生气，或劳累后腹泻加重。同时伴有脐腹部疼痛、喜按，而腹泻后腹痛更明显，有时上腹部胀满不适，腹中喜暖畏冷，小便频，周身乏力，舌质暗淡，舌体胖，边有齿痕，苔白根厚，脉沉细。

既往史：月经量少。胆结石术后4年。

中医诊断：泄泻，脱肛。

证属：脾虚湿阻，中焦虚寒，清阳不升。

治法：益气健脾，祛寒除湿，升阳举陷。

方用：升阳益胃汤合理中汤加减。

处方：黄芪18g，党参15g，白术12g，茯苓15g，陈皮10g，炒白芍12g，防风10g，广木香10g，炮姜10g，黄连6g，苍术10g，厚朴10g，羌独活各6g，生薏苡仁30g，白蔻仁6g（后下），甘草6g，生姜3片。

上方服10剂。至2014年7月15日三诊时，大便次数较前减少，日一行，仍稀，仍觉乏力倦怠，精神欠佳，腹中畏冷，受凉后仍腹痛，脱肛，舌质暗淡，边有齿痕，苔白根厚，脉沉细。继用前法，以前方加重黄芪为30g，另加延胡索15g，10剂。

四诊：2014年8月15日。药后大便已好转，日行一次，尚能成形，脱肛好转，腹中畏冷明显好转，精神纳食尚可，小便可，仍有时腹胀，肠鸣，舌暗淡边有齿痕，苔白根厚，脉沉细。继用前法，以前方继服6剂。

五诊：2014年8月22日。诸症明显好转，目前患者精神好转，纳食正常，大便尚可，不稀，日一行，脱肛消失，未再发作。仍腹中喜暖，但自述近来稍有"上火"感，舌质暗淡，舌苔白微黄，脉沉弦细。

继用前法，以前方改炮姜为6g，再服10剂后，停药。

按：本例患者患慢性腹泻达5～6年之久，且伴有脱肛。观其脉症，当属脾虚气滞、中焦虚寒、清阳不升之证。辨证根据是：一从病史来看，慢性泄泻5～6年，日久不愈，饮食不慎或劳累后腹泻加重，伴周身乏力，腹胀，舌胖质淡，边有齿痕，苔白根厚，均为脾虚湿阻之候。二是慢性泄泻伴脱肛日久，腹痛而喜按，泻后而痛重，乏力，尿频，舌淡脉细等，均属气衰脾虚较甚，中气不升而下陷。三是慢性泄泻伴腹痛喜按，腹中畏冷明显，均属脾阳不足，中焦虚寒。其治疗当以益气健脾，燥湿祛寒，升阳举陷为法。方用升阳益胃汤以益气健脾，升阳除湿；用理中汤以温中祛寒，补气健脾；并加苍术、薏苡仁、白蔻仁以燥湿化湿，加广木香、厚朴以理气燥湿，经前后治疗2月余，服药40余剂，诸症消失。可见慢性泄泻如临床辨证属于脾气虚衰、清阳不升者，运用升阳益胃汤治之具有良好效果。汪昂认为此方"补中有散，发中有收，使气足阳升，则正旺而邪服矣"（《医方集解·补养之剂·升阳益胃汤》）。

（白宇宁、白震宁、王海萍　整理）

附Ⅲ：疑难杂病治疗须知常达变

一、概述

变法是针对常法而言的。一般的疾病在临床上皆有常法，而常见病在运用常法进行治疗时亦有不效者，何也？这是因为其在病变过程中，病情发生了变化或传变，或治疗上的失误，使病情加重，出现了变证。此时在治疗上，就应该根据病情的变化，改用不同于常法的变法。周学海《读医随笔·证治总论》曰："故医者……必明于常，尤必明于变。"他在同书卷四《证治类》又曰："天下有奇证，即在常病之中，令人不可捉摸者。"所以疾病有常有变，医者在治疗时，须知常达变，对疑难杂病的治疗尤其重要。一般来说，变证病机复杂，病情较重，治疗难度大，故医者不仅要对常法谙熟，而且对变法亦应做到心中有数。某些疑难杂病尽管变证百出，但仍有其规律可循。故临床宜详析其病机转化，药随证变，不可拘泥。

徐大椿《医学源流论·出奇制病论》曰："病有经有纬，有常有变，有纯有杂，有正有反，有整有乱。并有从古医书所无之病，历来无治法者，而其病又实可愈。"此时应根据中医的基本理论，进行辨证论治，"而后立为治法，或先或后，或并或分，或上或下，或前或后，取药极当，立方极正，而寓以巧思奇法，深入病机，不使扞格。如庖丁之解牛，虽筋骨关节之间，亦游刃有余。……参悟通澈，而后能临事不眩。"明确提出疾病有常有变，病证亦有常有变，对疑难杂病之变证来说，运用一般常法甚难取效，此时应在进一步进行辨证论治的基础上深入思考，推求病机实质，并制定新的治疗方法，这就是所谓的变法。正如吴有性《温疫论·原病》所说："因证而知变，因变而知治。"

变法在临床运用时要注意：首先要对变证推求其发生机理，确定其病机，并特别要注意其病机转化。其次是对变证拟定治法，尽量借鉴先贤经验，如无可借鉴之经验，则应针对证候特点，深思熟虑，精心拟定治法方药。徐大椿曾曰："天下有治法不误，而始终无效者，此乃病气深痼，非泛然之方药所能愈也。……故治大症，必学问深博，心思精敏，又专心久治，乃能奏效。世又有极重极久之病，诸药罔效，忽服极轻淡之方而愈，此乃其病本有专治之方，从前皆系误治，忽遇对症之药，自然应手而痊也。"（《医学源流论·病深非浅药能治论》）不仅说明病深之疑难病非浅药能治，更说明治疗重病沉疴必须对症用药,方能取效。同时,临床在运用变法时,其用药不可损伤胃气,胃气一败,则百药难施。

雷丰《时病论·附论·治时病常变须会通论》曰:"某证之常,必施某法;某证之变,必施某法,临证时随机活法可也。……至于反常之变证,不定之活法,则又不可不知。……皆当审其虚实,通其活法,则不但治时病可以融会,即治杂病亦有贯通之妙耳。"指出了对变证用变法进行治疗时,应随机掌握,灵活运用,融会贯通。

二、从知常达变论治疑难杂病的经验及验案

现将白兆芝教授临床辨治疑难杂病之变证常用的治法,如变治法、奇治法、间治法等及其验案介绍如下。

(一)变治法——病变过程出变证,详审病机用变法

一些疑难杂病在其病变过程中,由于某些原因,致使病情突然发生变化,不仅使原来的临床表现加重,而且在原来病症的基础上,又新增加一些病症,从而出现变证,并使得其病更加深重。此时必须仔细审查病情变化,抓其主症,推其病机转化,针对变证拟定新的不同于常法的变治法进行治疗。

《石室秘录·变治法》曰:"变法者,不可以常法治,不得已而思变之也。变症不同,用药各异。……若不以变法治之,仍以平常药饵相治,吾见其坐毙而已矣。……此变症而用变法,真胜于用正法也。"说明一些常见病,一旦转为变证,病情加重,必须应用变法。

[病案]湿热交阻,气化失司尿闭案

赵某,女,42岁,干部,住院病例。1984年1月7日初诊。

主因腹痛伴发热恶寒4天,腹痛加重伴腹泻、排尿困难30小时急诊入院。

患者于4天前因饮食不慎,出现下腹部疼痛,阵发性加重,伴恶寒发热,恶心呕吐,经单位医生对症治疗不效,于1月5日来院急诊。经妇科内诊排除妇科疾患,予补液、抗感染、解痉等治疗。1月6日腹痛加重,伴腹胀、腹泻,大便日行10余次,为水样便,并出现排尿困难。体温38.5℃;尿常规:蛋白(++),白细胞(+),红细胞(+);血常规:白细胞14.7×10^9/L,中性粒细胞比率85%。于1月7日以急性胃肠炎、泌尿系感染住入中医科病房。

目前症见:腹部膨隆胀满,叩之如鼓,腹中疼痛,阵发性加重,左下腹部

为著；排尿困难，少腹部憋胀，排尿时欲解而排不出，尿疼，滴沥不畅，24小时排尿不足300ml，尿色深黄；腹泻，为水样便，恶心纳差，口干，舌质红，舌苔黄厚腻，脉弦细数。

中医诊断：霍乱、尿闭。

证属：小肠湿热，阻滞气机，升降失司，波及膀胱，气化不利。

治法：清肠化湿，调气泄浊，升清降浊。

处方：藿香10g，广木香10g，槟榔10g，陈皮10g，厚朴10g，枳壳10g，萹蓄30g，苍术12g，黄柏12g，黄连10g，滑石15g，茯苓15g，木通10g，甘草6g。生姜3片。

2剂后，腹胀痛明显减轻，尿量增加，24小时尿量增至1 500ml左右，尿疼消失，仍尿频，腹泻止，能进少量饮食。继用前方加蒲公英30g、白茅根30g。再服7剂。至1月15日，排尿困难已愈，尿量正常，稍有尿频，大便调，唯仍有时腹中稍胀满不适，舌苔黄白稍腻，脉缓。复查血、尿常规均已正常。改用藿香正气散加减以善其后。

按：本例患者发病初期腹痛、泄泻、发热、呕吐，属于急性胃肠炎（霍乱），其初始病位在肠。但在病初急诊初诊时，因其腹痛较甚，需要排除妇科疾病，故进行妇科内诊，遂可能导致逆行感染，从而出现腹胀如鼓、排尿困难的变证。此时其病位由小肠波及下焦膀胱，而在中下二焦。即由饮食不节，损伤脾胃，湿热阻滞中焦，运化失常，升降失司，清浊相干，乱于肠胃，遂致上吐下泻而成霍乱；继因逆行感染，湿热壅积于下焦，膀胱气化失司，而成尿闭。《证治准绳•小便不通》云："上中下三焦之气，有一气不化，则不得如决渎之水而出矣。"《谢映庐医案•癃闭门》亦云："小便之通与不通，全在气之化与不化……有因湿热郁闭而气不化者，用……清热导湿而化之。"故本证治疗不仅重在中焦，而且要兼顾下焦。采用清化小肠湿热，疏调气机，兼顾膀胱，复其气化之法。经用药8剂后，诸症得愈。

（二）奇治法——奇怪之症属少见，常法不效改变法

临床上偶尔可见到一些比较少见的病症，一时找不到前人有关记载类似经验，且又不好辨证。此时，除重视抓主症之外，尚应注意兼症，根据其一系列临床表现来推求病机，进而辨其证候。《石室秘录•奇症治法》曰："奇治者，少见奇怪之症，不能以常法治之也。如人生赘疣于七窍，或生怪病于腹中，或生异症于身上，此等病岂常药可治？故当以奇法治之。"

[病案] 湿毒蕴结凝聚而成舌下肿物案

田某，男，71岁，退休教师。2012年7月24日初诊。

主因舌下生肿物，伴溃烂、疼痛2月余来诊。

患者3年前发现帕金森病，两个多月前出现纳呆，继之发现舌下肿块，逐渐增大，伴表面溃烂、疼痛。曾去省人民医院口腔科就诊，怀疑恶性病变。之后又去北京某口腔医院检查，因医院要求行活检，患者拒绝，未能确诊。曾在某中医院服用清热泻火中药多剂，未见好转。于今日上午来院门诊，要求中医治疗。

目前症见：舌下系带部生有肿块，大小约2.5cm×2.0cm，肿块表面形成溃疡，溃疡面大小约1.0cm×0.8cm，局部疼痛，难下饮食，纳食甚少，口干消瘦，大便干结，舌质暗红，苔黄厚腻，舌中有裂纹，脉弦滑。

中医诊断：舌菌。

西医诊断：舌下肿物性质待定。

证属：湿毒蕴结。

治法：清化湿热，兼以解毒。

方用：清化湿毒方（自拟）加减。

处方：茵陈15g，栀子10g，玄参15g，土茯苓30g，苍术10g，生薏苡仁30g，青黛10g，杏仁10g，白蔻仁6g（后下），浙贝母15g，射干10g，黄芩10g，石菖蒲10g，厚朴10g，鸡内金15g，甘草6g，生姜3片。

二诊：2012年8月10日。上药共服11剂。病情明显好转，原舌下肿块明显缩小，肿块表面原溃疡已愈合，但旁边又起1个小溃疡，大小约0.6cm×0.4cm，纳仍欠佳，大便已不干，舌质暗，苔黄厚，中有裂纹，脉弦。继用前法，以前方去黄芩，加藿香10g、败酱草30g。

三诊：2012年9月7日。上药服17剂。原舌下肿物已消失，溃疡亦全部愈合，仍食欲欠佳，大便偏干，自诉痰多，舌质暗，舌苔左侧白稍厚，右侧黄厚腻，脉弦。改拟健脾祛湿，和中化痰法。

处方：藿香10g，白蔻仁6g（后下），茵陈15g，石菖蒲10g，射干10g，生薏苡仁30g，生白术12g，茯苓15g，陈皮10g，姜半夏9g，黄芩10g，杏仁10g，厚朴12g，浙贝母15g，焦三仙各15g，甘草6g，生姜3片。6剂。

至2012年12月，患者因帕金森病，手抖及走路不稳来诊，诉前舌下肿块及舌下溃疡自从服前开中药后已痊愈，未再发。

按：本例患者年岁已高，既往有帕金森病，出现舌下肿物伴溃疡2月余。

曾怀疑为恶性肿物，并用清热泻火之中药进行治疗无效。初诊时，舌下肿块较大且有溃疡，疼痛难忍，饮食难下，大便干结，舌质暗红，苔黄厚腻，舌面有裂纹，脉弦滑。反复推敲，此证既已用清热泻火之剂未效，说明不是单纯的火热内盛，另其舌苔黄厚腻，应属湿热。忽悟此并非单纯湿热，而应是湿热郁结日久，进一步发展而形成的湿毒所致，最后辨证为湿毒蕴结。拟用清化湿热兼以解毒之法，并用自拟清化湿毒方进行治疗。方用茵陈、黄芩清热利湿；青黛、栀子、玄参清热泻火，凉血解毒；苍术、生薏苡仁、杏仁、白蔻仁燥湿利湿，兼以芳香化湿；浙贝母、射干、石菖蒲化痰清热而解毒；厚朴燥湿散满而消痰；更重用土茯苓清热利湿而解毒。全方共奏清热化湿、清解湿毒之功效，经前后用药34剂，舌下肿物及舌下溃疡均痊愈。临床上某些疑难杂病如用清热泻火、清热化湿等常法无效时，则应考虑是否属于湿毒致病，而改用清化湿毒之变法。

（三）间治法——病变迁延而难愈，同治他脏或间治

许多慢性病至后期，其病变脏腑可由本脏波及他脏，甚至出现数脏同病，疑难杂病尤其如此。故在临床诊疗时，宜详析目前病变波及之脏腑，切不可囿于原发脏器，而置他脏于不顾。在制定治疗法则时，一定要在审清脏腑病位的基础上，分清其虚实、寒热、病邪性质，特别要注意借鉴以往治疗过程中所用的治法方药。治本脏不效时，则宜求之于同病之他脏，灵活运用间治之法。如肺、肝之病，常同治脾、治肾等。

［病案］脾肾两虚，痰浊内停致顽固咳嗽案

张某，男，80岁，离休干部。1985年11月6日初诊。

主因咳嗽2个月余，日趋加重而要求诊治。

患者既往患脑动脉硬化症已近10年，逐渐加重，2年前出现神志痴呆，步履蹒跚。2个月前因外感又出现咳嗽，日见加重，以致卧床不起。经某医院西医使用抗生素及祛痰、镇咳等西药进行治疗不效，后又请其他中医开宣肺降气、化痰止咳中药多剂，亦无寸功。因年事已高，又不便行动，故要求去家诊治。

目前症见：咳嗽频作，痰白稀薄而量多，气短而喘，不思饮食，精神差，目光迟滞，神志痴呆，卧床不起，大便量少，小便失禁，舌体胖，舌质嫩红，苔少，根部白偏厚，脉沉细。

中医诊断：咳嗽。

证属：脾肾两虚，痰浊阻肺。

治法：健脾补肾，化痰止咳。

方用：金水六君煎加减。

处方：熟地黄 15g，当归 12g，党参 15g，白术 10g，茯苓 15g，生山药 15g，炙紫菀 10g，陈皮 10g，姜半夏 10g，浙贝母 15g，炒杏仁 10g，炙甘草 6g，生姜 3 片。5 剂。

二诊：1985 年 11 月 13 日。药后咳嗽明显好转，痰量减少，纳食增加，精神稍好，能由家人扶起而坐，余症同前。继用前法，以前方加五味子 10g、炙桑白皮 10g。

至 1985 年 11 月 27 日四诊时，上方又服 12 剂，患者咳嗽基本消失，偶有作咳，痰不多，气短喘促亦减，纳食恢复，精神较前好转，能在家人扶持下站立活动，小便失禁亦有所好转，舌质嫩红，苔薄白而少，脉沉细。继用前方进退，再服 10 剂后，停药。

按：本例患者年高体弱，慢病缠身，可见其体质素虚，正气不足。两月前因感冒后出现咳嗽，久治不愈。初诊时症见咳嗽痰多、喘促气短，就此症状来看，病位应属在肺。但患者同时又有纳呆、精神差、神识痴滞，小便失禁，舌胖质嫩红，苔少，脉沉细等脾肾亏虚的证候。所以其病应属由肺波及脾肾（子病及母与母病及子）。考虑治疗过程中前医已从肺进行论治，未能取效，所以治疗应以整体来考虑，宜从脾肾入手。故拟定健脾补肾、化痰止咳的治法，选用金水六君煎加减。方中以熟地、当归补肾养血，四君加山药健脾补气，二陈加炙紫菀、炒杏仁、浙贝母化痰止咳，经用药治疗月余，用药近 30 剂，咳嗽得以治愈，并使患者身体其他病症得以减轻。《景岳全书•新方八阵》曰："金水六君煎治肺肾虚寒，水泛为痰，或年迈阴虚，气血不足，外受风寒，咳嗽呕恶，多痰喘急等症神效。"临床用之，果然效佳。

（白宇宁、白震宁　整理）

下篇
疑难杂病临床辨治经验

第一章
肺 系 疾 病

一、病机概要

呼吸系统疾病为临床常见病,其中亦不乏一些难治性病证。如哮喘、肺心病、支气管扩张咯血、肺癌等。虽然病各不同,但这些疾病从病机上来说,有其共同之处。大体有如下几个病机特点。

(一)肺失宣肃,可致肺气郁闭

《临证指南医案·肺痹》曰:"肺为呼吸之橐籥,位居最高,受脏腑上朝之清气,禀清肃之体,性主乎降,又为娇脏,不耐邪侵,凡六淫之气,一有所著,即能致病。其性恶寒恶热,恶燥恶湿,最畏火风,邪著则失其清肃降令,遂痹塞不通爽矣。"肺为五脏之华盖,邪袭肺卫,可致肺气郁闭。邪阻于肺,肺失宣肃,肺气上逆,可致咳嗽喘促。病程短者,咳嗽多为外感所致,有风寒、风热、风燥的不同;实喘多由外邪、痰浊壅肺,肺气失于宣降所致。

(二)痰浊壅肺,日久痰瘀阻肺

各种原因导致肺气失于敷布,使津液停聚而成痰;或平素脾虚湿盛,或为痰湿内盛之体,均可导致痰浊蕴阻于肺,而致咳嗽、喘促等症。痰浊壅肺由外感诱发所致者,多伴有风寒、风热、燥热等;内伤所致者,一般病程较长,有寒痰、痰热、寒饮,或兼气虚、脾虚、阴虚等不同。痰浊阻肺,亦可致肺之宣肃受阻,或宣肃无权。痰阻气壅日久,可波及血分,使血行瘀滞,而成痰瘀阻肺;或致肺络损伤,导致出血。

(三)肺失通调,形成水肿痰饮

肺为水之上源,肺的病变常可引起津液敷布障碍。如肺之气化受阻,则不能通调水道,下输膀胱,水道不通,水饮流溢于肌肤,从而发生小便不利和水肿,甚至癃闭。此外,一些慢性肺部疾病病变日久,肺气亏虚,气化无权,通调失职,亦可使津气不能敷布,而为痰饮、肺胀、水肿等。

(四)虚实夹杂,多致正虚邪实

肺系之病证有虚有实。属于实证者有风寒袭肺、风热犯肺、风燥伤肺、痰湿蕴肺、痰热壅肺、寒饮伏肺、痰瘀阻肺等;属于虚证者有肺气亏虚、肺阴亏耗、气阴两虚等。临床上肺系疾病有急性发作者,亦常有迁延日久而出现慢性过程者。因为病变日久,往往会在病机上出现虚实夹杂、正虚邪实,致使病情复杂,迁延难愈。

(五)后期传变,病久波及他脏

肺系疾病病至后期,其病情逐渐加重,病机转为复杂,甚至可发生传变。其病位往往由肺波及他脏,如常波及心、脾、肾等;或出现数脏同病的情况,如肺脾气虚、肺肾阴虚、心肺阳虚、阳虚水泛等。

二、临床辨治心法及验案

(一)临床辨治心法

1. 外邪犯肺,注重开其肺闭 一些咳喘病变,在病变初期,邪袭肺卫,导致肺气郁闭,而咳嗽喘促不止,特别是属于风寒、风热袭肺,或表寒里热,或痰热壅阻者。此时当用开肺闭的治疗方法。临床属于风寒袭肺者,治宜疏风散寒、宣肺开闭;风热袭肺者,治宜疏风清热、宣肺开闭;表寒里热者,治宜宣肺开闭、兼以清热;痰热壅肺者,治宜清肺化痰、利肺开闭。

2. 痰浊壅肺,重视化痰开闭 脾为生痰之源,肺为贮痰之器。肺系疾病中痰邪、痰饮常为重要病理产物,无论寒痰、痰热、痰湿、饮邪,均需重视化痰祛饮之法,临床常用的有温化寒痰、清化痰热、燥湿化痰、温肺化饮等。随着痰邪、饮邪的祛除,肺的肃降功能才能恢复。从某种意义上来说,化痰蠲饮亦是开肺闭的重要手段。

3. 气化受阻,强调宣肺利水 肺气升降出入失常,可致喘促、咳嗽等症。如哮喘发作时,"伏痰"遇感引发,痰随气升,气因痰阻。或喘证、肺胀后期,肺虚不能化津,脾虚不能转输,肾虚不能蒸化,久延阳虚阴盛,气不化津,痰从阴化为饮为水,亦可致咳逆上气、心悸气短、浮肿尿少。在这些病证过程中,都存在着气化受阻、输布无权的病理变化。所以临床治疗应该重视运用促使肺之气化功能和通调水道功能恢复的方法。

4. 治重扶正, 健脾益气生金 一般肺系疾病病至后期, 常可由实转虚。临床常见的虚证如肺气亏虚、肺阴亏虚、气阴两虚、肺脾气虚、肺肾阴虚、心肺气虚、心肺阳虚等, 而且多见虚实夹杂证。在对这些虚证或虚实夹杂证进行治疗时, 必须重视"胃气", 保护脾胃功能。其意义在于: 一是因为脾为生痰之源, 通过健脾来减少生痰, 促进化痰, 不仅可减轻临床症状, 而且促使病情恢复。二是通过补脾胃以生肺金, 即培土生金, 不仅可使肺的功能恢复, 而且可进一步提高机体的抗病能力, 达到治愈效果。

(二)临床治法及验案

1. 肺气郁闭而作喘, 宣肺化痰兼定喘

[病案] 重症支气管哮喘

高某, 女, 31 岁, 已婚(妊娠 3 月), 1982 年 2 月 20 日初诊, 会诊病例。

主因反复喘憋、咳嗽 11 年, 加重 2 月, 持续喘促胸憋 5 天要求会诊。

患者于 1970 年因"感冒"后引发咳嗽、气喘、胸憋, 以后反复发作, 日趋加重。近 3 年来曾多次发作, 每次发作须用平喘、抗感染、激素等西药治疗, 方能缓解。近 2 月又因"感冒"诱发, 咳嗽胸憋, 呼吸困难, 于 1982 年 1 月 3 日入院。入院诊断为支气管哮喘。入院后给用复方氨茶碱、二羟丙茶碱、氯苯那敏、青霉素、地塞米松等治疗, 症状有所缓解。1982 年 2 月 15 日, 哮喘再度发作, 喘憋甚剧, 呼吸困难, 经用激素、解痉平喘等常规对症处理未见缓解。至 1982 年 2 月 20 日仍处于哮喘持续状态, 因用大量西药不效, 要求中医会诊。

目前症见: 胸憋气短, 喘促极甚, 张口抬肩, 不能平卧, 呼吸困难, 喉中痰鸣辘辘有声, 痰黄黏不易咯出, 汗多, 口干思饮, 4～5 日未解大便, 纳食极差, 面部、眼睑、手背明显水肿, 舌质红, 舌苔黄厚腻, 脉滑数。

查体: 体温 37.2℃, 双肺可闻及广泛哮鸣音, 右下肺可闻及少许湿啰音, 心率 120 次 /min。肝于右肋下 1.5cm 可及, 剑突下压痛明显。血常规: 白细胞 13.7×10^9/L, 中性粒细胞比率 93%。

中医诊断: 哮证。

证属: 风寒外束, 痰热内蕴。

治法: 宣肺定喘, 清热化痰。

方用: 定喘汤加减。

处方: 炙麻黄 9g, 炒杏仁 10g, 生石膏 30g(先煎), 炒紫苏子 10g, 黄芩

10g，桑白皮 12g，瓜蒌 30g，知母 10g，浙贝母 10g，炙紫菀 15g，白果 10g，天竺黄 6g，甘草 6g，生姜 3 片。2 剂。

二诊：1982 年 2 月 22 日。喘促较前大有好转，已能平卧，大便已通，仍痰黏不利，口干思饮，面部浮肿，舌暗红，苔黄，脉滑数。以前方去知母，加橘红 10g、竹沥膏 10g。西药氢化可的松逐渐减量，停用庆大霉素。今日查血常规：白细胞 9.4×10^9/L，中性粒细胞比率 84%。

三诊：1982 年 2 月 24 日。上方再服 2 剂，哮喘基本控制，自由体位，能下地活动，精神转佳，谈笑自若，喉中稍有气粗，面部、眼睑、手背水肿明显减轻，二便正常，仍有胃脘不适，纳少，口鼻干燥，舌红，苔薄黄，脉小滑稍数。查心率 80 次 /min，两肺呼吸音稍粗，湿啰音消失，血常规正常。停前西药，改口服螺旋霉素常规量。继用前法，以前方调方加橘红 10g、姜半夏 10g。2 剂。

四诊：1982 年 2 月 26 日。目前一般情况尚好，喘促已缓解，痰不多，精神较佳，睡眠二便正常，活动自如，口干，上腹部餐后有胀满感，舌质红，舌苔薄黄，脉滑。以前方减石膏为 18g，麻黄为 6g，天竺黄为 6g，去白果，加炙枇杷叶 10g。西药已停用。

1982 年 3 月 4 日六诊，上方服 4 剂。患者咳喘消失，自觉诸症均好转，上下肢及面部浮肿消失，纳食增加，上腹胀满消失，精神饮食均佳，口干轻，舌尖略红，苔白，脉小滑。肺部听诊：两肺呼吸音清晰，无干湿性啰音。改用养阴清肺，健脾化痰法以善其后。

按：本例患者哮喘 11 年，此次发作虽用大量抗生素、激素、解痉平喘剂均未能控制，呈哮喘持续状态长达 5 天。虽患者妊娠 3 月，然其证属实，经云："有故无殒，亦无殒也。"（《素问·六元正纪大论》）。故用宣肺定喘，清肺化痰方药治疗后得以控制。

调治实喘之道，贵在开肺之闭。肺闭不开，其病难瘳。导致肺闭之因不外两端：一为风寒外束，肺气不宣；二为痰热内蕴，阻于气道。故宣肺化痰乃开肺闭之大法。本案哮喘大作，持续 5 天不解，实为肺闭未开之故。诚如《成方便读》卷二所云："风寒外束，则肺气壅闭，失其下行之令，久则郁热内生，于是肺中之津液，郁而为痰，哮嗽等疾所由来也。然寒不去则郁不开，郁不开则热不解，热不解则痰亦不能遽除。"故用麻黄、杏仁开肺闭而疏邪平喘；姜半夏、白果、紫苏子、瓜蒌、浙贝母、炙紫菀、天竺黄化痰降浊平喘；桑白皮、黄芩、生石膏、知母清热泄肺平喘，取得了良好的效果。

2. 痰饮溢肺为肺胀，泻肺祛饮补肺气

[病案] 肺源性心脏病

杨某，女，79岁，农民。2010年10月26日初诊。

主因咳嗽、气喘20余年，加重1月来诊。

患者于20余年前出现咳嗽，每于秋冬季节发作，之后症状逐渐加重，出现气短喘促，反复不愈。1个月前不慎受凉后出现咳嗽、气喘，在某医院检查诊断为肺心病，经治疗未见好转。于今日来门诊要求中医治疗。

目前症见：咳嗽，气喘，咳少量白色泡沫痰，活动后气短、心慌，双下肢水肿，全身怕冷，夜间喉间有痰鸣，纳食正常，尿少，大便正常，舌质暗红，舌苔黄，脉沉弦细。

既往史：高血压病6年。

中医诊断：肺胀。

证属：肺气虚弱，兼痰饮溢肺。

治法：补益肺气，泻肺祛饮。

方用：生脉散合椒目瓜蒌汤加减。

处方：太子参15g，麦冬15g，五味子10g，炙桑白皮12g，炒紫苏子15g，桃仁10g，杏仁10g，瓜蒌15g，泽兰12g，木瓜15g，生薏苡仁30g，浙贝母15g，葶苈子10g，椒目10g，甘草6g，生姜3片。4剂。

二诊：2010年11月1日。咳嗽减轻，下肢水肿减轻，仍气喘，精神好转，舌质暗红，舌苔黄，脉沉弦。以前方去木瓜，加重葶苈子为15g，泽兰为20g，另加陈皮10g、大腹皮20g、茯苓皮15g、丹参15g。4剂。

三诊：2010年11月9日。症状明显好转，咳嗽及喘促明显减轻，心悸气短及下肢水肿明显好转，二便正常，舌质暗红，舌苔白微黄，脉沉弦。调方如下。

处方：太子参15g，麦冬15g，五味子10g，丹参15g，郁金15g，泽兰15g，葶苈子30g，椒目10g，炒紫苏子15g，川朴10g，桃仁10g，杏仁10g，瓜蒌15g，炙桑白皮12g，茯苓皮15g，木瓜15g，甘草6g，生姜3片。4剂。

四诊：2010年11月26日。咳嗽消失，喉中时有少量白痰，喘促未明显发作，仅活动后稍气喘，但较前明显减轻，下肢不肿，精神好，舌质暗红，舌苔黄白，脉沉弦。以上方去川朴，加防己10g、大腹皮15g。

继续治疗半月余，症状基本消失。

按：本例患者为肺心病，初诊时主要表现为肺气虚弱兼痰饮溢肺。由于肺气虚弱，肺的通调水道之功受到影响，致痰饮内停上溢于肺，表现为咳嗽、气喘、咳少量白色泡沫痰、夜间喉间有痰鸣等；水湿趋下，故双下肢水肿；肺气不足，故活动后气短；水饮凌心，心气不足，则心悸。治以补益肺气，泻肺祛饮。经用生脉散合椒目瓜蒌汤加减治疗后，患者痰饮内盛之症得以缓解，调治月余而安。

3. 反复咯血肺络伤，益气养阴化痰热

[病案] 支气管扩张咯血案

王某，女，25岁。1983年2月21日初诊。

主因反复咯血近5个月，加重1周来诊。

患者于1982年9月突然咯血数日，伴胸痛，经某医学院附属医院检查，诊为"支气管扩张症"。之后咯血反复不愈，近1周前咯血明显加重，于今日来院要求中医治疗。

目前症见：咯血时轻时重，伴胸痛，咳嗽，痰黏不利，黄白相兼，午后低热，面色㿠白，消瘦，纳差，神疲乏力，大便干结，舌质红，苔薄白而少，脉细数。

证属：气阴两虚，痰热损伤肺络。

治法：益气养阴，清肺化痰，凉血止血。

处方：黄芪30g，知母12g，桔梗10g，辽沙参15g，藕节30g，三七粉10g（分冲），花蕊石20g（先煎），阿胶10g（烊化），白及20g，桑白皮15g，鱼腥草30g，黛蛤散10g（包煎），紫菀15g，白茅根30g。4剂。

二诊：1983年2月28日。咯血稍减，仍咳嗽，痰黏不利，仍有午后低热，精神差，舌脉如前。继用前法，以前方再服4剂。

三诊：1983年3月7日。症略同前，昨日突然高烧，痰量增多不利，舌脉如前。以前方去阿胶、花蕊石，加桃杏仁各10g、苇茎30g、冬瓜仁30g。6剂。

四诊：1983年3月14日。咯血量较前减少，咳嗽减轻，痰白较前减少，仍有胸痛、低热，神疲乏力，口干，大便干，舌质红，苔薄白，脉细数。继用益气养阴，清肺化痰，凉血止血法。初诊方去阿胶，加地骨皮30g、瓜蒌20g。

五诊：1983年3月21日。上方再服6剂。诸症减轻，咯血已止，咳嗽明显好转，痰不多，低热已退，纳食增加，精神好转，仍大便偏干，舌质红，尚润，苔薄白，脉沉细稍数。继用前方进退，嘱用上方再服8剂。之后即用前

方去花蕊石、黛蛤散、瓜蒌、鱼腥草、白茅根,加百合、生地黄、白芍、玄参、浙贝母、麦冬、阿胶等,配蜂蜜制成膏剂,继续治疗。

六诊:1983 年 5 月 25 日。以上方服 8 剂后,即改用膏剂,共服 2 料,目前病情明显好转,咯血未作,不咳嗽,痰不多,低热已退,精神纳食转佳,舌脉如前,嘱继用前方膏剂继服,以巩固疗效。

按:本例咯血反复发作,初诊时表现为气阴两虚、痰热内盛、灼伤肺络。方用黄芪、辽沙参、知母益气养阴;桑白皮、黛蛤散、桔梗、紫菀、鱼腥草清肺化痰止咳;阿胶、白及养血止血;三七粉、藕节、花蕊石化瘀止血;白茅根凉血止血。全方具有益气养阴,清肺化痰,凉血化瘀止血的功效。在治疗过程中,病情时有波动,发热明显时加地骨皮以清退虚热,并加重鱼腥草用量;咳脓性痰多时加苇茎、冬瓜仁、桃仁、杏仁、生薏苡仁以祛痰排脓;咯血停止,肺阴亏虚之象明显时则加百合、生地黄、白芍、玄参、浙贝母、麦冬、阿胶等以养阴润肺。治疗后期,改汤剂为膏剂,扶正祛邪进行调理,逐步缓图,以固其本。

4. 肺癌胸腔积液胸憋甚,化痰蠲饮益肺气

[病案]肺癌化疗后并发胸腔积液、心包积液案

邬某,女,59 岁。2013 年 10 月 29 日初诊。

主因胸憋气紧不能平卧 2 月余来诊。

患者于今年 7 月中旬开始出现咳嗽、气紧、痰多等症状,经用抗生素、化痰药、止咳药无效。2 月后住入某医科大学附属医院,诊为肺癌、合并胸腔积液。因失去手术机会,故住院行化疗治疗,另由于胸腔积液量多而抽两次胸腔积液。因抽胸腔积液后,胸腔积液又迅速加重,并出现心包积液,故要求中医治疗。

目前症见:精神极差,消瘦,面容憔悴,胸憋气紧,不能平卧,咳嗽较剧,痰白黏稠不利,恶心纳差,大便不干,口黏口干,舌质暗,舌苔黄白厚,脉沉弦细数。

中医诊断:悬饮。

证属:肺气虚弱,痰饮积胸,胃失和降。

治法:益气和胃,化痰蠲饮。

方用:椒目瓜蒌汤合温胆汤加减。

处方:黄芪 30g,沙参 15g,炙桑白皮 15g,炒杏仁 10g,浙贝母 15g,橘红

10g，姜半夏9g，茯苓15g，枳实15g，小蓟60g，山慈菇10g，射干10g，蜂房10g，葶苈子30g，椒目10g，龙葵30g，焦三仙各15g，甘草6g，生姜3片。5剂。

二诊：2013年11月5日。药后胸憋咳嗽减轻，痰减少，纳增加，精神好转，仍气紧，舌质暗，苔白，中根黄厚，脉细数。继用前法，以前方去沙参，加太子参15g、生薏苡仁30g。5剂。

三诊：2013年11月12日。症状明显好转，目前患者自觉纳佳，精神好，胸憋、咳嗽基本消失，现已能平卧，仍觉气短，大便尚好，舌质暗，舌苔白，脉沉细数。继用前方加莪术10g，5剂。

四诊：2013年11月26日。近日纳食、睡眠均佳，精神尚好，面色好转，自觉劳碌后背困，有时轻微咳嗽，气短减轻，大便正常，舌质暗，舌苔黄白厚，脉沉细数。在某医院复查提示：胸腔少量积液。继用前法，以前方去射干、枳实，加黄芩10g、瓜蒌20g。

以上方随症加减，至2014年1月14日十一诊时，上方又服42剂。患者一般情况尚好，胸憋、咳嗽消失，痰不多，自觉除稍感气短外，无其他明显不适，舌暗苔微黄，脉沉弦数。近复查胸部CT示：右侧胸腔少量积液，心包积液消失。继用前法，以前方去黄芩，加石见穿30g。6剂。继续调治。随访2年，病情稳定。

按：本例患者为肺癌化疗后并发胸腔积液，虽经两次抽胸腔积液，但胸腔积液又迅速加重，并伴有心包积液。初诊时不仅精神极差、消瘦，而且胸憋气紧、不能平卧、痰多咳剧、恶心纳差。其病位虽然在肺，但又波及于胃。证属肺气虚弱，痰饮积胸，胃失和降。治疗予补益肺气，化痰蠲饮，兼以和胃降逆。方用黄芪、沙参、太子参补益肺气；用椒目瓜蒌汤，一以化痰蠲饮，一以和胃降逆；并加蜂房、山慈菇、龙葵、射干、莪术、生薏苡仁等抗癌解毒，化痰活血，兼以利水。经用药60余剂，心包积液消失，胸腔积液基本消除，精神、纳食均明显好转，病情趋于稳定。

（白震宁、王海萍、陈英　整理）

第二章
胸痹与心悸

第一节　胸痹

一、病机概要

胸痹相当于西医的冠心病（心绞痛、心肌梗死），总的病机是心脉不通。《灵枢·经脉》曰："手少阴气绝则脉不通，脉不通则血不流。"心脉不通的原因，多由瘀血、痰浊、寒凝、气滞等所导致，而瘀血、痰浊、寒凝、气滞的产生，则是脏腑功能失调的结果。故以瘀血、痰浊、寒凝、气滞为标，而以脏腑虚衰为本。因此，本病多属因虚致实，本虚标实。临床上其病有虚有实，虚者有气、血、阴、阳亏虚之不同；实证有气、痰、瘀、寒等邪之区别。实证之心血瘀阻、气滞心胸、痰浊闭阻、寒凝心脉，与虚证之心气不足、心阳亏虚、心阴亏虚、心肾两虚等均可导致胸痹的发生。

胸痹的病机经常发生转化，如心气虚日久，可发展为心阳虚；心血虚进一步发展耗伤心阴，可成为心阴虚。同时，虚实之间亦可互相转化，如实证之痰、气、瘀、寒等，与虚证之气血、阴阳亏虚间均可相互兼夹与转化。如痰浊久留，又气滞血瘀，则可导致痰瘀互结，痹阻胸阳，闭塞心络；而气、痰、瘀痹阻日久，亦可耗伤心气、心血、心阴、心阳，而成为虚实夹杂之证。

此外，胸痹病久亦可波及他脏，而出现数脏同病。如心脾两虚、心肾阳虚、心肾阴虚等。

二、临床辨治心法及验案

（一）临床辨治心法

1. **痰瘀互结，强调活血祛瘀、化痰通络**　痰邪停滞心胸，窒塞阳气，络脉阻滞；或素有痰滞于中，又兼恼怒气逆，而致痰浊气结互阻于胸中，均可导致胸痹的发生。气机阻滞，胸阳失展，日久可致血行瘀滞，胸阳痹阻，心脉不畅，导致胸痹。临床多见痰瘀互结之胸痹，治疗当予活血祛瘀，兼以化痰通络。临床常用瓜蒌薤白半夏汤、丹参饮、血府逐瘀汤等。

2. **阳虚寒凝，治以温补阳气、散寒通瘀** 心阳不振，或复受寒邪，以致阴寒盛于心胸，阳气失展，寒凝心脉，营血运行失畅，可致胸痹。素体阳虚，或寒饮损伤心阳，心阳虚衰，失于温运，致使气机痹阻，血行瘀滞，而成胸痹。治宜温补阳气，振奋心阳，散寒通瘀。常用方如当归四逆汤、参附汤、回阳救急汤合丹参饮等。

3. **气虚血瘀，常用补气益气、活血通脉** 临床上冠心病心绞痛或陈旧性心肌梗死患者，常见胸闷胸痛反复发作，同时兼见面色苍白、倦怠乏力、自汗、舌淡、脉弱等心气虚衰的症状。治疗当以补益心气为主，兼以活血通络。常用方如保元汤合丹参饮加味。伴有四肢发凉者可加桂枝、熟附子、干姜等。

4. **气阴两虚，当用补气养阴、养心和络** 在胸痹病变过程中，由于病久耗伤心气、心阴，都可能出现气阴两虚证。此属虚实夹杂，一方面心气、心阴亏虚，另一方面又有夹瘀夹痰。治疗当以补气养阴为主，兼以通络化痰。常用方如生脉散、炙甘草汤合丹参饮等。

（二）临床治法及验案

1. 痰瘀互结致胸痹，活血化痰通心脉

[病案] 胸痹案（冠心病心绞痛）

楚某，男，48岁。1986年7月4日初诊。心肾科会诊病例。

主因发作性胸骨后疼痛4个月要求会诊。

患者于11年前患后壁心肌梗死，近4个月来出现胸骨后疼痛，间断发作。目前已住院1月余，病情未能控制，要求中医会诊。

目前症见：胸骨后疼痛，阵发性加重，每次发作持续半小时，每日上午疼痛发作较多，伴全身精神差，气短，身冷，以胸背部为著，脘中似有气上逆，痰多，咽部有发憋感，嗳气，纳呆，大便尚可，舌质暗淡，苔白腻，脉沉弦而时有结象。

查体：血压：140/100mmHg，心率72次/min；听诊：心律不齐，心音低钝。心电图示：陈旧性心肌梗死。

中医诊断：胸痹。

证属：痰瘀互结，心阳痹阻。

治法：宣痹通阳，活血化痰。

方用：瓜蒌薤白半夏汤合丹参饮加味。

处方：瓜蒌20g，薤白10g，半夏10g，橘红10g，茯苓15g，枳实10g，丹参30g，郁金10g，檀香10g，砂仁6g（后下），桂枝6g，白术12g，红花10g，炙甘草6g，生姜3片。3剂。

二诊：1986年7月8日。药后胸骨后疼痛稍减，但仍有发作，舌脉如前。以前方去桂枝、白术、檀香、砂仁，加生蒲黄12g、五灵脂12g、葛根30g、生山楂15g。3剂。

四诊：1986年7月15日。以上方为主，再服6剂。自述胸骨后疼痛明显好转，偶有疼痛发作，背部畏冷感好转，痰不多，纳正常，仍觉咽部有发憋感及脘中有气上逆感，寐欠佳，口干，舌质暗，苔白，脉沉弦。血压：120/80mmHg。继用前法，以前方去山楂、红花，加生龙牡各20g、远志10g、茯苓15g。

九诊：1986年8月2日。以上方随症加减，又服15剂，自觉一般情况良好，偶胸骨后轻微疼痛，舌暗苔白，脉沉弦。继用前法，以初诊方去桂枝、白术、红花，加葛根30g、生蒲黄10g、五灵脂10g。

再服10余剂后，患者病情稳定，出院回家调养。

按：本例患者初诊之时，胸骨后疼痛较重，据其舌脉辨证为痰瘀交阻、心阳受阻。治以宣痹通阳，化痰降浊，活血化瘀法。用药6剂后，症状明显好转。以前方随症加减，再服6剂后，胸痛基本消失。方用瓜蒌薤白半夏汤为主，加橘红、茯苓、桂枝、石菖蒲等以宣痹通阳，化痰降浊；用丹参、郁金、红花、蒲黄、五灵脂、葛根、檀香、山楂等以活血通脉；用枳实理气行气，使气行则血行；并加生龙骨、生牡蛎、远志等以镇心安神。因药证相合，故疗效颇捷，不仅使顽固胸前区疼痛得以缓解，而且使心律不齐亦消失，血压趋于正常，精神、纳食均好转。

2. 温阳散寒治胸痹，血压高亦用桂附

[病案] 胸痹案（冠心病心绞痛）

郝某，男，63岁，退休工人。1984年10月15日初诊。

主因胸憋疼痛反复发作10余年，加重2年来诊。

患者于10余年前发现高血压病、高血压心脏病、冠心病。此后经常发生胸憋疼痛，曾数次住医院治疗。近2年来胸憋疼痛频繁发作，每日发作数次。在某医院就诊，诊为冠心病心绞痛，每次发作需服用硝酸异山梨酯、硝

酸甘油片,服后当时能缓解。平时尚用冠心苏合丸、速效救心丸、潘生丁等。由于长期未能有效控制发作,于今日来院门诊,要求配合中医治疗。

目前症见:胸憋疼痛,每日发作数次,每次约4~5分钟,夜间发作较多,每夜只能睡3~4小时,后半夜因胸憋疼痛而难以入睡,伴下肢无力,手足发凉,纳差,咽中有痰不利,口干口苦口黏,不思饮水,舌质暗淡,苔黄厚腻,脉沉迟。血压:160/100mmHg。

中医诊断:胸痹。

证属:阳虚阴寒凝滞,痰浊闭阻心脉。

治法:温阳散寒,宣痹化痰,活血通脉。

方用:桂枝附子汤合瓜蒌薤白半夏汤加减。

处方:熟附片9g(先煎),桂枝6g,瓜蒌20g,薤白10g,橘红10g,半夏10g,茯苓15g,枳实10g,丹参20g,郁金10g,石菖蒲10g,红花10g,白芥子10g,生姜3片。5剂。

二诊:1984年10月22日。药后胸憋疼痛明显减轻,发作次数减少,夜间未再发作,睡眠增加,纳食、精神好转,口干苦消失,唯活动多后仍感胸憋疼痛,但疼痛程度轻微,大便偏稀,舌质暗嫩红,津多,舌苔薄白,根部稍厚腻,脉沉弦。继用前法,以前方加葛根30g、炒白术12g,瓜蒌减为15g。5剂。

三诊:1984年10月29日。近1周来胸憋疼痛未再明显发作,夜间疼痛未作,患者自觉精神好转,纳可,睡眠好转,痰明显减少,手足发凉亦减轻,活动多时仍感胸憋气短,舌暗,苔白根稍厚,脉沉弦。继用前法,仍以初诊方去白芥子、石菖蒲,加党参15g、炒白术12g、炙甘草6g。

以此方再服10余剂后,诸症好转,胸憋疼痛未见明显发作。后即停药。

按:《金匮要略·胸痹心痛短气病脉证治第九》曰:"胸痹不得卧,心痛彻背者,栝蒌薤白半夏汤主之。"本例患者初诊之时,其证既有阳虚寒凝心脉之象,又有痰浊闭阻心脉之候;由于痰浊阻滞心脉,心血运行失畅,故又兼有心血瘀滞之病机于其中。故治以温阳散寒,化痰通脉。用桂枝附子汤以温阳散寒,瓜蒌薤白半夏汤以宣痹化痰,另加丹参、红花活血通脉。经用药20余剂,使频发胸憋疼痛得以控制。

3. 心气不足胸阳痹,补气温阳兼通痹

[病案]胸痹案(冠心病)

李某,女,78岁。2017年7月14日初诊。

主因胸憋、气短、乏力1年余,加重1月来诊。

患者既往有高血压史10余年,2016年3月开始出现胸闷、气短,间断发作。1月前自觉胸憋、气短加重,且精神不佳。某医院诊为冠心病、心绞痛、高血压病。因用药治疗未见明显好转,故于今日来诊。

目前症见:面色晦暗,胸憋,气短,周身乏力,失眠,舌质暗,舌苔薄白,脉沉细。

中医诊断:胸痹。

证属:心气不足,胸阳痹阻。

治法:补益心气,宣痹通阳。

方用:生脉散合瓜蒌薤白白酒汤加减。

处方:黄芪18g,太子参15g,麦冬15g,五味子10g,丹参15g,郁金15g,白芍12g,瓜蒌15g,薤白10g,桂枝6g,川芎10g,生地黄15g,炒酸枣仁15g,远志10g,浙贝母15g,炙甘草6g,生姜3片。

三诊:2017年7月28日。上药服12剂,自觉症状好转。目前自觉胸憋、气短减轻,但又觉身冷,畏风,后背发凉,精神欠佳,大便偏稀,睡眠差,舌质暗,舌苔薄白,舌面有裂纹,脉沉细。考虑此时其证应属心阳亏虚,寒邪阻滞。改拟益气温阳,散寒生脉。用《伤寒六书》回阳救急汤加减。

处方:黄芪18g,桂枝6g,党参15g,炒白术12g,茯苓15g,熟附子10g(先煎),炮姜10g,麦冬10g,五味子10g,砂仁6g(后下),广木香10g,生山药20g,炒白芍12g,炙甘草6g,生姜3片。6剂。

四诊:2017年8月11日。药后胸憋、气短明显好转,精神亦较前好转,大便尚可,仍自觉身冷,舌质暗,舌苔薄白,舌面有裂纹,脉沉细。继用前法,以前方加重熟附子15g、麦冬15g、黄芪30g,另加丹参15g、郁金15g。

以上方为主,随症稍做加减,再服20余剂后,诸症消失。

按:本例患者患有高血压、冠心病,临床既有心气不足的表现,又有胸阳痹阻的症状。故一方面用生脉散加黄芪以益气养心;另一方面用瓜蒌薤白白酒汤以宣痹通阳。12剂后症状有减,但又出现身冷、畏风、背凉等症状,综合考虑应属心阳亏虚、寒邪阻滞。故改用《伤寒六书》回阳救急汤加黄芪以益气温阳,散寒通痹。方中用熟附子、桂枝、炮姜等温热药物,经再服药近30剂后,症状消失,取得了良好效果。

第二节　心悸

一、病机概要

心悸为临床常见病，现代多见于心律失常、心功能不全、心肌炎、心神经官能症等。多由体质虚弱、七情所伤、饮食劳倦、感受外邪等所致。其病位在心，气血阴阳亏虚，心失所养；或邪扰心神，均可导致心悸。

其病有虚实，虚者有气、血、阴、阳亏虚之不同；实证有气、痰、瘀、寒、火、饮等邪之区别。实证之痰火扰心、心脉瘀阻、痰浊阻滞、痰饮内停，与虚证之心虚胆怯、心气不足、心血不足、心阴亏虚、心阳不振、心脾两虚等是导致心悸的发病机制和常见证候。

心悸的病机经常发生转化。如心气虚日久，可发展为心阳虚；心阳虚进一步可致心脾肾之阳虚；心血虚进一步发展耗伤心阴，可成为心阴亏虚或心之阴血皆虚，或肝肾阴虚；心气虚、心血虚均可引起心脾两虚。同时，虚实之间亦可相互兼夹和互相转化。如实证日久，病邪伤正，可兼见气血阴阳之亏损；而虚证亦可因虚致实，兼见实证或表证。另外心悸病久，其病变亦可波及他脏，出现数脏同病。如母病及子（心病及脾）、子病及母（心病及肝），而出现心脾两虚、心肾阳虚、肝肾阴虚等。

二、临床辨治心法及验案

（一）临床辨治心法

1. **枢机不利，治以燮理升降、和解枢机**　心悸患者在临床上所伴随的症状颇多。如有的患者主诉心悸，但又伴有头晕、恶心、胸闷气短、上腹部胀满、脘中气逆、纳呆，甚至脉弦而结等升降失调、枢机不利的表现。此时治疗当用和解枢机，燮理升降之法。临床常用柴胡加龙骨牡蛎汤等进行治疗。

2. **痰热扰心，治宜清热化痰、和胃安神**　痰浊内盛，郁久化热，而成痰热。痰热扰心，心神不安，而致心悸。临床可见心慌心跳反复发作。治宜清化痰热，和胃安神。常用方如黄连温胆汤。热象不重而又偏虚者，可用《证治准绳》十味温胆汤加味。

3. **心阴亏虚，治当滋阴养心、宁心安神**　心阴亏虚，心失所养，故心悸易惊。如伴有气虚者，为气阴两虚；伴有虚火者，为阴虚火旺。治宜滋养心阴，宁心安神。常用方如天王补心丹。气阴两虚者，用生脉散加味。

4. 气虚血瘀，当用补益心气、活血通脉　心气虚弱，不能鼓动血液正常运行，心失所养，而致心悸；气虚则血行无力，脉行不畅，可致瘀血痹阻。所以临床上某些患者表现为既有心气亏虚的症状，如心悸、气短、乏力；同时又伴有心血瘀阻的症状。治宜益气养心、活血通脉，伴水肿者宜配合活血利水。方用生脉散、保元汤、圣愈汤、丹参饮，或补阳还五汤、芪瓜兰豆汤（自拟）等。

5. 阳虚血瘀，强调温阳益气、化瘀定悸　心悸病至后期，由于久病气虚加重，渐至心阳虚衰。心阳虚则心失温养，不能温运血脉，血脉涩滞不通，可致心悸不安、面色苍白、形寒肢冷、胸闷、舌暗等。阳虚血瘀治宜温补心阳，佐以化瘀定悸。常用方如桂枝甘草龙骨牡蛎汤、参附汤合丹参饮。

6. 心肾亏虚，重视补益心肾、水火同治　心悸病变过程中，有时病情加重，由心及肾，而出现心肾同病。多由心阳虚衰进一步导致肾阳亏虚；或心阴亏虚，进一步发展致肾阴不足。此时治疗当用补益心肾，水火同治之法。心肾阳虚者治宜温补心肾、安神定悸，常用方如桂枝加桂汤、金匮肾气丸等。心肾阴虚者治宜补益心肾、养阴安神，常用方如生脉散合左归丸等。

7. 郁热扰心，宜用疏肝解郁、清热除烦　临床上某些患者有时出现心悸，西医检查并无器质性病变，此时当详查其临床表现，根据其症状舌脉进行辨证，定其病位，辨清病机。有时其病位并不在心，而是由于其他原因，影响了心脏而致心悸。如临床上可见肝郁化火，波及于心而出现心悸者。此时宜从肝论治，用疏肝解郁、清热安神之法。常用方如逍遥越鞠汤（自拟）、柴胡加龙骨牡蛎汤等。

（二）临床治法及验案

1. 频发室早气阴虚，益气养阴和枢机

［病案］心悸案（频发室性早搏）

武某，女，48岁，教师。1982年5月6日初诊，心肾科会诊病例。

主因持续性心悸，伴胸憋、眩晕1月余要求会诊。

患者于1973年发现高血压以来经常头晕、头痛，记忆力下降，睡眠不佳，血压波动在160～130/110～90mmHg之间。1982年4月初，症状加重，并伴心悸，就诊于单位医院，心电图提示"完全性右束支传导阻滞""频发室性早搏"，服用普萘洛尔、地西泮，疗效不佳。4月3日因劳累、精神紧张突

然晕倒在地，意识丧失，但无惊叫抽搐及大小便失禁，经拳击心脏按压后约半分钟清醒。次日上午反复发作 7～8 次，每次持续 3～5 分钟，患者发作前无明显不适感。于 1982 年 4 月 4 日住入本院心肾内科病房，入院诊断：①高血压病（Ⅱ期），②心律失常（完全性右束支传导阻滞，频发室性早搏），③心源性晕厥，④冠心病。入院后曾多次晕厥及频发室性早搏，经治疗，晕厥症状缓解，但仍有频发室性早搏。1982 年 5 月 6 日患者频发室性早搏明显增多。其入院已月余，持续有频发室性早搏发作，一直在心脏监护室进行监护，故要求中医会诊。

目前症见：患者自觉心悸，胸憋闷气喘，头晕，耳鸣，烦躁失眠，精神差，上腹部胀满不适，恶心纳差，口干苦，舌质红，舌苔黄，脉细弱而结。目前仍有频发室性早搏，上午 10 点 50 分出现短阵三联律，持续 10 秒钟。

中医诊断：心悸。

证属：气阴两虚，胃失和降，兼心血瘀阻。

治法：益气养阴，和解枢机，和胃降逆。

方用：生脉散合小柴胡汤、温胆汤加减。

处方：党参 15g，麦冬 15g，五味子 10g，丹参 15g，郁金 10g，柴胡 10g，姜半夏 10g，黄芩 10g，陈皮 10g，茯苓 15g，枳实 10g，竹茹 10g，生麦芽 30g，甘草 6g，生姜 3 片。1 剂。

二诊：1982 年 5 月 7 日。服药后，自觉症状大有好转，早搏明显减少，胸憋气喘及心悸心烦减轻，上腹部不适及恶心好转，纳食增加，昨晚睡眠好，精神较前亦有好转，舌质红，苔薄黄，脉细，但较前有力，偶有结象。要求继续服药。嘱以前方继服。

三诊：1982 年 5 月 13 日。又服 4 剂，患者精神较佳，谈笑自若，能下地活动。仍有时头晕，每于劳累、情绪激动后加重，纳可，微有心悸心烦，稍有口干口苦，睡眠不实，舌质偏红，舌苔白根黄，脉细缓，无结象。近几天来未再发生频发室性早搏，心电图示：窦性心律，偶发室性早搏。于 5 月 9 日解除心脏监护转入普通病房。虽有偶发早搏，但患者自觉无明显不适感。继用前方治疗。2 剂。

四诊：1982 年 5 月 15 日。目前患者一般情况好，精神、纳食、睡眠及大小便均恢复正常，情绪明显好转，无心悸、胸闷喘憋，仍觉有时头晕，稍觉乏力。心率 80 次 /min，律齐，未闻早搏，舌质稍红，舌苔白，脉细。继用前方4 剂。

五诊：1982年5月21日。自觉无明显不适，诸症均好转，舌偏红，苔白，脉细，偶有结象。准备近两日出院，改拟生脉散、温胆汤合炙甘草汤，嘱继续调治。

按：本例为危重病患者，在西医进行抢救治疗的情况下，生命得以救治。但之后的治疗过程中，频发室性早搏仍未能控制，一直在心脏监护室进行监护，故要求中医会诊。根据初诊时的临床表现，其心悸、胸憋气喘，头晕耳鸣，烦躁失眠，精神差，舌红苔黄，脉细缓而结，当属心之气阴两虚之象；其上腹部胀满，恶心欲吐，纳差，口干苦等，应为枢机不利、胃失和降所致。故予以益气养阴，和解枢机，和胃降逆之法。方用生脉散加丹参、郁金，并合用小柴胡汤及温胆汤加减。药后症状明显好转，不仅早搏明显减少，而且心悸、胸憋气喘以及上腹部胀满、恶心等症状亦缓解，纳食增加，精神随之亦好转。用药10余剂后，诸症好转，早搏消失。

2. 心阳虚衰心脉阻，益气温阳兼化瘀

[病案] 心悸案（频发房性早搏）

雷某，女，48岁。1983年5月17日初诊。

主因心悸，伴头晕、乏力3年，加重1月来诊。

患者于3年前出现心悸，之后反复发作，伴头晕、乏力，近1月来因症状逐渐加重，于今来院门诊。

目前症见：心悸不安，气短不足以息，头晕较甚，全身乏力，下肢痿软浮肿，不思饮食，视物模糊，自述"目中有流火"感觉，汗多，周身恶风畏冷，口干苦，舌质暗，舌薄黄而润，脉沉迟时有结象。

查：血压160/110mmHg，心率45次/min。胸部听诊：未闻及心脏杂音，心律不齐，有频发期前收缩，两肺（-）。心电图检查：心电轴正常，窦性心动过缓，频发房性早搏，偶发室内差异传导。

中医诊断：心悸。

证属：心气不足，心肾阳虚，心血瘀阻。

治法：益气温阳，活血化瘀，兼镇心安神。

处方：黄芪30g，党参15g，桂枝10g，附片10g（先煎），菟丝子15g，当归12g，川芎6g，桃仁10g，红花10g，怀牛膝10g，生龙牡各30g（先煎），葛根30g，丹参30g，生姜3片。6剂。

二诊：1983年5月23日。自诉药后诸症好转，心悸及气短明显减轻，精

神、纳食好转，头晕亦减，但仍有轻度头晕，下肢乏力，身微恶风寒，二便正常，舌质暗，苔白润，脉沉，未见结象。查心率：65 次 /min，血压：100/68mmHg。继以益气养心，温补心肾，兼以活血安神。以前方去川芎、桃仁、怀牛膝、葛根，加茯神 15g、淫羊藿 15g。6 剂。

三诊：1983 年 5 月 30 日。近几天因劳累，症状又有反复，又觉心悸，气短，头晕乏力，身体困顿嗜卧，"目中流火"，下肢轻度水肿。继用前法，调方如下。

处方：黄芪 30g，桂枝 12g，附片 12g（先煎），丹参 24g，红花 10g，当归 12g，白芍 12g，菟丝子 20g，淫羊藿 15g，巴戟天 15g，党参 15g，白术 12g，茯苓 25g，炙甘草 10g，生姜 3 片。

上方再服 10 余剂后，诸症消失。两个月后患者因感冒来诊，诉前疾未再发作。

按："目中流火"的症状，在李东垣《脾胃论》卷下神圣复气汤条下有所记载，其症见"上热如火，下寒如冰，头作阵痛，目中流火，视物䀮䀮，耳鸣耳聋……气短喘喝，少气不足以息"，此为阳虚寒盛之证。本例患者心悸日久，反复发作。初诊时表现为一系列心肾阳虚、心血瘀阻的证候，如头晕乏力，肢肿畏冷，舌暗，苔薄而润，脉沉迟而结。经用益气温阳、活血安神之剂，症状明显好转。其方中以黄芪、党参补益心气；桂枝、附片、菟丝子、淫羊藿、巴戟天等温补心肾之阳；当归、白芍、川芎、桃仁、红花、丹参、葛根养血活血通脉；怀牛膝强壮腰膝；生龙牡镇心安神。

本案治疗取得效果，给我们很大启发。一般认为血压高的患者不宜多用温补药，而白兆芝教授于这里重在辨证，在确认其证属心肾阳虚之证，即放胆应用益气温阳、补益心肾、兼活血安神之法，结果不仅血压没有升高，反而降至正常。同时使缓慢的心率由 45 次 /min，恢复为 65 次 /min，早搏得以消失。由此可见，运用中医药治疗心律失常、高血压等心血管病，一定要以中医辨证论治为原则，不可囿于西医的诊断。

3. 气虚血瘀水湿停，益气活血兼利水

[病案] 心悸气短水肿案（高血压心脏病心力衰竭）

李某，女，79 岁。2021 年 6 月 23 日初诊。

主因心悸、气短，伴头晕、水肿反复发作 5 年余，加重 1 个月来诊。

患者素患高血压病 20 余年，于 5 年前出现双下肢水肿，逐渐加重，之后

又见心悸、气短，伴头晕、乏力，反复发作，经治未愈。1个月前心悸、气短、水肿加重，后住省某医院心内科，诊为高血压心脏病伴心衰，用西药治疗后症状稍有好转，于1周前出院，要求中医治疗。

目前症见：心悸，气短，双下肢高度水肿，周身乏力，伴咳嗽，纳食欠佳，口干，大便尚可，舌质暗，舌苔白根稍厚，脉沉缓。

出院时查心脏超声示：左房、左室增大；心包积液（中量）。肾功能（−）。血压：198/75mmHg。尿常规：潜血（±），白细胞（±）。

中医诊断：心悸、水肿。

证属：气虚血瘀，水湿内停。

治法：益气活血，健脾利水。

方用：芪瓜兰豆汤加减（自拟）。

处方：黄芪30g，冬瓜皮30g，泽兰30g，赤小豆30g，当归12g，白芍12g，川芎10g，生白术12g，茯苓15g，泽泻10g，丹参15g，生地黄15g，葶苈子15g，怀牛膝10g，车前子12g，生姜3片。6剂。

二诊：2021年6月30日。双下肢水肿明显好转，精神较前好转，心悸、气短减轻，纳可，大便正常，舌暗红，舌苔白根稍厚，脉沉缓。血压：129/64mmHg。继用前法，以前方去怀牛膝、车前子、冬瓜皮、赤小豆，加郁金15g、桑白皮12g、杏仁10g、生薏苡仁30g。

此后，以上方为主，随症加减，曾用药如生山药、熟地黄、广木香、厚朴、陈皮、大腹皮等，至2021年8月18日八诊时，上方服42剂，双下肢水肿基本消失，心悸、气短及头晕未作，精神好，纳正常，大便可，舌暗红，苔白，脉缓。今日本院心脏超声示：左房、左室增大；心包积液（少量）。继用前法，以前方继服10余剂，巩固疗效。

按：本例患者年近八旬，患高血压病多年，住院诊为高血压病心衰。初诊时心悸、气短明显，水肿较甚，精神差，舌质暗，且心脏超声示中量心包积液。据其临床表现，辨证当属气虚血瘀、水湿内停证。治以益气健脾、活血利水，以芪瓜兰豆汤加减进行治疗。用药60余剂，症状消失，水肿消退，心包积液明显好转。

4. 心肾阳虚心悸惕，桂枝加桂平冲逆

［病案］心悸案（心肾阳虚）

常某，男，45岁，机关干部。1984年10月9日初诊。

主因心悸 10 年，反复加重来诊。

患者于 10 年前无明显原因，出现心悸，逐渐加重。1984 年 10 月 4 日去心内科检查，血压：右上 150/90mmHg，左上 160/90mmHg。查体：心率 84 次/min，主动脉瓣区有二级收缩期杂音，肺（-）；腹软，上腹部腹主动脉搏动增强，有收缩期杂音，肝脾不大；双侧足背动脉搏动稍弱。查心脏超声及心电图大致正常。未能明确诊断。曾服用某院中医所开之养阴补心安神中药数剂，症状加重。

目前症见：经常心悸，惕惕而动，脘中有气上逆攻冲，伴头晕，失眠，便溏，少腹部及双下肢发凉，以双脚为甚，口干，牙痛，经常咽痛，舌质暗红，舌苔薄白而润，脉沉细稍弦。

中医诊断：心悸。

证属：心肾阳虚，心肾不交。

治法：温补心肾之阳，交通心肾。

方用：金匮肾气丸加味。

处方：熟地黄 18g，山萸肉 10g，生山药 12g，茯苓 15g，泽泻 10g，牡丹皮 10g，熟附片 10g（先煎），肉桂 6g，生龙牡各 20g（先煎），补骨脂 15g，五味子 10g，党参 15g，炙甘草 6g，生姜 3 片。3 剂。

二诊：1984 年 10 月 12 日。药后症状同前，无明显改善。改用温补心阳，温肾潜镇法。

处方：桂枝 15g，炒白芍 15g，生龙牡各 30g（先煎），附片 10g（先煎），五味子 10g，党参 15g，茯神 15g，远志 10g，泽泻 10g，熟地 24g，生山药 15g，牡丹皮 10g，怀牛膝 10g，甘草 6g，生姜 3 片。3 剂。

三诊：1984 年 10 月 15 日。上方服后心悸明显减轻，脘中气逆减半，下肢发凉亦减，口干，牙痛亦明显好转，睡眠增加，大便稍溏，舌质暗红，苔薄白，脉沉细。继用前法，以前方去泽泻，加丹参 15g、炒酸枣仁 15g。3 剂。

四诊：1984 年 10 月 18 日。心悸大减，脘中气逆上冲感基本消失，食欲增加，精神显著好转，仍感少腹部及左脚发凉，大便偏稀，日一行，舌脉如前。继用前法，以前方加黄芪 20g、当归 10g。5 剂。

五诊：1984 年 10 月 24 日。目前心悸已不明显，脘中气逆感消失，精神尚可，仍觉下肢发凉，大便偏稀，舌脉如前。以前方进退，再服 5 剂。

六诊：1984 年 11 月 2 日。目前一般情况良好，精神尚好，偶受凉时心悸，下肢及少腹畏凉好转，睡眠尚可，仍不耐疲劳，舌质暗红，苔薄白，脉沉弦细。继用前方继续调理。

按:本例心悸患者,病程已久,长达 10 年,反复发作,未能明确诊断。初诊时辨证为心肾阳虚、心肾不交,用金匮肾气丸加味,药后症状不减。其后考虑此证当属心肾阳虚,水气上冲。患者所出现之口干、牙痛、咽痛,并非心肾不交,而是阳虚寒盛、虚阳浮越所致。故治以温补心阳,兼以温肾潜镇。方用桂枝加桂汤合金匮肾气丸治之。以桂枝加桂汤加附子温通温补心阳,平冲降逆,以化寒水之气;以金匮肾气丸温补全身阳气;加生龙牡潜阳镇逆;加党参、五味子、远志以补益心气,安养心神。药后心悸明显减轻,脘中气逆减半,以此方进退,再服 10 余剂,诸症若失。由此可见,桂枝加桂汤之温通心阳、平冲降逆之功甚佳。

5.心悸水肿尿失禁,益气养心兼补肾

[病案] 心悸肢肿尿失禁案(冠心病伴慢性心力衰竭)

戎某,女,72 岁。2011 年 3 月 22 日初诊。

主因间歇性心慌、气短、胸闷 3 年,症状加重伴水肿 2 个月来诊。

患者既往患高血压病多年,于 3 年前出现心慌、气短,且胸憋,逐渐加重。曾去某医院就诊,诊为"高血压""冠心病",经用药后,一度症状减轻。但 2 个月前心悸症状加重,同时出现双下肢水肿,尿失禁。经某医院诊为"冠心病伴慢性心力衰竭",用药治疗效果不明显,于今日来诊。

目前症见:心慌,气短,胸前憋闷,头晕乏力,头闷如裹,偶头部有针刺感。口苦,口干,心烦,纳一般,下肢畏寒喜暖,大便 1 日 2 次,不成形,小便频,甚至尿失禁,双下肢水肿,舌质暗红,舌苔少,脉沉弦而结。

中医诊断:心悸。

证属:心气亏虚,肾气不足。

治法:益气养心,补肾固精。

方用:生脉散合左归丸、缩泉丸加减。

处方:太子参 15g,麦冬 15g,五味子 10g,丹参 15g,生地黄 15g,熟地黄 15g,山萸肉 10g,生山药 12g,生龙骨 15g(先煎),生牡蛎 15g(先煎),炒白芍 12g,天麻 10g,白蒺藜 15g,茯苓 15g,益智仁 10g,乌药 10g,砂仁 6g(后下),炙甘草 6g,生姜 3 片。

六诊:2011 年 5 月 31 日。以上方为主,随症加减,共服 14 剂。目前自觉心慌明显好转,胸憋消失,气短、头晕均有所好转,纳可,大便可,仍尿失

禁,舌质暗,舌苔白,脉沉。改拟益气养心,兼补肾气。

处方:太子参 15g,麦冬 15g,五味子 10g,当归 12g,炒白芍 12g,柴胡 10g,姜半夏 9g,黄芩 10g,山萸肉 10g,生地黄 15g,枸杞子 12g,白蒺藜 15g,生龙骨 15g(先煎),生牡蛎 15g(先煎),丹参 15g,郁金 15g,甘草 6g,生姜 3 片。

十诊:2011 年 6 月 28 日。以上方随症加减,睡眠差时加炒酸枣仁;尿失禁加乌药、益智仁。再服 20 剂。心悸、头晕明显减轻,胸憋未作,精神好转,纳可,大便 1 日 3 行,质软,不成形,尿失禁减轻,仍尿频,且下肢水肿,舌质暗红,舌苔黄白厚,脉沉。以初诊方去生龙骨、生牡蛎、天麻、茯苓、生地黄,加枸杞子 12g、菊花 10g。5 剂。

十一诊:2011 年 7 月 5 日。心慌、头晕及尿频好转,仍感下肢困肿,舌暗苔白,脉沉。今日查尿常规(-)。继用前法,上方去白蒺藜、菊花、枸杞子,加茯苓 15g、泽泻 10g、木瓜 15g、车前子 10g、怀牛膝 10g。

十三诊:2011 年 7 月 19 日。上方再服 10 剂。心悸消失,胸憋未作,尿频明显好转,双下肢水肿消失,眼干,纳可,大便不稀,稍有头晕,舌质暗,舌苔白,脉沉弦。继用前法。

以前方为主,再服 30 剂后,停药。

按:本例患者患高血压病多年,3 年前又患冠心病。初诊时心悸伴胸憋气短、头晕乏力等心气不足症状比较明显;同时伴有小便频数、尿失禁、双下肢水肿等肾气不足的表现。故用生脉散加龙骨、牡蛎、丹参等以益气养心定悸;用左归丸合缩泉丸以补肾固精缩尿;并且酌情加白芍、天麻、白蒺藜等以柔肝平肝清眩。经前后用药 70 余剂,病情得以控制。值得注意的是,患者既有尿频、尿失禁,又有双下肢水肿,这两个症状看似矛盾,其实均由肾气亏虚所致,所以运用补肾固精之法有效。

(白震宁、王海萍　整理)

第三章
顽固性不寐

一、病机概要

《景岳全书·不寐》曰:"盖寐本乎阴,神其主也;神安则寐,神不安则不寐。"而导致神不安的原因主要有情志不舒、痰热内扰、阴虚火旺、心脾两虚、胃气不和、心肾不交等诸方面。所以不寐的病位主要在心、肝、脾。

(一)五志过极,火扰心神

情志过度,损伤五脏。其中五志过极,心火扰动心神;或肝郁化火,扰动心神;或胆胃郁热,亦可扰心,均可导致心神不安,而出现不寐。

(二)饮食失节,痰火内扰

饮食失节,脾胃受损,酿生痰热,痰火内盛,则可扰乱心神,而致不寐。

(三)血虚肝旺,肝阴不足

情志不遂,抑郁恼怒,长期肝失疏泄,以致阴血暗耗,肝血亏虚;而又兼肝郁日久,肝阳偏旺,从而形成血虚肝旺的病理状态。一方面血虚则心失所养;另一方面肝气肝阳偏旺,亦可扰心;同时肝之阴血亏虚,而阴虚火旺,虚火扰心,均可导致不寐。

(四)心脾两虚,心血不足

劳倦过度,或久病体虚,或年老体弱,均可致脾虚气弱,气血生化乏源,而心血不足;或劳心过度,伤心耗血;或思虑过度,损伤心脾,而致气血亏虚,心失所养。上述均可导致心神不安,而出现不寐。

(五)心虚胆怯,心神失养

心气素虚,遇事易惊,心神不安,可致不寐;或胆气素虚,决断失司,亦可致心神不安,出现不寐。其临床表现特点为虚烦不眠。

（六）久病入络，瘀血内阻

长期顽固性失眠，经治不愈，且出现舌质暗，有瘀斑、瘀点者，应考虑久病入络、血分瘀阻。可试用活血化瘀，通络宁神之法。

二、临床辨治心法及验案

（一）肝郁化火致失眠，疏肝清热兼安神

情志不遂，恼怒伤肝，肝气郁结，日久郁而化火，邪火上扰心神，使心神不安，而致失眠。治当疏肝清热，佐以安神。常用方如逍遥越鞠汤、丹栀逍遥散等。

[病案] 肝郁化火之顽固性失眠

裴某，女，56岁。2018年6月11日初诊。

主因失眠10年，加重1年余来诊。

患者于10年前因情志不舒，忧愁恼怒过度，出现失眠，反复发作。于1年多以前失眠加重，曾多次多处就医，未见明显好转，于今日来诊。

目前症见：睡眠极差，彻夜难眠，心烦，头晕，耳鸣，乏力，脘中悸动，烧心，泛酸，脘痞，头部及背部灼热，大便不畅而量少，口苦，咽干，舌质暗红，舌苔白中根黄厚，脉弦。

中医诊断：不寐。

证属：肝郁化火，扰心犯胃。

治法：疏肝清热，和胃降逆，兼以安神。

方用：柴胡加龙骨牡蛎汤合化肝煎加减。

处方：柴胡10g，姜半夏9g，黄芩10g，白芍12g，枳实15g，陈皮10g，茯苓15g，牡丹皮10g，栀子10g，丹参15g，郁金15g，远志10g，合欢花15g，生龙牡各30g（先煎），浙贝母15g，甘草6g，生姜3片。

三诊：2018年7月2日。以上方为主服12剂。目前自觉睡眠稍好，晚上能睡2～3个小时，脘中不适好转，头晕减轻，仍耳鸣，头部及背部灼热，口苦，口干，舌质暗红，前半舌舌苔白，中根黄厚，脉弦。继用前法，以前方去牡丹皮、浙贝母，加夏枯草15g。

以此方为主稍作加减，至2018年7月16日五诊时，再服12剂。自述睡眠继续好转，现每晚能睡4小时左右，头晕及精神好转，仍耳鸣，背部灼热，大便日行2次，不成形，舌质暗红，舌苔白，根微黄厚，脉沉弦。改拟疏肝健

脾,清热除烦,兼以安神法。方用逍遥越鞠汤加减。

处方:当归 12g,白芍 12g,柴胡 10g,白术 12g,茯苓 15g,郁金 15g,香附 10g,川芎 6g,栀子 10g,牡丹皮 10g,远志 10g,炒酸枣仁 20g,八月札 15g,神曲 15g,灵芝 10g,甘草 6g,生姜 3 片。

九诊:2018 年 9 月 10 日。以上方随症加减,再服 30 剂。目前睡眠明显好转,睡眠基本正常,但有时睡眠不实,除仍有轻度头晕及耳鸣外,余无明显不适,舌质暗红,舌苔白,根微黄偏厚,脉沉弦。继用前法。

以前方进退,再服 20 余剂后,诸症消失,停药。

按:本例患者失眠已有 10 年,近 1 年加重。来诊时彻夜难眠,伴有心烦、头晕、耳鸣、头背部灼热、口苦、舌红苔黄、脉弦等肝郁化火的表现。同时尚有脘痞、烧心、泛酸、脘中悸动等肝气肝火犯胃的症状。故考虑证属肝郁化火,扰心犯胃。治用柴胡加龙骨牡蛎汤合化肝煎以疏肝清热,和胃降逆,兼以安神。经治肝火减轻,睡眠有所好转后,其证转化为肝郁脾虚、化火扰心。改用逍遥越鞠汤以疏肝解郁,清热健脾,镇心安神。随症加减,经服用 50 余剂后,顽固性失眠得以治愈。此方系白兆芝教授治疗郁证及失眠的常用自拟方,以逍遥散合越鞠丸,一方面疏肝健脾,另一方面理气解郁、清热安神。

(二)痰热内扰心不安,清化痰热通阴阳

各种原因导致脾胃运化失常,酿生痰湿,郁而化热,痰火内扰,以致心神不安,阴阳不和,导致失眠。临床表现除烦躁失眠之外,同时又有一系列痰热内盛及胃气不和的症状。治宜化痰清热,和中安神。常用方如黄连温胆汤。《医方集解·和解之剂·温胆汤》曰:"《经》又曰:胃不和则卧不安,又曰阳气满不得入于阴,阴气虚故目不得瞑,半夏能和胃而通阴阳,故《内经》用治不眠,二陈非特温胆,亦以和胃也。……《内经》半夏汤治痰盛不眠……半夏除痰而利小便,糯米益阴而利大肠,使上下通则阴阳和矣。"

[病案]痰热内扰之顽固性失眠

白某,女,68 岁。2014 年 1 月 6 日初诊。

主因失眠 5~6 年,加重 10 天来诊。

患者于近 6 年前因劳累过度,又兼心情抑郁而出现失眠,反复不愈。曾服用中西药物,病情时轻时重。10 多天前饮食失节,又兼恼怒生气,以致近 10 天来睡眠极差,有时彻夜不眠,于今日来诊。

目前症见：睡眠极差，彻夜不眠，伴心烦不安，头晕，头痛，自觉身热，脘胀，烧心，嗳气，口干，口苦，手足干，大便不规律，舌质暗红，舌苔黄厚腻，脉弦滑。

中医诊断：不寐。

证属：痰热内扰，兼肝郁不舒。

治法：清化痰热，疏肝解郁，和中安神。

方用：黄连温胆汤合柴胡加龙骨牡蛎汤加减。

处方：陈皮10g，姜半夏9g，茯苓15g，枳实15g，竹茹15g，黄连6g，柴胡10g，白芍12g，黄芩10g，浙贝母15g，远志10g，丹参15g，郁金15g，生龙牡各30g（先煎），合欢花15g，甘草6g，生姜3片。6剂。

二诊：2014年1月13日。药后睡眠有所好转，身热亦减，夜间能睡3～4小时，头痛头晕减，仍心烦，惕惕不安，大便稀，精神欠佳，咽干，腰困，舌质红，舌苔白根黄厚腻，脉弦滑。继用前法，以前方加炒酸枣仁15g。6剂。

三诊：2014年1月20日。寐较前好转，夜间能睡5小时，头晕头疼未作，口干，记忆力减退，腰困，腹胀大便2日一行，舌质红，舌苔白，根微黄厚，脉弦滑。继用前法，以前方继服。6剂。

四诊：2014年2月17日。春节期间停药未服。目前睡眠好转，头晕头疼未作，脘胀及烧心消失，仍口干，腰困，舌质暗，舌苔白根微黄稍厚，脉弦细。考虑目前痰热已经明显减轻，而以肝郁血虚为主，故改用和解枢机、养血安神法。

处方：柴胡10g，姜半夏9g，黄芩10g，当归12g，白芍12g，川芎10g，生地黄18g，远志10g，郁金15g，丹参15g，炒酸枣仁15g，生龙牡各18g（先煎），合欢花15g，甘草6g，生姜3片。

以此方进退，再服12剂后，睡眠已基本正常。

按：本例患者失眠5～6年，久治不愈。10多天前由于饮食不节再加上恼怒生气而使病情加重。根据其病史及初诊时的临床表现，其证应属于痰热扰心，又兼肝郁不舒。故治以清化痰热，疏肝解郁，和中安神。经用黄连温胆汤合柴胡加龙骨牡蛎汤加减，取得良效。

（三）血虚肝旺神不安，养血平肝定心神

《血证论·卧寐》云："肝病不寐者，肝藏魂，人寤则魂游于目，寐则魂返于肝。若阳浮于外，魂不入肝，则不寐。"所以肝血不足，肝阳浮越，魂不守

舍;肝血亏虚,心失所养,均可致失眠发生。治宜养肝血,敛肝阳,安心神。

[病案] 血虚肝旺之顽固性失眠

康某,女,47岁。2012年11月13日初诊。

患者于10年前因劳累过度出现失眠,经治未见好转。近1年来病情逐渐加重,今年上半年曾服中药40余剂无效。于今日来诊。

目前症见:睡眠差,入睡困难,且易受惊醒,每晚只能睡2小时左右,伴头晕,耳鸣,口干咽干,手热足凉,纳可,大便不成形,小便频数,月经量少,舌质暗红,舌苔微黄,脉弦细。

中医诊断:不寐。

证属:肝血不足,肝阳偏旺,虚热内扰。

治法:养血安神,平肝清热。

方用:酸枣仁汤、逍遥散加味。

处方:炒酸枣仁20g,川芎6g,茯苓15g,知母10g,太子参15g,白术12g,当归12g,远志10g,白芍12g,生龙牡各18g(先煎),柴胡10g,广木香10g,甘草6g,生姜3片。6剂。

二诊:2012年12月4日。药后症略同前,仍睡眠差,消化迟缓,大便黏而不爽,舌质暗红,舌边有齿痕,舌苔白微黄,脉弦细。改拟逍遥越鞠汤加味。以前方去知母、广木香,加香附10g、栀子10g、神曲15g、丹参15g。

三诊:2012年12月18日。上方服12剂。自述头晕、耳鸣减轻,但仍睡眠差,且睡眠梦多,大便尚可,舌质暗红,舌苔白微黄,脉弦细。改用柴胡四物汤,以加强养血平肝之效。

处方:当归12g,白芍12g,川芎6g,生地黄15g,柴胡10g,姜半夏9g,黄芩10g,太子参15g,白术12g,茯苓15g,生龙牡各18g(先煎),炒酸枣仁20g,远志10g,丹参15g,甘草6g,生姜3片。

以此方随症加减,再间断服30余剂。至2013年3月1日十诊时,患者睡眠已经基本正常,有时易醒,纳可,大便稍有不爽,舌脉如前。继用前法,以前方加郁金15g,再服6剂后,停药。

按:本例患者失眠10余年,久治不愈。初诊时伴有头晕,耳鸣,口干咽干,手热足凉,月经量少,脉细等血虚肝旺的临床表现。故用酸枣仁汤合逍遥散、逍遥越鞠汤加减,药后睡眠仍差。随后改用柴胡四物汤加味,一方面养血补血,一方面疏肝平肝,再服近40剂后,诸症消失。

（四）心脾两虚致不寐，补益心脾养心血

脾胃虚弱，气血不足，心失所养，心神不安，可致失眠。治宜补益心脾，益气养血，兼以安神。此时治疗，一方面健脾胃，补气血；一方面应养血安神。常用方如归脾丸。

[病案] 心脾两虚之顽固性失眠

杜某，女，40岁。2014年12月5日初诊。

主因失眠2年余来诊。

患者于2年前因劳累及思虑过度，出现睡眠差，逐渐加重，于今日来诊。

目前症见：睡眠差，入睡困难，且易醒，每晚只能睡2～3小时，伴头晕，乏力，易疲劳，心悸，气短，有时自觉"上火"，有时心烦，大便2～3日一行，尚成形，舌质暗淡，舌体胖，舌苔白根微黄略厚，脉沉细。

中医诊断：不寐。

证属：心脾两虚，血不养心。

治法：补益心脾，养血安神。

方用：归脾汤加味。

处方：黄芪24g，太子参15g，白术12g，茯苓15g，当归12g，远志10g，陈皮10g，炒酸枣仁30g，龙眼肉10g，生龙牡各18g（先煎），广木香10g，百合30g，知母10g，白芍12g，五味子10g，甘草6g，生姜3片。6剂。

二诊：2014年12月12日。药后睡眠稍有好转，精神亦有所好转，头晕乏力、心悸气短及心烦等症减轻，纳食尚可，大便正常，舌质暗淡，舌体胖，舌苔白根厚，脉沉细。继用前法，以前方去知母、百合，加姜半夏9g、炒栀子10g。

三诊：2014年12月26日。上方服12剂。目前睡眠大见好转，夜间睡眠已经基本恢复正常，头晕、心悸及心烦消失未作，精神亦明显好转，舌脉如前。继用前法，以二诊方去炒栀子。再服12剂后，诸症消失，未再反复。

按：从本例患者的病史及其临床表现来看，应属于气血亏虚、心脾两虚。故用归脾汤加减，以补益气血为主，并加生龙骨、生牡蛎、五味子、百合等安神定志。用药30余剂，取得了良好的效果。

（五）心肝阴虚之不寐，养阴柔肝宁心神

情志抑郁，肝郁日久，常可化火而伤阴，导致肝阴亏虚。由于母病及子，肝病波及于心，致使心阴亦不足。心肝阴虚则虚火内扰心神，从而出现失

眠。肝阴亏虚不仅可以影响于心,而且可以波及于胃,遂出现胃气失和的症状。治宜滋养心肝之阴,兼以柔肝安神;若波及于胃者,宜配以和胃之品。常用方如一贯煎。

[病案] 肝阴亏虚之顽固性失眠

李某,女,68岁。2013年1月25日初诊。

主因失眠反复发作1年余,加重2月来诊。

患者于1年多以前,因心情郁闷、恼怒生气而出现睡眠差,反复不愈。近2月来,症状加重。于今日来诊,要求中医治疗。

目前症见:睡眠差,经常彻夜难眠,每晚上须服安眠药方能入睡3~4小时,伴心烦易怒,口干眼干,手足心热,烧心泛酸,汗多,纳呆,大便干结,舌质暗,舌苔薄白而少,根微黄,脉弦细数。

中医诊断:不寐。

证属:肝阴亏虚,虚火内扰,胃气失和。

治法:滋阴清热,兼以和胃安神。

方用:一贯煎加味。

处方:沙参15g,麦冬15g,生地黄24g,当归12g,白芍12g,川楝子6g,夜交藤15g,女贞子15g,远志10g,牡丹皮10g,栀子10g,浙贝母15g,乌贼骨30g,鸡内金15g,甘草6g,生姜3片。6剂。

二诊:2013年2月1日。药后烧心泛酸消失,心烦易怒减轻,大便好转,纳食增加,仍睡眠差,汗多,手足心热,舌质暗,舌苔白根厚,脉弦细数。继用前法,以前方去浙贝母、乌贼骨,加玄参15g、丹参15g、合欢花15g。6剂。

三诊:2013年2月8日。目前自觉诸症均有好转,汗多及手足心热好转,但仍睡眠差,舌脉如前。继用前法,以前二诊方去川楝子、鸡内金、合欢花,加生龙牡各30g、五味子10g。

以上方服12剂。至2013年3月5日五诊时,睡眠明显好转,夜间不用服安眠药亦可入睡,但有时睡眠不实,口干,眼干涩,大便偏干,舌质暗,舌苔薄白而少,根稍厚,脉弦细。继用前法,以前方进退,再服10余剂,睡眠基本正常。

按:本例患者因心情郁闷、恼怒生气而出现失眠1年余。初诊时其临床表现为彻夜难眠等肝阴亏虚、虚火内扰之象,且兼有胃气失和症状。经用一贯煎加牡丹皮、栀子、玄参滋阴清肝,兼以疏肝;加合欢花、远志、夜交藤、五味子解郁安神;浙贝母、鸡内金和胃醒胃。经服药30余剂后,睡眠基本正常。

（六）瘀血阻于心脑络，活血化瘀安心神

心主血脉，又主心神。如心血不足，或心血瘀阻，则可导致其主神明的功能受到影响，而出现失眠。同时，气为血帅，气行则血行，气滞则血滞，气血瘀滞则凝滞脑气，神明受扰，亦可引起失眠。临床上一些久治不愈的顽固性失眠患者，可用活血化瘀兼以安神的方法进行治疗。

[病案] 瘀血内滞之顽固性失眠

曹某，男，66 岁。2017 年 1 月 10 日初诊。

主因持续失眠 2 年余，伴右上腹隐痛 1 年余来诊。

患者素有高血压史 20 年，且喜饮酒，于 2 年多前出现失眠，经治不愈，经常需服安眠药。1 年前因饮食不慎，而又出现右上腹部疼痛。2016 年 12 月 20 日腹部 B 超示：胆囊息肉可能，前列腺增大。于今日来诊。

目前症见：失眠，入睡困难，伴右上腹隐痛，食欲减退，烦躁易怒，眩晕，易上火，口臭，有时鼻衄，夜尿多，关节痛，舌质暗，舌苔薄白，舌面有裂纹，脉沉弦。

既往史：甲状腺切除术后 4 年。

中医诊断：不寐。

证属：肝阴不足，肝络郁阻，肝郁化火扰心。

治法：养阴通络，清热安神。

方用：一贯煎加减。

处方：沙参 15g，麦冬 15g，生地黄 18g，当归 12g，白芍 12g，丹参 15g，郁金 15g，生石决明 30g（先煎），牡丹皮 10g，栀子 10g，川楝子 6g，远志 10g，天麻 10g，合欢花 15g，夏枯草 15g，夜交藤 15g，怀牛膝 10g，生姜 3 片。

以上方随症加减，至 1 月 24 日三诊时，上药服 12 剂。自述右上腹疼痛消失，头晕、上火等症状未作，仍有失眠。仍以前方进退，再服 10 剂后停药。

四诊：2017 年 5 月 19 日。自述目前仍失眠，且烦躁，纳少，舌质暗，舌苔白，脉沉弦。考虑患者病久，应有血分瘀血内阻。故改用活血化瘀，通络宁神之法。

处方：当归 12g，白芍 12g，川芎 6g，生地黄 18g，桃仁 10g，红花 10g，柴胡 10g，枳壳 10g，丹参 15g，郁金 15g，炒酸枣仁 15g，远志 10g，生龙牡各 30g（先煎），百合 30g，灵芝 10g，甘草 6g，生姜 3 片。

五诊：2017 年 6 月 2 日。上方服 12 剂。睡眠大见好转，不用安眠药也

能入睡,舌脉如前。继用前法,以前方进退。

再服12剂后,睡眠基本正常,停药。

按:本例患者失眠2年余,初诊时失眠伴有右上腹疼痛,经用一贯煎加味治疗后,右上腹疼痛好转,而仍有失眠。经过反复推敲,考虑其有血分瘀阻,故改用血府逐瘀汤加味以活血安神。王清任《医林改错·血府逐瘀汤所治之症目》谓:"不眠,夜不能睡,用安神养血药治之不效者,此方若神。"经用药20余剂,失眠得以治愈。可见临床上确有一些顽固不愈的失眠患者,因久病而波及血分,以致瘀血内阻。若一些患者运用其他方法治疗无效时,可用活血化瘀法进行治疗。

(王海萍、白煜　整理)

第四章
顽固性口疮

口疮在临床上较为常见。一般认为多由心脾积热、肺胃热盛、阴虚火旺等所致，所以清热泻火、清肺胃热、滋阴降火等为临床常用治法。而对一些顽固性口疮，有时应用常法难以取效。白兆芝教授通过长期临床观察，认为许多顽固性口疮常与脾胃气虚，阴火内盛；湿热内盛，湿毒浸淫有关。故强调从阴火与湿毒来进行论治。现将其经验介绍如下。

一、从阴火论治

（一）病机概要

李杲《脾胃论》卷中指出："脾胃气衰，元气不足……阴火得以乘其土位。"又曰："脾胃既虚，不能升浮，为阴火伤其生发之气，荣血大亏，荣气伏于地中，阴火炽盛，日渐煎熬，血气亏少。"故其创立补脾胃泻阴火的治疗大法。李氏所谓的阴火，是在脾胃气衰、元气不足的基础上所产生的病理之火，为脾胃大小肠之火中之"虚火"。关于阴火，虽然历来认识不一，但有几点是肯定的：①阴火为虚火而非实火。②阴火以脾胃气虚，功能衰退为其主要病机，皆由饮食劳倦、寒湿不适，或喜怒忧恐等情志因素损伤脾胃，耗伤元气之后所产生。③阴火与元气的关系是火与元气不两立，一胜则一负。④阴火应包括脾胃大小肠之病理性虚火在内。⑤阴火的产生又可反过来损伤脾胃之气，即所谓"阴火得以乘其土位"。⑥阴火的临床表现，除脾胃气虚的症状外，又可兼见口燥唇干、口疮、口臭、嘈杂易饥、肌热面赤、心烦不安、大便秘结等。

现代人虽然不像古代那样，因饥寒交迫致病，但劳倦过度，忧思过虑，饮食不节常为损伤脾胃的重要原因。这些病因致病后，一方面出现脾胃虚弱的证候，另一方面在脾胃气虚的基础上又常出现口疮、牙痛、口燥、咽痛、心烦、便秘等"上火"的症状，此即所谓"阴火"。同时，某些顽固性口疮，在其病变过程中，反复运用清热解毒或泄热通下药物，以致脾胃之气受到损伤，而出现一系列脾胃虚弱的症状，并且口疮仍然反复发作，疼痛难愈。白兆芝教授在治疗此类口疮时，常从阴火来进行论治。他指出，从阴火论治口疮，要注意以下几方面：一是病程较长，反复不愈。而且必须有脾胃虚弱的证候，才能确定是阴火。二是阴火的临床表现虽然有"火热"的一面，但某些时候又可能会出现腹中畏冷，或食生冷后脘腹作痛或便溏等症状，从而表现出寒热错杂的证候。

阴火所致的口疮在病机上可以发生如下转化：一是由于火与元气不两立，一胜一负，如阴火亢盛，可进一步损伤元气。二是阴火亢盛，也可耗气伤津，甚而出现气阴两虚的证候。三是由于脾胃虚弱，容易化生痰湿等病理产物。四是脾胃虚弱，又可因恣食生冷等，而致中焦虚寒，与阴火相合，而成中虚寒热错杂证。

（二）临床辨治心法及验案

脾胃气虚，元气不足，阴火上乘，常可出现顽固性口疮。其在治疗上应从两方面进行：一方面补脾益气。由于火与元气不两立，元气旺则阴火降，所以在一般情况下补脾益气就可使阴火得降。另一方面如在阴火较盛的情况下，就必须加用泻降阴火的药物。如伴有寒热错杂者，则应配合平调寒热。

1. 脾胃虚弱阴火盛，补脾胃兼泻阴火

[病案] 脾胃虚弱、阴火内盛顽固性口腔溃疡案

郭某，女，50岁。2019年3月4日初诊。

主因口腔溃疡反复发作1年余来诊。

患者于1年前因父亲生病去世，时伴焦虑、劳累、急躁、悲伤等原因，而出现口腔溃疡反复发作，久治不愈，于今日来诊。

目前症见：口腔溃疡较多，疼痛较甚，此起彼伏，伴有烧心，纳差，脘中喜暖，大便干，周身乏力，舌质暗，舌体胖，舌苔白根部厚，脉沉弦。

中医诊断：口疮。

证属：脾胃虚弱，寒热错杂。

治法：健脾和胃，调理寒热。

方用：半夏泻心汤加味。

处方：太子参15g，生白术12g，姜半夏9g，黄连6g，黄芩10g，干姜6g，枳实15g，瓜蒌30g，吴茱萸3g，浙贝母15g，煅瓦楞子30g（先煎），白芍12g，郁金15g，八月札15g，蒲公英30g，甘草6g，生姜3片。6剂。

二诊：2019年3月11日。药后口疮有所好转，但未愈，仍烧心，舌脉如前。继用前法，以前方进退，继服近50剂。

至2019年5月27日十诊时，口疮时好时作，烧心好转，大便尚可，仍周身乏力，舌质暗，舌体胖，舌苔白，根微黄厚，脉沉弦。考虑此病迁延不愈，应属久病脾胃虚弱，中气不足，阴火上冲所致。故改用益气健脾，清降阴火之法。调方如下。

处方：黄芪18g，太子参15g，苍术10g，柴胡10g，升麻6g，羌活6g，黄连6g，黄芩10g，生石膏15g（先煎），浙贝母15g，吴茱萸3g，干姜6g，白芍12g，甘草6g，生姜3片。6剂。

十一诊：2019年6月3日。上药服后口疮一直未作，目前自觉精神好转，纳食正常，烧心消失，大便正常，舌质暗，舌体胖，舌苔白，根微黄偏厚，脉沉弦。继用前法，以前方继服。

以上方为主，再服用18剂。至2019年6月24日十四诊时，患者一般情况良好，口腔溃疡未再发作，患者精神纳食均正常，舌脉如前。以前方去羌活，加陈皮10g、姜半夏9g、茯苓15g。再服6剂后，停药。

按：本例患者口腔溃疡反复发作1年余，虽经治疗，但缠绵难愈。初诊时辨证为脾胃虚弱、寒热错杂，用半夏泻心汤为主进行治疗，症状虽然有所减轻，但仍反复发作。后考虑久病正虚，脾胃虚弱，中气不足，而在此基础上出现阴火上冲，从而导致口疮反复不愈。故宗李杲之意，用补脾胃泻阴火升阳汤加减，经用药近30剂，使顽固性口疮得以治愈，未再发作。

2. 中气不足阴火冲，补中健脾降阴火

[病案] 中气不足、阴火上冲顽固性口腔溃疡案

赵某，男，42岁。2013年7月26日初诊。

主因口腔溃疡反复发作3年余来诊。

患者于3年多前因劳累、饮食不节及情志失畅等原因出现口疮反复发作，伴周身乏力，曾用中西药物进行治疗，未见明显好转，于今日来院门诊。

目前症见：口中有数个溃疡，疼痛较甚，饮食受限，口中发黏，口臭，同时伴精神差，倦怠乏力，手足发凉，消瘦，纳少，有时盗汗，大便偏稀，舌质暗，舌体胖，舌边有齿痕，舌苔黄根厚腻，脉沉缓。

中医诊断：口疮。

证属：中气不足，湿郁化热，阴火上冲。

治法：健脾化湿，清降阴火，兼调寒热。

方用：六君子汤合半夏泻心汤、温胆汤。

处方：太子参 15g，白术 12g，茯苓 15g，陈皮 10g，姜半夏 9g，柴胡 10g，炒白芍 12g，枳实 10g，黄连 6g，黄芩 10g，干姜 6g，郁金 15g，竹茹 15g，石菖蒲 10g，甘草 6g，生姜 3 片。

二诊：2013 年 8 月 20 日。上方服 15 剂，自述口疮已愈，未再发，口臭消失，纳食增加，精神好转，大便正常，咽有痰不利，舌质暗，舌体胖，舌边有齿痕，舌苔白根厚，脉沉缓。继用前法，以前方加浙贝母 15g。

再服 15 剂后，诸症已愈。

按：本例患者口腔溃疡反复发作已有 3 年，久治不愈。初诊时表现为脾胃虚弱，湿郁化热，湿热中阻，同时又伴阴火上冲，寒热失调的表现。即予健脾益气、清降阴火，兼以清化湿热、平调寒热之法，方用六君子汤合半夏泻心汤加减，服用 15 剂后，口疮已愈，诸症好转。再服 15 剂后，症状完全消失。可见临床遇到此种证候，必须从健脾补中、清降阴火入手，方能取效。

二、从湿毒论治

（一）病机概要

脾主运化水湿。饮食失节，劳倦过度，或忧愁思虑皆可损伤脾气，脾失健运，水湿失于输布，则可内生湿邪。湿邪郁积日久，或久治不愈，湿邪蕴蓄过盛，则可聚而成毒，形成湿毒。湿毒的发病特点：一是湿毒之为病，病情缠绵，病程较长，常常表现为经年累月难愈。二是湿毒的临床致病特点，常常出现溃疡病变，其病灶渗出物多，并较难愈合。三是湿毒为病，既可积于肠腑，而出现湿毒便血；又可影响口腔，而出现顽固性口疮；同时可流注于肌肤，出现许多溃疡性皮肤病，如脓疱性银屑病、天疱疮、湿疹等；甚至湿毒下注，而出现淋证、带下病、湿疣等病。

湿毒在体内蕴蓄日久，常可在病机上发生转化：一是可以化燥化火伤津，耗伤津液，甚至伤及阴分，出现阴分亏虚；二是可以耗气，出现气虚；三是可以损伤营分、血分，导致营血亏虚。湿毒所致口疮的临床表现为：一是病程长，久治顽固不愈；二是口腔溃疡面积较大，渗出物较多，黄而黏腻，口干黏腻；三是全身伴有身体困重，或有低热，或有脘腹胀满，大便干结或不畅，舌质红，舌苔黄厚腻等。

（二）临床辨治心法及验案

关于湿毒所致口疮的治疗，主要应以清热祛湿解毒为法。但要注意区别热重于湿或湿重于热，依据不同情况运用清热药、祛湿药及解毒药。吴鞠通曰："徒清热则湿不退，徒祛湿则热愈炽。"（《温病条辨·中焦篇》）所以要详审湿与热之多少，合理运用清热药与祛湿药，并配合应用解毒之品。临床常用方如甘露消毒丹、清化湿毒方等。

1．湿热壅盛成湿毒，清化湿热兼解毒

［病案］湿毒内壅顽固性口腔溃疡案

侯某，男，71岁。2012年7月3日初诊。

主因口疮反复发作1年半，加重20天来诊。

患者于1年半以前出现口腔溃疡，反复发作，经治不愈，逐渐加重。于20天前口腔溃疡再次发作，去某医院就诊，并服用中药多剂，未见好转。于今日来诊。

目前症见：口腔溃疡疼痛较甚，舌尖下可见一大小约1.5cm×0.7cm溃疡，同时于上腭及两面颊内侧亦有小片状溃疡，伴口臭，舌灼热，口干，口水多，饮食时口疮疼痛难忍，大便日行2～3次，为软便，睡眠差，舌质暗，舌边有齿痕，舌苔黄厚腻布满全舌，脉沉。血压：140/100mmHg。

既往史：高血压病。

中医诊断：口疮。

证属：湿热壅盛，郁结成毒。

治法：清化湿热，清热解毒。

方用：自拟清化湿毒方加减。

处方：茵陈15g，生栀子10g，青黛10g，土茯苓30g，苍术10g，生薏苡仁30g，黄柏10g，石菖蒲10g，滑石10g，玄参30g，黄芩10g，败酱草30g，连翘15g，射干10g，甘草6g，生姜3片。3剂。

二诊：2012年7月10日。上药服7后，症状明显好转，口疮疼痛好转，舌尖下溃疡明显缩小，大小约0.8cm×0.5cm，口干及舌灼热明显减轻，仍口中有味，纳食增加，大便不畅，量少，日一行，舌苔黄厚腻，脉沉弦。继用前法，以前方去射干，改玄参15g。6剂。

三诊：2012年7月17日。药后口腔溃疡明显好转，舌尖下溃疡已经基本愈合，大便日行2次，偏稀，仍失眠，舌质暗，舌苔微黄厚偏厚，脉沉弦。

继用前法，以前方去玄参，加远志 10g。5 剂。

四诊：2012 年 7 月 24 日。药后口腔溃疡已愈，口干及舌灼热消失，目前除睡眠差外，余无不适，舌质暗，舌苔白，根黄白厚腻，脉沉濡。继用前法。

以前方进退，再服 6 剂后，诸症消失。

按：本例患者口腔溃疡反复发作已经年余，初诊时舌尖下有一较大溃疡，同时伴上腭及面颊内侧亦有溃疡，口疮疼痛难忍，饮食难下。其证当属湿热壅盛，郁结而成湿毒。故治以清热化湿解毒，方用清化湿毒方加减。方中以茵陈、栀子、黄芩、苍术、黄柏、生薏苡仁清化湿热；青黛、玄参、连翘、土茯苓、败酱草清热利湿解毒；配合滑石清热利水，使湿热从小便而解。经前后用药近 30 剂后，使顽固性口疮得以治愈。

2. 阴虚火旺夹湿毒，滋阴降火化湿毒

[病案] 阴虚火旺、夹有湿毒顽固性口腔溃疡案

赵某，男性，69 岁，农民。2007 年 11 月 20 日初诊。

主因反复口疮 10 余年，加重 1 年来诊。

患者于 10 余年前即患口疮，曾在省某医院就诊，诊断为复发性口腔溃疡，并用西药治疗无明显效果，后用中药牛黄解毒丸、清胃散，外用冰硼散治疗亦无效。于每年夏季易发作，近 1 年来基本为每月发作 1 次。因反复发作治疗效果不佳，于今日来院门诊要求中医治疗。

目前症见：口腔舌根部有一溃疡，如黄豆大，疼痛难忍，伴有口干，纳可，大便日一行，舌质暗红，舌苔黄白而少，根厚，舌面有裂纹，脉沉弦数。

中医诊断：口疮。

证属：阴虚火旺，夹有湿毒。

治法：滋阴降火，化湿解毒。

方用：知柏地黄丸加减。

处方：生地黄 24g，生山药 12g，泽泻 10g，土茯苓 30g，牡丹皮 10g，知母 10g，黄柏 10g，怀牛膝 10g，玄参 15g，黄连 6g，肉桂 3g，青黛 10g，生薏苡仁 30g，白花蛇舌草 30g，白芍 12g，生甘草 10g，生姜 3 片。

二诊：2007 年 11 月 23 日。上药服 3 剂后，口疮好转，大便正常，夜尿多，舌暗红，苔根黄厚，舌面有裂纹，脉沉弦细。改拟滋阴清肝、清热解毒法，方用滋水清肝饮加减。以前方去知母、黄柏、怀牛膝、肉桂，加当归 12g、柴胡 10g、栀子 10g、枳壳 10g、黄芩 10g。

三诊：2007 年 11 月 27 日。上药服 4 剂后口疮愈合，但近 3 天感舌干、口干、饮水不解，口中自觉有灼热感，纳可，大便可，舌质暗，苔根黄厚，前半舌皲裂，脉沉弦。辨证仍属阴虚火旺、夹有湿毒，治以滋阴降火、清化湿毒。

处方：生地黄 18g，玄参 24g，麦冬 18g，青黛 10g，土茯苓 30g，生薏苡仁 30g，白花蛇舌草 30g，知母 10g，黄柏 10g，败酱草 30g，牡丹皮 10g，黄连 6g，怀牛膝 10g，甘草 6g，生姜 3 片。

四诊：2007 年 12 月 4 日。服 7 剂后仍感舌干、口干，但较前有所减轻，口疮仍有反复，纳食可，大便可，夜尿多，近又咳嗽，痰多，舌质暗，苔白根黄厚，舌面有裂纹，脉沉弦。追问病史，既往有 30 年的慢性支气管炎病史。改用养阴清热、化痰止咳法，以三诊方去黄柏、败酱草、牡丹皮、黄连、怀牛膝，加桑白皮 15g、浙贝母 15g、瓜蒌 30g、炒杏仁 10g、栀子 10g。5 剂。

五诊：2007 年 12 月 11 日。咳嗽明显好转，痰不多，口干减，舌根部溃疡已愈，但仍有口疮新起，大便尚可，舌质暗，舌苔薄白而少，有裂纹，舌苔根黄偏厚，脉沉弦细数。再用滋阴降火，清化湿毒法。继用初诊时 11 月 20 日方服用。

六诊：2008 年 1 月 4 日。上方用 20 剂，目前口疮疼痛缓解，未再新起，仍感舌灼热发干，大便正常，小便多，舌质暗红，舌苔白根厚，舌面有裂纹，脉沉弦细。继用滋阴降火，清化湿毒法。用三诊方去知母、败酱草、牡丹皮，加苍术 10g、栀子 10g、车前草 30g、金银花 24g。

七诊：2008 年 1 月 18 日。上方服 7 剂，口疮基本痊愈，未再新起，纳食及二便均正常，舌红苔白根偏厚，舌面有裂纹，脉沉弦细。继用前方去车前草，再服 7 剂，停药。

按：本例患者近 10 年来反复出现口疮，顽固难愈。其年老体衰，肾阴本已不足，又兼湿热日久，耗伤阴液，以致形成阴虚火旺之候；同时湿热壅蓄羁留，久治不愈，日久蕴为湿毒。每于夏季多发，乃因夏季多湿，湿性黏滞，则使溃疡反复发作。初诊时辨其证为阴虚火旺，夹有湿毒。方用知柏地黄汤滋阴降火，加怀牛膝引热下行；玄参、青黛清热凉血；白花蛇舌草、土茯苓、生薏苡仁化湿解毒；黄连、肉桂为交泰丸，交通心肾，以导心火下交于肾；白芍养阴柔肝；甘草、生姜调和诸药。其共奏滋阴降火，化湿解毒之功。以此方为主，并随症加减，方中有时侧重滋阴降火，有时侧重清化湿毒。经治疗 2 月余，服药 50 余剂，使顽固口疮得以控制。

（白震宁、王海萍、王洪艳　整理）

第五章
口 味 异 常

一、病机概要

口味异常是由于脏腑之气偏盛或偏衰,而致脏气上溢于口所形成的口有异味的病证。多与感受外邪、饮食所伤、情志过极、劳倦过度、久病体虚等有关。

(一)脏腑积热

恼怒生气,肝郁气滞,郁而化热,或肠胃积热波及肝胆,均可导致肝胆郁热,而出现口苦、口酸。饮食不节,过食肥甘,可致脾胃积热,则出现口臭、口甜。《医学正传·口病》说:"夫口之为病……或见酸、苦、甘、辛、咸味,原其所因,未有不由七情烦扰,五味过伤之所致也。……是以肝热则口酸,心热则口苦,脾热则口甘,肺热则口辛,肾热则口咸。"

(二)脾胃虚弱

由于口为脾窍,故能知五谷之味。劳累过度,或久病体虚,使脾胃虚弱,运化功能减退,或运化迟滞,以致湿邪内生,均可导致口淡。如脾虚湿浊内生,日久郁而化热,则成湿热,湿热内蕴则可出现口臭、口甜、口腻。同时,脾虚湿蕴,聚而成痰,痰浊内盛,则于口中可出现怪味。

(三)脏腑相乘

脏腑之间常相互影响,可在口气上反映出来。如肝热乘脾,可致口酸。《杂病源流犀烛·口齿唇舌病源流》谓:"肝乘脾亦口酸……肝移热于胆亦口苦。"

(四)脏气上乘

在病理情况下,某些脏器之味可以上乘,而出现于口中。如在肾虚的情况下,肾阴亏虚或肾阳亏虚都可以出现肾气上乘之候,如口咸。

二、临床辨治心法及验案

口味异常临床多见口苦、口甜、口酸、口臭诸症，但亦有临床少见的一些口味异常，如口中怪味、口中铁锈味、口中煤油味、口中血腥味等。对口味异常的辨证，首应辨清病位，即发病的脏腑。一般来说，口味异常的病证大多与肝胆、脾胃、大小肠等脏腑病变有关，也有时与心、肺、肾相关。现将白兆芝教授临床辨治口味异常的验案介绍如下。

（一）痰浊内蕴口怪味，化痰降浊以和胃

[病案] 口中怪味案

王某，女，50岁。2013年12月31日初诊。

主因口中有"怪味"2月余来诊。

患者于2个多月以前，因饮食不节，出现口中"怪味"，伴有恶心。曾去某医院进行检查，查肝功能（-）。用药治疗，无明显效果，于今日来诊，要求中医治疗。今日本院胃镜示：食管白斑，胃黏膜脱垂，慢性浅表性胃炎。

目前症见：自觉口中有"怪味"，时有恶心，有时伴上腹部胀满，纳差，大便偏干，舌质暗，舌苔白厚腻，脉沉滑。

证属：痰浊内蕴。

治法：化痰降浊，兼以和胃。

方用：小陷胸汤合温胆汤加减。

处方：瓜蒌30g，姜半夏9g，黄连6g，陈皮10g，茯苓15g，枳实15g，竹茹15g，紫苏叶6g，吴茱萸3g，丹参15g，郁金15g，石菖蒲10g，浙贝母15g，白芍12g，蒲公英30g，甘草6g，生姜3片。6剂。

二诊：2014年1月10日。药后症状减轻，口中"怪味"明显减轻，恶心好转，仍有脘痞，消化迟缓，大便已正常，舌脉如前。继用前法，以前方去紫苏叶，加紫苏梗10g。

以此方随症加减，再服15剂后，诸症消失，停药。

按：痰之为物，随气升降，无处不到，昔人所谓怪症多属于痰。痰如蕴积于胃，可出现口中怪味。本例患者出现口中怪味2月余，根据其临床表现，辨证为痰浊内蕴于胃。采用小陷胸汤合温胆汤加浙贝母化痰降浊；加石菖蒲、郁金以芳化豁痰；加紫苏叶配合黄连升清降浊，和胃止呕。用药20余剂后，口中怪味消失。

（二）阴虚阳弱口异味，滋阴温阳降浊气

[病案]口中异味案

李某，男，79岁。2012年10月29日初诊。

主因口中异味、口干20天来诊。

患者于3年前曾出现心悸，间断发作，曾住医院进行检查治疗，未能明确诊断。20天前出现口中异味，伴口干。行心电图检查示"房性期前收缩"。于今日来医院门诊。

目前症见：口中有异味，自述难闻，伴口干，头晕，恶心，咽中气上逆，乏力，汗出，大便偏干，舌质暗红，舌苔薄少，脉沉细而结。

证属：阴血虚弱，阳气不振，浊气上泛。

治法：滋心阴，养心血，益心气，温心阳，降浊气。

方用：炙甘草汤加减。

处方：炙甘草10g，桂枝6g，太子参15g，生地黄15g，阿胶10g（烊化），麦冬15g，炒酸枣仁15g，五味子10g，丹参15g，郁金15g，白芍12g，石菖蒲10g，枳实15g，竹茹15g，生姜3片。6剂。

二诊：2012年11月12日。药后症状明显减轻，口中异味减轻，口干好转，咽中气逆感消失，头晕及恶心未作，大便干改善，仍汗多，舌质暗红，舌苔薄少，脉沉细而有结象。继用前法，以前方去竹茹，加重生地黄为18g，另加生龙牡各18g、浮小麦30g。

以此方再服10余剂后，症状消失。

按：年高之人，脏腑阴阳气血皆虚，或阴阳失和，亦可能出现口中异味。本例患者年近八旬，初诊时口中异味，伴头晕、乏力、汗出、苔薄少、脉沉细而结等阴阳气血亏虚的症状，同时有恶心、咽中气上逆等浊气上逆的表现。经用炙甘草汤加减以滋养阴血，补益心气，温通心阳；并加丹参、郁金活血，加枳实、竹茹、石菖蒲以和胃降浊。经用药20剂后，口中异味得以治愈。

（三）肝胃郁热火伤阴，滋阴养胃兼清热

口苦虽然以肝胆郁热为多见，但也有属于虚实夹杂，如肝郁化火、阴虚火旺者。临证时不可拘泥。

[病案]口苦案

李某，女，51岁。2011年9月20日初诊。

主因口苦2月来诊。

患者既往有高血压史,以及"甲状腺功能减退""缺铁性贫血"。平时易"上火",口干。近2月以来,出现口苦,逐渐加重,曾服用"下火"药,未见好转,于今日来诊。

目前症见:口苦口干,早晨更为苦甚,于夜间1点左右,脘中灼热,烧心,有时心慌,纳可,晨起有白痰,大便偏干,舌质暗红,舌苔薄少,舌面有裂纹,脉沉弦细。

证属:肝胃郁热,化火伤阴。

治法:滋养肝胃之阴,兼以清热。

方用:一贯煎合左金丸加减。

处方:沙参15g,麦冬15g,生地黄18g,当归12g,白芍12g,川楝子10g,浙贝母15g,乌贼骨30g,黄连6g,吴茱萸3g,牡丹皮10g,栀子10g,郁金15g,枸杞子12g,甘草6g,生姜3片。5剂。

二诊:2011年9月27日。药后症状减轻,口苦及脘中灼热好转,心慌未作,大便已正常,但又觉胸闷,舌质暗红,舌苔薄少,舌面有裂纹,脉沉弦细。继用前法,以前方加瓜蒌15g。5剂。

三诊:2011年10月14日。目前口苦消失,脘中灼热明显好转,仍烧心,手足心热,大便偏干,舌脉如前。继用前法,以初诊方去枸杞子,加蒲公英30g。5剂。

四诊:2011年10月21日。近几天又口苦,伴脘痞,稍有脘中灼热,大便不规律,舌脉如前。继用前法,以上方去牡丹皮、栀子,加柴胡10g、姜半夏9g、黄芩10g。

以此方为主,再服15剂后,口苦等症状完全消失,未再发。

按:本例口苦亦非单纯实证,就其初诊时临床表现来看,应该属于肝胃郁热、化火伤阴之虚实夹杂证。治疗用一贯煎合左金丸,加牡丹皮、栀子等以滋养肝胃之阴,并清热和胃,最后口苦得以治愈。可见口苦亦有属于肝胃阴虚者。

(四)脾虚湿困口中甜,健脾化湿和肝胃

[病案] 口甜案

张某,女,50岁。2011年8月15日初诊。

主因间断口中发甜,伴全身乏力4年,加重4天来诊。

患者素患胃病多年,经常脘中不适。近4年来间断出现口中发甜,精神

欠佳,纳差。近4天来症状加重。于今日来诊。

目前症见:口甜,纳少,乏力,伴嗳气,胁胀,脘中畏冷,大便不畅,2～3日一行,小便清长,嗜睡,舌质暗,舌边有齿痕,苔白微黄薄腻,脉弦细。

证属:脾胃虚弱,湿邪困阻,兼肝胃不和。

治法:健脾化湿,疏肝和胃。

方用:香砂六君子汤加味。

处方:太子参15g,生白术12g,茯苓15g,陈皮10g,姜半夏9g,广木香10g,砂仁6g(后下),柴胡10g,白芍12g,枳实15g,石菖蒲10g,鸡内金15g,藿香10g,甘草6g,生姜3片。

上药服5剂后,症状明显好转,口甜减轻,纳食增加,精神较前好转,大便不干但仍不畅,仍觉脘中畏冷。继用前方加吴茱萸6g,生白术改为20g。

又服5剂,口甜消失,精神尚好,纳食好转,脘中畏冷有减,继用前方去柴胡、藿香,加桂枝6g,继续调治。

按:口甜临床一般以实证多见,多由湿热壅脾所致,也有少数属痰热壅结胃肠所致者。本例口甜患者,病程较长,伴有纳少、乏力、嗜睡等一系列脾虚证候,同时兼见湿邪困阻、胃失和降之证。故以香砂六君子汤合藿香、石菖蒲健脾化湿,以柴胡四逆散合二陈汤疏肝和胃,用药10余剂口甜症状消失。可见临床治疗口甜,不能完全囿于湿热之说。

(五)脾虚肝旺痰浊蕴,平肝健脾化痰浊

口臭常见于脾胃湿热内蕴者,但也可见于寒热错杂者,以及脾虚肝旺且痰浊内蕴者。

[病案]口臭案

李某,女,51岁。2017年6月2日初诊。

主因口臭10余年来诊。

患者平素脾胃功能欠佳,消化迟缓,于10余年前出现口臭,逐渐加重,曾多次进行治疗,未见明显效果。于今日来诊。

目前症见:口臭明显,多食更甚,伴嗳气,食欲差,口干,头晕,身重,易于疲劳,下肢憋胀,大便不畅,舌质暗,舌边有齿痕,舌苔白根厚,脉沉弦。

既往史:高血压病5年;"甲状腺功能减退"10余年;3年前行子宫全切手术。

证属:脾虚肝旺,痰浊内蕴。

治法：平肝健脾，化痰除湿。

方用：半夏白术天麻汤合温胆汤加减。

处方：姜半夏9g，白术12g，天麻10g，陈皮10g，茯苓15g，枳实15g，竹茹15g，石菖蒲10g，郁金15g，白芍12g，黄芩10g，珍珠母30g（先煎），荷叶10g，浙贝母15g，鸡内金15g，甘草6g，生姜3片。

三诊：2017年6月16日。上方服12剂，症状明显好转。自述口臭减轻，头晕好转，纳食增加，仍身重，大便不畅，舌质暗，舌边有齿痕，舌苔白根偏厚，脉沉弦。以此方随症加减，头晕明显时，加决明子10g、丹参15g、白蒺藜10g；大便不畅时，加桃杏仁各10g、炒莱菔子30g、当归12g。

至2017年7月14日七诊时，又服24剂。目前口臭消失，头晕、身重明显好转，纳食正常，舌脉如前。继用前法，以前方为主，再服18剂后，症状消失而停药。

按：本例口臭虽有湿浊内蕴，但同时又伴有头晕、身重、易于疲劳、大便不畅、舌边有齿痕、脉沉弦等脾虚肝旺的表现。故用半夏白术天麻汤合温胆汤以平肝健脾、化痰除湿，同时加石菖蒲、郁金芳化祛浊，加浙贝母以化痰，加荷叶以升清，加白芍、珍珠母以柔肝平肝。经用药50余剂，10年顽疾得以治愈。

（六）肝郁化热口中酸，疏肝清热降胃逆

口酸一病，临床不甚多见。前人一般多认为与肝有关，如《类证治裁·鼻口症》谓："口之津液通脏腑，肝热则口酸。"但也有属饮食积滞或湿热内蕴所致者，如《血证论·口舌》曰："口酸是湿热。"

[病案]口酸案

王某，男，40岁。2011年8月2日初诊。

主因口中作酸1月余来诊。

患者既往有慢性胃病史，反复发作。1月前出现口中作酸，日渐加重，伴有上腹部不适。2011年7月26日胃镜示：慢性重度浅表性胃炎。口服西药未见好转，于今日来医院要求中医治疗。

目前症见：口酸明显，伴有烧心，嗳气，上腹部胀满，易于"上火"，纳可，二便尚调，舌质红，舌苔黄厚，脉沉弦。

证属：肝郁化火，胃失和降。

治法：疏肝清热，和胃降逆。

方用：四二调胃汤合小柴胡汤、左金丸加减。

处方：柴胡10g，白芍12g，枳实15g，陈皮10g，姜半夏9g，茯苓15g，黄芩10g，黄连6g，吴茱萸3g，浙贝母15g，乌贼骨30g，蒲公英30g，郁金15g，甘草6g，生姜3片。6剂。

二诊：2011年8月9日。口中作酸减轻，烧心好转，仍嗳气，喜太息，上腹部胀满，大便尚可，舌脉如前。继用前法，以前方继服。

以上方随症加减，服24剂。至2011年9月8日六诊时，仍有时口酸，烧心及脘痞减轻，自觉"上火"，大便偏稀，舌质红，舌苔黄厚，脉沉弦。继用前法，以前方去枳实、白芍、郁金，加苍术10g、厚朴10g、广木香10g、紫苏梗10g。

以此方为主，据症加减，再服24剂。至2011年10月14日十诊时，口酸已消失，脘痞明显好转，舌质红，舌苔黄白根偏厚，脉弦。仍以此方进退，再服6剂后，停药。

（七）痰气郁结气阴虚，理气化痰益气阴

[病案] 口咸案

闫某，男，65岁，退休干部。2011年12月27日初诊。

主因口咸伴恶心1周来诊。

患者于1周前无明显原因出现口中发咸，伴恶心。其为求治疗，于今日上午来诊。患者于半年前行"甲状腺结节"切除术。

目前症见：口咸，恶心，欲嗳气而不畅，咽中有异物感及"发堵"感，脘中喜暖畏冷，纳一般，大便尚可，舌暗红，苔薄白而少，脉弦。查：甲状腺功能系列（-）。甲状腺B超：甲状腺右叶切除术后，甲状腺左叶未见明显异常。

证属：气阴不足，痰气郁结。

治法：益气养阴，理气化痰，兼和胃降逆。

处方：太子参15g，百合30g，乌药10g，炒白芍12g，麦冬15g，桂枝6g，枳实15g，竹茹15g，砂仁6g（后下），瓜蒌15g，姜半夏9g，黄连5g，吴茱萸5g，郁金15g，甘草6g，生姜3片。3剂。

二诊：2011年12月30日。恶心好转，仍口咸，仍感咽中不适，舌脉如前。以前方减和胃之品，加化痰散结之品。

处方：太子参15g，麦冬18g，姜半夏9g，黄连6g，枳实15g，竹茹15g，浙贝母15g，瓜蒌15g，僵蚕10g，射干10g，郁金15g，炙枇杷叶10g，紫苏梗

10g,甘草6g,生姜3片。4剂。

三诊：2012年1月3日。仍觉口咸，但较前轻，咽中仍有异物感，舌脉如前。继用前方去竹茹，加桔梗10g、牛蒡子10g、白芍12g。6剂。

四诊：2012年1月10日。口咸消失，咽中"发堵"及异物感好转，大便正常，舌质暗，苔薄白，脉弦。拟清利咽喉、化痰散结法，以前二诊方去枇杷叶，加玄参15g、桔梗10g、白芍12g。

五诊：2012年1月17日。口咸觉完全消失，纳食正常，咽中异物感明显减轻，舌暗红，苔薄白，脉弦。继用养阴化痰为法，仍以前方进退。

再服10剂后，症状消失。

按：咸为肾之味，一般认为口咸多为肾液上乘所致。临床可见肾阴虚口咸，或肾阳虚口咸。但亦有脾不化水所致口咸者，如《血证论•口舌》曰："口咸是脾湿，润下作咸，脾不化水，故咸也。"本例口咸，就其临床表现来看，既非肾阳虚，又非肾阴虚，亦非脾湿，而是证属气阴不足、痰气郁结之证。经用益气养阴、理气化痰、兼和胃降逆之剂后，不仅胃脘不适、胃失和降症状好转，而且口咸的感觉亦逐渐减轻，最后消失。可见临床治疗口咸等一类病证，既要了解前人有关论述，又要据症详查，要以辨当前证候为主要依据，不可死搬硬套。

（八）肝胃不和痰热阻，疏肝和胃化痰热

[病案] 口有"煤油味"案

崔某，男，58岁。2011年9月26日初诊。

主因脘中气上逆，伴口中有"煤油味"半月来诊。

患者于半月前因饮食不慎，出现脘中不适，伴口中异味。今日来院，为求中医诊疗。

目前症见：脘中时有气上逆，口中有"煤油味"，伴脘痞，纳可，二便尚调，舌暗，苔黄，脉沉滑。患者既往有"冠心病、高血压史"，2年前行心脏支架术。

证属：肝胃不和，痰热中阻。

治法：疏肝和胃，清化痰热。

方用：四二调胃汤合左金丸加味。

处方：柴胡10g，白芍12g，枳实15g，陈皮10g，姜半夏9g，茯苓15g，黄连6g，吴茱萸3g，郁金15g，紫苏梗10g，浙贝母15g，竹茹15g，川楝子10g，

鸡内金 15g，甘草 6g，生姜 3 片。

上药服 10 余剂后，脘中气逆感及口中煤油味消失，脘痞明显好转。但晚饭后仍感脐腹部作胀，大便尚可，舌暗，苔黄白根厚，脉沉弦。改拟健脾和中、消痞除胀法，方用李东垣枳实消痞丸加味，继续调治。又服 10 余剂，诸症消失。

按："口中"煤油味"，临床甚为少见。本例患者，除口中异味外，还伴有脘中"气上逆"，且气上逆症状加重时，口中煤油味也随之加重。综其脉证，其病位在肝胃，证属肝胃失和、痰热中阻。虽有气逆，然不宜镇逆降气，当以疏肝和胃为主，兼清化痰热。故采用四二调胃汤进行治疗。方中以柴胡四逆散疏肝，合二陈汤和胃降逆，黄连温胆汤加浙贝清化痰热，郁金、紫苏梗、川楝子理气降逆。用药 20 余剂后，诸症消失。临床治疗此类少见病证，贵在详析病机，理法方药一气贯通，方能取得疗效。

（九）寒热失调胃阴虚，养胃和中调寒热

[病案] 口中铁锈味案

刘某，女，72 岁。2011 年 8 月 5 日初诊。

主因口中有"铁锈味"2 个月来诊。

患者既往有慢性胃病史，近 2 个月来出现口中有"铁锈味"，伴脘中不适。于今日来医院门诊，要求中医治疗。

目前症见：口中有"铁锈味"，纳呆，有时伴上腹部疼痛及灼热感，或伴口干、口苦、口辣，上腹部及后背部畏冷，大便数日一行，舌质红，苔少，舌面有裂纹，脉沉弦细。

证属：胃阴不足，寒热夹杂。

治法：养胃和中，兼调寒热。

方用：百合乌药汤、良附丸、金铃子散加味。

处方：太子参 15g，麦冬 15g，百合 30g，乌药 10g，白芍 12g，浙贝母 15g，延胡索 15g，川楝子 10g，高良姜 10g，香附 10g，炒栀子 10g，黄连 6g，吴茱萸 3g，枳实 15g，瓜蒌 30g，鸡内金 15g，甘草 6g，生姜 3 片。

上方服用 10 余剂后，口中"铁锈味"消失，脘中疼痛及灼热均好转，纳食增加，仍大便偏干，舌质红，舌苔薄白，中心苔少，脉沉弦细。

继用前方去高良姜、香附、栀子，加砂仁 6g、五灵脂 15g。再服 20 余剂，诸症消失。

按：本例口中有"铁锈味"患者，素有慢性"胃病"，经常胃脘不适，虽见口中异味，但仍伴有上腹部疼痛灼热及脘背畏冷症状，且其明显出现舌红苔少，舌面有裂纹的舌象，故其辨证当属胃阴不足、兼寒热夹杂。治以养阴和胃，调和寒热法。方中用药以太子参、麦冬、百合滋养胃阴，以高良姜、吴茱萸配黄连、栀子调寒热，并用金铃子散、良附丸理气散寒止痛，左金丸配浙贝母清热制酸，芍药甘草汤缓急止痛、兼以敛阴，瓜蒌、枳实、乌药调畅气机。全方共奏滋养胃阴，寒热并调，调气和胃之功。以此方进退服药月余，口中异味及脘中疼痛诸症皆瘥。

（白宇宁、白煜、王海萍　整理）

第六章
反流性食管炎

反流性食管炎是较为常见的消化系统疾病。临床表现以胸骨后或剑突下烧灼感，烧灼样疼痛，吞咽困难，反酸，反胃为主症。本病具有病情缠绵、反复发作、逐渐加重的特点，治疗上有一定难度。

一、病机概要

反流性食管炎的形成，多因情志不畅，饮食失调，劳倦过度，久病体虚，或食管、胃部术后所致。其病机与脾胃的运化功能失调和升降失司密切相关，并与肝胆疏泄失常有关。

（一）肝胆气郁，胃气上逆

肝郁气滞过度，疏泄失职，每可肝气横逆犯胃；或肝胆气逆，胆失通降，使胃气上逆，上犯食管。《灵枢·四时气》曰："邪在胆，逆在胃。"

（二）肝（胆）胃郁热，胃火上冲

肝气郁结日久，郁而化热，形成肝（胆）胃郁热，胃气夹热上冲，泛于食管，引起胸骨后灼热、疼痛、泛酸、烧心、口苦。

（三）痰浊内盛，浊气上逆

脾胃运化受纳失常，痰浊、湿浊之邪内盛，浊气上逆；或郁而化热，形成湿热或痰热，壅阻于食管和胃，胃气不降，反而上逆，则形成本病。若痰气交阻于胸膈，以致胸骨后窒塞不适。

（四）寒热失调，胃失和降

病变过程中有时可出现寒热错杂的证候，由于寒热互结，阻于中焦，以致中焦不通，胃气上逆，波及食管。

（五）中虚气逆，阴火上冲

脾胃素虚，肝木乘土，以致脾失健运，胃失和降，中虚气逆，影响食管。另脾胃虚弱，内生阴火，阴火上冲，波及于胃和食管，可导致上腹部和胸骨后有烧灼感。此时的临床表现，一方面有脾胃虚弱的症状，另一方面又有胸骨后及上腹部不适的症状。

（六）痰瘀互结，胃气不降

病变日久，由气及血，血分瘀阻，可致瘀血阻滞于食管，或痰瘀互结于食管。

总之，本病病位在食管与胃，与肝、脾、胆密切相关。其病机关键为脾胃升降失司，胃气上逆。病理因素主要是气机郁滞（气滞、气逆），阴火上冲，湿热壅阻，痰浊阻滞，寒热失调，瘀血内阻。病理因素之间又可复合为患，如痰气交阻、痰瘀互结等。

病理性质初期多属实，多为肝郁气滞，或痰气交阻，或肝胃郁热；病程久者可见瘀血内阻，或痰瘀互结；另可见脾胃虚弱，虚实夹杂证。

其病机转化规律，一是气郁痰湿，郁久化热；二是虚实夹杂，寒热错杂；三是热邪郁久，伤阴耗气；四是病久脾虚，阴火内生；五是由气及血，痰瘀互结。

二、临床辨治心法及验案

临床治疗本病应注意：一是注意分析病机变化，而据证用药。二是治疗过程中施方用药要注意保护胃气，不要长期运用容易损伤胃气的药物。一般不宜苦寒太过，也不宜用药过于大辛大热，或者升补太过。

其治疗方法主要包括：疏肝气，平逆气；清郁热，降胃气；调寒热，畅气机；化痰湿，降浊气；补脾胃，泻阴火；行气血，散瘀结；急治标，通腑实等。

（一）疏肝气，平逆气

许多反流性食管炎，其发病常与情志失畅有关。由于肝郁气滞，横逆犯胃，胃失和降而出现本病。每因情志恼怒或忧思过度而症状加重，甚引起失眠。治法宜疏肝气，降逆气。方用自拟四二调胃汤合左金丸、乌贝散等。脘中气逆较甚者可加旋覆花、代赭石；恶心明显者可加竹茹、枇杷叶，或配合运用连苏饮。

[病案] 反流性食管炎伴疣状胃炎案

宋某,男,46岁。2011年5月23日初诊。

主因嗳气频作伴上腹部胀满半年,加重1月来诊。

患者于半年前因情志失畅出现嗳气,脘中似有气上逆,伴脘痞,之后反复发作,逐渐加重。1月前因生气后症状明显加重。2011年5月5日某医院胃镜诊断为:反流性食管炎,疣状胃炎,Hp(+)。用中西药物治疗后未见好转,于今日来诊。

目前症见:嗳气频作,自觉脘中有"气上逆"感,脘中作胀,有灼热感,烧心泛酸,咽中似有物堵,纳食一般,大便不成形,舌质暗红,舌苔黄白,脉沉弦。

中医诊断:嗳气。

证属:肝气犯胃,胃气上逆。

治法:疏肝气,降逆气。

方用:四二调胃汤合左金丸。

处方:太子参15g,柴胡10g,白芍12g,枳实15g,陈皮10g,姜半夏9g,茯苓15g,黄连6g,吴茱萸3g,浙贝母15g,乌贼骨30g,煅瓦楞子20g(先煎),郁金15g,蒲公英30g,甘草6g,生姜3片。5剂。

二诊:2011年5月30日。药后症减,泛酸及烧心好转,脘痞减轻,仍觉上腹部有物"上顶",中午为著,咽中有痰不利,舌质红,舌苔黄偏厚,舌面有裂纹,脉沉弦。继用前法,以前方去太子参,加代赭石20g(先煎)。

以上方加减15剂。至2011年6月27日五诊时,自觉诸症明显好转,脘痞及脘中灼热好转,脘中气逆感明显减轻,偶有发作,嗳气消失,大便可,舌质红,舌苔薄白而少,脉沉弦。改拟养阴疏肝,和降胃气法。

处方:沙参15g,麦冬15g,生地黄15g,当归12g,川楝子10g,丹参15g,郁金15g,浙贝母15g,黄连6g,吴茱萸3g,延胡索15g,白芍12g,代赭石15g(先煎),蒲公英30g,甘草6g,生姜3片。

2012年5月28日六诊时,自诉用上方连服10余剂后,症状消失,未再服药。近1年来病情一直稳定,无明显不适。近10天来又觉上腹部作痛,偶有嗳气,口干苦,舌苔黄白根厚,脉弦。再拟疏肝和胃止痛法,仍以四二调胃汤合左金丸、乌贝散、金铃子散加黄芩、蒲公英。5剂。

上方服15剂。至2012年7月16日七诊时,自觉脘痛消失,口干,咽中似有物堵,余无不适,舌苔黄白,脉弦。2012年6月13日复查胃镜示:慢性浅表性胃炎,Hp(+)。以前方加郁金15g、麦冬15g。

以此方随症加减，再服20余剂。至2012年8月20日十一诊时，自述诸症消失，以前方再服5剂后停药。

按：本例患者主因情志失畅诱发反流性食管炎及疣状胃炎。初诊时辨证为肝气犯胃、胃气上逆，治用四二调胃汤合左金丸，以疏肝气、降逆气。四二调胃汤具有疏肝和胃之功，配合左金丸，取其助金以克木之意。经用药30余剂，症状完全消失。1年后症状又有轻度发作，再用前方调治，诸症均好转，其后复查胃镜为慢性浅表性胃炎，反流性食管炎得以治愈。

（二）清郁热，降胃气

反流性食管炎属于肝气郁结、横逆犯胃、胃失和降者，其气郁日久，常可化热，而出现肝胃郁热之证。治当清泄肝胃郁热，和胃降逆。方用四二调胃汤合化肝煎或清中汤等。胃热壅盛者也可短期使用竹叶石膏汤治之。

［病案］反流性食管炎伴浅表性胃炎、十二指肠球炎案

张某，男，58岁。2014年2月21日初诊。

主因嘈杂、烧心、泛酸10余年，加重3个月来诊。

患者素来性格暴躁，于10年前因饮食失节等原因出现上腹部不适，经常嘈杂、烧心、泛酸。近3个多月来症状逐渐加重。2013年12月10日某医院胃镜诊断为：反流性食管炎，慢性非萎缩性胃炎，十二指肠球炎。经用药治疗未见明显好转，于今日来诊。

目前症见：上腹部不适，嘈杂，烧心，泛酸，伴上腹部及胸骨后灼热，脘中痞满，口苦，纳可，大便可，舌质红，舌苔黄厚，脉沉弦。

中医诊断：嘈杂。

证属：肝胃郁热，胃失和降。

治法：疏肝清热，和胃降逆。

方用：柴胡四逆汤合化肝煎加减。

处方：柴胡10g，白芍12g，枳实15g，青陈皮各10g，浙贝母15g，黄连6g，吴茱萸3g，牡丹皮10g，栀子10g，郁金15g，生石膏15g（先煎），乌贼骨30g，蒲公英30g，甘草6g，生姜3片。5剂。

二诊：2014年3月4日。药后脘痞及脘中灼热减轻，仍有嘈杂、烧心、胸骨灼热，有时反胃，大便可，舌质红，舌苔黄，舌面有裂纹，脉弦。继用前法，以前方去生石膏，加麦冬15g、姜半夏9g、竹茹15g。

上方服15剂。至2014年4月1日三诊时，症状明显好转，嘈杂未作，

胸骨灼热、烧心、泛酸、痞满均消失，纳食及二便正常，舌质红，舌苔白根黄厚，脉弦。继用前法，以前方继服，10剂。

2014年4月18日四诊时，一般情况好，自觉无明显不适感，纳食二便正常，舌质红，舌苔黄白根厚，脉弦。以前方继服，再服10剂后，停药。

按：本例患者初诊时表现为一系列肝胃郁热的证象，故治以疏肝清热、和胃降逆。之所以配合疏肝是因为其病为肝郁日久、化热犯胃所致，故在清泄肝胃郁热的同时，辅以疏肝。由于肝胃郁热，火气上逆，导致胃气上逆，故同时配合以和胃降逆。方用化肝煎以清泄肝胃郁热为主，配合柴胡四逆汤加姜半夏、竹茹、郁金等降逆和胃，用药30余剂，取得了明显效果。

（三）化痰湿，降浊气

反流性食管炎病变过程中，由于脾胃运化功能失调则可导致痰湿内生；而痰湿中阻又可引起气机阻滞，而致胃失和降；同时痰湿又可化热，而形成痰热或湿热。因此在治疗过程中，应注意据证分别采用化痰除湿、清化痰热、清化湿热的方法，同时配合予以和胃气、降浊气。常用方如旋覆代赭汤、平胃二陈汤、柴平汤、温胆汤或黄连温胆汤、导痰汤等。若痰浊内盛者，可重用姜半夏。

[病案] 反流性食管炎伴慢性胃炎案

孟某，男，60岁。2013年12月27日初诊。

主因上腹部胀满2年，加重伴脘中气上逆近1月来诊。

患者于2年前因饮食失节出现上腹部胀满，反复发作，未进行过检查治疗。1月前上腹部胀满加重，伴脘中气上逆，在某医院住院行胃镜检查诊为：反流性食管炎，慢性胃炎。经治疗未见明显好转，于今日来诊。

目前症见：上腹部胀满，脘中似有气上逆，脘中稍有畏冷，纳呆，口黏腻，身重倦怠，平素痰多，大便尚可，舌质暗红，舌苔黄白厚腻，脉弦。

中医诊断：痞满。

证属：痰湿阻胃，浊气上逆。

治法：化痰除湿，降浊和胃。

方用：旋覆代赭汤合温胆汤加减。

处方：旋覆花10g（包煎），代赭石15g（先煎），陈皮10g，姜半夏9g，茯苓15g，枳实15g，郁金15g，瓜蒌20g，浙贝母15g，紫苏梗10g，白芍12g，黄连6g，吴茱萸3g，鸡内金15g，甘草6g，生姜3片。5剂。

二诊：2014年1月3日。症状明显好转，自诉用药后大便稀，但泻后即觉脘中舒服，痞满好转，脘中气逆感亦明显减轻，纳食增加，痰不多，舌质暗，舌苔白根厚，脉沉弦。继用前法，以前方加炙枇杷叶10g，瓜蒌改用15g。

以上方随症加减，再服20剂。至2014年2月14日六诊时，自觉脘痞未作，偶有脘中气逆，脘中畏冷，舌质暗红，舌苔白，脉沉弦。以前方去丹参、枇杷叶，加桂枝6g、白芍12g、干姜6g。

继用前方随症加减，至2014年3月7日九诊时，上方再服15剂。患者一般情况良好，症状明显好转，脘中无明显不适，纳食及大便正常，自觉仍有白痰黏而不利，舌暗红，舌苔白，脉沉弦。继用前方调治，再服5剂后，停药。

按：本例患者患病已久，临床表现为脘痞，脘中气逆较甚。据其脉症，辨证为痰湿阻胃、浊气上逆。治疗在化痰除湿的同时，配合降浊和胃之法。方用旋覆代赭汤以降逆化痰，兼以和胃；温胆汤以理气化痰，和胃降逆；兼配以瓜蒌、浙贝母等化痰之品，郁金、紫苏梗等行气利胆之品。经用药40剂后，症状完全消失。

（四）补脾胃，泻阴火

反流性食管炎在临床上表现为胸骨后烧灼感，或灼热样疼痛，这些症状表面看来为邪热内郁之象，但在临床上应分辨虚实。不少患者除上述表现外，还兼见一系列脾胃虚弱的证候，此应属"阴火"上冲所致。李杲将"脾胃气衰，元气不足"（《脾胃论》）所导致的病理之火称为"阴火"。阴火从中焦上逆，客于胸中，而出现胸骨后烧灼感或灼痛。治当补脾胃，泻阴火。方用六君子汤或健脾消痞汤，加黄连、黄芩、炒栀子等。

[病案] 糜烂性食管炎、慢性浅表萎缩性胃炎伴肠化案

牛某，男，47岁。2004年8月24日初诊。

主因胸骨后疼痛，吞咽哽噎不顺3年来诊。

患者于3年前出现胸骨后疼痛，逐渐加重，伴吞咽哽噎不顺。于2004年7月22日在本院行胃镜检查，诊为：糜烂性食管炎，慢性浅表萎缩性胃炎伴肠化。病理：（胃窦）慢性浅表萎缩性胃炎伴肠化。

目前症见：胸骨后疼痛，时有灼热感，吞咽时有哽噎不顺感，每于进食时症状加重，伴上腹部痞满不适，嗳气，反胃，泛酸，烧心，纳食一般，大便尚可，舌质暗，舌边有齿痕，舌苔白微黄，脉沉弦。

中医诊断：噎膈。

证属：痰气交阻，阴火上冲。

治法：开郁化痰，消痞降逆，兼以清热。

方用：启膈散合小陷胸汤、左金丸加减。

处方：沙参15g，丹参15g，郁金15g，浙贝母15g，枳实15g，瓜蒌30g，黄连6g，姜半夏9g，五灵脂15g，陈皮10g，茯苓15g，紫苏梗10g，旋覆花10g（包煎），蒲公英30g，白及30g，乌贼骨30g，吴茱萸3g，甘草6g，生姜3片。3剂。

2004年8月27日二诊时，自述泛酸、烧心略减轻，余症同前，又觉背困，乏力，精神欠佳，舌质暗，舌边有齿痕，舌苔白微黄，脉沉。考虑此时证属脾胃虚弱，痰瘀互结，阴火上冲。改拟益气健脾，消瘀化痰，泻降阴火法。用六君子汤合启膈散、小陷胸汤加减。

处方：太子参15g，白术12g，茯苓15g，丹参15g，莪术10g，郁金15g，浙贝母15g，陈皮10g，姜半夏9g，瓜蒌20g，黄连6g，三七粉5g（分冲），白及30g，五灵脂15g，白屈菜10g，白花蛇舌草30g，甘草6g，生姜3片。

以上方为主，服12剂。至2004年9月10日四诊时，胸骨后疼痛明显减轻，吞咽发噎感未再发生，胸骨后灼热感亦减轻，纳佳，大便正常，自觉口涩，舌脉如前。继用前法，以前方随症加减，热象明显时加炒栀子，继服32剂。

至2004年10月22日八诊时，患者自觉胸骨后疼痛消失，脘中无明显不适，胸骨后轻度发热感，纳可，又觉背困畏冷，大便偏稀，舌质暗，舌边有齿痕，舌苔白，脉沉。仍以二诊方为主据症加减，至2005年1月28日十六诊时，再服68剂。于2005年1月25日复查胃镜示：慢性浅表性胃炎。病理：（胃窦）慢性中度浅表性胃炎，腺体分泌旺盛。患者自觉一般情况良好，纳可，精神尚好，自觉咽干，偶有胸骨后隐痛，余无不适，舌质暗，舌苔薄黄，脉沉。继用前法，以前方稍作加减，再服10剂后，停药。

按：本例患者，就其临床表现来看，主要是胸骨后疼痛，吞咽时有哽噎不顺，时有灼热感，常伴上腹部痞满不适，当属中医噎膈范畴。初诊时辨证为痰气交阻，治以开郁化痰、消痞降逆。先用启膈散合小陷胸汤、左金丸加减。3剂后，症同前不减。考虑证属脾胃虚弱，痰瘀互阻，阴火上冲。故改拟益气健脾，化痰消瘀，泻降阴火，和胃降逆法。方用六君子汤合启膈散、小陷胸汤加减。再用药12剂后，胸骨后疼痛减轻，吞咽发噎感消失，继用此方据症加减。又服100剂后，一般情况良好，诸症基本消失，复查胃镜提示糜烂性食管炎已治愈，慢性浅表萎缩性胃炎明显好转，肠化消失。本例患者前后治疗5个月，16个诊次，服汤药百余剂，取得了良好效果。

（五）调寒热，畅气机

寒热失调在本病病变过程中有时表现得非常突出。寒热失调的表现为寒热错杂，有的为寒多热少，或热多寒少。所以在临床上应注意观察患者的寒热征象，而采取相应的治疗方法。如中虚气逆偏于寒者，当温中健脾、和胃降逆，可用小建中汤合香砂六君子汤，或配合良附丸、吴茱萸汤及左金丸等；寒热错杂者，当寒热并调、和中降逆，可用半夏泻心汤、黄连汤。

[病案] 反流性食管炎伴浅表性胃炎，十二指肠球部多发息肉案

寇某，女，43岁。2013年10月15日初诊。

主因上腹部疼痛胀满，伴嗳气2年余，加重3月来诊。

患者于2009年曾患结核性胸膜炎，并用抗结核药治疗1年半。此后出现上腹部经常疼痛胀满不适，反复发作。3个月前症状逐渐加重，于2013年9月12日本院胃镜检查诊为：反流性食管炎，慢性浅表性胃炎，十二指肠球部多发息肉。用中西药治疗未见明显好转，于今日来院门诊。

目前症见：胸骨后及上腹部疼痛胀满，嗳气频作，生气时疼痛胀满及嗳气加重，伴泛酸、烧心，脘腹部畏冷，喜热饮，纳差，口干苦，多梦，大便尚可，舌质红，舌苔白根厚，脉弦。

中医诊断：胃痛。

证属：寒邪阻胃，肝胃失和。

治法：散寒止痛，疏肝和胃，调畅气机。

方用：四二调胃汤合良附丸加减。

处方：柴胡10g，白芍12g，枳实15g，郁金15g，陈皮10g，姜半夏9g，茯苓15g，延胡索15g，高良姜10g，香附10g，五灵脂15g，黄连6g，吴茱萸3g，砂仁6g（后下），浙贝母15g，甘草6g，生姜3片。5剂。

2013年10月22日二诊时，药后胸骨后及上腹部疼痛消失，未再作痛，脘痞已不明显，仍泛酸，泛出不消化食物味道，嗳气，脘中畏冷，大便先干后软，舌质红，舌苔白根黄白厚，脉弦。改拟六君子汤合黄连汤为主。

处方：党参15g，白术12g，茯苓15g，陈皮10g，姜半夏9g，广木香10g，白芍12g，桂枝6g，丹参15g，莪术10g，郁金15g，浙贝母15g，煅瓦楞子20g（先煎），干姜6g，黄连6g，吴茱萸3g，甘草6g，生姜3片。5剂。

以上方随症加减，至2014年2月11日十一诊时，上方服45剂。诸症均明显好转，但饮食不慎时则觉脘中稍有不适，仍脘中喜暖，大便偏干，舌质

红，舌苔白根厚，脉弦细。2014年2月7日复查胃镜示：慢性浅表性胃炎。改拟黄芪建中汤加味。再服5剂后，停药。

按：本例患者初诊时辨证为寒邪阻胃、肝胃失和。采用散寒止痛，疏肝和胃，调畅气机之法。以良附丸散寒止痛，以四二调胃汤疏肝和胃、调畅气机。5剂后疼痛即消失，但仍泛酸、嗳气。其后改用六君子汤合黄连汤、小建中汤，以健脾胃、调寒热、化痰瘀、降逆气。在治疗过程中，根据其寒热表现而酌加调寒热药物，诸症明显好转。经前后用药50余剂，不仅临床症状消失，而且复查胃镜提示反流性食管炎及十二指肠球部多发息肉均获治愈。

（六）养胃阴，降虚火

反流性食管炎在其病变过程中，常可出现气郁化火，进而伤阴的病理变化。其临床表现，一方面有胃阴不足的征象，另一方面又有虚火内灼而致胃气上逆的征象。此时治疗，一方面应养阴益胃，另一方面宜清降虚火、和胃降逆。临床常用方如麦门冬汤、百合乌药汤、养胃消痞汤等合左金丸；肝胃阴虚者用一贯煎。

[病案] 反流性食管炎伴贲门炎、慢性浅表性胃炎案

杜某，男，27岁。2011年11月1日初诊。

主因上腹部胀满数年，症状加重半年来诊。

患者平素嗜酒及肥甘，数年前因饮食失节出现上腹部胀满，反复发作，逐渐加重，曾用中西药物进行治疗，未见明显好转，于今日来诊。

目前症见：上腹部胀满明显，每于食猪肉、多食或饮酒后加重，自觉脘中有食物停滞感，胸骨后灼热，泛酸，嗳气频作，口干苦，易生口疮，纳欠佳，大便尚可，舌质暗红，舌苔薄白而少根厚，前半舌舌面有裂纹，脉弦细。

中医诊断：痞满。

证属：胃阴不足，气郁痰阻化热。

治法：养阴清热，化痰降逆，和中消痞。

方用：麦门冬汤合小陷胸汤加减。

处方：太子参15g，麦冬18g，瓜蒌15g，姜半夏9g，黄连6g，炒栀子10g，枳实15g，吴茱萸3g，白芍12g，浙贝母15g，郁金15g，砂仁6g（后下），鸡内金15g，蒲公英30g，甘草6g，生姜3片。5剂。

二诊：2011年11月8日。药后脘痞消失，纳可，胸骨后灼热减轻，泛酸好转，嗳气明显减少，仍大便偏干，舌质暗红，舌苔薄少，脉弦细。2011年

11月7日本院胃镜示：反流性食管炎，贲门炎，慢性浅表性胃炎。继用前法，以前方去砂仁、鸡内金，加百合30g、乌药10g。5剂。

2011年11月15日三诊，诸症明显好转，目前自觉无明显不适，口唇干，大便可，舌暗红，舌苔薄少，脉弦细。改用一贯煎加减。以前方去太子参、姜半夏、炒栀子、砂仁，加沙参15g、生地黄24g、当归12g、川楝子10g、丹参15g。

以上方随症加减，又服16剂。至2011年12月9日六诊时，患者一般情况良好，无明显不适，纳食正常，口疮好转未作，大便正常，舌暗红，舌苔前半薄少根黄，脉弦。继用前方加减，再服6剂后停药。

按：本例反流性食管炎具有化热伤阴的病理变化，同时又兼有痰热阻胃。治疗在养阴清热的同时配合化痰之品，故用麦门冬汤合小陷胸汤加减。用药5剂，脘痞即消失，自觉脘中食物停滞感消失，嗳气、泛酸明显好转。再服5剂后，诸症明显好转，无明显不适，说明此时痰热已去，故改拟一贯煎加减，继续养阴益胃、清降虚火。前后用药30余剂，诸症消失。

（七）行气血，散瘀结

反流性食管炎气郁日久，由气及血，病至后期其病变波及血分，可出现胸骨后顽固性疼痛，或出现肠化增生、结节、息肉等病理变化。此时治当行气活血，或活血化瘀。但某些反流性食管炎患者，病机常出现虚实夹杂，或虚中夹实，表现为脾胃虚弱或胃阴亏虚，并伴有瘀血内阻。此时治疗，又当在健脾和胃或养阴益胃的同时，应用活血化瘀之法。临床常用方如启膈散、丹参饮，或血府逐瘀汤等。

[病案] 反流性食管炎伴胃黏膜脱垂案

周某，男，50岁。2007年5月11日初诊。

主因上腹部疼痛胀满，伴烧心3年来诊。

患者于3年前因饮食不节等原因，出现上腹部疼痛胀满，时伴烧心不适，经用西药治疗，未见好转。2007年4月9日本院胃镜诊断：巴雷特食管，反流性食管炎，慢性浅表性胃炎，胃黏膜脱垂症。

目前症见：上腹部疼痛胀满，饥饿时疼痛加重，伴嗳气，脘中气逆，烧心，脘中畏冷，精神欠佳，口干，大便正常，寐差，舌质暗，苔薄白而少，舌面有裂纹，脉沉弦。

中医诊断：胃痛。

证属：气阴不足，气滞血瘀，胃失和降。

治法：益气养胃，理气化瘀，和中降逆。

方用：百合乌药汤、启膈散合小陷胸汤加味。

处方：百合30g，乌药10g，沙参15g，丹参15g，郁金15g，浙贝母15g，砂仁6g（后下），莪术10g，白芍12g，枳实15g，瓜蒌15g，姜半夏9g，黄连6g，吴茱萸3g，白花蛇舌草30g，甘草6g，生姜3片。

三诊：2007年5月22日。上方服8剂，上腹部疼痛及脘中气逆感好转，上腹部胀满亦减轻。现仍觉晨起烧心，饥时不适，大便正常，既往脱肛数年，舌质暗，苔薄白，脉弦。继用益气养阴、化瘀定痛法，以前方随症加减。

至2007年8月6日十三诊时，上方共服50剂。目前自觉症状明显好转，脘中疼痛及痞满不明显，烧心及灼热感消失，纳食二便正常，舌暗红，苔薄白，脉沉弦。继用前方加减。再服12剂后，一般情况良好而停药。

至2007年10月20日十四诊时，自述近日脘中偶有疼痛，有时伴脘中作胀，脘中明显畏冷，纳一般，大便可，舌质暗，苔薄白，脉沉弦细。改拟益气养胃，温中化瘀。以初诊方去黄连，加重吴茱萸5g，另加桂枝9g。此后随症加减，又服36剂后，诸症缓解而停药。

至2008年5月19日二十六诊时，曾经因为症状反复按前方再服30剂。目前一般情况尚好，无明显不适，但饮食不慎时仍感烧心。2008年5月13日，复查胃镜诊断：巴雷特食管，慢性浅表性胃炎。原反流性食管炎及胃黏膜脱垂均消失。继用前法，以善其后。

按：本例患者病程较长，病机复杂，虚实互见，寒热错杂，气血同病，治疗颇为棘手。在治疗过程中，以太子参、沙参、百合益气养胃贯穿始终以扶正；同时配合枳实、乌药、川楝子、延胡索、丹参、莪术、五灵脂等理气化瘀，消痞止痛；用乌贝散、左金丸以制酸而治烧心；姜半夏、砂仁降逆和中。同时根据寒热偏颇的情况，配合清热或温中散寒之品，寒热错杂时则寒热并用。经近1年的治疗，临床症状基本消失，胃镜检查反流性食管炎及胃黏膜脱垂均获愈，取得了较好的效果。故治疗此类病证贵在坚持辨证论治，随症加减用药。

（八）急治标，通腑实

反流性食管炎具有病情缠绵，反复发作，逐渐加重的特点。临床上无论中医还是西医治疗都有一定难度，故须在辨证的基础上守方坚持治疗。但有少数患者其病变涉及胃肠，从而在临床上也有急性发作的情况。此时患者除嗳气频作、胸骨后疼痛灼热、烧心、泛酸、恶心欲吐等外，同时还伴有上腹部胀满、大便秘结不通、舌苔黄厚等症状。此时治疗当急则治其标，在疏肝和胃、清热降逆的同时，还需配合通腑之法。临床常用大柴胡汤、小陷胸汤、左金丸等加减治之。

[病案] 增生性食管炎、贲门炎、慢性浅表性胃炎伴结节(胆汁反流)案

张某，男，63岁。2014年6月17日初诊。

主因上腹部胀满，胸骨后疼痛，嗳气及恶心1周来诊。

患者于1周前因饮啤酒及油腻之物后出现上腹部胀满，胸骨后疼痛，嗳气及恶心等症状。3天前在县医院检查治疗，行上消化道造影示：慢性胃炎（胃内少量潴留液）。经用西药治疗3天，未见明显好转。于今日来我院门诊，要求中医治疗。

目前症见：上腹部明显胀满，胸骨后疼痛灼热，嗳气频作，恶心欲呕，纳差，不能进食，口苦，大便1周未行，舌质暗，舌苔黄厚，脉弦。

中医诊断：痞满。

证属：肝胃失和，枢机不利，腑气不通，化热上逆。

治法：和解枢机，疏肝和胃，清热降逆，兼以通腑。

方用：大柴胡汤合左金丸、小陷胸汤加减。

处方：柴胡10g，姜半夏9g，黄芩10g，白芍12g，枳实15g，瓜蒌30g，陈皮10g，茯苓15g，郁金15g，黄连6g，吴茱萸3g，熟大黄10g，浙贝母15g，鸡内金15g，甘草6g，生姜3片。5剂。

二诊：2014年6月24日。上腹部胀满明显好转，胸骨后疼痛减，恶心及嗳气好转，纳食增加，药后大便行2次，不干，仍口苦，舌质暗，舌苔黄，脉弦。继用前方，以前方加竹茹15g、煅瓦楞子20g。

至2014年7月1日三诊时，上方服5剂。自诉脘中不适消失，胸骨后疼痛及灼热明显好转，恶心及嗳气消失，纳食好转，大便正常，乏力，舌质暗，舌苔黄，脉弦。今日本院胃镜示：增生性食管炎，贲门炎，慢性浅表性胃炎伴结节(胆汁反流)，十二指肠球炎。病理诊断：(胃窦)中度浅表性炎症，局部伴肠上皮化生。改拟下方：

处方：太子参15g，丹参15g，莪术10g，浙贝母15g，郁金15g，煅瓦楞子20g（先煎），柴胡10g，白芍12g，枳实15g，陈皮10g，姜半夏9g，瓜蒌30g，黄连8g，吴茱萸3g，蒲公英30g，甘草6g，生姜3片。

以此方随症加减，再服30剂。至2014年9月9日九诊时，患者一般情况好，无明显不适，脘中作胀及胸骨疼痛灼热等未再发作，纳佳，大便亦正常，舌质暗，舌苔薄白而少，舌面有裂纹，脉弦。改拟养胃和中，兼活血化痰法。方用养胃消痞汤加减，以上方去柴胡、枳实、陈皮、姜半夏，加麦冬、百合、乌药、鸡内金。

2014年9月23日十一诊时，上方服10剂。自觉一般情况良好，纳食精神好，大便正常，舌质暗红，舌苔薄白而少，舌面有裂纹，脉弦。今日本院胃镜示：慢性萎缩性胃炎，十二指肠球炎。病理诊断：（胃窦）慢性轻度萎缩性胃炎，局部腺体肠化，伴轻度非典型增生。以前方进退，再服20剂后，停药。

按：本例患者主因上腹部胀满、胸骨后疼痛、灼热，伴嗳气、恶心1周来诊。初诊时大便1周未行，口苦纳差，舌苔黄厚，故当时辨证为肝胃失和、枢机不利、腑气不通、化热上逆。治用大柴胡汤合左金丸、小陷胸汤，以疏肝和胃、和解枢机、清热降逆、兼以通腑。服药5剂，症状很快得以缓解，再服5剂，脘中不适消失，胸骨后疼痛灼热明显好转。随后改用疏肝和胃法，酌加化痰消瘀之品，服30余剂后，症状消失。但考虑其病久耗伤胃阴，而改拟养胃消痞汤以养胃和中，兼活血化瘀。再服30剂后，症状完全消失。复查胃镜，其增生性食管炎及贲门炎均获治愈。

（白宇宁、白震宁、王海萍　整理）

第七章
慢性萎缩性胃炎、胃癌前病变

慢性萎缩性胃炎（chronic atrophic gastritis，CAG）是常见的胃衰老性疾病，也是消化系统的常见病、多发病、难治病之一。在 CAG 的基础上伴发肠上皮化生和异型增生（上皮内瘤变），则是普遍认为的胃癌前病变（precancerous lesion of gastric cancer，PLGC）。《中国胃黏膜癌前状态和癌前病变的处理策略专家共识（2020 年）》指出："胃黏膜萎缩和肠化生属于癌前状态，胃上皮内瘤变属于癌前病变，二者均有胃癌发生风险。"因此，CAG 是主要的胃癌前疾病之一，CAG 与胃癌的发生密切相关，其病理组织变化经常是按照 Correa 模式由正常胃黏膜发展到胃癌：胃黏膜 Hp 感染→浅表性胃炎→萎缩性胃炎→肠上皮化生→异型增生→胃癌（腺癌）。

对于 CAG 与 PLGC 的防治，中医药通过增强胃黏膜屏障、调节胃肠运动、减少胆汁反流、抗 Hp 感染、改善胃黏膜炎症及局部循环、增强调节免疫功能等综合干预作用，可能使萎缩的腺体恢复正常，甚至使肠化和异型增生消退，这一点已为大量临床实践所证实。

本病属于中医"胃痞""胃痛""痞满""嘈杂"等病证的范畴。

一、病机概要

（一）CAG、PLGC 的病因

1. **禀赋不足，脾胃虚弱**　脾胃虚弱是本病形成的病理基础。如禀赋不足，或劳倦过度，或久病体衰，或饮食不节，或药物所伤，均可损伤脾胃，导致中气虚怠，久而形成本病。

2. **饮食不节，胃气受损**　现代人饮食不规律，贪食过饱，暴饮暴食，均可损伤脾胃，导致脾的运化、胃的受纳功能减退，胃失和降而发病；或过食生冷而寒邪客胃，损伤中阳；或长期摄入对胃黏膜有刺激的辛辣食物及吸烟，均会损伤胃黏膜，耗伤胃阴而发病。

3. **情志抑郁,肝气犯胃**　长期情志失畅,抑郁愤怒,肝失疏泄,肝气进而犯胃,胃气阻滞,失于和降而发病。

4. **外因污染,药物刺激**　如感受外寒,寒邪客胃,损伤脾胃之阳气;感受燥、热及 Hp 之毒,可损伤脾胃之阴;环境污染,蔬菜粮食残留化肥农药、食品添加剂等,污染日常饮食物,日积月累而伤胃;或服用 NSAIDs 等各种药物的刺激,均可损伤胃黏膜屏障,而发生本病。

(二) CAG、PLGC 的病机特点

1. **病机特点**　脾虚气滞、胃络瘀阻是 CAG、PLGC 的基本病机。

CAG、PLGC 病位在胃,常可波及肝、脾等脏。其发病为多种原因,导致脾胃虚弱,使胃黏膜屏障受损而发生本病。故脾胃虚弱是 CAG 发病的病理基础。

CAG、PLGC 在脾胃虚弱的基础上,复因情志、饮食、劳倦所累,则可使胃气失于通降,胃气阻滞,进而产生痰、湿、寒、热、食、瘀、毒等病理产物;这些病理产物反之又可导致胃之气机阻滞,从而发生痞满。故胃气阻滞是 CAG、PLGC 的主要病理变化。

CAG、PLGC 发病,病程缠绵,反复难愈。其病久之后,由于久病伤正,多可出现虚证或虚实夹杂之证。其虚多为脾胃气虚、脾胃虚寒或气阴两虚,其实多为气滞、寒凝、痰阻、湿滞等阻于胃腑。但无论虚实,病久之后,多可波及血分,导致胃络瘀阻。虚则中气虚弱而运血无力,或阴血不足不能濡养胃腑,均可由虚致瘀。实则诸病理产物阻滞胃气,日久由气及血,均可由实致瘀。故胃络瘀阻一直贯穿于 CAG、PLGC 病变过程中,只不过是在不同的阶段有轻重之别。

临床上 CAG 及 PLGC 出现胃痛或痞满经久难愈,或胃镜所见胃黏膜变薄、苍白、舌质暗红或有瘀斑、舌下静脉迂曲增粗等,即是胃络瘀阻的表现。

2. **病机转化规律**　临床应认识和把握 CAG、PLGC 病机动态变化的规律。CAG 的病机转化大体有如下几个方面。

一是虚实转化。尽管 CAG 多表现为虚实相兼,本虚标实,但在不同的病变阶段,又有偏实偏虚的不同。在发病早期多以实为主,随着病情发展,脾胃之气受损,继而出现虚实夹杂的病理变化。最终由于气血生化乏源,脾胃之气衰惫,阴阳损耗,而由实转虚。

二是由气及血。胃病日久,可由气虚、气滞及痰阻而致血行不畅,出现

血分瘀阻之象。但单纯血瘀者较少，往往是在气血阴阳亏虚的基础上兼见瘀血病机。

三是寒热转化。CAG、PLGC 往往寒热病机转化比较明显。寒邪郁久可以化热，由寒证转化为热证；热证过用寒凉，也可转为寒证；又可见到寒热错杂之候。此外，气郁、痰湿、瘀血等病理产物又多可化热，化热后进一步发展又可伤阴。

四是波及他脏。从中医整体观念出发，CAG 病变不是单一局限的，"胃虚则脏腑经络皆无以受气而俱病"（《脾胃论》），胃发生病变，常可波及他脏他腑，如脾、肝、肾、大小肠、胆等。

五是渐化瘀毒。CAG 病久之后，失治误治，病情加重，逐渐在气滞血瘀的基础上，有逐渐化毒的倾向。故 PLGC 病久都有化为瘀毒的征兆。

二、临床辨治心法

（一）CAG、PLGC 的辨证

1. **辨证要点**　CAG、PLGC 不同于一般的胃脘痛辨证，因其多属虚实夹杂、寒热失调、气血同病的复合证候，故其辨证较为复杂。临床当辨脾胃气虚（虚寒），胃络瘀阻；胃阴不足，胃络瘀阻；湿热阻胃，胃络瘀阻；肝胃失和，胃络瘀阻；寒热错杂，胃络瘀阻等，临床均当一一辨别。

2. **灵活辨证**　对 CAG、PLGC 的辨证应灵活掌握。如在常见主要证候的基础上，有时又可出现一些与主证不一致的兼证征象，需当详辨。如脾胃气虚兼有胃阴不足；胃阴亏虚兼有胃阳不足；肝胃不和兼有痰瘀交阻；湿热阻胃兼有胃阴受损；寒热错杂兼有胃气或胃阴不足；也有肝胃失和，郁而化热，进而伤阴，又兼胃络瘀阻者；等等。

3. **微观辨证**　对 CAG、PLGC 临床上可借助胃镜直观和病理组织活检进行微观辨证。一般 CAG 的镜下表现为胃黏膜苍白，黏膜变薄，血管纹理显露或红白相间，白相偏多。此均属脾胃虚弱，胃体失养，或胃络瘀阻所致。黏膜苍白、灰白，当为脾虚、气虚；黏膜充血、水肿、糜烂，可能为化热，或胃阴亏虚，或寒热错杂；黏膜血管纹理显露，则可能为胃阴不足；黏膜变薄，红白相间，白相偏多，则可能为胃络瘀阻，血运受阻之象；黏膜出现颗粒样或鹅卵石样增生改变，则应属痰瘀互结之候。

另外，白兆芝教授认为，凡 CAG 已伴随出现肠化生或异型增生的，应以瘀、毒来进行辨证。即使患者没有明显的胃痛和痞满的症状，或没有出现血瘀的舌象，也应在用药时适当考虑加用血分药。因为胃络瘀阻仅在局部时，也可能还没有反映到舌象上。同时，PLGC 一般病程较久，久治不愈，不仅可由气及血，血分瘀阻，或痰瘀互结；而且可渐至瘀毒内生，向癌毒病变发展。所以治疗时不仅要从瘀论治，而且也要从毒论治。

（二）CAG、PLGC 的治法概要

治疗 CAG、PLGC 应重视以下几个方面。

1. **整体与局部结合**　CAG、PLGC 属慢性迁延性疾病，虽然病变在胃，但常可波及全身，故其治疗不能只着眼于胃，更应该从全身进行综合调治。这种局部和整体综合进行调治的方法与思路，是白兆芝教授多年治疗本病的经验。通过整体调治，提高全身的抗病能力，有利于胃局部病变的好转；并通过局部的治疗，缓解及消除临床症状和一些病理产物，使病变胃黏膜尽快修复好转，从而达到治疗目的。

2. **治则与治法**　对 CAG、PLGC 的治疗，应以益气健脾、化瘀通络为基本原则。由于本病是一种病程较长的慢性病，所以在治疗上常需缓图，不可急于求成而过用克伐之品。同时本病属虚实夹杂，且以虚为本，故在治疗用药上应有所侧重，重视健脾补气、养胃和中。如属脾胃气虚兼胃络瘀阻者，当健脾和胃、化瘀通络；属脾胃虚寒兼胃络瘀阻者，当温中健脾、化瘀通络；属胃阴亏虚兼胃络瘀阻者，当养阴益胃、化瘀通络；湿热中阻者，又当清化湿热，湿热减轻后，加以化瘀通络；肝胃失和兼胃络瘀阻者，当疏肝和胃、化瘀通络；寒热错杂兼胃络瘀阻者，又当平调寒热、化瘀通络等。

3. **正者求之，反者求之**　需注意的是，临床辨证如出现与主证不一致的兼证征象时，则需加以关注，并在治法用药时给予考虑。总的来说，当在温中健脾时应注意勿伤胃阴；滋养胃阴时不忘顾护脾胃阳气；清化湿热时注意芳化以醒脾胃；疏肝理气、和胃消痞时应注意防止生痰化热；平调寒热时注意运用寒热药的比例及用量，不可过之，否则更伤其胃；等等。总之，一定要以胃气为本，治疗用药要时刻顾护胃气。

三、临床治法及验案

本病病位在胃，但与肝、脾关系甚为密切。病机特点为本虚标实，寒热错杂。本虚为脾胃气虚、脾胃虚寒或脾胃阴虚，标实为气滞、血瘀、湿热

（浊）、瘀毒为患。其在病机上又可出现相互转化，而形成各种复杂复合病机。对本病的治法，大体可归纳为以下诸法。

（一）脾胃虚弱胃络阻，益气健脾化瘀毒

主要用于脾胃气虚，又兼有胃络瘀阻证。CAG、PLGC 在临床上常可出现一系列脾胃虚弱的证候，同时在虚的基础上又极易出现气滞血瘀、胃络瘀阻，进而发展成"瘀毒"。治疗常用益气健脾、活血解毒法。常用自拟健脾消痞汤加减。如属脾胃虚寒者，加黄芪、桂枝、干姜。如属脾虚又兼有寒热错杂证者，可用枳实消痞丸加味，以健脾和胃、消痞除满、兼平调寒热。寒热错杂证明显者，可用半夏泻心汤，以寒热平调、消痞散结。

[病案] 慢性萎缩性胃炎伴重度肠化案

刘某，女，64 岁。2014 年 7 月 4 日初诊。

主因上腹部疼痛，反复发作近 3 年，加重月余来诊。

患者于 2011 年出现上腹部疼痛，痞满，反复发作。2012 年 4 月 24 日胃镜示：慢性浅表性胃炎伴结节，十二指肠球炎。经用中药治疗后症状缓解，但未坚持治疗，此后病情曾间断发作。1 个多月前自觉上腹部疼痛加重，于 2014 年 7 月 3 日本院胃镜示：慢性萎缩性胃炎伴结节、糜烂、肠化。病理诊断：胃窦慢性萎缩性胃炎，伴重度肠上皮化生。于今日上午来院门诊，要求中医治疗。

目前症见：脘中疼痛，胀满，稍多食则胀痛明显，脘中喜暖，消瘦，乏力，心烦，急躁易怒，大便为软便，舌质暗红，舌苔白中心黄，脉弦细。

中医诊断：胃痛。

证属：脾胃虚弱，肝郁气滞，胃络瘀阻。

治法：健脾和胃，化瘀止痛，兼疏肝理气。

方用：健脾消痞汤加减。

处方：太子参 15g，白术 12g，茯苓 15g，陈皮 10g，姜半夏 9g，柴胡 10g，白芍 12g，枳实 15g，丹参 15g，莪术 10g，五灵脂 15g，浙贝母 15g，煅瓦楞子 20g（先煎），黄连 6g，吴茱萸 3g，砂仁 6g（后下），甘草 6g，生姜 3 片。6 剂。

三诊：2014 年 7 月 18 日。上方服 12 剂后，脘中疼痛消失，精神较前好转，纳食尚可，但食生冷后常觉脘中不适，大便为软便，口干，舌质暗，苔白，根微黄，脉弦细。以前方随症加减，再服 30 剂。

至 2014 年 8 月 26 日八诊时，患者自觉脘痛基本消失，脘痞明显好转，

纳食正常，心烦急躁消失，情绪好转，精神较前好，仍口干，大便为软便，舌质暗，苔白，脉弦细，继用前法。

十一诊：2014年9月16日。上方稍作加减，又服18剂。目前一般情况良好，纳食可，精神好，脘中无不适，大便正常，舌质暗，舌苔白根微黄，脉弦细。继用前法进退。仍以健脾消痞汤为主，随症加减。

至2014年11月11日十六诊时，上方服34剂。患者精神、纳食均佳，脘中无不适，面色红润，体重增加，大便正常，舌质暗红，苔白，脉弦细。2014年11月1日复查胃镜示：慢性浅表性胃炎。病理诊断：胃窦小弯侧黏膜慢性炎。嘱以上方继服12剂后，停药。

按：本例患者患有慢性胃病3年，反复发作。初诊时胃镜诊为CAG伴有重度肠化，其临床表现既有脾胃虚弱的症状，又有胃络瘀阻的表现，同时还兼见肝郁气滞。故治以健脾和胃，化瘀止痛，兼以疏肝理气。用自拟健脾消痞汤加减，前后治疗4个月，服药106剂，得以治愈。

（二）胃阴亏虚胃络阻，滋养胃阴化瘀毒

胃阴亏虚、胃络瘀阻是PLGC临床较为常见的证候，治疗当以滋养胃阴、兼活血解毒。常用自拟方养胃消痞汤加减。对阴虚者，临床还应分清单纯胃阴虚、脾胃阴虚和肝胃阴虚。从临床实际来看，CAG、PLGC属于脾胃阴虚或气阴两虚者并不少见，故治宜滋养脾胃之阴或益气养阴。而肝胃阴虚者，则应滋养肝胃之阴，兼以疏肝。

［病案］慢性萎缩性胃炎伴重度肠化、低级别上皮内瘤变、胃多发息肉案
张某，女，60岁。2017年6月19日初诊。
主因上腹部胀满，伴吞咽食物缓慢半年余，加重1月来诊。

患者于半年前因饮食不慎、情志失畅等原因出现上腹部不适，胀满，并逐渐症状加重，伴吞咽食物缓慢，经某医院中西药治疗未见好转。1月前自觉因久治不愈，在本院行胃镜检查示：慢性萎缩性胃炎（C2）伴肠化，胃多发息肉，Hp（+）。病理：（胃窦）黏膜慢性萎缩性炎伴重度肠化，腺上皮低级别上皮内瘤变；（胃角）黏膜慢性萎缩性炎伴中度肠化。于今日来门诊求治。

目前症见：上腹部胀满，吞咽食物时缓慢不顺，嗳气，口干口苦，咽干，不欲饮水，纳少，头晕，耳鸣，睡眠差，二便尚可，舌质暗红，舌苔薄少，舌面有裂纹，根部苔白稍厚，脉沉弦。

既往史：高血压病半年。

中医诊断：痞满。

证属：胃阴亏虚，胃络瘀阻。

治法：滋养胃阴，化瘀解毒。

方用：养胃消痞汤加味。

处方：太子参15g，麦冬15g，百合30g，乌药10g，白芍12g，枳实15g，丹参15g，莪术10g，砂仁6g（后下），黄连6g，吴茱萸3g，浙贝母15g，五灵脂15g，鸡内金15g，白花蛇舌草30g，甘草6g，生姜3片。6剂。

二诊：2017年6月26日。药后上腹部胀满减轻，但仍有吞咽缓慢不顺感，头晕、耳鸣好转，纳食增加，舌脉如前。继用前法，以前方加郁金15g、蒲公英30g，改白芍为20g。

以上方为主，随症加减，再服60余剂。至2017年11月20日十六诊时，患者症状明显好转，上腹部胀满消失，纳佳，脘中畏冷减轻，稍有吞咽不顺，大便正常，舌质暗红，舌苔薄白，舌面有裂纹，脉沉弦细。继用前法，以前方继服。

至2018年1月22日，其女来诊代诉，上方又服20余剂。目前患者一般情况良好，脘中无明显不适，吞咽不顺感消失，纳可，大便正常，舌象照片：舌暗红，苔薄白，舌面有裂纹。2017年12月23日，在某医学院附属医院复查胃镜示：慢性非萎缩性胃炎，十二指肠球炎。继用前方，以前方进退，再服15剂后，停药。

按：本例患者为CAG伴重度肠化、低级别上皮内瘤变、胃多发性息肉。初诊时除上腹部胀满及吞咽食物缓慢外，并有口干咽干、舌质暗红、舌苔少、舌面有裂纹等胃阴亏虚、胃络瘀阻的征象。故用养胃消痞汤加减进行治疗。经前后治疗近半年，服药近90剂，使CAG重度肠化、低级别上皮内瘤变、胃多发息肉等均获治愈。

（三）肝郁气滞胃络阻，疏肝和胃化瘀毒

主要用于CAG、PLGC之属于肝郁气滞、胃络瘀阻者。常用自拟四二调胃汤加活血化瘀之品。应注意的是，肝郁气滞、胃络瘀阻证在病机上可能还有其他转化。如肝气郁结日久化热者，加牡丹皮、栀子、黄连、吴茱萸、蒲公英等；已转为肝胃郁热者，可用化肝煎加味；而肝胃郁热日久伤阴者，当酌加养阴之品。

[病案] 慢性萎缩性胃炎伴中度肠化案

尤某，男，64岁。2016年12月26日初诊。

主因上腹部胀痛不适,伴烧心反酸3年余,加重4个月来诊。

患者于3年前因情志抑郁,恼怒生气等原因出现上腹部胀痛不适,伴烧心反酸,经治不愈。近4个月来症状逐渐加重。2016年7月27日省某医院胃镜诊断:慢性萎缩性胃炎。病理诊断:慢性萎缩性胃炎,中度活动,中度肠化。另于1个半月前因感冒后出现咳嗽,2016年11月9日省某医院胸片示:双下肺炎症。经住院治疗,症状好转出院。于今日来院门诊,要求中医治疗。

目前症见:上腹部疼痛、胀满,脘中灼热,烧心反酸,胸闷,咳嗽,痰黄不利,平素易上火,大便偏稀,舌质暗红,舌苔白,中根黄白厚,脉沉弦。

中医诊断:胃痛。

证属:肝郁化火,痰湿阻胃。

治法:疏肝和胃止痛,清热化痰除湿。

方用:四二调胃汤合小柴胡汤、平胃散加减。

处方:柴胡10g,白芍12g,枳实10g,陈皮10g,黄芩10g,姜半夏9g,茯苓15g,苍术10g,厚朴10g,杏仁10g,浙贝母15g,炙枇杷叶10g,煅瓦楞子30g(先煎),蒲公英30g,延胡索15g,川楝子6g,甘草6g,生姜3片。

二诊:2017年1月9日。上方服10剂后,咳嗽消失,仍有时上腹部疼痛,脘中有灼热感,口干,大便偏干,舌质暗红,苔白根黄白厚,脉沉弦。改拟疏肝清热,化瘀解毒,和胃止痛法。

处方:柴胡10g,白芍12g,枳实15g,陈皮10g,姜半夏9g,茯苓15g,瓜蒌30g,黄连6g,吴茱萸3g,浙贝母15g,煅瓦楞子30g(先煎),丹参15g,莪术10g,栀子10g,五灵脂15g,白花蛇舌草30g,甘草6g,生姜3片。

以此方随症加减,大便干时加桃仁、杏仁、炒莱菔子;精神欠佳,乏力时加太子参、白术;舌苔厚腻时,加藿香、生薏苡仁、白蔻仁。

至2017年6月5日十四诊时,上方服96剂,患者上腹部疼痛好转,偶有灼热作痛,纳食、精神尚可,大便稀,舌暗苔白,中根微黄厚,脉沉弦。2017年5月24日省某医院胃镜诊断:慢性萎缩性胃炎。病理诊断:(胃窦体)中度慢性萎缩性胃炎,伴肠上皮化生及轻度非典型增生。继用前法以2017年1月7日二诊方去瓜蒌,加苍术10g。

以此方为主,随症稍作加减,至2018年5月7日三十七诊时,又服198剂,患者一般情况良好,脘中无明显不适,近几天自觉"上火",牙痛,舌质暗红,舌苔白,根黄厚,脉沉弦。于2018年4月28日复查胃镜示:胃多发息肉,慢性非萎缩性胃炎。病理诊断:胃黏膜慢性炎伴糜烂。继用前法,以前方进退,再服 6 剂后,停药。

按:本例患者之 CAG 伴中度肠化,为肝气郁结,郁而化火,波及血分,致胃络瘀阻。临床表现既有肝郁气滞及肝郁化火的表现,又有胃络瘀阻的证候。故用疏肝理气,清热和胃,化瘀解毒的治法。以四二调胃汤疏肝理气和胃,合左金丸加栀子清其郁热,并用丹参、莪术、五灵脂、浙贝母、煅瓦楞子等活血化瘀、化痰散结。经 1 年多的治疗,病情明显好转,CAG 及中度肠化得以治愈。

(四)湿热内蕴胃络阻,清化湿热化瘀毒

主要用于 CAG、PLGC 之湿热蕴结、血分瘀阻证。常用清中汤、柴平汤加活血解毒之品。湿热蕴结日久,则可出现耗气或伤阴。如耗气伤脾者,加太子参、白术等;如伤及阴津者,可酌加护阴之品。

[病案]胃溃疡、中重度慢性萎缩性胃炎伴中度肠化案

郝某,男,64 岁。2014 年 10 月 14 日初诊。

主因上腹部胀满疼痛,脘中气逆反复发作 3 年,加重 2 个月来诊。

患者于 3 年前因饮食不节、饮酒、劳累等原因出现上腹部不适,有时胀满,有时疼痛。近 2 个月来症状加重,于 2014 年 9 月 19 日在某医院做胃镜检查,诊为:①胃溃疡(A1 期)(胃窦幽门旁小弯侧约 0.8cm×0.8cm 大小溃疡);②中重度慢性萎缩性胃炎伴肠化。病理诊断:(胃体小弯近胃底)慢性中 - 重度萎缩性胃炎伴中度肠化;(胃窦)黏膜慢性炎,伴肠化及浅表溃疡;Hp(++)。经用西药雷贝拉唑等治疗后,疼痛减轻,于今日来院要求中医治疗。

目前症见:上腹部胀满,有时伴上腹部疼痛,脘中气上逆,纳食差,精神疲乏,口干苦而黏腻,双下肢水肿,舌质暗,舌苔黄白厚腻,布满全舌,堆积如粉,脉沉弦。

中医诊断:痞满。

证属:湿热蕴结,血分瘀阻。

治法:先以清化湿热为主。

方用:柴平汤加减。

处方:柴胡 10g,姜半夏 9g,黄芩 10g,白芍 12g,枳实 15g,苍术 10g,川朴 15g,五灵脂 15g,浙贝母 15g,煅瓦楞子 30g(先煎),生薏苡仁 30g,白蔻仁 6g(后下),陈皮 10g,茯苓 15g,蒲公英 30g,甘草 6g,生姜 3 片。10 剂。

二诊：2014年10月31日。药后上腹部疼痛消失，胀满减轻，脘中气逆感消失，纳食增加，精神好转，大便基本正常，仍有双下肢水肿，舌暗红苔白，根厚，脉沉弦。以前方去苍术、厚朴、茯苓、薏苡仁、白蔻仁，加丹参15g、莪术10g、黄连6g、吴茱萸3g、瓜蒌20g、白屈菜10g、白花蛇舌草30g。

以此方随症加减。下肢水肿加泽兰、木瓜、生薏苡仁；纳呆加鸡内金；疲乏加太子参。至2015年1月20日八诊时，再服60剂。上腹部无明显不适，纳食精神尚可，下肢水肿消失，舌暗苔白微黄，脉沉弦。改用疏肝和胃，理气活血法。

处方：柴胡10g，白芍12g，枳实15g，陈皮10g，姜半夏9g，茯苓15g，丹参15g，莪术10g，浙贝母15g，煅瓦楞子30g（先煎），黄连6g，吴茱萸3g，瓜蒌30g，白花蛇舌草30g，五灵脂15g，太子参15g，甘草6g，生姜3片。

以此方再服10剂后，患者自觉一般情况良好，遂停药。至2015年4月3日复诊时，自述无明显不适，于2015年3月31日复查胃镜诊断：胃溃疡（S2期）（胃窦小弯见一处溃疡瘢痕），胃多发黄色素瘤，慢性萎缩性胃炎。病理诊断：（胃窦）黏膜慢性炎伴急性炎反应；（胃体近胃底）轻度萎缩性胃炎，腺体伴肠上皮化生。以前方进退再服10剂后，停药。

按：本例患者为胃溃疡活动期，并中重度萎缩性胃炎伴中度肠化。初诊时临床表现为上腹部胀满及疼痛，口干口苦而黏腻，舌苔黄白厚腻，布满全舌，堆积如粉等一系列湿热内蕴的症状。治疗先以柴平汤清化湿热为主，待湿热逐渐减轻后，则在清化湿热的同时，加入化痰消瘀之品。经前后5个多月的治疗，服药80余剂，使病情明显好转。

（白宇宁、张彦敏、王洪艳、王美玲　整理）

第八章
胃　息　肉

近年来,随着胃镜检查的广泛开展,胃、十二指肠息肉在临床颇为常见。患者在镜下切除息肉后,常又复发,故其根治尚有一定难度。其病程较长,一般由胃病初起至胃息肉形成,已有相当一段时间。临床常见胃息肉多伴随其他慢性胃病,如慢性浅表性胃炎、慢性萎缩性胃炎、消化性溃疡、胃黏膜脱垂症、十二指肠球炎及反流性食管炎等。

一、病机概要

中医认为本病的发生,多与饮食不节、情志失畅、劳累过度等有关。其总的病机多为虚实夹杂,寒热失调,痰瘀互结,甚或邪毒内生。白兆芝教授认为本病是由于各种原因,导致机体胃内环境发生了变化,这些变化犹如土壤发生变化易生杂草一般,故或虚或实、或寒或热、或痰或湿、或瘀或毒的病理状态形成了胃息肉的发病基础。盖因嗜食肥甘厚味、辛辣油腻或饮酒过度,脾失健运,化生痰湿,或食积滞于胃;或恼怒伤肝,肝郁犯胃,气机阻滞,胃失于通降;或脑力劳动过度,长期伏案工作,脾气呆顿;或劳累过度,脾气受损;或身体虚弱,感受外邪,如风寒之邪直接犯胃等。

以上这些病因持续日久,皆可使脾胃虚弱,或致脾胃虚寒,或致胃阴不足;也可使肝气犯胃,胃之气机郁滞,日久波及血分,致使胃络瘀阻;或脾失健运,导致湿邪内蕴,凝聚成痰。最终,痰瘀进而互结于胃,而成为有形之癥积。癥积日久,少数可以化为瘀毒,使病情加重,缠绵难愈。由此可见,胃息肉应属于中医微观之癥积范畴。

胃息肉的病机在临床上有虚有实。或虚实夹杂,寒热失调;或气滞血瘀,痰瘀互结,瘀毒内生等。然而其病机又是不断变化的,如肝郁气滞,日久化火,胃之"血受烧炼,其血必凝"(《医林改错》下卷),同时肝郁化火又可伤阴,阴津亏耗,血凝不畅,久而胃络瘀阻也。还有脾胃虚弱,日久而致脾胃阳虚,运化不及而内生痰湿,加之气虚血运不畅,终致痰瘀互结者。另有痰瘀内阻于胃，日久化热者；或寒热夹杂，互相转化者等。

二、临床辨治心法及验案

（一）临床辨治心法

白兆芝教授治疗此病时，重视化痰散结与活血化瘀法的配合运用。其在具体辨治时特别强调：一是详审病机，密切观察在痰瘀互结的同时，有无正虚的倾向，如脾胃气虚、脾胃虚寒、胃阴亏虚。如属正虚邪实，即当配合健脾补中、温中健脾、养阴益胃。二是如其尚未伤正，而又在痰瘀互结的同时，伴有气机郁滞者，则当在运用化痰消瘀的同时，配合疏肝理气。三是密切观察病机变化，即在痰瘀互结的同时，有无化热或寒化的趋势，并酌情配合平调寒热之品。四是证属痰瘀互结者，还应具体区分是以痰结为主还是以血瘀为主，从而分别选用化痰软坚散结药和活血化瘀药。因其治疗过程较长，尽量应用药性平和之品，少用峻烈破气、破血之品。五是治疗要从整体出发，既要考虑局部，又要考虑整体，局部用药与整体调理应相互协调。同时在治疗过程中，应注意保护胃气，用药切不可孟浪，如是方能取得疗效。

（二）临床治法及验案

1. 痰湿蕴结胃络阻，化痰除湿消癥结　　主要用于胃息肉之属于痰湿蕴阻于胃，日久致胃络瘀阻，使痰瘀互结而成者。治宜化痰除湿，消癥化结。方用平胃散合二陈汤加浙贝母、煅瓦楞子、山慈菇、丹参、莪术、桃仁、延胡索、炮穿山甲、五灵脂、没药等。并宜随症加减。

［病案］胃、十二指肠多发息肉、胃黏膜脱垂案

张某，女，43 岁，农民。2015 年 2 月 3 日初诊。

主因上腹部嘈杂不适 1 年余来诊。

患者于 1 年多前因饮食不慎，出现上腹部嘈杂不适，逐渐加重，曾在某医院服中药数月，未见明显缓解。

目前症见：上腹部嘈杂不适，空腹加重，进食缓解，脘中喜暖，身重困乏，大便不畅，小便黄，手麻，多梦，纳可，舌质暗红，舌边有齿痕，舌苔黄白厚腻，脉沉弦。

中医诊断：嘈杂。

证属：痰湿阻胃。

治法：燥湿运脾，化痰和胃。

方用：平胃散合二陈汤、左金丸。

处方：苍术12g，厚朴15g，陈皮10g，姜半夏9g，茯苓15g，黄连6g，吴茱萸3g，浙贝母15g，生薏苡仁30g，白蔻仁6g（后下），藿香10g，广木香10g，紫苏梗10g，甘草6g，生姜3片。

二诊：2015年2月17日。上方服10剂，症略同前，仍觉脘中嘈杂不适，大便不畅，舌质暗红，边有齿痕，舌苔白中根黄白厚腻，脉沉弦。2015年2月11日本院胃镜示：慢性浅表性胃炎伴糜烂结节，胃息肉（胃底后壁可见一枚扁平息肉，大小约5mm×5mm），胃黏膜脱垂，十二指肠多发息肉。病理诊断：（胃窦）慢性浅表性胃炎。继用前法，加化瘀消癥药。调方如下。

处方：陈皮10g，姜半夏9g，茯苓15g，枳实15g，竹茹15g，苍术10g，厚朴15g，生薏苡仁30g，黄连6g，吴茱萸3g，山慈菇10g，浙贝母15g，煅瓦楞子30g（先煎），丹参15g，莪术10g，鸡内金15g，甘草6g，生姜3片。5剂。

三诊：2015年2月27日。药后症减，仍有时脘中不适，大便不畅，舌暗苔白根黄白厚。继用前法，以前方随症加减。热象明显时，加黄芩、栀子及蒲公英；口黏口臭，舌苔厚腻时，加石菖蒲、郁金；上腹部疼痛时，加延胡索、川楝子、五灵脂等；情志不舒时，加柴胡、白芍。又服48剂。

至2015年5月15日十一诊时，自述脘中不适明显好转，纳食可，精神好转，尿少，大便为软便，舌暗，苔黄白根厚，脉沉弦。继用前方进退再服50剂，至2015年9月15日二十一诊时，脘中不适基本消失，自述饥时口渴，稍有乏力，纳食正常，大便不成形，舌质暗红，舌边有齿痕，舌苔白根黄白厚，脉沉弦。2015年9月10日复查胃镜示：慢性非萎缩性胃炎伴糜烂。改拟健脾化湿，和胃化痰治之。以六君子汤合平胃散、左金丸，加浙贝母、煅瓦楞子等。继服20余剂后，停药。

按：本例患者既有胃息肉，又有十二指肠息肉。初诊时临床表现为痰湿阻胃，兼胃络瘀阻。治以燥湿运脾、化痰软坚、活血消癥。方用平胃散、二陈汤合左金丸，加化痰软坚、消癥散结之浙贝母、煅瓦楞子、山慈菇，活血消癥之丹参、莪术等。经前后用药60余剂，复查胃镜提示胃及十二指肠息肉均消失。随访数年，胃息肉未再发。

2．寒热失调胃络阻，调理寒热消癥结 主要用于胃息肉之属于寒热失调，痰浊内生，波及血分，胃络瘀阻，以致痰瘀互结于胃者。治宜平调寒热，消癥散结。方用半夏泻心汤加化瘀消痰散结之品。并随症加减用药。

[病案] 胃息肉、十二指肠炎案

温某,女,46岁,农民。2012年9月28日初诊。

主因上腹部疼痛、胀满1年余,加重1月来诊。

患者于1年前因吃麻辣烫后出现上腹部嘈杂,时有胀满疼痛,泛酸,烧心。近1月来症状逐渐加重,自觉上腹部偏右疼痛胀满,于今日上午来院门诊。要求中医治疗。

目前症见:上腹部偏右疼痛胀满,泛酸,烧心,嘈杂,恶心,脘中明显畏冷,口苦,口干,口臭,口疮时作,大便量少,黏稠不爽,舌质暗红,舌苔黄白而厚,脉沉弦。

建议行胃镜检查。

中医诊断:胃痛。

证属:肝胃不和,寒热错杂。

治法:疏肝和胃,平调寒热。

方用:四二调胃汤合半夏泻心汤加减。

处方:柴胡10g,白芍15g,枳实15g,陈皮10g,姜半夏9g,茯苓15g,干姜6g,黄连6g,黄芩10g,吴茱萸3g,浙贝母15g,乌贼骨30g,蒲公英30g,瓜蒌15g,甘草6g,生姜3片。5剂,水煎服。

二诊:2012年10月9日。症略同前,舌脉同前。2012年10月9日本院胃镜示:胃息肉(胃体前壁可见一枚广基息肉,大小约0.5mm×0.5mm),胃黏膜脱垂,十二指肠球炎。改拟平调寒热,兼以活血化痰消癥法。

处方:太子参15g,姜半夏9g,黄芩10g,黄连6g,干姜6g,吴茱萸3g,浙贝母15g,煅瓦楞子30g(先煎),炒白芍12g,丹参15g,莪术10g,鸡内金15g,砂仁6g(后下),延胡索15g,川楝子6g,甘草6g,生姜3片。

八诊:2012年11月23日。以上方随症加减,又服25剂。目前患者症状明显好转,上腹部疼痛消失,胀满明显减轻,恶心消失,大便正常,仍脘中喜暖,有时口疮发作,口苦,舌质暗红,舌苔白微黄,脉沉弦。继用前方进退。

十二诊:2012年12月25日。以上方再服15剂。目前患者一般情况良好,但有时餐后仍感脘痞,口疮有时发作,大便偏稀,舌质暗红,舌苔白,脉沉弦。继用前法,仍拟平调寒热、化痰消癥法,以前方去延胡索、川楝子,加五灵脂15g。

上方再服5剂后,诸症消失而停药。

十三诊:2013年8月23日。近因吃雪糕后致脘中不适,烧心,嘈杂,恶心,口苦,舌质暗苔黄厚,脉沉弦。仍以前方进退,继服。

十六诊:2013 年 10 月 29 日。上方又服 15 剂后,诸症渐消失。2013 年 10 月 28 日某医院复查胃镜示:胃黏膜脱垂。继用前方加减调理,以善其后。

按:本例患者胃镜诊断为胃息肉、胃黏膜脱垂、十二指肠球炎。初诊时有明显的脘中畏冷,伴口苦、口臭、口干、口疮等寒热错杂的证候。经以调理寒热配合化痰消瘀法,用药 60 余剂,治疗 3 个月后,症状消失。半年多后复查胃镜,胃息肉及十二指肠球炎均获治愈。

3.肝郁气滞痰瘀阻,疏肝理气化痰瘀 主要用于胃息肉之属于肝气犯胃,气滞日久,波及血分,胃络瘀阻者。治宜疏肝理气,消癥散结。方用自拟四二调胃汤加化痰散结之浙贝母、煅瓦楞子、山慈菇,化瘀消癥之丹参、莪术、五灵脂等。

[病案]胃多发息肉、反流性食管炎案

韩某,女,56 岁,教师。2015 年 3 月 10 日初诊。

主因上腹部胀满 1 年余,反复发作来诊。

患者于 1 年前因饮食不慎出现上腹部不适,伴泛酸,嗳气等,经中西药物治疗未见好转。2015 年 1 月 8 日省某医院查胃镜示:反流性食管炎(LA-B)、食管裂孔疝(轻度)、胃多发息肉(山田Ⅰ型)、慢性浅表性胃炎。病理:(胃体)胃体腺息肉,Hp(+)。

目前症见:上腹部胀满,泛酸、烧心、嗳气频作,餐后脘中食物上逆,午后 4 点加重,伴口臭,涎多,咽中有痰不利,胸闷,心烦易怒,纳少,寐差,平素易"上火",口疮易作,大便尚成形,舌质暗红,舌苔白,中根黄白厚,脉弦。

既往史:10 年前胆囊切除术。

中医诊断:痞满。

证属:肝郁气滞,痰瘀阻胃。

治法:疏肝理气和胃,消瘀化痰散结。

方用:四二调胃汤加味。

处方:柴胡 10g,白芍 12g,枳实 15g,陈皮 10g,姜半夏 9g,茯苓 15g,郁金 15g,丹参 15g,莪术 10g,浙贝母 15g,煅瓦楞子 30g(先煎),山慈菇 10g,黄连 6g,吴茱萸 3g,蒲公英 30g,五灵脂 15g,甘草 6g,生姜 3 片。

以上方随症加减。脘中灼热时,加栀子或黄芩;大便偏稀时加白术、太子参。至 2015 年 4 月 21 日七诊时,共服 30 剂,自觉脘痞及疼痛未作,泛酸消失,口疮好转,纳食、精神、大便正常,偶有嗳气,舌质暗红,舌苔白根厚,脉弦。继用前方加减，再服 30 剂。

至 2015 年 7 月 21 日十四诊时，病情明显好转，一般无明显不适。2015年 7 月 8 日省某医院复查胃镜示：食管裂孔疝，慢性浅表性胃炎。最近因食用桃后出现大便溏泻，伴脐腹部不适，改拟藿香正气散加减，继续服 5 剂。

按：本例患者为胃多发息肉、反流性食管炎。其临床表现为一系列肝气犯胃，胃失和降的症状，同时兼有痰瘀互结。治疗过程中用四二调胃汤疏肝理气，和胃降逆；加丹参、莪术、郁金、五灵脂等活血化瘀；加浙贝母、煅瓦楞子、山慈菇等化痰散结。并且随症加减，前后曾据证加入清热、健脾药。经前后用药 60 余剂，胃多发息肉及反流性食管炎得以治愈。

4. 脾胃虚弱痰瘀阻，健脾和胃化痰瘀　　胃息肉在病机上是不断转化的，常由实转虚而出现虚实夹杂的证候。需密切观察其病机变化，而制定相应的治法。其中脾胃虚弱是临床较为常见的证候，应治以益气健脾、温中和胃、化痰消瘀之法。常用方如健脾消痞汤。

[病案] 胃体多发息肉

杨某，女，58 岁。2017 年 5 月 26 日初诊。

主因上腹部胀满疼痛反复发作 7 年，加重 2 月来诊。

患者于 2010 年因饮食不慎等原因出现上腹部胀满疼痛，反复发作，曾用奥美拉唑、多潘立酮等药进行治疗，症状时轻时重。2010 年 4 月 24 日行胃镜检查，诊为"胃多发息肉"，并行镜下钳除治疗。其后，分别于 2012 年11 月 20 日、2015 年 1 月 8 日、2016 年 5 月 3 日又数次因"胃息肉"进行镜下钳除术治疗。2017 年 4 月 24 日某医院复查胃镜示：胃体多发息肉，慢性浅表性胃炎。因近 2 月症状加重，于今日来诊，要求中医治疗。

目前症见：上腹部胀满，餐后加重，清晨 4～5 点上腹部疼痛，有时泛酸，嘈杂，脘中喜暖畏冷，易疲劳，大便偏稀，日行 1～2 次，排便不畅，舌质暗，舌边有齿痕，舌苔白腻，脉弦细。

既往史：患"甲状腺功能减退"3 年。

中医诊断：痞满。

证属：脾虚气滞，痰瘀互结。

治法：健脾理气，化痰消瘀。

方用：健脾消痞汤加减。

处方：太子参 15g，炒白术 12g，茯苓 15g，陈皮 10g，姜半夏 9g，广木香10g，砂仁 6g（后下），炒白芍 12g，浙贝母 15g，煅瓦楞子 30g（先煎），黄连

6g，吴茱萸 3g，丹参 15g，莪术 10g，山慈菇 10g，甘草 6g，生姜 3 片。6 剂。

二诊：2017 年 6 月 2 日。药后脘痞减轻，仍有时脘痛，纳食尚可，舌脉如前。继用前法，以前方加五灵脂 15g。

其后以此方随症加减。上腹部胀满明显时加枳实、厚朴；嗳气明显时加郁金；脘中畏冷明显时加干姜；自觉上火时加黄芩；食欲欠佳，消化迟缓时加鸡内金；口干明显，舌苔少时加百合、麦冬、生山药。

至 2017 年 9 月 22 日十二诊时再服 60 余剂。患者自觉症状明显好转，脘中仍喜暖，偶有嘈杂及脘痛，大便偏稀，舌质暗，舌苔白根稍厚，脉弦细。仍以前方进退，再服 30 余剂后，诸症基本消失，停药。

2018 年 4 月 16 日某医院复查胃镜示：慢性浅表性胃炎。2019 年 11 月从外地回来复查胃镜，未见胃息肉复发。

按：本例患者为胃体多发息肉 7 年，曾 4 次行镜下治疗，然而仍继续生长。初诊时临床表现为上腹部胀满疼痛，泛酸嘈杂，脘中喜暖，乏力便溏，舌边有齿痕，脉弦细等一系列脾虚气滞的症状。考虑其胃息肉应有痰瘀互结的病理变化，故治以健脾理气、化痰消瘀。方用健脾消痞汤加煅瓦楞子、山慈菇等以健脾益气、化痰消瘀。服药百剂，取得良效。

5. 胃阴亏虚痰瘀阻，益气养胃消痰瘀　慢性胃病日久，其病机上可发生转化，如由实转虚、由气及血、寒热转化等。特别是肝郁日久，则可化热，进而耗气伤阴；同时又有血分瘀阻，痰瘀互结而成息肉。从而形成胃息肉的气阴两虚、痰瘀阻胃之证。治疗宜当益气养阴，化痰消瘀。常用方如养胃消痞汤。

[病案 1]胃多发息肉、巴雷特食管案

侯某，女，44 岁。2016 年 11 月 21 日初诊。

主因上腹部胀满，反复发作 5 年来诊。

患者于 5 年前因饮食不节后出现上腹部胀满不适，反复发作，逐渐加重。2012 年 10 月在某医院行胃镜检查诊为：胃息肉，并行胃息肉镜下切除术。其后曾先后反复切除 4 次胃息肉。2016 年 11 月 21 日某医院胃镜示：巴雷特食管，慢性非萎缩性胃炎，胃多发息肉（山田 I 型）。病理提示：（胃底体）多发性胃底腺息肉。遂于今日来我院就诊。

目前症见：上腹部胀满，餐后明显，伴烧心泛酸，嘈杂不适，有时脘中隐痛，口干，咽中痰多不利，精神欠佳，大便尚可，但受凉后易稀，舌质暗红，舌苔薄白而少，舌面有裂纹，脉弦细。

既往史:高血压。

中医诊断:痞满。

证属:气阴亏虚,痰瘀互结。

治法:益气养胃,化痰消瘀。

方用:养胃消痞汤加减。

处方:太子参15g,麦冬15g,百合30g,乌药10g,炒白芍12g,丹参15g,莪术10g,郁金15g,砂仁6g(后下),浙贝母15g,煅瓦楞子30g(先煎),山慈菇10g,黄连6g,吴茱萸3g,生山药20g,鸡内金15g,甘草6g,生姜3片。10剂。

二诊:2016年12月5日。药后症状好转,上腹部胀满及烧心泛酸减轻,仍有时隐痛,舌脉如前,继用前法。

以上方随症加减。脘中疼痛明显时加五灵脂;脘中胀满明显时加枳实。至2017年1月23日五诊时,再服32剂。自觉脘中不适明显好转,胀满及疼痛未作,仍有晚餐后烧心,口唇干,咽干,大便尚可,舌质暗红,舌苔少而剥,舌面有裂纹,脉弦细。继用前法,以前方去百合、乌药、生山药,加生地黄18g、当归12g、川楝子6g、蒲公英30g。15剂。

六诊:2017年2月27日。近来自觉脘中稍有畏冷,消化欠佳,纳食尚可,大便偏稀,舌质暗红,舌苔薄少,脉弦细。调方如下。

处方:太子参15g,炒白术12g,茯苓15g,百合30g,乌药10g,炒白芍12g,浙贝母15g,煅瓦楞子30g(先煎),广木香10g,砂仁6g(后下),五灵脂15g,山慈菇10g,甘草6g,生姜3片。

八诊:2017年4月17日。以上方服24剂。自述一般情况尚好,脘中无明显不适,纳食可,二便正常,精神好转,舌脉如前。

服10余剂后停药。至2017年12月11日复查胃镜示:慢性非萎缩性胃炎。镜下未发现胃息肉。

按:本例患者胃息肉反复发作,已先后4次行镜下切除,但未能有效控制。初诊时据其临床表现,考虑证属气阴两虚、痰瘀互结。治以益气养胃、化痰消瘀法,方用养胃消痞汤、健脾消痞汤加味。经服药90余剂,胃息肉及巴雷特食管均得以临床治愈。

[病案2]胃多发息肉伴十二指肠多发息肉案

赵某,女,50岁。2007年3月23日初诊。

主因上腹部胀满,伴疼痛2年来诊。

患者于 2 年前出现上腹部胀满,有时疼痛,经治迁延不愈。今日在本院行胃镜检查示:①胃多发息肉(于胃体、胃底可见多发 20 余枚息肉,大小约 5mm×5mm);②慢性浅表性胃炎伴结节;③胃黏膜脱垂症;④十二指肠球炎伴多发息肉(十二指肠球部可见数枚小息肉)。

目前症见:上腹部胀满有发堵感,伴疼痛,纳呆,嘈杂,脘中气逆,口干,精神欠佳,大便偏干,舌质暗,前半舌苔白薄少,根黄白偏厚,脉沉弦。

中医诊断:痞满。

证属:气阴不足,痰瘀阻胃。

治法:益气养胃,化痰消癥,活血通络。

方用:自拟养胃消痞汤加减。

处方:太子参 15g,百合 30g,乌药 10g,陈皮 10g,姜半夏 9g,茯苓 15g,瓜蒌 30g,枳实 15g,丹参 15g,莪术 10g,白芍 12g,黄连 6g,吴茱萸 3g,浙贝母 15g,蒲公英 30g,甘草 6g,生姜 3 片。4 剂。

二诊:2007 年 3 月 27 日。药后上腹部胀满减轻,纳少,大便先干后稀,舌质暗,舌苔薄白,脉沉弦。继用前方,加煅瓦楞子 20g。3 剂。

三诊:2007 年 3 月 30 日。仍有时脘痞,牵及两胁作胀不适,纳呆,自汗,乏力,大便偏稀,日行 2~3 次,舌质暗红,舌苔白,脉弦细。考虑目前证属脾虚气滞、痰瘀阻络。调方如下。

处方:太子参 15g,炒白术 12g,茯苓 15g,陈皮 10g,姜半夏 9g,柴胡 10g,炒白术 12g,枳实 15g,浙贝母 15g,丹参 15g,莪术 10g,黄连 6g,鸡内金 15g,煅瓦楞子 20g(先煎),吴茱萸 3g,蒲公英 30g,甘草 6g,生姜 3 片。

六诊:2007 年 4 月 20 日。上方加减服 17 剂,目前自觉仍有脘痞,纳差,口干,近来又觉心烦,餐后嘈杂不适,汗多,大便尚可,舌质暗,舌苔薄白偏少,脉沉弦细。再用益气养胃、化痰消瘀法,以自拟养胃消痞汤加减。方用初诊方去姜半夏、茯苓、瓜蒌,加煅瓦楞子 15g、乌贼骨 30g。

八诊:2007 年 5 月 8 日。上方服 10 剂,自觉症状明显减轻,脘中痞满气逆好转,疼痛消失,纳食增加,嘈杂减,精神尚好,大便正常,仍寐欠佳。继用前法,以前方随症加减,分别加入郁金、生薏苡仁、三棱、三七粉、炮穿山甲、五灵脂、九香虫、刺猬皮、生牡蛎等。

三十八诊:2007 年 12 月 10 日。上方加减,服 168 剂,目前一般情况可,纳食可,二便正常,但仍有时感脘中痞满,似有气上逆,舌质暗,舌苔白,脉弦。以健脾消痞汤加味。

四十四诊：2008年3月24日。上方加减服34剂，出汗减少，纳食可，精神好，自觉口臭口苦，有时脘中不适，舌暗，苔白微黄，脉弦。调方以化痰消瘀为主。

处方：太子参15g，丹参15g，莪术10g，白芍12g，枳实15g，浙贝母15g，五灵脂15g，煅瓦楞子15g（先煎），瓜蒌30g，姜半夏9g，黄连8g，陈皮10g，鸡内金15g，蒲公英30g，甘草6g，生姜3片。

五十三诊：2008年7月18日。以上方加减服38剂。近日外出饮食不慎，即感脘中不适明显，自觉脘痞，胸闷，大便干，纳尚可，舌暗苔白微黄，脉沉弦细。仍以上方去五灵脂、煅瓦楞子，加生薏苡仁30g、郁金15g。

六十三诊：2009年3月20日。上方服56剂。自觉脘中不适诸症均明显好转，嘈杂减轻，近因情志不畅自觉胸闷，牵及两胁作胀，纳食尚可。于2009年3月19日市中心医院复查胃镜示：黏膜未见异常。改拟疏肝理气和胃之剂，继续调理。

按：本例患者胃多发息肉，于胃体、胃底可见20余枚息肉，并于十二指肠球部可见数个小息肉。中医辨证属气阴不足，痰瘀互结。采用益气养胃、化痰消积、活血化瘀之法，配合理气消痞，以气行则血行。用药后症状很快得以好转。在其后的治疗中，一方面配合白术、山药、砂仁、茯苓等健脾和胃，一方面配三棱、山慈菇、三七、炮甲珠、五灵脂、九香虫等化瘀消癥，最后得以临床治愈。经过长期坚持治疗，不仅胃多发息肉和十二指肠息肉得以治愈，而且胃黏膜脱垂、食管炎以及慢性胃炎伴结节均得以痊愈。但本病疗程较长，运用中医药治疗需坚持较长时间才能取效。

6. 脾胃虚寒痰瘀阻，温中散寒化痰结　胃息肉在其病变过程中，亦可由寒化而致寒邪中阻，进一步损伤中焦阳气，从而导致中焦脾胃虚寒，同时又有痰瘀互结之虚实夹杂的证候。此时治疗一方面应健脾补气，温中散寒；另一方面应化痰散结，活血化瘀。

［病案］胃多发性息肉案

王某，男，68岁。2015年3月31日初诊。

主因上腹部疼痛反复发作3年，加重半年来诊。

患者于3年前因多日服食冲鸡蛋致使上腹部出现疼痛不适，伴脘中嘈杂。曾在某医院就诊，先后连续服用雷贝拉唑、奥美拉唑等药物1年余，症状有所缓解。近半年来症状加重。于今日来医院门诊，要求中医治疗。于2014年12月15日在省某医院行胃镜检查，诊为：反流性食管炎（Grade B），慢性浅表性胃炎,胃多发性息肉。病理:(胃体)符合胃体腺息肉。

目前症见:上腹部疼痛不适,脘中畏冷,纳呆,食欲差,嗳气频作,精神欠佳,易疲劳,大便日1次,尚成形,舌质暗,舌苔薄白,脉沉弦细。

既往史:肝多发囊肿。

中医诊断:胃痛。

证属:脾胃虚寒,痰瘀阻胃。

治法:温胃健脾,消瘀化痰,散寒止痛。

方用:吴茱萸汤、小建中汤合健脾消痞汤加减。

处方:党参15g,吴茱萸6g,桂枝10g,炒白芍20g,炒白术12g,茯苓15g,陈皮10g,姜半夏9g,丹参15g,莪术10g,浙贝母15g,煅瓦楞子30g(先煎),五灵脂15g,砂仁6g(后下),鸡内金15g,枳实15g,甘草6g,生姜3片。3剂。

二诊:2015年4月3日。药后纳食增加,疼痛稍减,仍脘中畏冷,大便尚可,舌脉如前。以上方加山慈菇10g。

仍以上方加减,其间曾据症加入广木香、黄芪、太子参、郁金、柴胡等。至2015年8月28日十诊时,前后又服63剂。目前自觉纳食正常,精神尚可,脘中无明显不适,舌质暗,舌苔薄白,脉沉弦细。2015年8月17日省某医院胃镜示:反流性食管炎,慢性浅表性胃炎。继用香砂六君子汤合左金丸、乌贝散加味,以善其后。

按:本例患者初诊时表现为一系列脾胃虚寒的症状,所以治以健脾化痰、温胃散寒、化瘀止痛。方除用健脾消痞汤健脾益气、化痰消瘀外,并加用小建中汤温中补虚、和里缓急,吴茱萸汤温胃散寒、和中降逆。前后服药60余剂,不仅临床症状消失,而且胃息肉亦得以治愈。

(白震宁、白宇宁、王海萍　整理)

第九章
消化性溃疡

一、病机概要

消化性溃疡主要指发生在胃和十二指肠的慢性溃疡。由于本病的发生与胃酸、胃蛋白酶有关,故称之为消化性溃疡。中医认为本病属"胃痛""吞酸""嘈杂"等病范畴,其发病多与饮食不节、情志所伤、劳倦内伤等有关。其病位在胃,与肝、脾关系最为密切。本病辨证,当分寒热、虚实、阴阳、在气在血。如肝气犯胃,肝郁郁热,瘀血停滞,痰湿中阻多属实证;胃阴不足,脾胃虚弱,脾胃虚寒多属虚证。久病因虚而致气滞、痰湿、血瘀者,属本虚标实。

白兆芝教授认为消化性溃疡在病变过程中容易发生病机转化,一般常见的有虚实转化、寒热转化、气血转化等。如气郁化火,化火伤阴;湿(痰)浊内盛,寒化而成寒湿(痰),进而伤阳;湿(痰)浊热化而成湿(痰)热,进而伤阴;或由气及血,胃络瘀阻;或病久由实转虚,而成脾胃虚寒;或因虚致实,而成虚实夹杂。故在临床上多见虚实夹杂,寒热错杂,气血同病,本虚标实者。现将其辨治本病的临床经验八法介绍如下。

二、临床辨治心法及验案

(一)脾胃虚寒之溃疡,益气温中促愈合

临床上许多消化性溃疡,特别是十二指肠球部溃疡,常可见到脾胃虚寒的证候。治当益气温中、和胃制酸,常用黄芪建中汤加味。方中以小建中汤温中补虚、和里缓急止痛,加黄芪以益气补虚、托里生肌,从而促进溃疡愈合。因溃疡病多属胃酸过多,故常需配以和胃制酸之品。

[病案]十二指肠球部溃疡案

张某,男,64岁。2014年5月13日初诊。

主因间断剑突下疼痛数年,加重10天来诊。

患者无明显诱因引起剑突下疼痛，反复发作，长达数年之久。每遇疼痛发作，自服"奥美拉唑"症状缓解。近10天来疼痛加重，昨日于我院行胃镜检查示：①慢性浅表性胃炎伴糜烂；②十二指肠球部溃疡（球部可见一较深溃疡，约1.5cm×1.8cm）。为进一步诊治，于今日来院门诊，要求中医治疗。

目前症见：饥饿时疼痛明显，放射至左后背，夜间疼痛更甚，伴嗳气，脘中及全身畏冷，大便不成形，日一行，舌质淡，边有齿痕，舌苔黄白腻，脉沉弦。

中医诊断：胃痛。

证属：脾胃虚寒。

治法：益气温中，和胃制酸。

方用：黄芪建中汤加味。

处方：黄芪30g，桂枝6g，白芍12g，炒白术12g，茯苓15g，陈皮10g，姜半夏9g，木香10g，砂仁6g（后下），五灵脂15g，黄连6g，吴茱萸3g，浙贝母15g，乌贼骨30g，白及15g，甘草6g，生姜3片。6剂。水煎服。

二诊：2014年5月21日。药后上腹部疼痛明显好转，畏冷减轻，舌质暗淡，边有齿痕，舌苔白根厚，脉沉弦，嘱以前方继服。

至2014年6月24日五诊时，以上方加减，再服药20余剂，患者一般情况好，疼痛消失，脘中无明显不适，大便不稀，舌质暗淡，舌边有齿痕，舌苔白，脉沉弦。继用前方进退，10剂。继续调治，巩固疗效。

按：患者多年来反复胃脘部疼痛，虽平素饮食较为注意，但脾胃已虚，运化失常，胃失温养，故引起胃痛。应属于脾胃虚寒，故用黄芪建中汤、香砂六君子汤以益气温中、健脾和胃。并用浙贝母、乌贼骨、黄连、吴茱萸抑酸止痛，五灵脂、白及活血敛疮，促进溃疡愈合。经用药近40剂，治疗月余，诸症消失。

（二）阴虚胃痛成溃疡，养阴益胃制酸痛

消化性溃疡由于病程较长，其病机经常可以发生转化。如肝郁气滞，常可化火而伤阴，导致胃阴亏虚或肝胃阴虚的证候。此时治疗当以养阴益胃，或以滋养肝胃之阴为主，同时配合运用制酸止痛之品。属胃阴亏虚者，常用自拟养胃消痞汤加减；属肝胃阴虚者，常用一贯煎加味。

［病案］胃、十二指肠复合溃疡案

林某，男，71岁，退休干部。2012年7月16日初诊。

主因上腹部疼痛1月余来诊。

患者于 2012 年 6 月初因饮食不慎出现上腹部疼痛,自服舒肝和胃丸、三九胃泰等中成药无效。于 2012 年 6 月 28 日本院胃镜示:胃、十二指肠复合溃疡(H1 期),Hp(++)。因该患者对西药奥美拉唑等质子泵抑制剂和 H_2 受体拮抗剂过敏,故不能使用西药治疗。于今日上午来门诊要求中医治疗。

目前症见:上腹部疼痛,时有嗳气,心烦易怒,口干,午后为甚,自汗多,脘中喜暖,大便不畅,小便正常,舌质暗红,舌苔薄黄而少欠润,舌面有裂纹,脉沉弦。

中医诊断:胃痛。

证属:肝胃阴虚。

治法:滋阴疏肝,养胃和中,制酸止痛。

方用:一贯煎加味。

处方:沙参 15g,麦冬 15g,生地黄 15g,当归 12g,白芍 12g,延胡索 15g,川楝子 10g,黄连 6g,吴茱萸 3g,浙贝母 15g,乌贼骨 30g,丹参 15g,砂仁 6g(后下),白及 30g,蒲公英 30g,甘草 6g,生姜 3 片。6 剂。

二诊:2012 年 7 月 23 日。药后上腹部疼痛减轻,大便较前畅快,舌脉如前,继用前方。6 剂。

三诊:2012 年 7 月 30 日。目前自觉偶有上腹部疼痛,口干及心烦易怒消失,汗出好转,舌质暗红,舌苔白根厚,脉沉弦。改拟养胃和中法,以养胃消痞汤加减。

处方:太子参 15g,麦冬 15g,百合 30g,乌药 10g,丹参 15g,五灵脂 15g,白芍 12g,浙贝母 15g,乌贼骨 30g,蒲公英 30g,白及 20g,黄连 6g,吴茱萸 3g,延胡索 15g,川楝子 10g,甘草 6g,生姜 3 片。6 剂。

四诊:2012 年 8 月 6 日。药后上腹部疼痛消失,1 周来脘痛未作,纳可,大便偏干,舌质暗,苔薄白而少,根黄白而厚,脉沉弦。继用前法,以前方继服。

七诊:2012 年 8 月 27 日。以上方随症加减,再服 18 剂。目前自觉脘中偶有不适,纳佳,大便先干后软,近又稍有咳嗽,舌质暗,苔薄白而少,根偏厚,脉沉弦。2012 年 8 月 21 日本院复查胃镜示:慢性浅表性胃炎。以前方去太子参、丹参、五灵脂,加炙枇杷叶 10g、前胡 10g,继续调理。6 剂。

按:本例老年性胃及十二指肠复合溃疡,因患者对奥美拉唑等西药过敏,故单纯采用中药进行治疗。初诊时表现为肝胃阴虚为主,故以一贯煎加养胃和中、制酸止痛之品,药后症状很快好转。其后肝阴虚症状消失,遂改用养胃消痞汤滋养胃阴,加制酸止痛之品,再服 24 剂后症状消失,复查胃镜提示胃十二指肠复合溃疡得到治愈。在治疗过程中除注意养胃扶正及制酸止痛外，同时酌加活血化瘀之品如丹参、五灵脂等，以促进老年患者胃之血运及黏膜修复，从而使溃疡愈合。

（三）肝气犯胃致溃疡，疏肝和胃兼止痛

临床上消化性溃疡属于肝气犯胃、肝胃失和者较为常见。此等证候在病机上常常发生转化。一是肝气犯胃，使胃失和降，纳化失常，会在不同程度上产生痰湿之邪阻于胃脘。二是肝气郁结日久，常有不同程度的化热倾向。三是气郁日久，由气及血，有时可致胃络瘀阻。治疗总以疏肝和胃、理气止痛为主，但有时需据证配合化痰湿、清郁热和化瘀定痛之品。

[病案] 胃多发溃疡案

刘某，女，35岁。2014年1月21日初诊。

主因上腹部疼痛1月余来诊。

患者于1月前无明显诱因出现上腹部疼痛，伴恶心、呕吐。自行服用奥美拉唑、多潘立酮等药物效果不甚明显。故于今日来我院门诊，要求中医治疗。

目前症见：上腹部疼痛，伴恶心、呕吐及头晕，饭后及饥饿时恶心加重。食生冷之物后疼痛明显，平素易上火，咽痛，口干，乏力，自发病以来精神差，纳差，睡眠可，二便调，舌质红，舌苔前部薄白，中根部黄厚，脉沉弦。

中医诊断：胃痛。

证属：肝胃失和，胃气上逆。

治法：疏肝和胃，降逆止痛。

方用：四二调胃汤合左金丸、乌贝散加味。

处方：柴胡10g，白芍12g，枳实15g，陈皮10g，姜半夏9g，茯苓15g，竹茹15g，延胡索15g，黄连6g，吴茱萸3g，蒲公英30g，川楝子6g，浙贝母15g，乌贼骨30g，甘草6g，生姜3片。4剂。

二诊：2014年1月25日。药后咽痛好转，仍脘痛作胀，自觉身热，口干，大便可，舌质红，舌苔黄中心厚，脉沉弦。2014年1月22日本院胃镜示：胃溃疡（胃体窦交界处散在片状糜烂及浅溃疡灶）。继用前法，以前方去川楝子、竹茹，加牡丹皮10g、栀子10g、五灵脂30g、白及20g。10剂。同时配合西药奥美拉唑及胶体果胶铋治疗。

至2014年4月1日五诊时，以上方据症加减服用30剂，症状基本消失。目前疼痛未作，纳食增加，手足心热，大便偏干，舌质红，舌苔白根黄偏厚，

脉沉。2014年3月27日于我院行胃镜检查示：糜烂性胃炎（胃窦后壁可见一扁平疣状糜烂）。病理诊断：（胃窦）黏膜慢性炎。继用前法。又服药14剂，症状消失，停药。

按：本例消化性溃疡属于肝胃失和，又有化热倾向。用自拟四二调胃汤加减，一方面疏肝和胃，理气止痛；另一方面以左金丸、乌贝散、白及等以制酸止痛。后因其在病机上出现化热之倾向，故又配合牡丹皮、栀子、蒲公英等清其郁热，经用药近50剂，病告痊愈。

（四）肝胃郁热之溃疡，疏肝清热兼制酸

消化性溃疡属肝胃郁热者，乃为肝气犯胃日久，气机不畅，郁而化热所出现的证候。一方面肝气郁滞，胃失和降，出现上腹部疼痛、泛酸、胸胁胀痛；另一方面因肝郁化火而肝火内盛，出现心烦易怒等；同时胃中郁热，表现为烧心、脘中灼热、消谷善饥。治以疏肝清热、制酸止痛法，用四二调胃汤合化肝煎加减。

[病案] 胃、十二指肠复合多发溃疡案

张某，男，30岁。2013年1月29日初诊。

主因上腹部疼痛，伴脘中饥饿感明显10天来诊。

患者于10天前无明显诱因出现上腹部疼痛，伴饥饿感，晚餐后饥饿感明显，此间未服用任何药物。于今日来院门诊。行胃镜检查示：胃、十二指肠复合多发溃疡，慢性浅表性胃炎伴糜烂。

目前症见：晚餐后饥饿感明显，时有脘痛，反酸，得食症减，餐后腹胀，手足心热，汗出，自觉身热，乏力，口干喜冷饮，寐差，大小便调，舌质红，舌苔黄厚根腻，脉沉弦数。

中医诊断：胃痛。

证属：肝胃郁热。

治法：疏肝清热，制酸止痛。

方用：四二调胃汤合化肝煎加减。

处方：柴胡10g，白芍12g，枳实15g，陈皮10g，姜半夏9g，黄连6g，吴茱萸3g，浙贝母15g，乌贼骨30g，蒲公英30g，五灵脂15g，白及20g，茯苓15g，牡丹皮10g，炒栀子10g，甘草6g，生姜3片。6剂。同时配合使用西药奥美拉唑及胶体果胶铋。

以上方随症加减用药。大便次数多时，加太子参、白术；睡眠欠佳时，

加合欢皮。继续服药 28 剂。至 2013 年 3 月 15 日五诊时,上腹部疼痛好转,仍有易饥饿感,大便成形,舌质暗红,舌苔黄,脉弦稍数。2013 年 3 月 14 日行胃镜检查示:十二指肠球部溃疡(瘢痕期),慢性浅表性胃炎(胆汁反流)。以前方去柴胡、枳实、牡丹皮、炒栀子,加太子参 15g、炒白术 12g、百合 30g、乌药 10g、山药 30g。

至 2013 年 3 月 29 日六诊时,上方服 10 剂。一般情况好,上腹部疼痛消失,已无饥饿感,近来纳食欠佳,大便 2～3 次每日,舌质暗红,舌苔白微黄,脉弦数。改用自拟六四和胃汤加味。再服 12 剂后,诸症消失而停药。

按:本例患者为胃、十二指肠复合多发溃疡,以上腹部疼痛伴脘中饥饿感为主诉,辨证为肝胃郁热。治疗以疏肝清热,制酸止痛为主。经 1 个半月服药治疗,行胃镜复查示溃疡愈合,已至瘢痕期。此类患者治疗过程中尤应注重其病机转化,化热伤阴者,当配合养阴益胃;伴脾胃虚弱者,当配合健脾和胃。

(五)寒热错杂之溃疡,辛开苦降调寒热

寒热夹杂亦是消化性溃疡病变过程中的重要病理变化。多由饮食、失治、误治等因素,使寒热互结于中焦,脾胃阴阳、寒热、升降失调所致。症见胃脘疼痛,时有脘痞,脘中明显畏冷,但又易于"上火"。治宜寒热平调,辛开苦降。常用甘草泻心汤、半夏泻心汤,或黄连汤加味。

[病案] 胃多发溃疡案

张某,女,60 岁。2013 年 11 月 8 日初诊。

主因间断上腹部疼痛 10 余年,加重 2 月来诊。

患者 10 年前因饮食不规律而引起上腹部疼痛,反复发作,近 2 月来疼痛加重。2013 年 11 月 6 日于省某医院行胃镜示:胃多发溃疡,Hp(+++)。病理诊断:胃窦黏膜慢性炎伴轻度肠化,另见一块组织呈炎性渗出、坏死及瘢痕形成。经用西药治疗,症状有所缓解。于今日来院门诊,要求中医治疗。

目前症见:上腹部疼痛,脘中畏冷,平素易口舌生疮,纳一般,寐可,大便不成形,小便调,舌质暗红,舌苔白根黄白厚,脉沉弦。

中医诊断:胃痛。

证属:寒热错杂。

治法:调理寒热,和胃止痛。

方用:半夏泻心汤加减。

处方:太子参 15g,姜半夏 9g,黄连 6g,黄芩 10g,干姜 10g,吴茱萸 3g,

浙贝母 15g, 乌贼骨 30g, 蒲公英 30g, 白及 20g, 陈皮 10g, 茯苓 15g, 五灵脂 15g, 广木香 10g, 炒白芍 12g, 甘草 6g, 生姜 3 片。5 剂。

药后上腹部疼痛减轻, 又以上方随症加减, 再服药 20 剂。

至 2013 年 12 月 9 日四诊时, 症状明显缓解, 疼痛未作, 口疮未生, 口干, 纳可, 大便调, 舌质暗红, 舌苔黄白, 脉沉弦。2013 年 12 月 6 日本院胃镜示: 慢性浅表性胃炎。改拟疏肝和胃法, 用自拟四二调胃汤加减。再服 7 剂后, 患者症状消失, 停药。

按: 本例胃多发溃疡证属寒热错杂。临床上寒热病机是不断变化的, 在治疗过程中应根据其寒热之轻重来调整寒热药物的比例。另外患者幽门螺杆菌感染, 故在治疗中加用具有抑制该菌作用的中药, 以预防溃疡的复发。

(六) 痰浊阻胃致溃疡, 化痰降浊和胃气

消化性溃疡在临床上, 由于脾胃运化迟滞, 多可产生痰浊或湿浊。痰浊或湿浊既可郁而化热, 而成痰热或湿热; 又可寒化, 而成寒痰或寒湿。痰浊内蕴是消化性溃疡较为常见的证候之一。治宜化痰降浊, 和胃降逆。常用方如黄连温胆汤、平胃散加减。

[病案] 十二指肠球部多发溃疡伴不全梗阻案

张某, 男, 36 岁。2011 年 9 月 13 日初诊。

主因间断上腹部憋胀不适 6 年, 加重伴恶心呕吐半月余来诊。

患者素有胃病史多年, 反复发作。6 年前行胃镜检查示: 十二指肠球部溃疡。近半月多来出现恶心、呕吐, 上腹部胀满加重, 尤以餐后较甚, 自服多潘立酮效果不明显, 日趋加重。于今日我院胃镜检查示: 十二指肠球部多发溃疡伴不全梗阻(最大者约 1.2cm×1.0cm), 食管炎。现来门诊, 要求中医治疗。

目前症见: 恶心呕吐, 不能进食, 上腹部胀满, 餐后较甚, 二便正常, 舌质暗红, 舌苔黄中根厚腻, 脉弦。

中医诊断: 呕吐。

证属: 痰浊阻胃, 胃失和降。

治法: 化痰降浊, 和胃降逆。

方用: 黄连温胆汤合左金丸、小陷胸汤。

处方: 太子参 15g, 陈皮 10g, 姜半夏 9g, 茯苓 15g, 枳实 15g, 竹茹 15g, 黄连 6g, 吴茱萸 3g, 浙贝母 15g, 乌贼骨 30g, 蒲公英 30g, 瓜蒌 20g, 丹参 15g, 白及 20g, 甘草 6g, 生姜 3 片。7 剂。

二诊：2011 年 9 月 20 日。药后恶心呕吐明显好转，现偶有呕吐，脘痞减轻，纳食增加，仍脘中畏冷，口苦，大便可，舌暗红苔白，中根黄白偏厚，脉弦。继用前法，以前方去瓜蒌，加炒白芍 12g、五灵脂 15g、丹参 15g、砂仁 6g。

三诊：2011 年 10 月 14 日。上药服 14 剂。目前脘中无明显不适，偶有口苦，牙龈肿痛，大便先干后稀，舌质红，舌苔白，中有裂纹，脉弦。继用上法，以前方去茯苓、竹茹，加重黄连为 8g，另加麦冬 18g、郁金 15g。以上方再服 20 余剂，症状消失，停药。

至 2012 年 1 月 20 日四诊时，一般情况良好，纳食正常，体重增加，嘱复查胃镜，但患者因惧痛苦而拒绝再检查，嘱以前方进退再服 10 剂。

按：本例患者经胃镜检查诊为十二指肠球部多发溃疡伴不全梗阻。初诊时以恶心呕吐，不能进食为主诉，同时伴有上腹部胀满较甚。结合其脉证，证属痰浊阻胃、胃失和降。故治以化痰降浊，和胃降逆法。经用药治疗 2 月后，症状消失。3 个月后复诊时，一般情况良好，纳食正常，体重增加。

（七）胃络瘀阻溃疡痛，活血化瘀止其痛

某些消化性溃疡在其病变过程中，由于病程较久，病情较重，渐而波及血分，导致胃络瘀阻。临床上表现为疼痛较甚，部位固定不移，拒按，且常伴有夜间加重，或牵及后背作痛，舌质暗，有瘀斑，脉沉弦或沉涩。治以活血化瘀，制酸止痛。常用方如丹参饮、失笑散、金铃子散、乌贝散、活络效灵丹等。

[病案] 幽门管溃疡案

乔某，男，26 岁。2014 年 7 月 4 日初诊。

主因间断上腹部疼痛 2 年余，加重 1 周来诊。

患者平素因工作原因饮食不规律，2 年前开始间断出现上腹部疼痛，每遇疼痛，自服雷尼替丁后症状可有缓解。近 1 周来疼痛明显加重，持续时间较长。今日于我院查胃镜示：①幽门管溃疡（A1 期，0.5cm×1.0cm）；②慢性浅表性胃炎；③十二指肠球炎。遂来我院门诊，要求中医治疗。

目前症见：饥饿时及夜间疼痛较甚，影响睡眠，伴有烧心，胃脘喜暖，纳可，二便调，舌质暗，舌苔白，脉弦。

中医诊断：胃痛。

证属：胃络瘀阻。

治法：活血化瘀，制酸止痛。

方用：活络效灵丹、失笑散合乌贝散加减。

处方：太子参 15g，丹参 15g，莪术 10g，五灵脂 15g，白芍 12g，苏木 10g，延胡索 15g，川楝子 10g，黄连 6g，吴茱萸 3g，浙贝母 15g，乌贼骨 30g，煅瓦楞子 20g（先煎），没药 10g，白及 15g，蒲公英 30g，甘草 6g，生姜 3 片。6 剂。水煎服。同时口服奥美拉唑钠、胶体果胶铋治疗。

二诊：2014 年 7 月 15 日。药后疼痛消失，纳好转，大便调，舌质暗，舌苔黄，脉弦。继用前法，以前方随症加减，继服 30 剂。

至 2014 年 9 月 16 日五诊时，一般情况好，无明显不适，大便调，舌质暗，舌苔白，脉弦。2014 年 9 月 12 日于我院行胃镜检查示：①幽门管溃疡（愈合期）；②十二指肠球炎；③慢性浅表性胃炎；④幽门管憩室。病理诊断：幽门管黏膜慢性炎。改拟四二调胃汤合左金丸、乌贝散加减。又服药 10 剂后，停药。

按：本例患者为幽门管溃疡，初诊时上腹痛症状明显，且溃疡面积较大，如治疗不及时恐引起出血、穿孔、幽门梗阻等病变。方用活络效灵丹、失笑散、乌贝散加减。药用丹参、没药、莪术、苏木、五灵脂等活血化瘀定痛，佐以乌贼骨、浙贝母、煅瓦楞子制酸止痛，白及敛疮生肌。治疗 2 月余，症状消失，溃疡得以愈合。

（八）气血瘀滞腑不通，理气活血通腑实

消化性溃疡反复发作，极易引起气滞不通，胃络瘀阻。胃腑气血壅滞，受纳腐熟功能受阻，可致腑气不通，胃气上逆。一方面表现为上腹部疼痛较甚，纳食不下，嗳气，恶心，呕吐，腹胀，便秘等；另一方面可出现多种不同的全身症状。此时治疗当以"六腑以通为用"的原则，应用理气活血、通腑止痛为法。

[病案] 重度胃溃疡、伴腺体中重度非典型增生案

赵某，男，59 岁。2012 年 12 月 7 日初诊。

主因上腹部疼痛 20 余年，加重 1 月来诊。

患者 20 余年前无明显诱因引起上腹部疼痛，曾于某院行胃镜检查示：胃溃疡。曾间断服用"奥美拉唑、胶体果胶铋"等药物治疗。其上腹痛反复发作，近 1 月来症状进一步加重。于今日来我院门诊，要求中医治疗。

目前症见：上腹部疼痛，放射至背部，全腹部胀满，周身畏冷，四肢发凉，平素易上火，纳差，大便干结，4～5 日一行，舌尖红，苔黄厚，脉弦细。

中医诊断：胃痛。

证属：胃肠腑气郁滞，兼有寒热错杂。

治法：理气止痛，平调寒热。

方用：四二调胃汤、黄连汤加减。

处方：柴胡10g，白芍12g，枳实15g，陈皮10g，姜半夏9g，茯苓15g，延胡索15g，川楝子10g，黄连6g，吴茱萸3g，浙贝母15g，瓜蒌30g，干姜3g，蒲公英30g，甘草6g，生姜3片。4剂。

二诊：2012年12月14日。2012年12月11日于某煤炭中心医院检查胃镜示：①胃癌（Bormann 4型）可能；②十二指肠球部黏膜下肿物；③十二指肠降部变形。病理诊断：（胃体下部小弯）慢性溃疡，部分腺体中度-重度非典型增生，必要时再检。目前仍上腹部疼痛，牵及后背，脘痞，纳呆，脘中畏冷，口黏腻感，大便干，舌质暗红，舌苔黄厚，脉弦细。反复推敲，考虑其证当属气滞血瘀、腑气不通。改拟理气活血，通腑止痛法。

处方：太子参15g，柴胡10g，白芍12g，枳实15g，陈皮10g，姜半夏9g，茯苓15g，黄连6g，干姜6g，吴茱萸3g，瓜蒌30g，五灵脂15g，延胡索15g，川楝子10g，鸡内金15g，熟大黄10g，浙贝母15g，甘草6g，生姜3片。

至2012年12月25日四诊时，上方服9剂。目前上腹部疼痛明显缓解，纳食好转，大便已通，便质不干，舌质暗红，舌苔白根黄厚，脉虚弦。继用前法，以二诊方去干姜、熟大黄，加丹参15g、莪术10g。

七诊：2013年2月19日。以上方加减，又服药20剂。2013年1月30日于解放军总医院复查胃镜示：胃角溃疡（H2期），萎缩性胃炎伴胆汁反流。目前饥饿时偶有脘中不适，未再作痛，纳佳，大便可，精神状态好，近1个月来体重增加5kg，舌质暗红，舌苔黄根厚，脉沉弦细。继用前法。

十四诊：2013年5月3日。上方随症加减，再服72剂。患者一般情况良好，无明显不适，纳食、二便均正常，舌质暗，舌苔黄，脉弦细。嘱其复查胃镜，因患者惧怕疼痛，未再复查。继用前法，以前方加减。

再服10余剂后，停药。

按：本例患者反复胃溃疡病史20年，初诊时上腹部疼痛较甚，行胃镜检查考虑胃癌可能，病理活检示部分腺体中度-重度非典型增生。因其症状表现为上腹部疼痛，且放射至背部，伴全腹部胀满、大便干结、舌红苔黄，故考虑其病久已由气及血，气血阻滞胃腑，兼有腑气不通。治以行气活血，通腑止痛。经用药30剂后症状明显好转，未再作痛。继续治疗，再服70余剂后，诸症消失。

（邓立香、白宇宁　整理）

第十章
老年性脘中不适诸症

人至老年，由于脏腑功能逐渐衰退，或患有某些慢性病，加之饮食失节、情志怫郁等诸多原因，在临床上出现上腹胃脘部不适症状的疾病非常之多。临床除胃痛、痞满、烧心、嘈杂、吐酸等常见病症外，尚可见到一些不常见的症状。白兆芝教授认为，老年患者的胃病与青壮年比较起来，有时临床表现及症状不典型，或上腹胃脘部可出现一些临床比较少见或奇怪的症状，甚至出现某些前人缺乏记载的症状。同时，这些病证的病机要相对复杂一些，并且在治疗时亦有较大难度。

一、病机概要

胃病在老年患者中最为常见，临床除了胃痛、痞满、烧心、泛酸、嘈杂等病症较为常见外，有时还有一些其他少见表现。老年人胃病其上腹部不适症状多种多样且不典型，这就给临床辨治带来一定的困难。

老年性胃病的发病机制主要有：①肝胃失和，气机逆乱。②寒热失调，寒热错杂。③痰湿（食）阻胃，胃气不降。④血分不和，胃络瘀阻。⑤脾虚气滞，升降失调。⑥脾胃虚弱，虚实夹杂等。

由于步入老年之后，脏腑功能逐渐减退，脾胃运化功能明显减弱，机体的抗病能力相应下降；而且人至老年，机体的反应性不是过于敏感，就是十分迟钝。其发病及病机变化往往存在以下特点：从虚实来看，往往易虚易实，且易出现虚实夹杂特点。从寒热来看，往往容易出现寒热错杂，或寒热互相转化的特点。从气血来看，容易出现气分波及血分，或气血同病的特点。从阴阳来看，容易出现阴阳俱虚，即在脾胃阴虚的基础上又伴有脾胃阳气不足；或在脾胃虚寒的基础上又伴有脾胃阴津不足的特点。同时在临床上常易出现升降失常的证候，或正气不足，脾胃虚弱，脾气不升；或多因气滞、食积、痰饮、湿浊、寒凝、热郁、血瘀等邪阻胃腑，而致胃气不降。所以老年人的胃病常常为寒热、虚实、气血、阴阳等相互混杂的复合病机。以上这些病理变化,可在临床上导致患者出现各种各样的胃脘不适症状,因此在辨证时应充分考虑到这些病机特点而进行论治。

二、临床辨治心法及验案

(一)临床辨治心法

老年性胃病的症状颇多,其临床表现不像年轻人那样典型,而且是多种多样。但其病机亦不外为虚实、寒热、气血、阴阳的失调,且多表现为虚实夹杂、寒热错杂、气血同病及升降失调。辨证主要强调辨虚实、辨寒热、辨气血、辨阴阳及辨病机转化等。白兆芝教授多年来在临床上,曾治疗过不少主诉比较特殊的上腹部不适患者,提出临证应进行综合分析判断,精准确定证候类型,再进行论治。治疗老年性脘中不适主要应注意以下几个方面。

1.虚实兼顾　老年患者在患胃病之后,经常出现虚实不同证候。如脾胃气虚、脾胃虚寒、胃阴亏虚等虚证;或气滞血瘀、寒热阻滞、痰湿蕴阻、饮食积滞等实证;且更易于出现虚实夹杂之证。故临床在治疗时应注意"补虚不忘实,泻实不忘虚"。如在补虚时应考虑到由于"虚"的原因而出现的"实",即所谓因虚致实。

2.寒热并调　老年患者出现脘中不适的症状,常与胃腑寒热失调的病机有关,所以调寒热是常用治法。但老年性胃病在用寒热药时不可太过,中病即止,过用则会使病机发生转化而成变证。老年性脘中不适其寒热失调的病机往往表现为寒热错杂,其具体特点有:①证候的寒与热有孰轻孰重之分,有时热偏重,有时寒偏重,有时寒热相当。②寒热错杂证往往伴有其他一些证候出现,如有时伴有肝气犯胃证,有的伴有湿热阻滞。同时,也要注意寒热失调证候在病机上常常可以发生转化。如寒热失调日久,有的可以进一步损伤脾胃,而在临床上出现脾胃虚弱,兼有寒热错杂的证候;有的可以进一步损伤气阴,而在临床上出现胃之气阴亏虚,兼寒热错杂的证候。因此,临床上对于寒热错杂的治疗,宜寒热并调,应根据寒热的孰轻孰重来选方用药,灵活掌握。

3.调和气血　气血失调是老年性胃病的重要病机。其病程多长,病机初病在气,久病在血。在治疗过程中,应注意分辨在气、在血。临床常见气滞、气逆等症状,故运用理气、降气的方法较多。但气机失于通降常有不同的原因,如热郁、寒凝、湿阻、食积都可造成气机阻滞,故在治疗时就应分别在清热、祛寒、化湿、消食的基础上配合运用理气或降气之品。老年人慢性胃病至后期，多可由气及血，出现血分瘀阻。其表现为疼痛部位固定，且夜间重，或慢性胃炎出现结节样改变，或出现胃息肉，或慢性萎缩性胃炎合并肠化增生等。此类情况须从瘀论治。如属于气血同病者，则既要调理气机，又要活血化瘀。

（二）老年性脘中不适诸症的临床验案

1. 脘中似有"刀刮"感，清热化湿降胃逆

[病案] 上腹部似有"刀刮"感案（脘中不适原因待查）

马某，男，84 岁。2018 年 6 月 22 日初诊。

主因上腹部胃脘不适如"刀刮"感 1 月余来诊。

患者于 1 月前因饮食不慎出现上腹部不适，上腹部似有"刀刮"感，曾服中成药舒肝和胃丸及复方铝酸铋等，未见好转。因患者高龄，又有冠心病曾行心脏支架术，去某医院就诊，医生不给做胃镜检查。故于今日来医院门诊，要求中医治疗。

目前症见：胃脘上腹部似有"刀刮"感，凌晨 3 点即醒，自觉脘中有如"刀刮"和"空"感，吃东西后略有缓解，但仍难受以致无法再入睡，且持续整天脘中不适，同时伴有口臭，嗳气，烦躁易怒，大便偏干，舌质暗，舌苔白，中根部黄白厚腻，脉沉弦数。

既往史：高血压病、糖尿病、冠心病（心脏支架术后）。

中医诊断：嘈杂。

证属：湿热中阻。

治法：清热化湿，和胃降逆。

方用：柴平汤合左金丸加减。

处方：柴胡 10g，姜半夏 9g，黄芩 10g，白芍 12g，苍术 10g，厚朴 10g，黄连 6g，吴茱萸 3g，浙贝母 15g，煅瓦楞子 30g（先煎），郁金 15g，石菖蒲 10g，陈皮 10g，茯苓 15g，竹茹 15g，甘草 6g，生姜 3 片。6 剂。

二诊：2018 年 6 月 29 日。药后上腹部"刀刮"感减轻，但仍有"空"感，口臭、嗳气及烦躁好转，大便可，舌质暗，舌苔白，中根黄厚腻，脉沉弦。继用前法，以前方去苍术、厚朴，加枳实 15g、生薏苡仁 30g。6 剂。

至 2019 年 3 月 1 日患者因纳呆前来复诊，述前 6 剂药服后，上腹部"刀刮"不适等症状消失，于是又自服数剂巩固疗效。近 9 个月来，情况一直良好，未再反复。

按：本例患者初诊时表现为上腹部如有"刀刮"感，这种症状临床较为少

见。但从其所伴随的症状及舌脉来看,应属于湿热中阻、胃失和降。故从湿热进行论治,用柴平汤合左金丸以清热化湿、和胃降逆,取得了良好的效果。

2. 脘中如有物支撑,健脾活血化痰结

[病案] 脘中如"有物支撑"案(贲门息肉、胃多发溃疡)

夏某,女,61岁。2015年3月3日初诊。

主因上腹部不适,似"有物支撑"半年余。

患者于半年多前因劳累及饮食不慎后出现上腹部不适,似"有物支撑",曾去某医院进行治疗,未见明显好转。近来症状逐渐加重,于2015年3月3日本院胃镜示:①贲门息肉(息肉大小约0.3cm×0.3cm);②胃多发溃疡(胃窦前壁2处溃疡大小约0.2cm×0.3cm);③十二指肠球炎;④慢性浅表性胃炎。病理诊断:(贲门)黏膜慢性炎,(胃窦)黏膜慢性炎伴急性炎反应。于今日来诊要求中医治疗。

目前症见:上腹部如"有物支撑",牵及后背刺痛,伴气紧,偶有口干口苦,耳鸣,身恶寒,易疲乏,纳可,寐一般,易醒,起夜2~3次,大便日1次,近日偏稀,舌质暗红,舌边有齿痕,舌苔白根厚,脉沉弦细。

既往史:2000年行子宫全切术。胆囊结石史。

中医诊断:痞满。

证属:脾胃气虚,痰瘀互结。

治法:益气健脾,化痰散结,活血消癥。

方用:健脾消痞汤加减。

处方:太子参15g,白术12g,茯苓15g,陈皮10g,姜半夏9g,广木香10g,丹参15g,砂仁6g(后下),莪术10g,白芍12g,浙贝母15g,煅瓦楞子20g(先煎),山慈菇10g,炒鸡内金15g,黄连6g,吴茱萸3g,甘草6g,生姜3片。5剂。

二诊:2015年3月10日。目前脘中"支撑感"消失,脘中喜暖,纳可,大便可,舌质暗,舌苔白,脉弦细。以前方去广木香、黄连、吴茱萸,加柴胡10g、枳实15g、五灵脂15g。5剂。

三诊:2015年3月17日。自觉咽中不适,脘中不适未作,大便可,舌暗苔白根厚,脉沉细。继用前法,以前方去炒鸡内金,加蒲公英30g。

至2015年5月5日九诊时,以前方据症加减,再服40余剂。一般情况尚可,脘痛未作,1周前复查胃镜:贲门息肉,慢性浅表性胃炎。以前方为主再服6剂后,停药。

按：本例患者主诉上腹部如"有物支撑"，这种症状临床亦不多见。其临床表现既有乏力，便溏，舌边有齿痕，脉细等脾胃气虚症状；又有后背刺痛，舌质暗，苔白根厚等痰瘀互结症状，故应属于虚实夹杂的证候。经用益气健脾、化痰消瘀法进行治疗后，症状消失，病情好转。

3. 脘中发沉又痞塞，燥湿化浊调寒热

[病案] 脘中"发沉"感案（慢性浅表性胃炎）

王某，男，56岁，干部。2011年12月23日初诊。

主因上腹部"发沉"感2月来诊。

患者于2月前因饮食不慎而出现上腹部痞塞发沉不适，自用生姜泡醋"偏方"治疗，症状反而加重，在某医院行胃镜检查示：慢性浅表性胃炎。予服用奥美拉唑镁肠溶片后症状稍减，但停药又加重，故于今日上午来院要求中医治疗。

目前症见：上腹部时有不适，有"发沉"感和痞塞不通感，早晨或食硬物后症状较重，伴全身及上腹部畏冷，口唇干，口酸口苦，口内生疮，大便尚可，舌暗红，苔黄厚腻，脉沉弦。

中医诊断：胃缓。

证属：湿浊中阻，寒热错杂。

治法：燥湿化浊，平调寒热。

方用：平胃散合半夏泻心汤加减。

处方：苍术10g，川朴10g，陈皮10g，姜半夏9g，茯苓15g，黄连6g，黄芩10g，干姜6g，生薏苡仁30g，藿香10g，吴茱萸3g，浙贝母15g，乌贼骨30g，甘草6g，生姜3片。4剂。

二诊：2011年12月27日。药后上腹部"发沉"不适感明显好转，脘中畏冷亦减，口疮消失，舌质红，苔黄白而厚，脉沉弦。继用前方7剂。

三诊：2012年1月3日。自述脘中"发沉"感消失，但仍口酸口苦，大便尚可，口疮未作，舌苔白根偏厚，脉沉弦。以前方加白蔻仁6g。

至2012年1月17日五诊时，再服14剂。目前一般情况好，口酸口苦消失，脘中"发沉"之感未作，目前已无明显不适，大便正常，舌脉如前。嘱以前方继服，再服10余剂后，病告痊愈。

按：本例患者主诉为脘中发沉，就其症状来说，临床不甚多见，应属于中医"胃缓"的范畴。《灵枢·本藏》曰"胃下者……胃缓"。以往人们认为胃下

垂属于胃缓的范畴，而且多认为是中气下陷所致。但中医所说的胃缓应该范围更广一些，脘中发沉亦应属之。导致胃缓的原因较多，就患者初诊时的临床表现来看，既有舌苔黄厚腻的湿浊中阻的征象，又有全身及上腹部畏冷、口唇干、口酸口苦、口内生疮等寒热错杂的症状，故辨证为湿浊中阻、寒热错杂。经用平胃散合半夏泻心汤加减进行治疗，服药35剂后，各种症状均得以缓解。

4. 脘中悸动伴气逆，化痰降逆兼和胃

[病案] 脘中悸动案（胃黏膜糜烂）

杨某，男，76岁。2015年11月3日初诊。

主因上腹部"悸动"伴气逆1月来诊。

患者于1月前因饮食不慎和情志不舒等原因而出现脘中悸动，伴脘中气逆。2015年10月7日行胃镜示：胃黏膜糜烂。经服中西药物未见好转，于今日来诊。

目前症见：脘中悸动伴气逆，有时上腹部胀满，口干，大便易干，舌质暗，舌苔白中根厚腻，舌面有裂纹，脉沉弦。

中医诊断：心下悸。

证属：痰浊阻胃，胃气上逆。

治法：化痰降浊，和胃降逆。

方用：旋覆代赭汤合温胆汤、左金丸加减。

处方：旋覆花10g（包煎），代赭石18g（先煎），陈皮10g，姜半夏9g，茯苓15g，白芍12g，枳实15g，竹茹15g，麦冬15g，黄连6g，吴茱萸3g，浙贝母15g，川楝子6g，炒鸡内金15g，郁金15g，紫苏梗10g，瓜蒌15g，甘草6g，生姜3片。6剂。

二诊：2015年11月10日。脘中悸动消失，气逆减轻，大便稀，纳可，舌质暗，舌苔白根黄白厚，舌面有裂纹，脉沉弦。改用四二调胃汤加减，以上方去旋覆花、代赭石、瓜蒌、紫苏梗、川楝子，加太子参15g、柴胡10g、乌贼骨30g、蒲公英30g。5剂。

三诊：2015年11月17日。症状明显减轻，近日身起痒疹，大便正常，舌质暗，舌苔白中根黄白厚，脉沉弦。用荆防四物汤加减。

至2015年12月15日五诊时，服11剂。身痒消失，皮疹消失，脘中不适未作，要求继续服药调理胃病，舌脉略同前。以二诊方继续服用。5剂。

按：上腹部悸动即前人所谓的"心下悸"，《张氏医通·悸》曰："心下悸

有气虚血虚，属饮属火之殊。……因痰饮而悸，导痰汤加枣仁；有时作时止者，痰因火动也，温胆汤加川连。"从本例患者所伴随的临床表现来看，其证应属于痰浊阻胃、胃气上逆，故应从痰论治。方用旋覆代赭汤降逆化痰，黄连温胆汤化痰和胃，左金丸苦降辛开。经服药6剂，心下悸即消失，气逆感亦减轻。继用四二调胃汤以疏肝理气、和中降逆，症状基本消失。

5. 脘中如有"猫抓"感，平调寒热和肝胃

[病案]脘中如有"猫抓"感案(慢性浅表性胃炎)

高某，女，50岁。2005年11月22日初诊。

主因上腹部不适1月余来诊。

患者素有慢性胃病多年，素来性格急躁。于1月前因劳累及食辛辣油腻之物较多，而出现上腹部不适。经某医院胃镜检查，诊为：慢性浅表性胃炎。用西药治疗不效，故来我院门诊。

目前症见：上腹部不适，如有"猫抓"感，脘中畏冷，但又有灼热感，有时脘中有重坠感，大便不成形，舌苔白，脉弦细。

中医诊断：嘈杂。

证属：寒热错杂，兼肝胃失和。

治法：寒热并用，兼疏肝和胃。

方用：半夏泻心汤合柴胡四逆散加减。

处方：太子参15g，姜半夏9g，黄连6g，黄芩10g，干姜10g，吴茱萸3g，浙贝母15g，乌贼骨30g，柴胡10g，白芍12g，枳实15g，蒲公英30g，陈皮10g，茯苓15g，甘草6g，生姜3片。

3剂后，症略同前。细查舌象，舌质暗红，前半舌苔少，根白，舌面略干，脉弦细。考虑患者病程较久，确有气郁化热、耗气伤阴之弊，加之症状又有脘中重坠等，故证属胃之气阴不足，伴有寒热错杂。改拟养阴益胃，兼调寒热。用百合乌药汤合良附丸、左金丸加减。

处方：太子参15g，百合30g，乌药10g，白芍12g，高良姜10g，香附10g，黄连6g，吴茱萸3g，炒栀子10g，麦冬15g，浙贝母15g，乌贼骨30g，陈皮10g，蒲公英30g，甘草6g，生姜3片。

上方服6剂后，脘中"猫抓"感明显好转，脘中畏冷及灼热感亦减轻，但大便偏稀，舌脉如前。继用前法，以前方去蒲公英，加生山药30g。再服6剂后，诸症均瘥，改用百合乌药汤合香砂六君子汤继续调理。

按：本例患者主诉脘中如有"猫抓"感，其症状较为少见。而且其临床表现既有脘中畏冷，又有脘中灼热感，故临床辨证为寒热错杂，应从寒热失调进行论治。经用半夏泻心汤合柴胡四逆汤加味治疗，未获明显效果。根据其前半舌苔少而干等表现，考虑其证当属气阴不足，兼寒热错杂。而改用百合乌药汤合良附丸、左金丸加减，取得良效。

6. 脘中似有"鼠窜动"，半夏泻心调寒热

[病案] 脘中似"小老鼠窜动"案（慢性非萎缩性胃炎）

郭某，女，59岁。2014年10月14日初诊。

主因间断上腹部不适1年余，脘中似有"小老鼠窜动"1月余来诊。

患者于1年前出现上腹部不适，2013年9月5日省某医院胃镜示：十二指肠球部霜斑样溃疡，慢性非萎缩性胃炎。经用药治疗，症状时轻时重，反复发作。近1个多月来脘中自觉似有"小老鼠窜动"，伴嘈杂不适。2014年9月10日本院胃镜检查示：慢性非萎缩性胃炎。于今日来诊。

目前症见：上腹部不适，似有"小老鼠窜动"，伴脘中嘈杂，痞满，偶有泛酸，脘中喜暖，平素易上火，口疮内作，口中有异味，纳呆，寐可，大便不规律，舌质暗红，舌苔黄白，脉弦。

中医诊断：嘈杂。

证属：寒热错杂。

治法：平调寒热。

方用：半夏泻心汤加味。

处方：太子参15g，姜半夏9g，黄连6g，黄芩10g，干姜10g，白芍12g，枳实15g，陈皮10g，茯苓15g，吴茱萸3g，浙贝母15g，乌贼骨30g，蒲公英30g，炒鸡内金15g，甘草6g，生姜3片。8剂。

二诊：2014年10月28日。症明显好转，"窜动"感减轻，嘈杂及脘痞好转，脘中喜暖，口疮已愈，纳欠佳，大便不规律，舌质暗红，舌苔白，脉弦。继用前法，以前方加瓜蒌30g。5剂。

三诊：2014年12月5日。药后脘中"小老鼠窜动"感消失，脘中无明显不适，故停药。但近3~4天来又觉脘痞，大便不规律，舌质暗红，舌苔薄白，脉沉弦细。改拟疏肝和胃，理气消痞法。方用四二调胃汤加味，以初诊方去太子参、黄芩、干姜、乌贼骨，加柴胡10g、瓜蒌30g、紫苏梗10g、郁金15g、砂仁6g。12剂。

四诊：2014年12月26日。药后症减，脘痞消失，仍纳差，烧心，脘中不适，舌质暗红，舌苔白，脉弦。继用前法，以上方去紫苏梗，加乌贼骨30g、太子参15g。6剂。

五诊：2015年8月28日。上药服后，情况一直良好，未再服药。但近半月来又觉脘中不适，似有物堵，大便量少而不畅，2～3日一行，舌质暗红，舌苔白根厚，脉弦。继用前法，仍以前方进退。

再服15剂后，诸症消失。

按：本例患者主诉脘中如有"小老鼠窜动"，这种症状在临床甚为少见。而其临床表现，既有脘中畏冷，又有口疮、口臭等"上火"表现，考虑其证属于寒热错杂，故应从寒热失调进行论治。经用半夏泻心汤加味13剂后，"小老鼠窜动"感即消失。随改用四二调胃汤治疗，20余剂后，诸症得愈。

7. 脘中收缩且疼痛，养胃和中化瘀痛

[病案] 脘中"收缩"疼痛案（贲门炎、慢性萎缩性胃炎伴肠化）

弓某，女，60岁。2015年12月1日初诊。

主因胃脘"收缩"疼痛1年余来诊。

患者于1年多以前因饮食不慎及劳累等原因而出现上腹部疼痛，逐渐加重。于2015年9月4日某医院胃镜示：贲门炎，慢性萎缩性胃炎伴糜烂，Hp(+)。病理诊断：（胃窦）轻度慢性萎缩性胃炎，轻度肠化，轻度活动；（贲门）轻度慢性浅表性胃炎。曾以相关药物进行治疗，症状未能减轻，于今日来诊，要求服用中药治疗。

目前症见：胃脘"收缩"疼痛，脘中气逆，伴背痛，偶有反酸烧心，餐后嗳气，白天汗出，头晕，夜卧时自觉脘中发空，夜间上腹部有刺痛感，偶有脘中灼热，夜间口干，眠差，纳可，平素易上火，现牙痛，脘中喜暖，大便不畅，舌质暗，舌苔薄白而少，舌面有裂纹，脉沉弦。

既往史：高血压病。

中医诊断：胃痛。

证属：胃阴亏虚，胃络瘀阻。

治法：养胃和中，化瘀止痛。

方用：养胃消痞汤加减。

处方：太子参15g，麦冬15g，百合30g，乌药10g，黄连6g，吴茱萸3g，丹参15g，莪术10g，白芍12g，浙贝母15g，白屈菜10g，蒲公英30g，炒栀子

10g,延胡索15g,川楝子6g,砂仁6g(后下),甘草6g,生姜3片。6剂。

二诊:2015年12月8日。症明显好转,脘中"收缩"痛好转,仍寐差,仍自觉上火,纳可,大便量少,舌质暗,舌苔黄白而少,舌面有裂纹,脉沉弦。继用前法,以前方去白屈菜,加合欢花15g、枳实15g、瓜蒌15g。6剂。

三诊:2015年12月18日。脘中"收缩"疼痛明显减轻,脘中气逆好转,大便易稀,舌质暗,舌苔薄白而少,中根微黄略厚,舌面有裂纹,脉沉弦。继用前法,以初诊方去延胡索、川楝子、栀子、蒲公英,加生山药20g、五灵脂15g、枳实10g。

以上方随症加减,至2016年3月1日十诊时,再服46剂。患者诸症明显好转,纳食尚可,脘中畏冷好转,背痛不明显,仍口干,大便易干,舌质暗,舌苔黄,偏厚,舌面有裂纹,脉沉弦。继用养胃消痞汤加减。

至2016年5月10日十七诊时,再服42剂,诸症基本消失,上腹部无明显不适,纳可,大便正常,仍有口干,近几天又觉舌灼热,舌质暗,舌苔微黄,舌面有裂纹,脉沉弦。仍以前方进退,再服10剂后,停药。

按:本例患者为贲门炎、慢性萎缩性胃炎伴肠化。初诊时表现为脘中"收缩"疼痛。从疼痛的特点来看,"收缩"疼痛牵及后背,且夜间刺痛,应为胃络瘀阻;从其脘中发空,脘中灼热,夜间口干,舌苔薄少等来看,应属胃阴亏虚。因而辨证为胃阴亏虚、胃络瘀阻,故从虚从瘀论治。方用养胃消痞汤加减,以养胃和中、化瘀止痛。经前后服药治疗近半年,服药百余剂,症状消失。嘱其复查胃镜,但患者因惧怕痛苦,而拒绝检查。

8.脘胀时有"呛蒜"感,疏肝和胃调寒热

[病案]脘中胀痛时有"呛蒜"感案(脘中不适原因待查)

高某,女,56岁。2006年3月7日初诊。

主因上腹部作胀疼痛1月余来诊。

患者素"慢性胃炎"史,近1月来因恼怒生气后症状加重来诊。

目前症见:脘中作胀,时有"呛蒜"感及"堵塞"感,伴灼热疼痛,餐前及餐后均感脘中不适,脘中明显畏冷,嗳气、烧心,舌质暗红,苔白,脉沉弦。

中医诊断:胃痛。

证属:肝气犯胃,寒热错杂。

治法:疏肝和胃,平调寒热。

方用:四二调胃汤合良附丸、左金丸。

处方：柴胡10g，白芍12g，枳实15g，陈皮10g，姜半夏9g，茯苓15g，黄连6g，吴茱萸3g，高良姜10g，香附10g，炒栀子10g，瓜蒌15g，浙贝母15g，延胡索15g，川楝子10g，甘草6g，生姜3片。

6剂后，症状明显减轻，脘中疼痛及灼热、烧心明显减轻，"唉蒜"感消失，仍有脘中作胀，嗳气，并胃中有振水音及沉重感，舌脉如前。继用前方，加重半夏为15g、茯苓为30g，去川楝子，加郁金15g，再服10余剂，临床症状消失。

按：本例患者主诉为上腹部胀痛伴脘中有"唉蒜"感。根据其情志病因及临床表现，辨证为肝气犯胃、寒热错杂。故用四二调胃汤以疏肝和胃，良附丸合左金丸平调寒热、和中止痛。经用药近20剂后，症状消失。

9. 脘中疼痛夜间重，活血化瘀兼疏肝

[病案] 脘痛夜间重案（胃多发性息肉、结节性胃炎）

吉某，男，65岁，退休干部。2012年12月4日初诊。

主因上腹部反复疼痛5年，加重1周来诊。

患者于5年前出现上腹部疼痛，反复发作，未进行系统治疗。近1周来疼痛加重，于今日上午来院门诊。今日本院胃镜诊断：①胃多发息肉；②胃黏膜脱垂；③慢性浅表性胃炎伴结节、糜烂；④十二指肠球炎。

目前症见：上腹部疼痛较甚，牵及后背，常于半夜痛醒，或于饥饿时疼痛加重，脘中喜暖，口干，口苦，自觉脘中有食物停滞感，纳差，大便偏干，舌质暗，舌苔白，根厚，脉沉弦。

既往史：高血压病。

中医诊断：胃痛。

证属：胃络瘀阻，气机阻滞。

治法：活血化瘀，疏肝理气，和胃降逆。

方用：四二调胃汤合活络效灵丹加减。

处方：柴胡10g，白芍12g，枳实15g，丹参15g，莪术10g，煅瓦楞子20g（先煎），五灵脂15g，陈皮10g，姜半夏9g，茯苓15g，瓜蒌30g，黄连6g，吴茱萸3g，没药10g，浙贝母15g，蒲公英30g，甘草6g，生姜3片。6剂。

二诊：2012年12月11日。胃痛好转，未再发作，背痛亦消失，纳食好转，舌质暗，舌苔白，脉沉弦。继用前法，以前方加山慈菇10g，6剂。

三诊：2012年12月18日。目前自觉脘中无明显不适，背不困，亦不痛，纳食大便正常，脘中畏冷消失，脘中食物停滞感亦消失，舌质暗，舌苔

白,脉沉弦。继前方6剂。

四诊：2012年12月25日。目前一般情况良好,已无明显不适,纳食及二便均正常,舌质暗,舌苔白,脉沉弦。继用前方去柴胡、瓜蒌、枳实、没药,加太子参15g。继服。

以上方随症加减,再服10余剂后,患者自我感觉良好,而自行停药。

按：本例患者初诊时临床表现为上腹部疼痛,夜间加重,且牵及后背,同时伴有脘中胀满,舌质暗,脉沉弦。其证当属胃络瘀阻、气机阻滞,故从瘀进行论治。治疗用活络效灵丹加莪术、五灵脂以活血化瘀,通络止痛;用四二调胃汤疏肝理气,化痰和胃;并用左金丸加浙贝母、煅瓦楞子、瓜蒌、山慈菇化痰散结。经服药30余剂后,诸症消失。

10. 脘中发"空"伴恶心,滋养胃阴兼和中

[病案] 脘中发"空"案（脘中不适原因待查）

胡某,女,58岁。2016年9月23日初诊。

主因自觉脘中有"空"感近1年,加重1月来诊。

患者于2015年9月因饮食不慎后出现上腹部不适,有发"空"感,反复发作。曾用中西药物进行治疗,未见明显好转。因近1月来症状加重,于今日来诊。

目前症见：上腹部发"空",时有加重,"空"感明显时,伴有恶心、心慌,同时自觉脘中喜暖,纳食差,口干,大便干,数日一行,失眠,舌质暗红,舌苔薄少,舌面有裂纹,脉沉弦。

既往史：高血压病史。

中医诊断：嘈杂。

证属：胃阴亏虚。

治法：滋养胃阴。

方用：养胃消痞汤合乌贝散、左金丸加减。

处方：太子参15g,麦冬15g,百合30g,乌药10g,白芍12g,浙贝母15g,乌贼骨30g,黄连6g,吴茱萸3g,木香10g,砂仁6g（后下）,瓜蒌30g,五灵脂15g,蒲公英30g,甘草6g,生姜3片。6剂。

二诊：2016年9月30日。症状明显好转,脘中发"空"感明显减轻,恶心及心慌未作,纳食增加,睡眠尚好,大便可,舌脉如前。继用前法,以前方继服。

以上方随症加减,再服20余剂,诸症消失。

按：本例患者主诉为脘中"发空"，综其临床表现及舌脉等，应属于胃阴亏虚。用自拟养胃消痞汤加减，以养阴益胃；并以乌贝散、左金丸制酸和胃，清热降逆。另加砂仁用意有二：一是用之醒脾胃，二是用之以消除养阴药物药性偏凉之弊。前后用药近30剂，取得了良好效果。

11. 脘中胸骨后"气转"，疏肝理气降胃逆

[病案] 脘中及胸骨后"气转"案（上腹部不适原因待查）

王某，女，68岁。2014年5月23日初诊。

主因上腹部及胸骨后有"气转"感1年，加重1月来诊。

患者素有慢性胃炎史，于1年前因劳累及生气后出现上腹部"气转"，症状逐渐明显，并且波及胸骨后亦有"气转"，反复发作，生气后症状加重。1月前其症状再次发作，且明显加重，经用药对症治疗，未见好转，故于今日来诊。

目前症见：上腹部及胸骨后有"气转"感，生气后症状加重，伴胸闷，头晕，心慌，背困，嗳气，眠差，且有时脐腹部作痛，舌质暗，舌苔微黄，脉沉弦细。

既往史：乳腺增生5年。

中医诊断：痞满。

证属：肝气犯胃。

治法：疏肝理气，和胃降逆。

方用：四二调胃汤加减。

处方：柴胡10g，白芍12g，枳实15g，陈皮10g，姜半夏9g，茯苓15g，郁金15g，黄芩10g，广木香10g，延胡索15g，川楝子6g，浙贝母15g，合欢花15g，甘草6g，生姜3片。5剂。

二诊：2014年5月30日。自觉脘中及胸骨后"气转"感好转，头晕、心慌、背困等减轻，又觉时有脐腹部气窜感，纳食一般，睡眠好转，大便正常，舌质暗，舌苔白微黄，脉沉弦。继用前法，以前方去合欢花，加厚朴15g。5剂。

三诊：2014年6月6日。自觉"气转"感消失，精神、纳食好转，头晕、心慌、背困未作，舌脉如前。仍以上方进退。

再服5剂后，停药。

按：本例患者主诉为上腹部及胸骨后有"气转"感1年，并加重1月。此类症状应属气机失调之候，其具有生气后症状加重及胸闷等特点，乃为肝气犯胃，故应从肝论治。方用四二调胃汤加减以疏肝理气、和胃降逆，取得了捷效。

（白宇宁、白震宁、白煜　整理）

第十一章
老年性痞满

痞满是老年性消化系统疾病中的常见病证。由于人至老年，脏腑功能低下，尤其是脾胃运化功能减弱，从而易于发生此证。《杂病源流犀烛•痞满》云："痞满，脾病也，本由脾气虚及气郁不能运行，心下痞塞膜满。"

一、病机概要

老年性痞满多是在脾胃虚弱的基础上，由于表邪内陷，或七情失和，或饮食不节，或寒热失调等所致。病变脏腑，除脾胃外，常与肝、胆、大小肠等密切相关。病理因素有气机阻滞、湿浊内蕴、痰浊中阻、饮食积滞、寒邪内阻等。

长期饮食失节，或情志抑郁，常可损伤脾胃，或肝郁克犯脾胃，使脾胃运化及纳化功能低下，出现脾胃虚弱，或脾胃虚寒，或胃阴亏虚，这些病理变化均可使脾胃运化迟滞，从而发生痞满。《张氏医通•痞满》云："老人虚人，脾胃虚弱，转运不及，饮食不化而作痞。"

肝胆疏泄失常，气机逆乱，常可犯胃；或郁而化热，波及于胃，使胃失和降，出现痞满。脾胃运化失常，常可产生食积、湿浊、痰饮之邪，这些病理产物又可作为致病因素来影响脾胃的运化功能，而致痞满形成。同时，饮食失节，恣食寒凉，又可损伤脾阳，或致寒邪阻胃；或寒邪郁久化热，而成寒热错杂；或过食辛辣油腻之物，使胃中积热，形成湿热或痰热阻滞于胃；病久亦可由气及血，逐渐出现瘀血内阻或痰瘀互结。因此，在老年性痞满的病变过程中，常常出现虚实夹杂、寒热错杂、气血失和的病理变化。

二、临床辨治心法及验案

老年性痞满临床辨证应注重分辨虚实，区别寒热。实者多见肝郁气滞、痰湿内阻、湿热内壅、寒热错杂，或瘀血阻络；虚者多见脾胃虚弱、脾胃虚寒、胃阴不足。且老年患者临床常见虚实、寒热夹杂之复合证候，如在脾胃虚弱、脾胃虚寒或胃阴亏虚的基础上，常可兼见肝气犯胃、寒热错杂、湿热内壅、痰瘀互结等。

在治法方面采用疏肝和胃，降逆消痞；清热利胆，降逆消痞；清化湿热，消痞和胃；活血化瘀，消痞和中；益胃养阴，消痞和中；以及温中健脾，和胃消痞等法取得了较好的疗效。现介绍如下。

（一）肝郁气滞胃失和，疏肝和胃消逆痞

主要用于老年性痞满属肝气犯胃，或肝胃失和者。临床常用自拟四二调胃汤（柴胡、白芍、枳实、陈皮、姜半夏、茯苓、延胡索、川楝子、紫苏梗、甘草）去延胡索，加郁金进行治疗。该方具有疏肝和胃、降逆消痞之功。

［病案］肝郁气滞、痰阻气逆痞满案（胃息肉）

李某，女，68岁，家庭妇女。2013年7月2日初诊。

主因上腹部痞满8个月来诊。

患者于2012年11月患"脑梗死"，经治好转。但此后经常出现上腹部胀满，纳呆，反复加重。于今日上午来院门诊。

目前症见：上腹部胀满较甚，纳呆，恶心欲吐，大便5日未行，口干苦，舌质暗红，舌苔黄白而厚，脉沉弦。2013年2月曾做胃镜诊为：胃息肉。

既往史：糖尿病病史5年。

中医诊断：痞满。

证属：肝胃失和，痰热中阻，胃失和降。

治法：疏肝和胃，清热化痰，降逆消痞。

方用：四二调胃汤加味。

处方：柴胡10g，白芍12g，枳实15g，陈皮10g，姜半夏9g，茯苓15g，竹茹15g，瓜蒌30g，黄连6g，吴茱萸3g，浙贝母15g，郁金15g，丹参15g，鸡内金15g，焦三仙各15g，炒莱菔子15g，甘草6g，生姜3片。5剂。

二诊：2013年7月9日。自述脘痞好转，恶心减轻，纳食增加，大便隔日一行，不甚干，手心热，汗多，舌质暗红，舌苔白，中心黄厚，脉沉弦。继用前法，以前方加黄芩10g，再服5剂。

三诊：2013年7月16日。药后脘痞减轻，纳食明显好转，大便2日一行，不干，欠畅，仍脘中灼热，口干苦，乏力，舌质暗红，舌苔黄，脉沉弦。继用前法，以7月2日方去焦三仙、郁金，加太子参15g、牡丹皮10g、栀子10g。

再服5剂，诸症基本消失。

按：本例患者之痞满发于"脑梗死"之后，缘于病后情志抑郁，肝气失疏，

气机失畅，而致痰湿内阻，胃失和降。运用自拟四二调胃汤加味，一方面疏肝解郁，调理气机；另一方面和胃化湿，降逆消痞；更配合小陷胸汤清热化痰，辛开苦降；并加焦三仙、鸡内金、炒莱菔子等以消食导滞。用药5剂，症状明显好转，前后用药15剂后，诸症皆瘥。

（二）胆胃郁热胃失降，清热利胆兼降逆

主要用于老年性痞满属于胆腑郁热，波及于胃，致使胆胃郁热，而胃失和降者。临床常用小柴胡汤加白芍、枳实、青皮、陈皮、郁金、片姜黄、广木香、蒲公英、虎杖、甘草等。该方具有疏利肝胆，清热和胃，降逆消痞之功。

［病案］胆胃郁热、胃失和降痞满案（胆结石）

张某，女，70岁，退休工人。2013年7月20日初诊。

主因上腹部痞满，反复发作3年，加重2月来诊。

患者原有"胆结石"30年。3年来上腹部经常胀满，反复发作。近2月症状逐渐加重，用消炎利胆片等药物治疗，未见明显好转。于今日上午来院门诊，要求中医治疗。

目前症见：上腹部胀满，纳呆，口干苦，心烦，伴两胁作痛，生气后或食油腻之物后症状加重，嗳气频作，烧心，小便黄，大便干，舌质红，舌苔黄白而厚，脉沉弦。

既往史：有糖尿病、高血压史20年。

中医诊断：痞满。

证属：胆腑郁热，波及于胃，胃失和降。

治法：疏利肝胆，清热和胃，降逆消痞。

方用：小柴胡汤加味。

处方：柴胡10g，姜半夏9g，黄芩10g，郁金15g，青陈皮各10g，白芍12g，枳实15g，黄连6g，吴茱萸3g，木香10g，片姜黄10g，金钱草30g，茯苓15g，浙贝母15g，瓜蒌30g，甘草6g，生姜3片。5剂。

二诊：2013年8月2日。药后上腹部胀满及两胁胀痛明显减轻，嗳气减少，仍觉烧心，口干，舌质红，舌苔白，根厚，脉沉弦。继用前法，以前方去茯苓，加煅瓦楞子20g。

至2013年8月16日四诊时，上方服10剂。自诉上腹部胀满基本消失，纳食正常，仍有时烧心，嗳气，大便偏干，舌脉如前。继用7月20日方加鸡内金15g，再服5剂。继续调理。

按：本例患者素患胆结石，每于食油腻之物则上腹部胀满等症状加重，同时出现心烦、口苦、呕恶、纳呆不欲食等，与仲景所描述的小柴胡汤证颇为相似。故用小柴胡汤加枳实、木香、青皮、郁金、片姜黄等调气利胆；加金钱草利胆排石，清化湿热；合柴胡四逆散疏肝理气；小陷胸汤以清热化痰。全方共奏疏利肝胆，清热和胃，降逆消痞之功。药后病情好转，症状消失。

（三）湿热中阻脘痞甚，清利湿热复气化

主要用于老年性痞满属于湿热中阻，胃失和降者。湿热之邪黏滞，反复缠绵，又可影响脾胃气化功能恢复。治宜选用黄连温胆汤、清中汤等清化湿热，理气化湿，芳香化浊。

[病案] 湿热中阻、胃失和降痞满案（重度慢性萎缩性胃炎伴肠化）

米某，男，70岁。2007年10月9日初诊。

主因反复胃脘胀满12年，加重半年就诊。

患者于12年前因饮食不节出现上腹部胀满，反复发作，久治不愈。于3年前行胃镜检查提示：慢性萎缩性胃炎。此间服用中西医药物治疗，症状未见明显缓解。半年前其症状又明显加重，2007年4月复查胃镜及病理活检，诊断为：慢性重度萎缩性胃炎伴肠化。

目前症见：上腹部胀满，泛酸，嘈杂，嗳气，脘中灼热，纳可，餐后脘中有发堵感，反胃，口苦口干，大便调，乏力，小便有尿不尽感，舌质暗红，舌苔黄厚腻，脉沉弦。

中医诊断：痞满。

证属：湿热蕴结，血分瘀阻。

治法：清化湿热，化瘀解毒。

方用：黄连温胆汤加味。

处方：陈皮10g，姜半夏9g，茯苓15g，枳实15g，竹茹15g，浙贝母15g，郁金15g，丹参15g，栀子10g，杏仁10g，生薏苡仁30g，石菖蒲10g，莪术10g，吴茱萸3g，黄连6g，甘草6g，生姜3片。

服药4剂后症状好转，仍觉嘈杂但较前轻，脘中有灼热感，舌质暗红，舌苔黄白厚，脉弦。继用前法，加白蔻仁6g，以加强清热利湿作用，又服10余剂，诸症明显好转。

此后随症加减，前后治疗4月余服药近百剂。患者自诉已无明显不适，病情稳定。其后复查胃镜示：轻度萎缩性胃炎，肠化消失。2013年9月2日

再次复查胃镜示：慢性非萎缩性胃炎。

按：湿热中阻在老年性痞满中较为常见，因年高之人脾胃运化功能减退，稍有饮食不慎即易产生湿邪阻滞，进而日久化热，而成湿热之证。治疗过程中，除采用清化湿热法外，应特别注意脾胃气化功能的恢复。只有气化功能恢复，湿热之邪才能逐渐祛除。故在用药方面常选加杏、蔻、薏及石菖蒲等芳化之品。

（四）肝郁脾虚胃不和，健脾疏肝兼和胃

主要用于老年性痞满之脾胃虚弱，兼肝郁气滞，胃失和降者。临床常用自拟六四和胃汤加味，该方具有健脾疏肝、和胃消痞之功。

［病案］肝郁脾虚、胃气失畅痞满案（十二指肠球部溃疡、食管裂孔疝）

常某，女，66 岁。2013 年 7 月 2 日初诊。

主因上腹部胀满不适 1 年余来诊。

患者于 1 年多以前因饮食不节而出现上腹部胀满，经用中西药物进行治疗，未见明显好转，于今日上午来院门诊，要求中医治疗。2013 年 5 月 7 日某中心医院胃镜：十二指肠球溃疡（A1 期），食管裂孔疝（滑脱型，轻度）。

目前症见：精神欠佳，面色萎黄，上腹部胀满不适，纳呆，纳食难于消化，饮食后或生气后痞满加重，矢气少，寐差，腹部受凉则易腹泻，大便平时偏稀，每日 1～3 次，舌质暗红，舌边有齿痕，舌苔白根厚，脉沉细。

中医诊断：痞满。

证属：脾虚肝郁，胃失和降。

治法：健脾疏肝，和胃消痞。

方用：六四和胃汤合乌贝散加减。

处方：太子参 15g，白术 12g，茯苓 15g，陈皮 10g，姜半夏 9g，木香 10g，砂仁 6g（后下），柴胡 10g，白芍 12g，枳实 10g，黄连 6g，吴茱萸 3g，浙贝母 15g，乌贼骨 30g，甘草 6g，生姜 3 片。6 剂。

二诊：2013 年 7 月 9 日。脘痞消失，纳增，寐好转，大便尚可，又觉口臭，舌脉如前。继用前法，以前方再服 5 剂。

至 2013 年 8 月 9 日四诊时，上药再服 10 剂。患者自诉脘痞未作，纳食已正常，精神亦好转，仍偶有嗳气，大便正常，舌质暗红，舌边有齿痕，舌苔薄白而少，稍有裂纹，脉沉细。以前方去姜半夏、茯苓，加百合 30g、乌药 10g、山药 20g，继续调理。

按：本例患者之痞满，综其脉证，当属脾虚肝郁、胃失和降之证。其病

机一方面脾胃虚弱，化生痰湿；一方面肝郁不舒，气机失畅，从而肝胃失和，胃失和降，则成痞满。故用六君子汤与柴胡四逆散合方，名曰六四和胃汤，治疗此类虚实夹杂之证，取得了良好的疗效。

（五）寒热错杂胃气阻，调理寒热消痞满

主要用于老年性痞满属于寒热错杂，胃失和降者。临床常用半夏泻心汤或枳实消痞丸加减进行治疗。半夏泻心汤具有平调寒热，消痞和中之功；枳实消痞丸则健脾和胃，调理寒热，有消痞除满之效。临床运用时可适当据证加减用药。

[病案] 寒热错杂、胃气阻滞痞满案（上腹部胀满原因待查）

张某，女，70岁，退休干部。2012年8月21日初诊。

主因上腹部反复胀满3年，加重5个月来诊。

患者于3年前无明显诱因出现上腹部胀满，反复发作，经中西药治疗未见明显效果。于今日上午来院，要求中医治疗。

目前症见：上腹部胀满明显，脘中畏冷，受凉或生气时则脘痞加重，上腹部胀时牵及背部酸困，大便日行2次，干稀不定，纳食不多，平素易"上火"，经常易生口疮，口苦，口中有异味，舌质暗红，舌苔白微黄而腻，脉弦。

既往史：发现高血压14年，甲亢10年，脑梗死2年，冠心病半年。

中医诊断：痞满。

证属：寒热错杂，胃失和降。

治法：平调寒热，消痞除满。

方用：半夏泻心汤加味。

处方：党参15g，姜半夏9g，黄芩10g，黄连6g，干姜10g，陈皮10g，茯苓15g，瓜蒌15g，吴茱萸3g，柴胡10g，白芍12g，枳实15g，砂仁6g（后下），甘草6g，生姜3片。3剂。

二诊：2012年8月24日。药后症状明显好转，上腹部胀满明显减轻，又兼两胁作胀，痰多色黄，舌脉如前。继用前法，以前方加浙贝母15g、郁金15g、鸡内金15g。4剂。

三诊：2012年8月28日。诸症明显好转，脘痞明显好转，脘中畏冷明显减轻，"上火"亦好转，大便偏稀，乏力，舌质暗红，舌苔白，脉弦细。改拟枳实消痞丸加减。

处方：太子参15g，白术12g，茯苓15g，陈皮10g，姜半夏9g，枳实10g，

厚朴 10g,木香 10g,干姜 3g,黄连 6g,浙贝母 15g,柴胡 10g,白芍 12g,甘草 6g,生姜 3 片。

以此方为主,共服 7 剂。至 2012 年 9 月 7 日五诊时,患者自觉上腹部胀满基本消失,纳食增加,精神好转,大便正常,舌质暗红,舌苔白,脉沉弦。用前方再服 4 剂,诸症消失。

按:本例患者之痞满,其临床表现当属寒热错杂、胃失和降之证,故用半夏泻心汤为主以治之。因其又与情志因素有关,故又合用柴胡四逆散兼疏肝理气。本例患者运用半夏泻心汤 7 剂后,上腹部痞满及寒热失调症状明显好转,但又出现脾虚之症候,故改用《兰室秘藏》之枳实消痞丸。其一方面健脾和胃,一方面继续调理寒热、消痞除满,再服 10 余剂后,病即告瘥。

（六）胃络瘀阻正气虚,化瘀通络兼扶正

主要用于老年性痞满证属正气不足,又兼瘀血内阻者。多见于慢性萎缩性胃炎、胃息肉等疾病。其病机特点是虚实夹杂,常在脾胃虚弱或胃阴不足的基础上,伴有瘀阻胃络。故治疗以益气健脾或养阴益胃为主,并配合运用活血化瘀之品。针对慢性萎缩性胃炎等这种虚实夹杂的病机,自拟健脾消痞汤和养胃消痞汤,用之于临床,有较好的疗效。

[病案] 胃络瘀阻、气阴不足痞满案（慢性浅表萎缩性胃炎、胃息肉）

韩某,女,56 岁。2008 年 12 月 5 日初诊。

主因上腹部胀满,反复发作 2 年来诊。

患者于 2 年前出现上腹部胀满,时轻时重,经当地医院进行治疗,未见好转,于今日来院门诊,要求中医治疗。

目前症见:上腹部胀满,每于进食辛辣食物后加重,伴烧心,嗳气,口苦口干,纳食欠佳,脘中喜暖,平素又易"上火",大小便正常,舌体胖大,舌质暗,舌苔黄,中心苔少,根偏厚,脉沉弦细。2008 年 11 月 19 日胃镜示:慢性浅表萎缩性胃炎,胃息肉。病理诊断:(胃窦)慢性重度浅表性胃炎,部分萎缩性胃炎伴肠化,少许腺体、上皮细胞轻度非典型增生。

中医诊断:痞满。

证属:胃络瘀阻,兼气阴不足。

治法:化瘀通络,益气养阴,和中消痞。

方用:养胃消痞汤加减治疗。

处方:太子参 15g,百合 30g,乌药 10g,丹参 15g,莪术 10g,陈皮 10g,

姜半夏 9g，黄连 6g，吴茱萸 3g，白芍 12g，煅瓦楞子 15g（先煎），浙贝母 15g，砂仁 6g（后下），鸡内金 15g，甘草 6g，生姜 3 片。4 剂。

二诊：2008 年 12 月 9 日。药后烧心减，仍脘中有饱胀感，有时隐痛，纳稍增，大便可，口干，舌体胖，舌质暗，舌苔薄白而少，舌面稍有裂纹，苔根黄，脉沉弦细。继用前法，以前方加麦冬 12g、五灵脂 15g。6 剂。

三诊：2008 年 12 月 16 日。自觉上腹部痞满减轻，仍有脘中隐痛及脘中灼热感，大便可，舌质暗，舌苔薄白而少，根黄偏厚。继用前方随症加减治疗。

至 2009 年 3 月 25 日，前方共服药 90 余剂，症状消失。再次复查胃镜：慢性浅表性胃炎。病理诊断：（胃窦）黏膜轻度慢性炎。

按：本例痞满系在气阴不足基础上，伴有胃络瘀阻的证象，故在治疗上采用化瘀通络、益气养阴之法。方用自拟养胃消痞汤加减治疗。并此例萎缩性胃炎同时又有胃息肉，故方中又酌加消癥化痰散结之品。经前后用药百余剂，不仅临床症状消失，而且再次复查胃镜提示为慢性浅表性胃炎，胃息肉、肠化生及非典型增生均消失，取得了满意的疗效。

（七）肝胃阴虚脘中痞，养阴益胃调气机

主要用于老年性痞满之胃阴不足，胃失和降者。临床常用自拟养胃消痞汤，或一贯煎加减进行治疗。前方用于胃之气阴不足者，具有益气养胃消痞之功；后方用于肝胃阴虚，以滋养肝胃之阴，兼能疏肝理气消痞。

［病案］肝胃阴虚、络阻化热痞满案（反流性食管炎、慢性萎缩性胃炎）

王某，女，60 岁。2009 年 8 月 14 日初诊。

主因上腹部反复胀满 5 年，加重 1 月来诊。

患者于 5 年前开始出现上腹部胀满，反复发作，近 1 个月来症状日趋加重，故来我院就诊。2009 年 7 月 9 日在某医院行胃镜检查示：反流性食管炎（LA-A），慢性萎缩性胃炎。病理检查：（胃底）胃黏膜慢性炎，部分区域呈萎缩改变，伴上皮肠化及轻度非典型增生。Hp（-）。

目前症见：上腹部胀满，脘中灼热，隐隐作痛，伴吞咽困难不顺，烧心，偶有泛酸，手足心热，口干，寐差，大小便正常，舌质暗红，舌苔少，脉沉弦细数。

中医诊断：痞满。

证属：肝胃阴虚，兼胃络瘀阻化热。

治法：滋养肝胃之阴，兼以调气活血清热。

方用：一贯煎加味。

处方：沙参 15g，麦冬 15g，生地黄 18g，当归 12g，川楝子 6g，牡丹皮 10g，栀子 10g，黄连 6g，吴茱萸 3g，白芍 12g，丹参 15g，浙贝母 15g，延胡索 15g，郁金 15g，枳实 15g，蒲公英 30g，甘草 6g，生姜 3 片。6 剂。

二诊：2009 年 8 月 21 日。脘痞及脘中灼热较前减轻，脘痛消失，仍觉吞咽不顺，烧心，寐差，舌暗红，苔薄少而黄，脉弦细数。继用前方，去延胡索，加莪术 10g、五灵脂 15g。

三诊：2009 年 9 月 11 日。上方服 15 剂后，吞咽困难好转，脘中疼痛未作，睡眠好转，仍觉脘痞，脘中灼热，口干，大便偏干，舌质暗红，苔薄而少，脉沉弦细。以上方去牡丹皮、栀子，加瓜蒌 30g、蒲公英 30g、煅瓦楞子 30g。

五诊：2009 年 10 月 13 日。以上方为主，又服用 27 剂。一般情况尚好，脘痞及脘中灼热消失，咽不顺及烧心感亦消失，偶有脘痛，嗳气，喜太息，睡眠有时差，大便正常，舌质暗，苔薄少根黄，脉沉弦细。2009 年 10 月 9 日复查胃镜示：反流性食管炎（LA-A），慢性浅表性胃炎。病理检查：（胃窦）胃黏膜慢性炎，淋巴细胞灶状浸润。继用前法，以前方据症加减，继续调理。

按：本例患者反流性食管炎、慢性萎缩性胃炎伴肠化增生。其临床表现以肝胃阴虚为主，伴胃络瘀阻，兼有化热。故治以滋养肝胃之阴为主，兼以调气活血清热。方用一贯煎加白芍养阴疏肝柔肝，合启膈散、左金丸活血化瘀、清热散结，共同改善慢性萎缩性胃炎之胃络瘀阻、血运不畅的病理变化。本例患者前后共治疗 2 月，用药近 50 剂，复查胃镜提示慢性萎缩性胃炎伴肠化增生消失，转为慢性浅表性胃炎。

（八）脾胃虚寒运不及，温中健脾兼化湿

主要用于老年性痞满之属于脾胃虚寒，胃失和降者。临床常用黄芪建中汤或香砂六君子汤、健脾消痞汤加减进行治疗。具有温中健脾，消痞散寒之功。常用药物如黄芪、党参、白术、茯苓、桂枝、白芍、广木香、砂仁、干姜、陈皮、姜半夏、吴茱萸、甘草等。

[病案]脾胃虚寒、寒湿中阻痞满案（慢性浅表性胃炎、胃息肉）

周某，女，64 岁，退休工人。2013 年 10 月 18 日初诊。

主因上腹部胀满 2 年，加重 1 月余来诊。

患者于 2 年前因饮食不慎出现上腹部胀满，伴腹部畏寒，反复发作，时轻时重。近 1 个月症状明显加重，于今日上午来院门诊。

目前症见：上腹部胀满，时轻时重，每于饮食稍凉或食油腻之物即症状

加重,纳差,烧心,嗳气,脘中明显畏冷,大便稀,汗多,舌暗淡,边有齿痕,舌苔白而厚,脉沉弦。

既往史:有糖尿病病史。

中医诊断:痞满。

证属:脾胃虚寒,寒湿中阻。

治法:温中健脾,祛寒燥湿。

方用:香砂六君子汤合平胃散加减。

处方:党参15g,白术12g,茯苓15g,陈皮10g,姜半夏9g,广木香10g,砂仁6g(后下),苍术10g,厚朴10g,干姜6g,黄连6g,吴茱萸6g,枳实15g,浙贝母15g,白芍12g,甘草6g,生姜3片。5剂。

二诊:2013年10月25日。药后痞满明显减轻,纳稍增,大便好转,不稀,仍觉脘中及后背冷,舌质暗淡,舌苔白,脉沉弦。以前方去苍术,加桂枝10g。5剂。

三诊:2013年11月1日。今日胃镜示:①食管静脉瘤;②慢性浅表性胃炎;③胃息肉;④十二指肠球炎。药后上腹部胀满消失,纳食已基本正常,脘中畏冷明显好转,有时自觉脘中按之痛,仍感背部畏冷,大便已正常,舌质暗淡,边有齿痕,苔白微黄,脉沉弦。继用温中祛寒,和胃消痞法。方用黄芪建中汤合良附丸加减。

处方:黄芪18g,桂枝6g,炒白芍12g,陈皮10g,姜半夏9g,茯苓15g,木香10g,砂仁6g(后下),高良姜10g,香附10g,煅瓦楞子15g(先煎),丹参15g,五灵脂15g,黄连6g,吴茱萸6g,甘草6g,生姜3片。5剂。

四诊:2014年11月12日。上腹部胀满未再发作,仍感后背畏冷,舌脉如前。以前方去高良姜、香附、煅瓦楞子,加干姜10g、党参15g、莪术10g。7剂。

五诊:2014年11月19日。症状明显好转,畏冷明显好转,纳食正常,大便已调,舌质暗稍淡,舌苔白,脉沉。以前方继服,10剂。继续调理,巩固疗效。

按:本例患者之痞满,初诊时临床表现为脾胃虚寒,兼有寒湿困阻脾胃。故在治疗上,除温中健脾外,兼用祛寒燥湿。方用香砂六君子汤合平胃散治疗。用药5剂后,上腹部胀满减轻,但仍觉脘中及后背畏寒,说明仍有寒饮未除。故取苓桂术甘之意,于方中加桂枝,以增强温化寒饮之功。其后为增强温中祛寒之功,又改用黄芪建中汤合良附丸等,再服12剂,诸症明显好转。经前后用药32剂,患者2年之顽疾缓解,临床症状基本消失。

(白宇宁、王海萍、胡明丽　整理)

第十二章
老年顽固性呃逆

一、病机概要

呃逆为临床常见病，但其病有轻有重。多由饮食不当、情志不遂、年高体弱、久病体虚等所致。老年人在慢性病过程中出现呃逆，往往病机复杂，病情顽固，而且治疗困难。《证治汇补·呃逆》指出："伤寒及滞下后，老人，虚人，妇人产后，多有呃证者，皆病深之候也。"

老年性呃逆的病因病机复杂多变。外可因外感风寒、风热或湿热而发。内可因暴怒肝气上逆；或忧愁思虑气结；或饮食不节，致使胃中食滞、寒凝、痰结、湿阻、积热；或劳倦过度，伤脾耗气，皆可使胃气上逆，而出现呃逆。特别是老年人正气不足，或久病中气未复，复加饮食、情志等诱因，则更易于导致呃逆的发生。

此外，失治误治，或汗下太过而损伤胃气；或术中及术后正气受损，气滞血瘀；或胃肠积热、积寒；或肠腑积滞，腑气不通等，凡一切能导致胃气上逆的病因，均可使胃失和降，气逆动膈，而出现呃逆。

总之，呃逆的病位在膈，病变的关键脏腑在胃，同时还与肝、脾、肺、肾有关。其病理性质有虚实之分，但老年人呃逆的病机常属于虚实夹杂。病机转化常由病邪性质和正气强弱来决定，老年人临床多见虚实转化、寒热转化、气血转化。如胃中寒邪常可损伤阳气，日久可致脾胃虚寒；胃中积热易于耗伤阴液，而形成胃阴亏虚；由气郁、食滞、痰湿所致者，病久均可导致脾胃虚弱；气滞日久，则可波及血分，或手术后常出现血分瘀阻，这些均可使病情迁延，缠绵难愈。

二、临床辨治心法及验案

（一）临床辨治心法

1. 辨别脏腑，明确病位　老年顽固性呃逆虽然病位在膈，但与胃、肠、肝、脾、肺、肾等脏腑相关。应据其病史、临床表现等明确由哪些脏腑病变所致。如肝气之怫郁、胃气之滞塞、肺气之膹郁、肾气之冲逆、胃肠失于通降，皆可导致呃逆。一般来说，由胃肠所致者，或其他脏腑病变波及肠胃者十有七八，多由老年胃肠功能减退，失于通降，胃气上逆动膈使然。其中又有偏于胃和偏于肠之分，肠又有大肠和小肠之别，均需详察细辨，施以不同治法。

2. 注重扶正，不忘祛邪 人到老年阶段，正气虚衰，脏腑功能减退，常易于患病。在某些急慢性病变过程中，特别是一些慢性病日久可使气血阴阳耗伤，或在本虚的基础上出现各种病理产物，如痰浊、瘀血等，则常可伴发呃逆。

如呃逆反复不愈，则当注意辨其虚实。若辨证以虚为主时，因虚证之呃逆是由于机体的脏腑虚衰不足而影响了胃的和降功能，故治疗上当注重扶正，补益脏腑气血阴阳，不可徒使降气止呃之品。治当一一详辨，采用相应扶正之法，并佐以祛邪降逆之品，方可奏效。

同时，老年人在病变过程中，由于脏腑功能减退，脾胃虚弱，极易产生一系列病理产物，如食滞、痰湿、寒凝、热结，或寒热互结。所以在扶正治疗的同时，也要注意祛邪之法的运用，如消食、化痰、祛湿、清热、散寒及平调寒热等。另本病在某些情况下，以标实为主时急当祛邪治标，如属胃肠壅滞、腑气不通、浊气上逆而出现顽固呃逆者，当立即通腑泄浊，则呃逆自止。

3. 辨其气血，提高疗效 一般呃逆辨证主要辨其寒热、虚实，但老年顽固性呃逆同时应辨其在气、在血。因老年呃逆患者既往常有慢性病的病史，其病程较长，易病久入络，波及血分，而使胃络瘀阻或膈间瘀阻。老年人久患呃逆，反复不愈者，如从气分论证，即用和胃降逆之法无效时，当注意察其有无血瘀征兆。如见舌质暗，伴有瘀斑者，则可从血分论治，采用活血化瘀法，如血府逐瘀汤之类，每可取得捷效。

（二）临床治法及验案

临床运用通下腑实、化痰降逆、活血化瘀、健脾养胃等法治疗老年性呃逆，取得了良好疗效。现将其经验及验案介绍如下。

1. 肝郁气逆致呃逆，疏肝降气兼止呃 肝郁恼怒，可致气机逆乱，影响及胃；或气机不利，横逆犯胃，以致逆气动膈，而成呃逆。此时一方面有肝气郁结的表现，另一方面还有胃气上逆的症状。所以治疗应在疏肝理气的同时，配合和胃降逆止呃。常用方如四二调胃汤。若气郁日久，常有化热倾向，则应配合清热之品。

[病案] 肝郁气逆之顽固性呃逆案

李某，男，77岁。2013年3月12日初诊。

主因呃逆反复发作1月余，加重3天来诊。

患者于1月多以前因情志失畅，复加饮食不慎而出现呃逆，反复不愈。近3天来症状加重，持续呃逆，用针灸及药物治疗未见好转，于今日来诊。

目前症见：呃逆频作，餐时加重，伴嗳气，两胁胀满，口苦口臭，心烦，寐可，二便可，舌质暗红，舌苔黄根厚，脉沉弦数。

中医诊断：呃逆。

证属：肝胃失和，郁而化热，胃失和降。

治法：疏肝和胃，清热降逆。

方药：四二调胃汤合化肝煎。

处方：柴胡15g，白芍12g，枳实15g，陈皮10g，姜半夏9g，郁金15g，茯苓15g，黄连6g，吴茱萸3g，浙贝母15g，炒栀子10g，刀豆子12g，柿蒂10g，瓜蒌15g，甘草6g，生姜3片。4剂。

二诊：2013年3月19日。药后呃逆消失，仍感口臭，舌暗红，舌苔黄中根厚，脉弦。以上方去柿蒂，加鸡内金15g、石菖蒲10g，改瓜蒌为20g。5剂。

三诊：2013年3月26日。呃逆未作，纳增，有饥饿感，大便不干，2～3日一行，舌质暗红，舌苔黄根厚，脉弦。继用前法，以前方去刀豆子、柿蒂，加蒲公英30g、鸡内金15g。

再服5剂后，停药。

按：本例患者因情志失畅等原因出现呃逆反复发作，前来就诊时已连续呃逆3天，同时伴有胁胀、嗳气、心烦、口苦、苔黄、脉数等肝郁气逆，化火犯胃的表现。故用四二调胃汤合化肝煎，一方面疏肝和胃降逆，另一方面清泄肝胃郁热，同时加用郁金、刀豆子、柿蒂等降气止呃。经服药4剂后，呃逆消失。

2. 痰阻气逆致呃逆，化痰降逆兼止呃　素有痰浊内停，复因恼怒气逆，逆气夹痰浊上冲动膈，从而变生呃逆。此时在临床表现上，既有痰湿中阻的症状，又有胃气上逆动膈的症状。治疗应在化痰祛湿的同时，兼以和胃降逆止呃。常用方如温胆汤、旋覆代赭汤等。

[病案] 痰阻气逆之顽固性呃逆案

张某，男，89岁。2013年5月10日初诊。

主因呃逆反复发作 1 月余,加重 3 天来诊。

患者于 3 年前患骨髓增生异常综合征,此后身体状况较差。1 月余前因饮食不节出现餐前呃逆,纳差,精神欠佳。因近 3 天呃逆频作,影响进食,于今日来诊。

目前症见:呃逆频作,餐前更甚,脘痞,恶心,烧心,泛酸,吐痰多,黏稠不利,食欲差,仅能食牛奶等流食,伴面色萎黄,精神疲乏,气紧,大便易干,数日一行,小便可,舌红苔黄厚腻,脉细数。

既往史:发现骨髓增生异常综合征 3 年余,前列腺增生 6 年余。

辅助检查:2013 年 4 月 14 日血常规:WBC 2.8×10^9/L; RBC 2.28×10^{12}/L; HGB 70g/L, PLT 26×10^9/L。

中医诊断:呃逆。

证属:气虚痰阻,胃失和降。

治法:化痰除湿,益气和胃,降气止呃。

方用:温胆汤加味。

处方:太子参 15g,陈皮 10g,姜半夏 9g,茯苓 15g,枳实 12g,竹茹 15g,瓜蒌 15g,黄连 6g,郁金 12g,白芍 12g,浙贝母 15g,乌贼骨 30g,鸡内金 15g,吴茱萸 3g,甘草 6g,生姜 3 片。3 剂。

二诊:2013 年 5 月 14 日。药后呃逆好转,脘痞及烧心泛酸减轻,仍吐痰多,纳呆,大便 3 日一行。上方改瓜蒌为 30g,加炒莱菔子 30g。

再服 3 剂,呃逆消失,脘痞未作,痰减少,大便好转,纳食增加。继用前法,以前方进退,又服 6 剂后,诸症好转。

按:本例患者 89 岁高龄,患骨髓增生异常综合征 3 年,此次呃逆反复发作 1 月余,且近 3 天呃逆持续频作。虽其有面色萎黄、精神欠佳等气血两虚的表现,但同时又有呃逆频作、脘痞、恶心、吐痰量多、舌苔黄厚腻等痰浊中阻,胃气上逆的症状。故属虚实夹杂之证,为气虚痰阻、胃失和降。用温胆汤加太子参以扶正益气,化痰和胃;合左金丸以和胃降逆止呃;加郁金行气解郁,以加强降气止呃之效;加瓜蒌以宽胸化痰,降气利膈;加白芍以柔肝;加乌贝散以和胃制酸。前后服药 12 剂,呃逆消失,脘中不适明显好转。

老年顽固性呃逆,为胃气上逆动膈所致。手太阴肺经之脉,起于中脘,下络于大肠,还循胃口,上膈,属肺。可见胃肠、膈与肺密切联系,呃逆发作之时,胃气上逆,触动膈间及肺间不利之气,故而呃呃连声。白兆芝教授认为治疗呃逆一方面要治胃,如用温胆、旋覆代赭之类,以和胃降逆、降气平呃；另一方面要治肺与膈，即并用肃降肺气之品，临床常用瓜蒌、杏仁、郁金、炙枇杷叶等。

3.肠腑不通气郁阻，通腑行气止呃逆　老年病患者脏腑功能减退，复加饮食不节或手术等原因，常可致胃肠壅滞，腑气不通，浊气上逆，出现顽固性呃逆。此时，必须急予通腑行气、泄浊降逆，使腑气得通，呃逆方可治愈。白兆芝教授曾以通腑行气、泄浊降逆法，治愈一些肠腑气滞不通的顽固性呃逆患者。

[病案]肠腑不通之脑外伤术后顽固呃逆案

王某，男，80岁。1997年10月18日初诊。

主因连续呃逆伴腹胀3天要求会诊。

患者于13天前因头部外伤形成脑部血肿，在某医院行手术治疗。术后10天出现不思饮食，继而呃逆，伴腹胀。在该院经中西医治疗无效，现已持续呃逆3天，遂请会诊。

目前症见：呃逆频作，夜间亦不间断，以致彻夜不能睡眠，腹胀膨隆，叩之如鼓，纳差，恶心，口干不欲饮，大便干，2日未行，小便短少，舌质暗红，苔黄厚，脉沉数。

中医诊断：呃逆。

证属：肠腑气滞，腑气不通。

治法：通腑降逆，行气消胀。

方用：小承气汤加味。

处方：枳实10g，厚朴15g，生大黄6g（后下），木香10g，槟榔10g，大腹皮30g，陈皮10g，桃杏仁各10g，黄连6g，炒莱菔子30g，砂仁6g（后下），姜半夏10g，竹茹15g，白芍12g，柿蒂10g，甘草6g，生姜3片。

服药1剂，大便得通，呃逆及腹胀减轻。继服1剂，腹胀明显好转，腹部平软无膨隆，叩之有少量积气，呃逆消失。以前方去大黄，再服2剂，诸症消失。

按：一般呃逆的病位多在胃，但此例呃逆病位除在胃以外，还在小肠。虽然其临床表现有呃逆、纳差、恶心等胃腑不和症状，但同时又有腹部膨隆胀甚、叩之如鼓、大便干、数日一行等肠腑气滞的症状。由于小肠气滞较甚，腑气不通，而使胃气上逆，导致呃逆持续不断。治疗采用通腑降逆、行气消胀之法。方用小承气汤以通腑泄浊、理气消胀；加桃、杏仁活血润肠通便；加大腹皮、广木香、炒莱菔子等加强理气消胀之功。经用药大便得通，腹胀缓解，呃逆亦很快消失。由此可见，急则治其标，行气通腑为本例患者治疗之关键。前后共服药4剂，即取得了满意效果。

4. 瘀血内阻致呃逆，活血化瘀兼降逆 老年之人，久患呃逆，气机不畅，久病入络，波及血分；或年高患者行手术之后，血行瘀阻，胃失和降，常常导致呃逆反复发作，顽固难愈。此时单用和胃降逆止呃法多无效果，必须从瘀血论治，应用活血化瘀、降逆止呃之法。临床常用方为血府逐瘀汤等。

[病案] 瘀血内阻之顽固性呃逆案

韩某，男，80岁。2004年4月20日初诊。

主因呃逆反复发作3年，加重10天来诊。

患者于3年前因情志失畅而出现呃逆，曾多次反复发作。近10天来呃逆又作，且逐渐加重，用中西医药物治疗不效。于今日来诊。

目前症见：呃逆持续发作，常常连续不止，夜不能寐，痛苦不堪，伴反酸，烧心，脘痞，纳呆，舌质暗，前半舌苔薄白，后半舌苔黄，脉沉弦。

中医诊断：呃逆。

证属：气阴不足，胃气上逆。

治法：益气养胃，和胃降逆止呃。

方用：麦门冬汤合丁香柿蒂散加味。

处方：太子参15g，麦冬20g，陈皮10g，枳实15g，白芍12g，黄连5g，吴茱萸2g，浙贝母15g，乌贼骨30g，丁香5g，柿蒂10g，刀豆子15g，甘草6g。3剂。

二诊：2004年4月24日。服药后其反酸、烧心减轻，仍有呃逆时作。细查舌象，舌质暗，有瘀斑，舌苔如前。遂改用活血化瘀，降逆止呃法。

处方：生地黄15g，当归12g，川芎6g，赤白芍各12g，太子参15g，桃仁10g，红花6g，柴胡10g，枳壳10g，黄连6g，吴茱萸2g，丁香6g，柿蒂10g，刀豆子15g，地龙12g，甘草6g。

上方再服3剂后，诸症好转，脘痞消失，饮食增加，呃逆偶作。原方继用3剂，呃逆消失，诸症已愈，仍以前法善后。

按：本例患者初诊时除呃逆频作外，同时伴有烧心、泛酸、脘痞、纳呆、舌苔薄少等症，故辨证为气阴不足、胃失和降。方用麦门冬汤合丁香柿蒂汤，以益气养胃、和胃降逆止呃。经用3剂后，脘痞、泛酸、烧心等好转，但仍有呃逆。再反复思考，详查舌脉，舌质暗且有瘀斑，考虑其病已久，当有久病入络，血分瘀阻之虞。故改用血府逐瘀汤加减。经服用6剂后，呃逆消失。通过对此病例的辨治，说明老年性呃逆病久之后，常有可能瘀血内阻，使病情迁延不愈。所以对于老年顽固性呃逆，必要时可从瘀血论治。

5. 气阴不足致呃逆，益气养阴降逆气 老年人素患慢性胃病，日久正气及阴液耗伤，脾胃虚弱，气阴亏虚。阴不足则胃失濡养，气失和降；气不足则不能运血，胃络失畅。如遇某些诱因，则可致呃逆发生，反复不愈。此时当在益气养阴的基础上，应用和血降逆之品方可奏效。常用方如麦门冬汤、养胃消痞汤等。

[病案]阴虚气逆之顽固性呃逆案

郜某，男，67岁。2014年1月21日初诊。

主因呃逆反复发作半年余，加重7天来诊。

患者于半年多前因饮食不慎后出现呃逆，反复不愈。近7天来，症状逐渐加重，遂于今日来诊。2013年12月6日胃镜示：胃多发息肉（摘除）。

目前症见：呃逆频作，嗳气，餐后加重，胃脘部憋胀，口干，纳呆，大便日一行，质如羊屎状，腰背困，舌质暗红，舌苔薄白而少，舌面有裂纹，脉弦数。

既往史：糖尿病，高血压。

中医诊断：呃逆。

证属：胃阴亏虚，痰瘀互结，胃气上逆。

治法：滋养胃阴，消瘀化痰，降逆止呃。

方用：养胃消痞汤加减。

处方：太子参15g，麦冬15g，百合30g，乌药10g，丹参15g，莪术10g，瓜蒌30g，姜半夏9g，鸡内金15g，黄连6g，白芍12g，枳实15g，桃杏仁各10g，浙贝母15g，炒莱菔子30g，甘草6g，生姜3片。6剂。

二诊：2014年1月28日。药后呃逆消失，纳增，脘痞消失，仍背困，口干，大便易干，舌质暗红，舌苔薄白而少，舌面有裂纹，脉沉弦。继用前法，以前方去姜半夏，加玉竹18g。再服6剂，巩固疗效。

按：本例患者胃多发息肉。虽然胃息肉已行镜下治疗，但其痰瘀互结的病理变化并未完全消除。初诊时的临床表现既有胃气上逆的症状，又有胃阴亏虚的表现，故综合考虑其证属胃阴亏虚、痰瘀互结、胃气上逆。故应用养阴益胃、化痰消瘀、和胃降逆之法取效。

6. 脾胃虚弱致呃逆，健脾和胃止呃 老年人在某些慢性病过程中，本来脾胃已经虚弱，再稍有饮食不当或情志波动，常可导致呃逆发生。此时证为虚中夹实，既有脾胃虚弱，又有胃失和降。治疗当以健脾和胃为主，兼以和胃降逆。常用方如香砂六君子汤合丁香柿蒂汤。

[病案] 脑梗后脾胃虚弱之顽固性呃逆案

张某,男,66岁,农民,2014年1月7日初诊。

主因呃逆反复发作1年半,加重半月来诊。

患者于10年前曾患脑梗死,于1年半之前开始出现呃逆,间断发作,反复不愈。半月前因饮食不慎,呃逆又作,现已连续呃逆10余日,经治疗未见好转,要求中医调治。

目前症见:呃逆频频,呃声无力,流口水,纳差,周身乏力,大便稀,舌质暗红,边有齿痕,舌苔白,脉沉弦细。

中医诊断:呃逆。

证属:脾胃虚弱,胃气上逆。

治法:健脾和胃,降逆止呃。

方用:香砂六君子汤加味。

处方:太子参15g,炒白术10g,茯苓15g,陈皮10g,姜半夏9g,枳实15g,广木香10g,炒白芍12g,黄连6g,吴茱萸3g,浙贝母15g,郁金15g,刀豆子10g,柿蒂10g,砂仁6g(后下),甘草6g,生姜3片。5剂。

二诊:2014年1月14日。药后呃逆消失,未再发作,纳食稍增,仍乏力,大便偏稀,舌脉如前。继用前法,以前方进退,再服6剂,巩固疗效。

按:本例患者患脑梗死后出现呃逆,反复发作1年半,加重并连续呃逆10余日。其临床表现为一系列的脾胃虚弱证候,故方用香砂六君子汤,并酌加和胃降逆止呃之品。用药5剂,呃逆消失。因此,老年性呃逆之属脾胃虚弱者,一定要以健运脾胃为主,切不可单纯使用降逆止呃之品。

(白震宁、王海萍　整理)

第十三章
老年顽固性便秘

老年性便秘在临床十分常见，且发病率较高。大约有四分之一的老年人患有习惯性便秘，其中不乏部分顽固性便秘，治疗颇有难度。

一、病机概要

由于人至老年，脏腑功能逐渐减退，气血阴阳亏虚，在此基础上可出现胃肠积热，耗液伤津；或气机郁滞，传导失常；或气血阴阳亏虚，不能濡养温煦肠道；或肺、脾、肝、肾等脏功能失常，而影响及于肠腑，这些均可导致便秘的发生。《张氏医通·大便不通》归纳便秘形成的原因："肾主五液，津液盛则大便如常。房欲过度，精血耗竭，多致秘结。或饥饱劳役，损伤胃气；或辛热厚味，渐渍助火，伏于血中，耗散真阴，津液亏少，致令大便结燥。高年血不充，每患是疾。故古人有胃实、脾虚、风秘、气秘、痰秘、冷秘、热秘、虚秘、实秘之分，临证所当细察详问也。"

二、临床辨治心法及验案

对于老年性便秘的辨证，首应注重辨虚实，而虚实夹杂者则更为多见。实者为邪滞肠腑，壅塞不通所致，故以祛邪为主。气机阻滞者，宜理气顺肠、宜畅通秘；实热内结者，宜泄热导滞、润肠通秘；痰浊湿邪内阻者，宜化痰除湿、导滞通秘。虚者为肠失濡养，推动无力所致，故以扶正为先。脾虚气虚者，宜益气健脾润肠；血虚便秘者，宜养血润肠；阴津亏虚者，宜滋阴增液润肠；阳虚便秘者，宜温阳通便。至于虚实夹杂者，又当扶正与祛邪配合运用，不可徒用通便之法。《重订严氏济生方·大便门·秘结论治》曰："年高之人，以致秘结者，非少壮比，多服大黄恐伤真气。"

白兆芝教授临床治疗老年性便秘，强调运用不同的扶正或祛邪方法，最根本的是要恢复肺、脾、肾诸脏功能以及肠腑的气化功能。只有大小肠的气化功能恢复，其传导、转输、排泄的功能才能恢复正常。其在辨治便秘时，强调以下几个方面。

（一）肠腑气滞致气秘，宣通调畅肠秘除

气机失于通降，是老年性便秘的一个重要病机。忧思过度，或久坐久卧少动，或腹部手术之后，均可致气机郁滞，大肠、小肠不得通降，传导失职而为便秘。《类证治裁·二便不通》指出便秘"有小肠气痹者""气秘者，气不升降……由肺气不通降，失于传送者；由三焦不和，胸膈痞满者"。所以气秘主要包括两个方面：一是大肠、小肠本腑的气机失于通降。治宜理气顺肠，宣畅气机通便，方用自拟理气顺肠汤或六磨汤加减。二是肺气郁痹，可以影响于大肠而致肠腑气机失于通畅。故《临证指南医案》治疗肠痹，提出"下病治上之法"，临床可资借鉴。这种方法实际上是以"开降上焦肺气""肠痹当治在肺"的方法，通过宣通肺气来调畅肠道气机，从而达到治疗便秘的目的。《临证指南医案·肠痹》曰："肠痹本与便闭同类，今另分一门者，欲人知腑病治脏，下病治上之法也。盖肠痹之便闭……先生但开降上焦肺气，上窍开泄，下窍自通矣。"可以看出，前人不仅认识到肺与大小肠相关，而且已经用治肺之药来治肠腑便秘。常用药物如杏仁、瓜蒌皮、紫菀、郁金、枇杷叶、枳壳、桔梗等。

［病案］肠腑气机阻滞便秘案

丁某，男，65岁，退休干部。2010年1月4日初诊。

主因便秘，伴腹中胀痛1年余来诊。

患者于1年前无明显诱因出现大便秘结，排便不畅，时伴腹中胀满疼痛，经多方治疗未见好转。于今日来我院门诊治疗。

目前症见：便秘，伴腹痛腹胀，腹部畏冷，矢气多，矢气后腹中稍舒，下午及夜间为重，大便干，数日一行，排便不畅，舌质红，舌苔黄白布满全舌，脉弦。

中医诊断：便秘。

证属：肠腑气滞，寒热失调。

治法：理气顺肠通便，兼调寒热。

方用：自拟理气顺肠汤加减。

处方：乌药10g，广木香10g，川朴15g，大腹皮15g，炒莱菔子30g，砂仁6g（后下），陈皮10g，当归12g，炒白芍12g，姜半夏9g，茯苓15g，炮姜6g，黄连6g，小茴香10g，甘草6g，生姜3片。4剂。

二诊：2010 年 1 月 8 日。药后腹痛腹胀减轻，大便已正常，舌质红，舌苔黄白，脉弦。守方不变，继用理气顺肠汤加苍术 10g。4 剂。

2010 年 1 月 25 日，患者又因他病来诊，自诉服上药后大便正常，腹部已无不适。

按：本例患者便秘伴腹胀痛已 1 年余。其平素矢气多，矢气后腹中稍舒，乃为肠腑气滞所致；腹中怕凉，但舌苔黄白，可见兼有寒热错杂之证。初诊时经用理气顺肠、兼调寒热之理气顺肠汤后，腹胀痛明显缓解，大便恢复正常，继用前方加减，再服 4 剂。患者顽固便秘，经服用 8 剂中药而治愈。

（二）湿热壅阻肠腑秘，清肠化湿调气机

饮食失节，恣食生冷，损伤脾肠，运化失常，湿邪内生于肠腑，郁而化热，湿热蕴结，留滞于小肠，进而影响大肠传导，从而出现大便秘结，排出困难等症。《素问玄机原病式·六气为病·热类》曰："湿热甚于肠胃之内，而肠胃怫热郁结，而又湿主乎痞，以致气液不得宣通，因以成肠胃之燥。"故湿热壅阻肠腑是引起老年性便秘的原因之一。治宜清肠化湿、行气通秘，方用自拟清肠化湿汤加减。

[病案] 湿热壅结肠腑便秘案

杜某，男，70 岁，农民。2013 年 3 月 1 日初诊。

主因大便秘结，排便困难间断发作 2 年，加重 1 月来诊。

患者于 2 年前出现大便秘结，排便困难，经中西药物治疗未见明显好转，近 1 月来症状加重，于今日来院门诊，要求中医治疗。

目前症见：大便数日一行，时干时不干，排便困难，黏而不爽，排便时间达半小时，有排不尽感，便后全身困乏，汗出，脘腹胀满不适，纳食欠佳，消化迟缓，舌质红，舌苔黄白厚腻，舌中根部苔厚如积粉，脉沉弦。

既往史：2012 年 7 月 16 日胃镜示十二指肠球部溃疡，胃潴留。

中医诊断：便秘。

证属：湿热壅结肠腑。

治法：清肠化湿，兼以行气通秘。

方用：自拟清肠化湿汤加减。

处方：广木香 10g，黄连 6g，黄芩 10g，白芍 12g，当归 12g，桃仁 10g，杏仁 10g，厚朴 15g，苦参 15g，生薏苡仁 30g，生白术 30g，生地榆 30g，炒莱菔子 30g，甘草 6g，生姜 3 片。5 剂。

二诊：2013年3月8日。药后大便较前好转，能每日一行，较前通畅，仍有脘中胀满不适，舌质红，舌苔白，中根黄厚，脉弦。以前方去苦参，加陈皮10g、枳实10g。5剂。

三诊：2013年3月15日。目前大便尚可，无明显排便困难及排不尽感，纳食增加，消化好转，脘腹胀满亦好转，舌质红，舌苔白根黄厚，脉弦。以前方进退继服。

至2013年5月7日七诊时，上方又服28剂。目前一般情况好，大便正常，纳食佳，精神好转，腹中无明显不适，舌质红，舌苔白根黄厚。仍以前方加减，再服5剂，巩固疗效。

按：关于湿热壅结肠腑引起的便秘，一般鲜有论述。而在实际临床上，老年人由湿热壅滞导致的便秘并不少见。老年人脾胃运化功能减弱，每易出现食滞肠腑，郁而化热，进而形成湿热的病理变化。虽然湿热壅滞肠腑，较为常见的是腹泻症状，但亦有引起便秘，腹胀，腹痛者。白兆芝教授在治疗此例肠腑湿热便秘时，用自拟清肠化湿汤去马齿苋、秦皮、白蔻仁，加桃仁、杏仁、炒莱菔子、当归等。经前后用药30余剂，症状消失，2年便秘之苦，完全得愈。在治疗湿热阻滞所致便秘时，除运用清化湿热之法，同时尚需配合理气之品，以促进肠腑气化功能的恢复。

（三）痰热阻滞肠腑秘，化痰清热兼通秘

痰热在老年病中是一种重要的病理产物。痰热是脾胃运化失常后继而形成的，它的形成不仅可以导致原发病的发生或加重，而且又可影响及于肠腑，导致大便秘结难下。此即古人所谓之"痰秘"。清代《张氏医通·大便不通》曰："痰秘者，痰饮湿热阻碍，气不升降，头汗喘满，胸胁痞闷，眩晕腹鸣，半夏、茯苓、木香、槟榔、枳实、橘红、香附、白芥子、姜汁、竹沥。不应，加大黄、黄连，甚则控涎丹下之。"

[病案]痰热壅结肠腑便秘案

陈某，男，80岁，退休工人。2010年6月19日初诊。

主因排便困难1年，加重1月来诊。

患者于1年前出现大便秘结，逐渐加重。1月前无明显诱因出现大便困难，继而住院治疗，经灌肠后大便困难暂时缓解。数日后又大便不下，无奈之下出院。于今日上午来门诊，请求中医治疗。

目前症见：自诉大便数日未行，伴口干苦，口臭，腹中胀痛，恶心，呕吐，

纳差,寐差,舌暗,苔白腻根厚,脉沉弦细。

中医诊断:便秘。

证属:痰浊化热,壅结肠腑,胃失和降。

治法:化痰清热,通腑降逆。

方用:黄连温胆汤加减。

处方:太子参15g,桃仁10g,杏仁10g,当归12g,瓜蒌30g,陈皮10g,枳实15g,川朴15g,黄连8g,炒莱菔子30g,郁李仁15g,竹茹15g,姜半夏9g,延胡索15g,砂仁6g(后下),生甘草6g,生姜3片。5剂。

二诊:2010年6月29日。药后每日大便1次,量少,软便,纳食好转,腹中胀痛及恶心明显减轻,仍口苦,舌红,苔白根黄厚,脉弦。继用前法,以前方去郁李仁、当归、延胡索,加黄芩10g、熟大黄10g、白芍12g、鸡内金15g,黄连改用6g。4剂。

三诊:2010年7月7日。现大便2日一行,偏稀,纳食恢复正常,腹中胀痛及恶心消失,口苦,舌暗红,苔白根偏厚,脉弦。继用前法,以前方去太子参、黄连、竹茹、砂仁,加柴胡10g、蒲公英30g。4剂。

四诊:2010年7月14日。目前大便日一行,量偏少,纳食正常,余无不适,舌红,苔白,脉弦。守前法继续治疗,以上方去蒲公英、川朴,加太子参15g、丹参15g。继续调理。

2010年10月其子来看病,述其父亲服上药后大便已正常,无不适。

按:本例患者便秘较重,不用通便手段则大便难下。由于痰浊壅结肠腑,腑气不通,故腹中胀痛而便秘;积滞之邪郁久化热,则口干、口苦、口臭;肠腑不通,影响胃之和降,则恶心、呕吐、纳差;"胃不和,则卧不安",故眠差。方用黄连温胆汤加瓜蒌、郁李仁、莱菔子等,以化痰清热、通腑降逆。经用药16剂后,症状逐渐缓解。

(四)肠燥津亏大便难,滋阴增液润肠腑

小肠主液,是津液生成、输布、调节的重要器官。小肠既能生成津液,又能吸收津液,当小肠功能低下时,津液生成不足;或伤寒热病之后,余热耗伤大小肠津液;或脾胃阴虚,下及大小肠,均可出现大小肠津亏,大便干结,难以排出。此时滋阴增液以润肠,是一种非常重要的治疗方法。临床常用生地黄、玄参、麦冬、石斛、玉竹、枸杞子、百合、沙参、白芍等。大小肠津亏便秘,常伴有气机失畅,此当酌加少量调气之品,如枳壳、陈皮等,促使小

肠气机得以畅通；常伴有肠燥，此又当配火麻仁、杏仁、郁李仁、瓜蒌仁等润燥通便；常伴有血燥血瘀，此应当酌加当归、赤芍、桃仁等活血润燥之品。

[病案] 肠腑阴液亏虚便秘案

李某，女，69岁。2011年6月13日初诊。

主因大便秘结5月余来诊。

患者5个多月前无明显原因出现大便干结，排便困难，曾服用一些通便中成药，未能明显好转，于今日上午来院就诊。

目前症见：大便干结，2～5日一行，排便困难，无腹部不适，平素痰多，咳之不利，自觉咽部稍干，口苦，易"上火"，纳可，寐可，自诉双下肢憋胀，舌质红，舌苔微黄，脉沉。

中医诊断：便秘。

证属：肠燥津亏，痰阻气滞。

治法：养阴增液，肃肺化痰。

方用：增液润肠汤加减。

处方：生地黄24g，玄参30g，麦冬24g，火麻仁30g，枳壳15g，陈皮10g，桔梗10g，浙贝母15g，炒紫苏子10g，瓜蒌30g，桃仁10g，杏仁10g，炙紫菀15g，炒莱菔子30g，郁李仁15g，甘草6g，生姜3片。5剂。

二诊：2011年6月20日。药后大便好转，目前2日一行，有时腹中不适，舌质红，舌苔白，脉沉细。继用前法，以前方加当归12g、升麻10g。5剂。

三诊：2011年6月27日。目前大便较前好转，每日一行，有时咽中有痰，舌质红，舌苔薄白，脉沉弦细。继用前法，以前方继服。5剂。

按：本例患者年老体衰，素体阴虚，肠燥津亏，肠失濡润，传导失常，遂致便秘。加之平素痰多，痰凝气滞，一方面影响肺之肃降功能，肺与大肠相表里，继而影响大肠之通降；另一方面，痰阻可致气机失畅，亦可使便秘加重。故其病机关键是阴液不足，肠失濡润，兼痰阻气滞。治宜养阴增液，肃肺化痰。方用自拟增液润肠汤，以滋阴增液、润肠通便。用药10余剂后，症状即缓解。

（五）脾虚气滞肠不运，健脾运脾肠功复

大小肠与脾同主运化，受盛化物而泌别清浊，并传导糟粕。如其有运化迟滞，传送无力，则可导致便秘。大小肠功能低下，受盛化物无力，往往与脾气虚弱同时存在。故临床便秘而伴有神疲、气短等气虚证时，治当益气健

脾，以加强大小肠的化物传送之力。此时切忌乱投硝、黄、番泻叶之类，否则徒伤正气。

[病案] 脾虚湿阻气滞便秘案

梁某，男，58岁，干部。2008年7月18日初诊。

主因大便干结不畅10余年，加重半年来诊。

患者既往有胆囊结石、胆囊息肉史，形体肥胖，嗜食肥甘酒浆。于10年前出现大便不畅，经治未愈。近半年来症状加重，曾在某医院服用中药多剂，未见明显好转，于今日上午来医院就诊。

目前症见：大便干结、不畅，有排不尽感，数日一行，腹胀较甚，伴头蒙，口黏，少寐，纳差，易疲劳，小便正常，舌体胖大，舌质暗，舌苔白根黄厚腻，脉沉弦。

中医诊断：便秘。

证属：脾虚湿阻，肠腑气滞。

治法：健脾化湿，理气消胀。

方用：六君子汤合三仁汤加减。

处方：生白术30g，生薏苡仁30g，杏仁10g，白蔻仁10g（后下），川朴15g，陈皮10g，大腹皮30g，姜半夏9g，炒莱菔子30g，黄连8g，茯苓15g，炙紫菀15g，甘草6g，生姜3片。3剂。

二诊：2008年7月21日。药后大便明显好转，较前畅快，腹胀明显减轻，仍有排不尽感，矢气多，纳增，头闷、口黏好转，仍口干，睡眠欠佳，舌体胖，舌质暗，舌苔白根厚腻，脉沉弦。继用前法，以前方去炙紫菀、大腹皮，加桃仁12g、瓜蒌30g、郁李仁15g。

三诊：2008年8月8日。上药服4剂后，自觉效果良好，又按上方服用8剂。目前大便日行1次，粪质不干，排便通畅，偶有排不尽感，腹胀消失，口干口黏好转，纳食转佳，舌体胖，舌质暗红，舌苔白，脉弦。继用前法。

以此方随症加减，间断服药1个月后，大便基本正常，但饮食不慎后，有时可出现大便偏干。嘱继服前方调理，其后症状消失。随访未见复发。

按：本例便秘患者素体肥胖，属痰湿内盛体质。缘于平素嗜食肥甘及饮酒过度，损伤脾胃，致使脾虚失运，肠腑湿滞，阻塞气机，而出现腹胀、便秘、排便不畅等症状。其治疗一方面健脾化湿，一方面理气消胀。方中重用生白术以健脾化湿，兼能运脾通便；用茯苓、生薏苡仁、白蔻仁、姜半夏等和中化湿；用川朴、陈皮、大腹皮以理气消胀；用莱菔子兼有行气润肠通便之功；

加紫菀配杏仁，利肺气以润肠通便；并用黄连清其湿热。其后又据症酌加瓜蒌、郁李仁、当归、桃仁等润肠通便之品。经前后用药 30 余剂，使 10 余年顽固便秘得以治愈。

（六）血虚津亏肠燥秘，养血润燥通便秘

人至老年，脾肾两虚，常有精血亏虚之倾向。阴血亏虚，则肠道失于濡养，以致肠燥而大便干结，排出困难。临床治疗采用养血润肠之法。常用养血润肠之品，如当归、白芍、地黄、玉竹、柏子仁、肉苁蓉、生何首乌等。同时据症配合如下一些药物：一是调气之品，如枳壳、陈皮等以促进肠道之蠕动；二是醒脾胃之品，如砂仁等，以助胃肠气化功能之恢复；三是必要时少佐温通之品，如桂枝、干姜、肉桂等，避免养血润燥之品因滋腻或寒凉而影响胃气。

[病案] 血虚津亏肠燥便秘案

段某，男，81 岁，退休干部。2012 年 10 月 23 日初诊。

主因便秘反复发作数年，加重半月来诊。

患者于数年前出现大便秘结，反复发作，症状时轻时重，经治可暂时好转。近半月来便秘明显加重，于今日来诊。

目前症见：大便秘结，3～4 日一行，粪便干结，排便困难，每需服用芦荟胶囊通便，并配合使用开塞露方可排出，伴嗳气，不排便时嗳气频作，手足冷，舌暗淡，苔白偏厚，脉弦细而结。

既往史：有高血压、房颤史。

中医诊断：便秘。

证属：血虚津亏。

治法：养血润燥通秘。

方用：五仁丸加减。

处方：当归 12g，生白芍 12g，桃仁 10g，杏仁 10g，枳壳 15g，陈皮 10g，火麻仁 30g，郁李仁 20g，瓜蒌仁 30g，炒莱菔子 30g，桂枝 8g，熟大黄 10g，甘草 6g，生姜 3 片。4 剂。

二诊：2012 年 10 月 30 日。药后症状明显好转，大便已不甚干，能自行排出，但停药后又干，舌脉如前。继用前法，以前方加柏子仁 15g、砂仁 6g、生白术 30g。4 剂。

三诊：2012 年 11 月 20 日。上药服 4 剂后，又自按原方继服 8 剂。目前

大便基本正常,无明显不适,纳食及精神尚好,舌暗淡,苔白,脉弦细而结。继用前方去桂枝、熟大黄。4剂。巩固疗效。

按:本例患者年事已高,脾肾精血不足而致便秘。在治疗过程中,于养血润燥方药中加入了调气、醒脾胃及温通之品,取得了良好效果。

(白震宁、王健、陈英、胡明丽　整理)

第十四章
肠易激综合征

肠易激综合征（irritable bowel syndrome, IBS）是一种慢性反复发作的以肠道运动障碍为主的功能性胃肠病。临床常表现为与排便相关的腹痛、腹胀，以及大便习惯改变，如腹泻、便秘等症状，而肠道本身并无器质性病变。本病发病率较高，目前尚无十分有效的治疗方法。

一、病机概要

本病的病因多与精神紧张、情志抑郁、劳倦过度、饮食失节等有关。其病位主要在小肠与脾，同时与肝、胃、大肠关系密切。病理因素多为气滞、寒凝、热郁、食积、湿阻、血瘀。其病机总体来说多为虚实夹杂，寒热错杂，气血失调。本病病程较长，在病机上较易发生转化，常可出现由实转虚、由气及血、寒热转化的特点。故临床多见虚实夹杂，寒热错杂，气血失和，肝脾失调的复合证候。从其具体病证的病机来看，腹痛多为寒热失调、肠腑气滞，泄泻多为脾肠虚弱、肝脾失调，便秘多为气血失和、肠腑津亏，腹泻便秘交替多属脾肠虚弱、气血失调。

二、临床辨治心法及验案

IBS 的治疗，应在辨证的基础上确定治法。如属肠腑气滞者，治宜理气顺肠；寒热错杂者，治宜寒热并调；肝脾失调者，治宜调和肝脾；小肠湿热者，治宜清肠化湿；肠腑血瘀者，治宜活血化瘀；脾肠虚弱、清气不升者，治宜健脾益气、升清止泻；脾肠虚寒者，治宜温中健脾、祛寒止痛；肠道津亏者，治宜增液润肠。

（一）小肠气滞肠易激，理气顺肠行调理

主要用于 IBS 腹痛、腹胀属肠腑气滞证者。其临床表现为：脐腹胀满疼痛，胀痛随矢气而稍减，大便不畅，或腹部有气瘕攻冲作痛，或情志不舒

时胀痛加重,舌苔白,脉弦等症。常用自拟理气顺肠汤(广木香、川朴、大腹皮、陈皮、乌药、白芍、延胡索、川楝子、枳壳、炒莱菔子、砂仁、甘草)加减进行治疗。该方具有行气消胀,理气止痛的功效。但肠腑气滞证在临床上常有寒化、热化等不同的病理变化,故应随症加减用药。如伴寒邪内结者,加炮姜、肉桂、小茴香;伴郁而化热者,加黄连、黄芩;伴饮食积滞者,加焦三仙、鸡内金;伴湿邪阻滞者,加苍术、生薏苡仁、杏仁、白蔻仁;大便不畅者,加杏仁、瓜蒌仁;腹胀较甚者加槟榔;腑气不通者,加熟大黄。对于虚实夹杂者,应酌加扶正之品。

[病案] 气机阻滞肠易激综合征

宋某,男,58岁。2007年11月2日初诊。

主因反复腹胀伴大便稀10余年,加重1月来诊。

患者于10年前因饮食不节和劳累等原因而出现腹部胀满,伴有大便稀溏。曾行多次检查,未见明显异常,西医考虑 IBS。经用中西药进行治疗,未见明显好转,遂于今日来诊。

目前症见:时有脐腹部胀满不适,伴肠鸣,大便稀,不成形,日行2~3次,纳呆,腹中畏冷,寐差,舌质红,苔黄,脉弦。

中医诊断:腹胀。

证属:小肠气滞,兼寒热失调。

治法:理气消胀,兼调理寒热。

方用:理气顺肠汤加减。

处方:广木香10g,厚朴10g,大腹皮15g,白芍12g,乌药10g,陈皮10g,茯苓15g,生薏苡仁30g,黄连6g,炮姜6g,砂仁6g(后下),甘草6g,生姜3片。4剂。

二诊:2007年11月9日。药后肠鸣好转,腹胀减轻,矢气多,大便先干后稀,口干,乏力,舌质红,舌苔薄白而少,脉弦。继用前法,以前方加太子参15g、百合30g。

再服8剂后,症状消失。

按:本例患者初诊时表现为脐腹部胀满明显,伴大便不成形。据其脉证,考虑证属小肠气滞,兼寒热错杂。故用理气顺肠汤加黄连、炮姜以理气消胀、兼调寒热,取得了明显效果。

（二）小肠寒热错杂证，寒热并调和气血

主要用于 IBS 腹痛属寒热错杂证者。其临床表现为：脐腹部疼痛日久，时而加重，胀满不适，腹部畏冷，稍食冷物即可使腹痛加重，口干口苦，或口舌生疮，牙龈肿痛，大便干结，或时干时溏，小便短赤，舌苔黄或黄白相兼，脉弦或弦数。常用自拟椒梅宁肠汤（当归、白芍、延胡索、川楝子、黄连、炮姜、川椒、乌梅、太子参、广木香、乌药、甘草）加减进行治疗。该方具有寒热并调，兼理气和血之功效。临床需据症加减用药，如属寒重热轻者，加重炮姜用量，或另加熟附片；如属热重寒轻者，加重黄连用量，或加黄芩；伴腹胀明显者，加川朴、大腹皮；伴饮食积滞者，加焦三仙、鸡内金；伴大便不畅者，加瓜蒌、炒莱菔子；伴便溏者，加炒薏苡仁、炒白术等。

[病案]　寒热失调肠易激综合征

胡某，女，30 岁。2008 年 2 月 19 日初诊。

主因间断脐腹部疼痛 2 年余，加重 15 天来诊。

患者 2 年多前因受凉后出现脐腹部疼痛，伴大便失调，此后反复发作，曾在某医院检查未见明显异常，西医诊为 IBS。因半月以来其症状加重，于今日来院门诊。

目前症见：脐腹部疼痛呈"拧"痛，受凉后腹痛加重，肠鸣，大便不规律，时干时稀，排便不畅，口干，素易生口疮，舌暗红，苔黄白，脉弦。

中医诊断：腹痛。

证属：小肠寒热错杂。

治法：平调寒热，理气止痛。

方用：椒梅宁肠汤加减。

处方：当归 12g，白芍 12g，延胡索 15g，川楝子 6g，川椒 10g，广木香 10g，乌药 10g，黄连 6g，炮姜 6g，乌梅 10g，桃仁 10g，杏仁 10g，炒莱菔子 15g，甘草 6g，生姜 3 片。5 剂。

二诊：2008 年 2 月 25 日。5 剂后，脐腹痛消失，腹胀减轻，腹中畏冷好转，纳可，大便尚可，稍有恶心，舌暗红，苔白，脉弦。继用前方，加姜半夏 9g、茯苓 15g。再服 4 剂。

其后偶有受凉后脐腹作痛，腹不胀，大便偏干，舌脉如前。以前方随症加减，再服 20 余剂。

至 4 月 1 日七诊时，腹痛未作，腹胀消失，大便正常，但有时手足心热，

舌红，苔白微黄，脉沉弦。继用前方加减，1周后停药。随访至今，未见明显发作。

按：本例患者临床表现为脐腹痛伴有大便失调，同时兼见腹中畏冷，又易"上火"，故诊为小肠寒热错杂证。方用椒梅宁肠汤加减，以平调寒热、理气止痛。前后用药近40剂，症状消失。

（三）肝脾失调腹痛泻，抑肝扶脾以止泻

主要用于IBS泄泻、腹痛之属肝脾失调证者。在临床上，肝脾失调证又多伴有寒热错杂，在运用抑肝扶脾法时，常配合调理寒热法。肝脾失调兼寒热错杂证的临床表现为：泄泻日久，反复不愈，便前腹痛，泻后痛减，精神紧张或情绪波动时即发作，伴腹胀，肠鸣，嗳气，纳呆，急躁易怒，腹中畏冷，口干口苦，或口舌生疮，舌边红，舌苔黄或黄白，脉弦细。常用自拟连理痛泻汤（党参、炒白术、茯苓、陈皮、炒白芍、防风、黄连、炮姜、广木香、炒薏苡仁、乌梅、甘草）加减进行治疗。该方具有抑肝扶脾，兼调理寒热之功效。临床运用时需据症加减用药，如伴腹胀者，加川朴；脾气不升，下坠感明显者，加黄芪、羌活、独活、葛根；湿邪较甚，舌苔厚腻者，加苍术；腹痛明显者，加延胡索。

[病案] 肝脾失调肠易激综合征

于某，男，34岁。2008年2月19日初诊。

主因间断脐腹部疼痛2年，加重20余天来诊。

患者于2年前因饮食不节、嗜酒等原因引起脐腹部疼痛，间断发作，曾去多家医院就诊，经检查未见明显异常，因此考虑为IBS。近20多天来，其腹痛明显加重，遂来院门诊。

目前症见：脐腹部疼痛伴胀满，以餐后1小时及饮酒后症状加重，每于腹痛时即欲解大便，泻后痛减，大便稀，日行4～5次，肠鸣，腹中畏冷，口干，舌边尖红，苔黄白腻，脉沉弦略数。

中医诊断：腹痛、泄泻。

证属：肝脾失调，寒热错杂。

治法：抑肝扶脾，兼调理寒热。

方用：连理痛泻汤加减。

处方：党参15g，炒白术12g，茯苓15g，陈皮10g，炒白芍12g，防风10g，广木香10g，黄连6g，炮姜6g，苍术10g，川朴10g，延胡索15g，川椒

10g, 生薏苡仁 30g, 甘草 6g, 生姜 3 片。

3 剂后，腹痛、腹胀减轻，大便仍稀，日行 3 次。再服 4 剂，脐腹疼痛消失，大便转为正常，但仍腹胀、肠鸣、舌红苔白、脉沉弦。继用上方去苍术，加大腹皮 10g。再服 5 剂。

至 3 月 14 日四诊时，自述药后症状基本消失，但停药 10 天后腹痛又作，腹不胀，仍肠鸣，便稀，舌脉如前。继用初诊方去苍术、厚朴、生薏苡仁，加小茴香 10g、乌药 10g。再服 10 剂，诸症消失。

按：本例患者临床表现为腹痛即泻、泻后痛减，其病已经 2 年，经治不愈。临床辨证为肝脾失调，寒热错杂。故用连理痛泻汤加减，以抑肝扶脾、兼调寒热。经前后治疗月余，得以治愈。

（四）肠腑湿热肠易激，清肠化湿兼调气

IBS 之泄泻、腹胀、腹痛常有湿邪阻滞肠腑的病理变化，又因病程日久，故常转化为肠腑湿热证。其临床表现为：脐腹部疼痛胀满，大便黏稠臭秽，泻而不爽，肠鸣，口干口苦，不欲饮水，纳呆，溲黄，舌质红，舌苔黄厚腻，脉滑数。常用自拟清肠化湿汤（广木香、黄连、黄芩、苦参、川朴、生薏苡仁、秦皮、生地榆、炒白芍、败酱草、白蔻仁、甘草）加减进行治疗。该方具有清肠化湿，兼疏通气机之功效。临床运用时据症加减，伴气机阻滞，腹胀甚者，加大腹皮、槟榔；伴腹痛明显者，加延胡索、川楝子；大便不畅者，加炒莱菔子、桃仁、杏仁、熟大黄；稍食油腻之物即腹胀腹痛者，加焦三仙；腹中畏冷者，加炮姜等。

［病案］肠腑湿热肠易激综合征

井某，男，28 岁。2009 年 6 月 12 日初诊。

主因脐周腹部疼痛伴胀满 2 年余来诊。

患者于 2 年多前因饮食不慎而出现脐腹部疼痛胀满，每于饮酒或食油腻之物后加重，曾在外院进行检查未见明显异常，考虑为 IBS，遂于今日来诊。

目前症见：脐周腹部疼痛，伴胀满，按之疼痛加重，自觉腹中灼热，伴口干口苦，大便干不畅，排便后腹中胀痛可稍减，舌质红，苔黄厚腻，脉弦数。

中医诊断：腹痛。

证属：肠腑湿热。

治法：清肠化湿，理气止痛。

方用：清肠化湿汤加减。

处方：黄连 6g，黄芩 10g，苦参 15g，马齿苋 30g，炒白芍 12g，广木香 10g，厚朴 10g，败酱草 30g，牡丹皮 10g，桃仁 10g，杏仁 10g，延胡索 15g，川楝子 6g，炒莱菔子 30g，熟大黄 10g，甘草 6g，生姜 3 片。

7 剂后腹痛消失，胀满减轻，大便不干，较前通畅，继以前方加当归治疗。

再服 10 剂后，症状明显好转，但稍食油腻之物即感腹中作胀，继用前方进退，继续调治。至 9 月 15 日复诊时，诸症完全消失，以前方再服 5 剂，巩固疗效。

按：本例患者素来嗜酒及嗜食肥甘厚味，发病除腹痛、大便干结不畅外，同时伴有腹中灼热、口干口苦、舌红苔黄厚腻等症，故属于肠腑湿热之候。经用清肠化湿汤加减，以清肠化湿、理气止痛，取得良好疗效。

（五）肠腑血瘀致腹痛，活血化瘀并行气

IBS 之腹痛病变过程中，病久由气及血，可出现肠腑血瘀证。其临床表现为：脐腹部或脐周腹部疼痛，日久不愈，痛有定处且拒按，腹痛阵发性加重，入夜尤甚，伴腹中作胀，大便不规律，舌质暗，或有瘀斑，苔白，脉弦细，或细涩。常用加减少腹逐瘀汤（当归、赤白芍、川芎、桃仁、蒲黄、五灵脂、没药、延胡索、川楝子、乌药、广木香、小茴香、甘草）进行治疗。该方具有活血化瘀，理气止痛之功效。临床应据症加减，如大便秘结者，加熟大黄、炒莱菔子；腹中畏冷者，加炮姜、高良姜、桂枝；腹中灼热者，加黄连、黄芩等。

[病案] 肠腑血瘀肠易激综合征

王某，女性，52 岁。2007 年 11 月 9 日初诊。

主因脐腹部疼痛伴胀满反复发作 5 年，加重 2 月来诊。

患者于 5 年前因饮食不当及受凉后出现脐腹部疼痛，伴胀满，大便时稀溏。其症状反复发作，曾在某医院行全消化道造影：未见明显异常。遂诊为 IBS，经治未见明显好转。近 2 月因症状加重，故于今日来诊。

目前症见：脐右侧腹疼痛，部位固定，按之或活动时加重，腹中畏冷，大便干，数日一行，口苦口黏，自觉"上火"，舌质暗，舌苔黄白，脉沉弦。

中医诊断：腹痛。

证属：寒热失调，气机阻滞。

治法：平调寒热，理气止痛。

方用：椒梅宁肠汤加减。

处方：当归 12g，白芍 12g，延胡索 15g，川楝子 6g，川椒 10g，广木香

10g，乌药 10g，黄连 6g，炮姜 6g，乌梅 10g，桃仁 10g，杏仁 10g，炒莱菔子 30g，厚朴 15g，甘草 6g，生姜 3 片。5 剂。

二诊：2007 年 11 月 16 日。药后腹胀稍减，大便好转，舌脉如前。继用前法，以前方加减再服 15 剂后，腹痛减轻，腹胀消失，但仍有脐腹部右侧疼痛阵作，按之疼痛加重，大便不畅，自觉"上火"好转，舌质暗，舌苔薄白，脉沉弦。考虑其患病日久，可能已由气分波及血分，从而出现肠腑瘀血内阻。故改拟活血化瘀、理气止痛法，方用少腹逐瘀汤加减。

处方：当归 12g，赤芍 12g，白芍 12g，川芎 6g，桃仁 10g，没药 10g，生蒲黄 10g，五灵脂 15g，乌药 10g，炒莱菔子 30g，黄连 6g，炮姜 6g，熟大黄 10g，延胡索 15g，川楝子 6g，甘草 6g，生姜 3 片。

再服 10 余剂后，诸症消失。

按：本例患者脐腹部疼痛伴胀满，反复发作 5 年。初诊时除脐腹胀痛外，兼见腹中畏冷，又易"上火"，口苦口黏，大便时稀。故辨证为寒热错杂，用椒梅宁肠汤加减，以平调寒热、理气止痛。药后症状稍减，但仍然腹痛。考虑其患病日久，已由气分波及血分，肠络瘀阻。故改用加减少腹逐瘀汤活血化瘀、理气止痛，取得疗效。

（六）清气下陷脾肠虚，健脾厚肠升阳气

主要用于 IBS 泄泻之属脾肠虚弱、清阳不升者。由于 IBS 泄泻日久，反复发作，而致脾虚气陷，则可出现此等证候。其临床表现为：大便时溏时泻，日久不愈，肠鸣，脐腹坠胀，面色萎黄，倦怠乏力，饮食无味，稍进油腻或刺激性食物即大便次数增多，肛门下坠，舌淡，苔白，脉濡弱。常用升阳益胃汤加减进行治疗。该方具有益气健脾、升阳除湿之功效。临床应用仍需据症加减，腹中畏冷明显者，加炮姜；腹胀明显者，加川朴、木香；伴饮食难消化者，加炒麦芽、鸡内金、砂仁等。

[病案] 脾肠虚弱肠易激综合征

李某，女，39 岁。2009 年 10 月 23 日初诊。

主因腹泻 20 余年，反复不愈来诊。

患者于 20 年前出现大便时不成形，伴脐腹胀痛，反复发作，日久不愈。曾进行过系统检查，未发现明显异常，在某医院诊为 IBS。于今日上午来诊。

目前症见：大便溏泻，次数不等，一般每日 2～5 次，伴肠鸣，便前脐腹部作痛，脐腹胀满，腹中畏冷，食后腹胀加重，食欲差，食难消化，周身乏力，

肛门下坠,舌红,苔白微黄根厚腻,脉濡软。

中医诊断:泄泻。

证属:脾肠虚弱,湿邪阻滞,清阳不升。

治法:益气升阳,健脾除湿,兼调寒热。

方用:升阳益胃汤加减。

处方:黄芪 30g,党参 15g,炒白术 12g,茯苓 15g,姜半夏 9g,炒白芍 12g,防风 10g,陈皮 10g,柴胡 10g,泽泻 10g,羌活 6g,独活 6g,黄连 6g,炮姜 6g,广木香 10g,厚朴 10g,砂仁 6g(后下),甘草 6g,生姜 3 片。4 剂。

二诊:2009 年 10 月 30 日。药后腹胀减轻,仍觉餐后腹痛,大便稀,舌边有齿痕,舌苔白,脉濡细。再服 10 剂。

四诊:2009 年 11 月 13 日。目前大便已恢复正常,日行 1 次,质不稀,肛门下坠感消失,腹胀明显减轻,纳食欠佳,舌质暗,舌苔白根稍厚,脉濡软。继用前方加炒谷芽、炒麦芽。

再服 10 余剂后,诸症均瘥。

按:本例患者大便溏泻,伴脐腹部胀痛 20 年,同时伴有纳差、周身乏力、肛门下坠、脉濡软等症状。故辨证为脾肠虚弱、清阳不升。经用升阳益胃汤加减治疗,取得了良好的效果。

(七)脾肠虚寒腹痛泻,温中祛寒健脾肠

主要用于 IBS 之腹痛、腹胀、泄泻之属脾肠虚寒证者。其临床表现为:脐腹部疼痛或胀满,时作时止,喜温喜按,腹部及四肢畏冷,面色无华,四肢乏力,纳差,便溏,口不渴,舌淡,苔白润,脉沉细。常用自拟香砂温肠汤(党参、炒白术、茯苓、桂枝、炒白芍、炮姜、广木香、砂仁、乌药、小茴香、川椒、甘草)加减进行治疗。该方具有温肠健脾,祛寒止痛之功效。临床运用时需据症加减用药,如腹部畏寒较甚者,加高良姜、肉桂或熟附片以加强温阳祛寒之力;如寒湿较甚者,加苍术、草豆蔻以加强燥湿之力;如大便稀溏且次数增多者,加炒扁豆、煨诃子以健脾固肠;腹痛较甚者,加延胡索、五灵脂、川楝子等。

[病案] 脾肠虚寒肠易激综合征

梁某,男,23 岁。2008 年 8 月 15 日初诊。

主因脐周腹部胀满伴便溏 4 年余,加重 2 个月来诊。

患者于 4 年前因饮食不慎、受凉等原因而出现脐腹部胀满,伴大便溏

泻。曾去几家医院就诊,行全消化道造影未见明显异常,诊为 IBS,经治疗未见明显好转。于今日来诊。

目前症见:脐腹周围胀满较甚,腹部明显畏冷,纳差,大便稀溏,日行 3 次,手足凉,精神差,易疲劳,耳鸣,舌质暗,舌苔薄白,脉沉弦。

中医诊断:腹胀。

证属:脾胃虚弱,气滞肠腑。

治法:健脾和胃,消痞除满。

方用:枳实消痞丸加减。

处方:党参 15g,炒白术 12g,茯苓 15g,陈皮 10g,姜半夏 9g,黄连 6g,干姜 6g,枳实 10g,厚朴 10g,炒白芍 12g,广木香 10g,砂仁 6g(后下),甘草 6g,生姜 3 片。3 剂。

二诊:2008 年 8 月 19 日。药后症略同前,仍腹胀、便溏。仔细考虑病久渐至脾肠虚寒,遂改用温肠健脾、理气消胀之法,方用香砂温肠汤加味。

处方:党参 15g,炒白术 12g,茯苓 15g,桂枝 10g,炒白芍 12g,炮姜 10g,广木香 10g,厚朴 10g,紫苏梗 10g,苍术 10g,砂仁 6g(后下),小茴香 10g,甘草 6g,生姜 3 片。

三诊:2008 年 8 月 29 日。上方服 8 剂,腹胀明显好转,大便不稀,仍腹中畏冷,舌苔白,脉沉弦。以前方去苍术,加熟附片 10g。

再服 3 剂,腹部及手足冷好转,但又觉有"上火"感,乃以上方加黄连 6g。再服 10 余剂后,诸症消失。

按:本例患者腹胀伴大便溏薄 4 年之久,其临床表现同时又有腹部畏冷、手足凉、周身乏力、苔白、脉沉等症,故应为脾肠虚寒之证。方用香砂温肠汤加减,以温肠散寒、理气消胀。经用药 20 余剂后,病情明显好转。

(八)肠腑津亏便难下,增液润肠为治法

主要用于 IBS 便秘之属肠道津亏证者。其临床表现为:脐腹隐痛,或有腹胀,腹中有灼热感,口干口渴,大便秘结,如羊屎,干涩难下,舌红,少苔或无苔,脉弦细。常用自拟增液润肠汤(生地黄、玄参、麦冬、玉竹、太子参、生白芍、枳壳、陈皮、火麻仁、当归、炒莱菔子、甘草)加减进行治疗。该方具有滋阴增液、润肠通便之功效。临床运用时据症加减,如乏力明显者,加黄芪;腹胀明显者,加川朴、炒莱菔子;腹痛严重者,加延胡索、川楝子;大便干且不畅者,加桃仁、杏仁、炙紫菀、炒莱菔子等。

[病案] 肠腑津亏肠易激综合征

李某，女，56 岁。2008 年 2 月 19 日初诊。

主因便秘伴腹胀 1 年余，加重半月来诊。

患者于 1 年多以前出现便秘，反复不愈。曾在某医院就诊，相关检查未见异常，诊为 IBS。近半月来因症状明显加重，而来我院门诊。

目前症见：大便秘结，粪质干硬，4～5 日一行，排便困难而不畅，伴腹中胀满不适，口舌生疮，口干口苦，纳欠佳，舌质暗红，苔薄黄，舌面有裂纹，欠润，脉沉弦细。

中医诊断：便秘。

证属：肠道津亏热结。

治法：增液润肠，泄热通便。

方用：增液润肠汤加减。

处方：生地黄 24g，玄参 30g，麦冬 24g，玉竹 30g，白芍 12g，当归 12g，火麻仁 30g，陈皮 10g，枳壳 10g，桃仁 10g，杏仁 10g，郁李仁 15g，黄连 6g，栀子 10g，炒莱菔子 30g，甘草 6g，生姜 3 片。4 剂。

二诊：2008 年 2 月 26 日。药后大便较前好转，腹胀减轻，口疮仍痛，舌暗红，苔薄白而少，脉沉弦细。继用前方加肉桂以引火归原，加蒲公英清热解毒。

四诊：2008 年 3 月 7 日。再服 8 剂后，腹胀消失，大便明显好转，日一行，口疮好转，精神、纳食尚好，舌质暗红，舌苔薄白微黄而少，脉沉弦细。继用前法，以上方去蒲公英，加黄芪，再服数剂，病告痊愈。

按：本例患者临床表现为大便干结，排便困难，腹中胀满，伴口舌生疮，口干口苦，舌苔少，舌面裂纹欠润等症。故辨证为肠道津液亏少，郁热内结。方用增液润肠汤加减，以增液润肠、泄热通便为治。经服药 20 剂后，症状消失。

（王海萍、白震宁　整理）

第十五章
顽固性久泻

泄泻是以大便次数增多,粪质稀溏,或伴有肠鸣、腹痛、腹胀等症状的一种病证。其中有一些顽固性久泻,病程较长,反复发作,缠绵难愈,治疗难度较大。该病证常见于肠功能紊乱、肠道感染性疾病、肠道菌群紊乱、消化吸收障碍性疾病、肠道肿瘤等病变。

一、病机概要

临床上的许多顽固性久泻,多与脾肠虚弱、气化失常有关。脾肠气化失常不仅容易导致泄泻,而且多有病程较长,反复发作,缠绵难愈,治疗难度大等特点。

白兆芝教授认为慢性顽固性久泻的发生不仅与脾有关,而且与小肠密切相关。《素问·灵兰秘典论》曰"小肠者,受盛之官,化物出焉"。说明小肠与脾同主运化而各有侧重,小肠的重点在于"化",脾的重点在于"运"。同时,脾肠气化的运动形式,脾主升清,小肠主降,小肠与脾胃同为机体升降之枢纽,但小肠气化的基本规律是降中有升。一旦出现某些病因,如饮食、情志、外邪侵袭、病后体虚或其他脏腑病变波及,均可使脾与小肠气化失常,消化吸收功能发生障碍,水谷精微不能很好输布转运,清浊不分,混杂而下,从而出现泄泻。

慢性久泻的病机是以脾肠虚弱为发病基础,各种原因导致脾肠运化功能失常,升降失司,特别是小肠气化失常,不能分清泌浊,以致水湿内停;或情志不畅,肝郁气滞,克犯脾土,脾失健运波及小肠,导致小肠气化失常而致本病发生,且病久又可波及于肾。故其基本病机应为:脾肠虚弱,脾肠气化失常。

慢性久泻的病性亦有寒热之别,且常有寒热错杂。其病理因素与湿邪关系最为密切,且可夹热、夹寒。在病机转化方面主要有:虚实转化、寒热转化,以及脏腑传变。顽固性久泻多病情迁延,久治不愈,从而出现脾肠虚衰,中气下陷,脾肠气化进一步失常;甚或阴阳俱虚,脾肾小肠同病等证候。

二、临床辨治心法及验案

（一）临床辨治心法

顽固性久泻常出现脾肠虚衰，脾肠气化失常的病理变化。临床上以虚证或虚实夹杂证最为多见。治疗总以健脾升清，恢复脾与小肠气化为原则。治法主要包括：健脾化湿，调和肝脾厚肠；或健脾益气，升清厚肠；或健脾益气，育阴厚肠；或益气健脾，温肠散寒；或温补脾肾，厚肠止泻。以上皆是恢复脾肠气化而止泻的重要方法。

临床辨治时应注意：①久泻除用健脾之外，应详查有无夹实，虚实兼夹则未必皆补。②病程日久本虚标实者，可以先消后补为治。③湿邪内盛虽宜分利，而泄泻日久阴液耗伤者，则慎用分利。④病久脾气虚衰，清阳不升，中气下陷者，除益气健脾之外，当佐以风药，取其升清兼能燥湿之意。⑤脾肾两虚，阴阳不足者，宜脾肾双补，兼调补阴阳。⑥久泻的治疗用药，要注意不宜过用、久用苦寒之品，以免败胃伤阳。⑦对于慢性泄泻的治疗必须重视以胃气为本，补脾必先开胃。⑧注意药物相互配伍，如黄连与炮姜相配，不仅可以止泻，而且平调寒热，相佐相须，以振奋肠道功能；木香、黄连同用，清热止泻又能止痛；黄连、煨诃子同用，清热而收敛止泻；炒白术与山药相配，健脾益气，兼补脾阴；另久泻滑脱不禁者，宜选用赤石脂、石榴皮、煨诃子、肉豆蔻、五味子、乌梅等。⑨慢性泄泻日久，常可耗伤阴液，从而形成阴虚泄泻，治疗颇为棘手。养阴过度可加重腹泻，健脾燥湿止泻又易伤阴，故宜采用酸甘化阴之法以缓图，常用药如乌梅、木瓜、阿胶、白芍、山药、煨诃子、甘草等。

（二）典型病例

1. 健脾厚肠化湿热，恢复脾肠之气化 脾气升则健，小肠泌别清浊功能才能正常发挥。若脾为湿困，中气下陷，清阳不升，则小肠气化失常，清浊不分，而为泄泻。脾虚湿盛，日久化热，常可导致脾虚又兼有湿热内蕴，从而形成脾虚湿热的证候。此时病程往往较长，缠绵难愈，并湿热伤正，正气愈虚，湿热更加难清。如有的久泻患者，病程可达数年之久。治宜健脾益气升清，清热化湿止泻。常用方如四君子汤合清肠化湿汤。若病久脾虚进一步发展，可致清气不升，则需酌加益气升清之品。

[病案] 脾虚湿热内蕴久泻大便失禁案

冯某，男，28岁。2012年6月25日初诊。

主因腹泻1年余,加重且夜间大便失禁半年来诊。

患者素来体弱,学生时期就有明显胃肠病史。1年多以前因劳累、饮食不节等原因而出现大便溏泻,逐渐加重。半年前其腹泻次数明显增多,且开始出现夜间大便失禁。曾去某医院就诊,行结肠镜检查未见异常,大便常规化验及培养(−)。使用多种中西药物进行治疗,未见明显好转。遂于今日来院,要求中医治疗。

目前症见:大便稀溏,有时水泻,白天大便7～10次,夜间大便失禁,伴肠鸣,有时腹胀,面黄肌瘦,精神差,易疲劳,且素易上火,口舌生疮,舌质红,舌苔黄厚腻,脉弦细数。

中医诊断:泄泻。

证属:脾肠虚弱,湿热内蕴。

治法:健脾厚肠,清肠化湿止泻。

方用:四君子汤、痛泻要方合自拟清肠化湿汤。

处方:太子参15g,炒白术12g,茯苓15g,炒白芍12g,防风10g,陈皮10g,黄连6g,广木香10g,苦参15g,秦皮10g,生地榆30g,马齿苋30g,生薏苡仁30g,川朴10g,黄芩10g,甘草6g,生姜3片。5剂。

2012年7月2日二诊时,药后症减,半夜已不大便,早晨6点方排便,仍质稀,日行2～3次,饭后即欲登东,舌红,苔黄根偏厚,脉弦细。以前方继服。

以上方随症加减,其间病情仍有时反复。至2012年7月30日六诊时,再服24剂。目前夜间大便好转,未再发生大便失禁现象,精神、纳食好转,但仍有餐后腹泻,白天2～3次,脘中喜暖,口疮,舌质红,舌苔白微黄根厚,脉弦细数。改拟益气健脾,升阳止泻法。方用升阳益胃汤加减。

处方:黄芪18g,太子参15g,茯苓15g,炒白术12g,柴胡10g,防风10g,羌活6g,独活6g,炒白芍12g,广木香10g,黄连8g,炮姜3g,炒扁豆30g,泽泻10g,姜半夏9g,陈皮10g,甘草6g,生姜3片。5剂。

以上方随症加减,大便次数增多时,选加煨诃子、石榴皮;舌苔厚腻时,选加生薏苡仁、苍术;自觉上火时,加黄芩;腹中畏冷时,选加炮姜、熟附子。

至2012年11月5日十七诊时,间断再服56剂。自诉目前大便日行1～2次,质略稀,夜间无排便,精神尚好,纳食正常,体重增加,仍有时腹中畏冷,且常有自觉"上火",舌质暗红,舌苔白微黄根厚,脉弦。改以健脾化湿,平调寒热,兼调肝脾。方用连理痛泻汤加减。

处方:太子参15g,炒白术12g,茯苓15g,陈皮10g,炒白芍12g,广木香

10g，黄连 6g，黄芩 10g，炮姜 10g，防风 10g，炒山药 15g，苦参 15g，石榴皮 10g，秦皮 10g，生地榆 30g，炒薏苡仁 20g，甘草 6g，生姜 3 片。再服 10 剂巩固疗效。

按：本例患者久泻 1 年余，久病失治，病情较重，不仅白天大便 7～10 次，而且夜间大便失禁。其临床表现不仅有脾虚气虚之象，而且又有湿热内蕴肠腑的表现。此时治疗先以健脾厚肠、清肠化湿之法，方用四君子汤合清肠化湿汤加减。服药 5 剂后，症状即有改善，但病情仍有反复。经服 30 剂后，精神、纳食好转，白天大便次数减少，夜间大便失禁消失。虽然其湿热内蕴明显好转，但脾虚清气不升及小肠气化功能尚未完全恢复，故在治疗第二阶段改拟益气健脾、升阳止泻之法，方用升阳益胃汤加减。用药期间，除继续清化湿热外，还根据其寒热变化，调整寒热用药比例，再服近 60 剂后，泄泻明显好转，基本治愈。

2．清气不升脾肠虚，益气升阳健脾肠 慢性泄泻以脾虚为基础，病变日久，常可致脾虚清气下陷，清阳不升，兼小肠气化失常，从而出现泄泻日久不愈。其常伴有神疲乏力，肠鸣腹痛，肛门下坠，舌质淡，舌苔白，脉细或濡。治宜益气健脾，升清止泻，恢复小肠气化。常用方如升阳益胃汤加减。方中用防风、羌活、独活、升麻、柴胡、葛根等风药，既有升清举陷之功，又可胜湿止泻。

［病案］脾肠虚弱、清气不升顽固泄泻案

贾某，男，45 岁。2018 年 4 月 13 日初诊。

主因腹泻半年余来诊。

患者于 2010 年 4 月因患十二指肠溃疡，其后引起十二指肠梗阻，而行十二指肠、幽门及胃远端切除术。半年多前因饮食不慎后出现腹泻，日趋加重。自诉饮水即腹泻，日行 10～20 次，服用消炎药后可稍好转 2 天，继服则无效。因久治不愈，故于今日来院门诊，要求中医治疗。

目前症见：大便稀溏，白天行 10 余次，饮水则泻，夜间大便多达 4～5 次，伴腹胀，肠鸣，面色萎黄，形体消瘦，神疲乏力，纳食欠佳，左足跟疼痛，舌质暗淡，边有齿痕，苔薄白，舌面有裂纹，脉沉弦细。

中医诊断：泄泻。

证属：脾肠虚弱，清气不升。

治法：益气升阳，健脾厚肠止泻。

方用：升阳益胃汤加减。

处方：黄芪 18g，太子参 15g，炒白术 12g，茯苓 15g，炒白芍 12g，防风 10g，黄连 6g，木香 10g，生山药 30g，赤石脂 20g（先煎），炮姜 6g，乌梅 10g，羌活 6g，独活 6g，煨葛根 12g，甘草 6g，生姜 3 片。

以上方为主，服 18 剂。至 2018 年 5 月 4 日四诊时，大便仍稀，但次数减少，日行 4 次，夜间偶有排便，仍面黄肌瘦，易疲劳，舌暗淡，前半舌苔薄白，舌面有裂纹，根黄白厚，脉沉弦细。继用前法，以上方为主，稍作加减，再服 30 剂。

至 2018 年 6 月 8 日七诊时，患者上午排便次数减少，睡前排便 3 次，便稀，夜间已不再腹泻，仍肠鸣，易饥，精神尚可，舌暗淡，边有齿痕，舌面有裂纹，前半舌苔薄白，根厚，脉沉弦细。改拟益气健脾，补中益气法。方用补中益气汤加味。

处方：黄芪 30g，党参 15g，炒白术 12g，生山药 15g，炒白芍 12g，防风 10g，陈皮 10g，升麻 6g，柴胡 6g，赤石脂 30g（先煎），乌梅 10g，黄连 6g，炮姜 6g，木香 10g，甘草 6g，生姜 3 片。

以此方为主酌情加减，至 2018 年 9 月 14 日十二诊时，又服药 40 余剂。目前大便白天 1～2 次，质不稀，腹中稍胀，得矢气稍减，肛门无下坠感，精神、纳食尚可，面色红润，体重增加，舌暗淡，边有齿痕，苔白，根黄厚，脉虚弦。继用前法，仍以前方进退，再服 30 余剂后，诸症消失而停药。

按：本例患者于 8 年前行腹部手术，其元气已伤，半年多前又因饮食不节而进一步损伤脾胃，以致出现顽固性泄泻。据其临床表现，当属脾肠虚弱、清气不升。治以健脾益气、升阳止泻，方用升阳益胃汤加减。服药 18 剂后，症状有所好转，大便次数减少。再服 30 剂后，诸症明显减轻。最后改用补中益气汤加味，继续调治 3 月余后，泄泻基本治愈。该例治疗前后共半年余，可见此种顽固泄泻的治疗，正气恢复较慢，而且常易反复。

3. 气阴两虚脾肠弱，益气育阴兼厚肠 泄泻日久，常可耗气伤阴，从而出现气阴两虚的证候。一般单纯阴虚者少见，而多以脾肠虚弱兼以气阴两虚者居多。此类患者病程既久，治疗困难，必须在健脾益气厚肠，恢复小肠气化功能的同时，配合酸甘化阴、育阴止泻之法进行治疗。常用方如参苓白术散、驻车丸等。

[病案] 脾肠虚弱、气阴两虚顽固久泻（肠道血管痉挛）案

闫某，女，74 岁。2011 年 5 月 3 日初诊。

主因腹泻 1 年多来诊。

患者素来体弱，于1年多前无明显诱因出现腹泻，质稀如水，便后腹痛。2010年7月20日某医院以"急性胃肠炎"收治入院，经治症状好转出院。其后经常大便溏泻伴腹痛，某医院诊断为：肠道血管痉挛。经外院中西医多时治疗不愈，于今日来院门诊要求中医治疗。

目前症见：大便溏稀，日行4～5次，甚则质稀如水，伴腹痛，便后腹痛更甚，大便后全身乏力，腹中气聚，嘈杂不适，平素易生口疮，精神欠佳，纳差，失眠，患病以来体重减轻20kg，舌质红，舌苔少，脉沉弦细。

既往史：高血压病，陈旧性脑梗，胆囊切除术后，慢性萎缩性胃炎。

查体：腹软，脐周压痛（+）。

中医诊断：泄泻。

证属：脾肠虚弱，气阴两虚。

治法：益气健脾厚肠，育阴止泻复气化。

方用：驻车丸合连理痛泻汤加减。

处方：炙黄芪12g，太子参15g，炒白术10g，生山药30g，炒白芍10g，阿胶10g（烊化），广木香10g，黄连6g，炮姜3g，防风6g，陈皮10g，延胡索10g，煨诃子10g，炙甘草6g，生姜3片。5剂。

二诊：2011年5月10日。大便日行1次，腹痛减轻，嘈杂明显，仍有饥饿感，脐中悸动，寐差，上腹部疼痛憋胀，舌质红，舌苔少，脉沉弦细。加重炙黄芪18g，加浙贝母15g、乌贼骨30g。5剂。

三诊：2011年5月17日。大便基本成形，量少，仍大便后全身乏力，头晕，上腹部疼痛，烧心，口干欲饮，腹中气聚，舌质红，舌苔少，脉沉弦细。继用前法，以前方去防风、陈皮，再服3剂。

至2011年5月20日四诊时，大便基本正常，质不稀，但量偏多，上腹痛未作，自觉头晕、烧心减轻，纳食、精神好转，仍口干，腹胀，舌质红，舌苔少根黄，脉沉弦细。以前方去浙贝母、乌贼骨，加防风10g、乌梅10g、葛根12g，生山药改为炒山药30g。再服6剂后，诸症好转，停药。

按：本例患者慢性泄泻已有年余，因泄泻日久，耗伤气阴，所以表现为大便稀而日行数次、消瘦乏力、便后腹痛、易上火、腹胀、纳差、舌红苔少等气阴两虚的证候。经用驻车丸合连理痛泻汤加减20余剂，临床症状消失。虽然气阴两虚证在临床治疗时应益气健脾与养阴育阴同用，但是对于泄泻来说，一般的养阴药则易于加重腹泻。故只能在益气健脾的同时，配合运用酸甘化阴、育阴止泻之品，以复其气化，缓缓图之。

4. 脾肠虚寒顽固泻, 健脾温肠复气化 《杂病源流犀烛·泄泻源流》曰: "若老人诸泄, 则又不得拘渗泄分利之法……必用升提阳气之品, 宜升麻、柴胡、独活、防风、甘草。"温补升提阳气实际上也是恢复脾肠气化功能的重要方法。临床上某些慢性病患者, 特别是老年人, 由于久病失治, 以致脾肠虚寒, 运化失职, 水谷不化, 而成泄泻。其临床表现为: 大便稀溏, 日久不愈, 稍食生冷则腹泻加重, 脐腹部畏冷甚或疼痛, 消瘦, 乏力, 舌淡苔白, 脉沉细等。治宜健脾温肠, 复其气化, 散寒止泻。常用自拟香砂温肠汤加减进行治疗。

[病案] 脾肠虚寒顽固久泻案

秦某, 女, 75 岁。2012 年 7 月 2 日初诊。

主因大便泄泻, 日趋加重 1 年余来诊。

患者于 1 年多前因饮食不节而出现大便溏泻, 逐渐加重, 反复不愈。曾用中西药物进行治疗, 未见明显好转。遂于今日来院, 要求中医治疗。

目前症见: 大便泄泻, 每日 4~6 次, 黄色稀便, 每于进"凉食"后腹泻症状明显加重, 排便次数更多, 腹中畏冷明显, 面色黄白, 精神欠佳, 体重减轻, 舌质淡, 舌苔白, 脉沉。

既往史: 贫血。

中医诊断: 泄泻。

证属: 脾肠虚寒, 兼清气不升。

治法: 益气健脾, 温肠散寒, 升清以复气化。

方用: 香砂温肠汤加味。

处方: 党参 15g, 炒白术 12g, 茯苓 15g, 桂枝 10g, 炒白芍 12g, 炒山药 15g, 广木香 10g, 砂仁 6g(后下), 防风 10g, 炮姜 10g, 炒谷芽 15g, 炒麦芽 15g, 羌活 5g, 独活 5g, 甘草 6g, 生姜 3 片。5 剂。

2012 年 7 月 9 日二诊时, 药后症状减轻, 大便好转, 日行 1 次或 2 天 1 次, 质不稀, 仍精神欠佳, 自觉脘中畏冷, 舌质淡, 舌苔白, 脉沉。继用前法, 以前方加黄芪 15g, 再服 10 剂。

至 2012 年 7 月 23 日四诊时, 患者大便成形, 日一行, 纳食尚可, 餐后脘中有不适感, 饥时亦不适, 脘中畏冷, 舌暗红, 舌苔薄白, 脉沉。继以益气健脾, 温中祛寒。仍用香砂温肠汤加味, 再服 10 剂后, 诸症好转, 停药。

按: 此例老年泄泻患者临床表现为一系列脾肠虚寒、清气不升的证候。故治以健脾益气, 温肠散寒, 升清以复气化。方用香砂温肠汤加减。方中以党参、炒白术、茯苓、炒山药健脾止泻；以桂枝、砂仁、炮姜散寒止泻；炒白芍、甘草为芍药甘草汤缓急止痛；广木香理气；防风、羌活、独活升清止泻。经服20余剂后，诸症消失。

5. 脾肾两虚清气陷，补益脾肾复气化　慢性泄泻病至后期，可由脾及肾，出现脾肾两虚，气化失常，而使泄泻加重，缠绵难愈。老年患者容易出现此等证候，其临床表现既有脾虚气弱，又有肾虚的症状。临床当据证进行论治，而总以脾肾双补为主。其实脾肾双补亦是恢复小肠气化功能的重要方法。如《临证指南医案•泄泻》曰："久泻必从脾肾主治。"

[病案] 脾肾两虚，气陷失摄大便失禁漏出案

魏某，男，80岁。2011年12月19日初诊。

主因大便漏出，伴乏力、尿频2年余，加重2月来诊。

患者于20年前发现2型糖尿病，并用西药进行治疗。2年多前发现高血压病，并出现周身乏力、肢软、尿频，并逐渐大便失禁而漏出。近2月来自觉乏力、尿频、大便失禁症状加重，曾用中西药物治疗，未见明显好转，故于今日来诊。

目前症见：周身乏力，腰困肢软，尿频，夜尿约10次，大便经常失禁，时有大便漏出，纳食尚可，口干舌干，头晕，消瘦，寐差，舌质暗红，前半舌苔白薄少，根稍厚，脉沉细。

中医诊断：滑泄。

证属：脾肾两虚，气阴不足，肾失固摄。

治法：脾肾双补，固摄止泻，复其气化。

方用：参芪麦味地黄汤合胃关煎加减。

处方：黄芪18g，太子参15g，熟地黄15g，山茱萸10g，生山药20g，茯苓15g，麦冬15g，五味子10g，炒白术12g，炒白芍12g，炮姜6g，炒扁豆20g，益智仁10g，吴茱萸6g，炙甘草6g，生姜3片，5剂。

二诊：2011年12月26日。药后精神稍有好转，尿频稍减，仍有大便失禁漏出，舌暗红，苔薄白而少，脉沉细。继用前法，以前方加乌药10g、覆盆子10g，加重黄芪为30g。

三诊：2012年1月16日。上方服10剂。目前自觉精神好转，纳可，尿频、大便失禁及漏出较前减轻，但仍有时发生，舌质暗，苔白，脉沉细。改拟益气健脾升阳，补肾固摄止泄。方用补中益气汤合参芪麦味地黄汤、缩泉丸加减。

处方：黄芪30g，党参15g，炒白术12g，茯苓15g，熟地黄15g，生山药20g，山萸肉10g，炒白芍12g，乌药10g，益智仁10g，升麻6g，柴胡6g，陈皮10g，炮姜3g，五味子10g，炙甘草6g，生姜3片。10剂。

四诊：2012年2月6日。自觉精神、纳食尚可，头晕、腰困、肢软乏力已明显好转，大便失禁消失，偶有漏出，白天尿频已不明显，仍有夜尿频，但次数减少，约3~4次，舌脉如前。继用前法，以前方进退，再服10剂后停药。

按：本例患者80高龄，有糖尿病、高血压病史，其出现尿频、大便失禁漏出日久。初诊时据其临床表现及舌脉等，辨证为脾肾气阴两虚、脾肠气化失常、肾失封藏固摄。方用参芪麦味地黄汤合胃关煎加减，以益气养阴、温补脾肾、厚肠固摄止泻。服药15剂后，症状有所减轻。进一步考虑其病变迁延日久，尿频、大便失禁时日已多，且年老体弱，故除了肾阴耗损、肾失固摄之外，当有元气虚衰，中气不升而下陷之病机寓于其中。本例之所以出现二便失禁，实为久病脾肾两虚，中气下陷，小肠气化不行，同时肾失固摄所致。故改拟补中益气，健脾升清厚肠，兼补肾固摄。方用补中益气汤合参芪麦味地黄汤、缩泉丸加减。再服药20剂后，临床症状明显好转。

（白宇宁、王海萍、王健　整理）

第十六章
溃疡性结肠炎

溃疡性结肠炎是一种累及直肠、乙状结肠黏膜,甚至全结肠的慢性非特异性肠道炎症性疾病。其病程缓慢,反复发作,不易根治。临床以腹痛、腹泻、黏液脓血便和里急后重为其主症。

一、病机概要

溃疡性结肠炎与中医"肠澼""滞下""泄泻""痢疾"等病证相类似。其病因病机主要有如下几个方面。

(一)脾肠虚弱,湿邪内阻

饮食、劳累、思虑过度等原因可损伤脾肠,日久可致脾肠虚弱,内生湿邪,而湿有湿热和寒湿之分。湿热或寒湿蕴阻,伤及肠道,气机阻滞,气血凝滞,化腐成脓,以致肠道传导失司,而出现大便泄泻,并伴脓血黏液、里急后重等症。

(二)肝脾失调,气滞血瘀

情绪波动、恼怒生气、焦虑等情志因素,往往可以导致肝气横逆犯脾,致使脾失健运,水湿不化,湿邪阻滞内停,久而化生湿热,腑气壅塞,并阻滞肠之脉络,气滞血瘀热壅,使血败肉腐而发为本病。

(三)本虚标实,寒热错杂

在本病的病变过程中,以脾虚为其发病的根本。如过食生冷而损伤脾阳,而致寒邪内阻;又脾虚生湿,湿郁化热而成湿热;故在脾虚的基础上,常可出现脾虚湿阻,寒热夹杂。所以本病病久多为本虚标实、虚实夹杂之证,且其病程较长。如久泻不止,则脾气愈虚,清阳不升,浊阴不降,精微不运,渐至气血双亏;或久泻不止,伤及脾阳,寒从中生,以致脾肠虚寒;或大便脓血,泄泻日久,耗伤阴液,以致脾气脾阴亏虚;甚至可波及于肾,出现脾肾两虚,从而使病情迁延,缠绵难愈,甚至反复发作。

总之,本病病位在大肠,与脾、肝、胃、小肠之关系最为密切,并可波及于肾。其病机总体多属虚实夹杂、正虚邪恋、寒热错杂之证,其虚多属脾肠虚衰,其实多属湿邪或湿热留恋为患。

二、临床辨治心法及验案

(一)脾肠虚弱湿邪阻,健脾厚肠除湿滞

本病虽然病在大肠,但其发病根本原因,在于各种原因所导致的脾虚,脾虚则运化失常,以致湿浊壅滞于肠。湿邪在临床上往往有热化与寒化之分,寒湿、湿热均可阻滞肠腑而发为本病。因此,脾肠虚弱、湿邪内阻为本病的基本病机和常见证候。治疗重点在于健脾扶脾厚肠,同时兼以祛除湿滞。临床应用健脾除湿法治疗本病时,主要有健脾与除湿两个方面,应有所侧重。

健脾法治疗本病时主要包括:一是健脾厚肠,常用药如黄芪、党参、炒白术、茯苓、生山药、扁豆、甘草等;二是健脾燥湿利湿,常用药如苍术、炒白术、茯苓、厚朴、生薏苡仁、泽泻等;三是健脾固肠,常用药如黄芪、党参、炒白术、茯苓、山药、肉豆蔻、石榴皮、诃子、赤石脂、乌梅、甘草等;四是健脾温阳,兼温肠散寒,常用药如党参、炒白术、茯苓、炮姜、熟附片、肉豆蔻等。

健脾祛湿法治疗本病时需注意以下几点:一是脾虚兼有湿热蕴阻于肠者,在健脾的同时配合清化湿热;二是脾虚兼有寒湿内盛者,在健脾的同时配合温化寒湿;三是脾虚兼有湿浊留滞于肠者,在健脾的同时配合利水渗湿或者芳香化湿。

[病案]脾虚湿盛肠澼案

白某,女,61岁。2012年12月24日初诊。

主因大便脓血伴腹痛10余年,加重10天来诊。

患者于10年前出现大便溏泻,伴脓血便及腹痛,于某医院结肠镜检查诊为溃疡性结肠炎。经服用美沙拉秦后症状好转,目前仍用较大剂量美沙拉秦维持治疗。其于10天前因饮食不慎,病情复发,大便脓血及腹痛明显加重。故于今日来诊。

目前症见:大便日行3~6次,粪质稀,杂有较多脓血,腹痛,腹中喜暖,口酸,精神差,易疲劳,舌质红,舌边有齿痕,舌苔黄白厚腻,脉沉弦。

中医诊断:肠澼。

证属：脾肠虚弱，湿邪内阻，寒热失调。

治法：健脾益气，厚肠化湿，兼平调寒热。

方用：连理痛泻汤加减。

处方：太子参 15g，炒白术 12g，茯苓 15g，广木香 10g，黄连 6g，炮姜 6g，炒白芍 12g，防风 10g，生薏苡仁 30g，陈皮 10g，生地榆 30g，苦参 15g，秦皮 10g，延胡索 15g，马齿苋 30g，甘草 6g，生姜 3 片。

三诊：2013 年 1 月 14 日。上方服 12 剂。腹痛明显减轻，便中脓血消失，但仍有黏液，大便不畅，日行 1～2 次，偏稀，自觉"上火"，舌质红，舌苔白根厚腻，脉弦。以前方去炮姜、防风，加黄芩 10g、乌梅 10g、败酱草 30g。6 剂。

四诊：2013 年 1 月 21 日。药后诸症消失，大便无脓血，日一行，质不稀，腹痛未作，"上火"好转，舌质红，舌苔薄白根厚，脉弦。继用前法，以前方去败酱草、黄芩、延胡索，加炮姜 3g、防风 10g。

再服 30 余剂，病情稳定，后即停药。

（二）湿热蕴结阻肠腑，清肠化湿兼运脾

溃疡性结肠炎发病初期或活动期，往往临床表现为：腹痛，或腹中灼热，里急后重，大便黏滞不爽而杂有脓血，日行多次，舌质红，舌苔黄厚腻，脉数。其证多属湿热壅滞肠腑，湿热之邪损伤肠络所致。

此时治疗当以清肠化湿，凉血解毒。方用自拟清肠化湿汤进行治疗。全方集清热、化湿、凉血、止血、止痢、解毒、敛阴于一方，重点为清肠化湿，对溃疡性结肠炎活动期属湿热壅滞肠腑者有较好疗效。该方随症加减如下：大便中脓性分泌物较多者，加炒槟榔、冬瓜仁；大便中血多于脓者，加白头翁、银花炭、棕榈炭、三七粉、侧柏炭、鸡冠花；腹痛较甚者，加延胡索；肛门下坠明显者，加葛根、薤白等。

随着病机不断转化，湿热蕴结肠腑病至后期，可因湿热伤及脾气或脾阴，而兼见脾气虚衰或脾阴不足。脾虚气虚兼有湿热蕴阻者，治当健脾厚肠配合清化湿热之法；脾阴不足兼有湿热蕴阻者，治当滋脾厚肠配合清化湿热。本病之属于阴虚湿热者在治疗时颇为棘手，用药颇有难度，滋阴药多则易于加重腹泻，利湿药多则易于伤阴，所以只能用滋脾阴及酸甘化阴之品配合清肠化湿。

［病案］湿热蕴结肠腑肠澼案

任某，女，37 岁。2012 年 12 月 17 日初诊。

主因大便溏泻夹脓血反复发作 10 余年，加重 1 月来诊。

患者于 10 多年前出现大便溏泻，便中杂有脓血，曾在某医院检查诊为：溃疡性结肠炎，经治疗后有所好转。2008 年再次发作后曾用中药治疗好转。其后一直使用美沙拉秦进行治疗至今。1 月前因饮食不慎后，病情又发作，脓血便加重。2012 年 11 月 17 日县医院结肠镜示：溃疡性结肠炎（回盲部、横结肠、直肠黏膜充血水肿，伴糜烂、溃疡）。于今日来诊，要求中医治疗。

目前症见：大便稀溏，混有脓血，日行 3～5 次，脐腹部疼痛，伴里急后重，大便时肛门灼热刺痛，平素易生口疮，面部生有痤疮，舌质红，舌苔黄厚腻，脉弦。

中医诊断：肠澼。

证属：湿热蕴结肠腑。

治法：清肠化湿。

方用：清肠化湿汤加减。

处方：广木香 10g，黄连 6g，黄芩 10g，秦皮 10g，当归 12g，炒白芍 12g，生地榆 30g，生薏苡仁 30g，马齿苋 30g，槐花炭 10g，败酱草 30g，苦参 15g，白及 15g，甘草 6g，生姜 3 片。5 剂。

二诊：2013 年 1 月 7 日。上方服 5 剂后，症状减轻，故又服 5 剂。自诉药后腹痛好转，便中脓血减少，里急后重减轻，大便仍稀，日行 2 次，舌质红，舌苔白微黄根厚，脉弦。继用前法，以前方加三七粉 3g（分冲）。5 剂。并加用中药灌肠方进行灌肠治疗，每日 1 次，方法见后。

三诊：2013 年 1 月 14 日。现便中已无脓血，里急后重消失，自觉脐腹部偶有隐痛，大便日一行，质偏稀，纳食及精神尚可，舌质红，舌苔白微黄稍厚，脉弦细。继用清肠化湿法，配合调和肝脾。以前方去槐花炭，加炒白术 12g、陈皮 10g、防风 10g、延胡索 15g。5 剂。

四诊：2013 年 1 月 28 日。近来又自觉"上火"，肛周疼痛肿胀，面部痤疮，大便尚可，无脓血，舌质红，舌苔白微黄，脉弦。再予清肠化湿，兼以解毒法。仍以清肠化湿汤加味，以初诊方去白及、槐花炭，加蒲公英 30g。

外用洗肛门处方：蒲公英 30g，防风 15g，芒硝 30g，黄柏 15g，生大黄 30g，黄芩 10g，乳香 15g，没药 15g，苦参 20g。3 剂。水煎，日 1 剂，外用洗肛门。

八诊：2013 年 3 月 18 日。以上方随症加减，再服 22 剂。目前大便日行 1 次，质成形，夹不消化食物，无脓血，便前腹中困痛、肛门肿痛消失，面部痤疮好转，舌质红，舌苔白微黄，脉沉弦细。改拟调和肝脾，兼清肠化湿法。

处方：太子参 15g，炒白术 12g，陈皮 10g，防风 10g，广木香 10g，黄连 6g，黄芩 10g，炮姜 6g，秦皮 10g，当归 12g，炒白芍 12g，生地榆 30g，生薏苡仁 30g，马齿苋 30g，败酱草 30g，苦参 15g，甘草 6g，生姜 3 片。现患者已自行停用西药美沙拉秦。

以此方随症加减，再服 33 剂。至 2013 年 5 月 20 日十三诊时，一般情况良好，大便日行 1 次，无脓血，腹不痛，纳佳，舌质红，舌苔白根厚微黄，脉沉弦。

仍以前方进退，再服 20 余剂后，暂时停药，嘱其间断服用中药及灌肠。至 2018 年因其母亲病重而劳累，致病情又轻度反复，仍以前法为主进行治疗后，症状完全消失。

按：本例患者初诊时表现为一系列肠腑湿热内蕴的症状。除大便脓血、脐腹部疼痛、里急后重外，尚有肛门灼热刺痛、口疮、痤疮、舌红、苔黄等症。故用清肠化湿汤为主，一方面清肠化湿，一方面凉血止血。经前后用药 90余剂，病情得以控制。

（三）肝脾失调夹寒热，抑肝扶脾调寒热

脾虚肝旺，肝气乘脾，致使脾失健运而成泄泻；而脾虚则湿浊内阻肠腑，湿热或寒湿蕴结，伤及肠腑，可致血败肉腐而出现脓血便。故肝脾失调，湿邪内阻也是溃疡性结肠炎常见的证候。治疗常用痛泻要方补脾柔肝，兼以祛湿止泻。虽然该方是治疗脾虚肝旺泄泻的名方，但以原方用之于溃疡性结肠炎，效果并不理想，一般还需据证加味。同时，本病之属于肝脾失调者在病变过程中，常常又可兼见虚实夹杂、寒热错杂的病机变化。其临床表现为：大便脓血，时发时止，迁延不愈，每因精神紧张、情志失畅、饮食不当、受凉及劳累而诱发，伴肠鸣腹痛，或便前腹痛，便后痛减，腹部畏冷，纳食减少，倦怠乏力，舌苔黄腻等症。显然此等证候属脾虚肝旺，又有寒热错杂，伴湿邪阻滞。

基于上述病机认识，自拟连理痛泻汤作为治疗此类证候的基本方。连理痛泻汤实即连理汤、痛泻要方、香连丸合方之加味方。方中以连理汤健脾温中，寒热并调；香连丸清热调气止泻；痛泻要方抑肝扶脾，防风升阳除湿；同时加生薏苡仁健脾除湿止泻，生地榆清肠凉血止血，乌梅敛阴，并随症加减。该方照顾到了本病的寒、热、虚、实、气、血各个方面，集健脾、温中、升

阳、除湿、清化、调气、酸收、敛阴、柔肝、止血于一方，故在临床治疗中有较好的效果。该方随症加减如下：湿热较重者加苦参、秦皮、黄芩、马齿苋；腹胀明显者加焦槟榔、川朴；脾气不升，小腹及肛门下坠感较甚者加黄芪、羌活、独活、柴胡、葛根；脓血便较多者加槐花炭、荆芥炭、棕榈炭、侧柏炭；湿邪较甚，苔白厚腻者加苍术、藿香、白蔻仁；里急后重较甚者加薤白；腹痛较甚者加延胡索；伴腰酸困、肢末不温、脉沉细者加肉豆蔻、补骨脂；用本方治疗后，大便次数仍多者，可加赤石脂、石榴皮。

[病案] 肝脾失调、寒热错杂肠澼案

王某，女，42岁。2012年4月20日初诊。

主因大便脓血反复发作6年，加重1个月余来诊。

患者既往患有溃疡性结肠炎6年，曾行结肠镜检查，诊为"溃疡性结肠炎"。经多方求治，效果不甚明显，经常反复发作，目前仍用大剂量美沙拉秦对症治疗。近1个多月来症状加重，出现明显脓血便，故于今日来医院门诊就医。

目前症见：大便脓血，便中混杂较多黄色脓性分泌物及暗红色血，大便稀，日3～5次，伴腹胀，便前腹痛，泻后痛减，情绪不好时腹泻加重，且腹中畏冷，精神欠佳，纳一般，寐可，舌质暗红，舌边有齿痕，舌苔黄白厚腻，脉弦。

中医诊断：肠澼。

证属：肝脾失和，寒热错杂。

治法：抑肝扶脾，平调寒热。

方用：连理痛泻汤加减。

处方：太子参15g，炒白术12g，茯苓15g，炒白芍12g，陈皮10g，防风10g，广木香10g，黄连6g，炮姜3g，生地榆30g，生薏苡仁30g，槐花炭10g，三七粉3g（分冲），秦皮10g，厚朴10g，苦参15g，马齿苋30g，甘草6g，生姜3片。并加用中药灌肠进行治疗，每日1次。

三诊：2012年6月25日。以上方稍作加减服30余剂。目前一般情况尚好，纳可，大便日行1次，成形，无脓血，腹中不痛，舌质红，舌苔薄白，脉弦。继用前法，以前方去厚朴、三七粉、槐花炭，加乌梅10g、白花蛇舌草30g。

四诊：2012年7月9日。上药服12剂。目前精神、纳食均好转，腹中无明显不适，大便已正常，无脓血，要求继续服药巩固。继用前法，以上方为主，随症加减，间断再服100余剂。

至2013年2月22日二十诊时，患者一般情况良好，大便正常，无脓血，纳食及睡眠可,舌质红,舌苔白根黄,脉弦。现已经自行停用美沙拉秦等西药。继用前法,以前方进退,再服20余剂后,停药。嘱其继续间断进行中药灌肠及服用中药。2022年初带其母来看病,自述情况良好,未见复发。

按:本例患者有溃疡性结肠炎病史6年,反复发作,经治不愈。初诊时临床表现既有肝郁的症状,又有脾虚的表现,同时还有寒热错杂的证象,故其证当属肝郁脾虚、寒热错杂。经用连理痛泻汤加味辨治,前后服用170余剂,治疗10个月,病情得到控制。

(四)清气不升湿邪阻,升阳健脾化湿浊

本病病程较长,不仅反复发作,而且常呈现出虚实夹杂的证候,既有脾气虚弱,清气不升,又有湿邪内阻。此时治疗当一方面健脾化湿,另一方面配合升阳降浊。常用药如黄芪、党参、炒白术、茯苓、泽泻、陈皮、姜半夏、白芍、羌活、独活、防风、柴胡、甘草等。若有化热,伴湿热者则加黄连,此即李东垣升阳益胃汤,具有益气升阳、化湿清热之功。

[病案]脾虚湿盛、清气不升肠澼案

杨某,女,50岁。2015年4月1日初诊。

主因大便脓血便3年,反复发作,加重20天来诊。

患者于3年前出现脓血便,伴腹痛,反复发作,久治不愈。2014年3月13日某医院结肠镜示:溃疡性结肠炎(直肠、乙状结肠有弥漫性斑片状溃疡糜烂灶,表面有浅白苔,黏膜充血水肿)。3年来一直服用美沙拉秦(艾迪沙),现仍用每日8袋。2014年12月16日化验大便潜血(+)。近20天前病情复发,脓血便加重,于今日来医院门诊,要求中医治疗。

目前症见:大便溏泻伴脓血便,日行10余次,脐腹部疼痛,腹中畏冷明显,肛门有下坠感,精神差,纳欠佳,舌质暗红,舌边有齿痕,舌苔白中根厚,脉沉细。

中医诊断:肠澼。

证属:脾虚湿盛,清气不升,寒热失调。

治法:益气升清,健脾除湿,兼调寒热。

方用:升阳益胃汤加减。

处方:黄芪20g,党参15g,炒白术12g,茯苓15g,陈皮10g,炒白芍12g,防风10g,羌活6g,独活6g,广木香10g,黄连6g,炮姜10g,生地榆30g,三七粉5g(分冲),生薏苡仁30g,白及15g,延胡索15g,甘草6g,生姜3片。6剂。

二诊：2015 年 4 月 8 日。药后大便日行 2 次，脓血不多，质已成形，腹中畏冷好转，仍便前腹痛，舌质暗红，舌边有齿痕，舌苔白根黄白厚，脉沉弦细。继用前法，以初诊方去党参，加太子参 15g、秦皮 10g、马齿苋 30g、鸡冠花 15g，炮姜改为 6g。7 剂。并加用中药灌肠进行治疗，每日 1 次。

四诊：2015 年 4 月 22 日。上方服 14 剂。症明显好转，目前大便日行 1 次，无脓血，质偏稀，仍有右侧腹痛，左下腹已不胀，近来又生口疮，自觉"上火"，舌质暗红，舌苔白根黄偏厚，脉沉弦细。改拟清肠化湿汤。

处方：木香 10g，黄连 6g，黄芩 10g，炒白芍 12g，炒白术 12g，陈皮 10g，防风 10g，生地榆 30g，生薏苡仁 30g，苦参 15g，秦皮 10g，马齿苋 30g，鸡冠花 15g，三七粉 3g（分冲），白及 15g，延胡索 15g，甘草 6g，甘草 6g，生姜 3 片。

以上方随症加减，再服 26 剂。至 2015 年 5 月 20 日八诊时，自述"上火"好转，大便日行 1 次，质偏稀，无脓血，脐腹两侧稍痛（有压痛），舌质暗红，前半舌苔白、中稍黄、根稍剥，脉沉弦细。改拟抑肝扶脾，兼调寒热法。

处方：太子参 15g，炒白术 12g，茯苓 15g，陈皮 10g，防风 10g，炒白芍 12g，木香 10g，黄连 8g，炮姜 3g，乌梅 10g，苦参 15g，生地榆 30g，秦皮 10g，白及 15g，延胡索 15g，马齿苋 30g，甘草 6g，生姜 3 片。10 剂。

仍以上方随症加减，腹痛明显时加川楝子、川椒；"上火"时加黄芩。至 2015 年 7 月 8 日十二诊时，又服 32 剂。目前一般情况好，纳可，精神好，面色转佳，体重增加，近又自觉"上火"，鼻干内生小疖，大便正常，无脓血，舌质暗红，舌苔白根微黄，脉弦细。现美沙拉秦（艾迪莎）已减至每天 2 袋。再改拟清肠化湿汤加减，以四诊方加减。患者从 4 月 1 日开始治疗至今，已经 3 个多月。自觉病情明显好转，趋于稳定，故要求减少服药次数，即每周服 4 剂。但仍嘱患者坚持灌肠治疗。

至 2015 年 9 月 30 日十六诊时，再以上方随症加减，服 18 剂。近来自觉一般情况良好，大便正常无脓血，偶尔便中有少量黏液，又觉"上火"，口干，鼻生小疖，舌质暗红，舌苔白根剥，脉沉弦。仍用清肠化湿汤加白及、乌梅、延胡索、鸡冠花。再服 6 剂后暂时停药。

十七诊：2016 年 12 月 14 日。自述从去年 9 月停药后，情况一直良好，1 年多以来患者病情一直稳定。但近半月来因服用治疗腰椎间盘突出药物后症状复发。于 2016 年 12 月 7 日某医院结肠镜检查示：溃疡性结肠炎（距肛门 20cm 以下，直肠、乙状结肠活动期中度）。目前自觉腹痛，大便有脓血，日行 2～3 次，舌质暗红，舌苔白，脉沉弦细。拟用益气健脾，调和肝脾，平调寒热，兼化湿邪之法。再用连理痛泻汤加减治疗。患者于去年9月以来一直未再服用西药治疗。

处方：太子参15g，炒白术12g，茯苓15g，陈皮10g，防风10g，炒白芍12g，木香10g，黄连6g，炮姜3g，三七粉3g（分冲），苦参15g，生地榆15g，秦皮10g，槐花炭10g，延胡索15g，马齿苋30g，甘草6g，生姜3片。6剂。并嘱继续中药灌肠。

至2017年1月25日二十一诊时，再服32剂。目前大便偏稀，日行1次，无脓血，腹痛好转，精神欠佳，手足冷，肛门稍有下坠，纳可，舌质暗红，舌苔白，根微厚，脉弦细。考虑应属久病脾虚，清气不升。改用益气健脾、升清化湿法，再用升阳益胃汤加味。

以此方随症加减，至2017年3月15日二十四诊时，又服用22剂。一般情况好，大便正常，日行1次，无脓血，精神好转，纳食正常，稍有右侧腹痛，手足冷，舌质暗红，舌苔薄白，根微黄稍厚，脉弦细。改拟抑肝扶脾、调和寒热法，方用连理痛泻汤加减。

以此方再服20余剂后，诸症消失，停药。其后病情一直稳定，偶尔因劳累及饮食不慎病情稍有反复，仍用前法（口服中药及中药灌肠）进行治疗，症状即可消失。嘱其继续间断服药及灌肠以巩固疗效。

按：本例患者溃疡性结肠炎大便脓血已3年，在服用较大剂量美沙拉秦的情况下，病情仍有反复，症见大便脓血，日行10余次。初诊时辨证为脾虚湿盛，清气不升，寒热失调。经用升阳益胃汤加减治疗20剂后，病情明显好转，脓血便消失，大便日行1次，纳食与精神好转。因其自觉"上火"，后又改用清肠化湿汤治疗。"上火"好转后，再用连理痛泻汤加味以抑肝扶脾，清化湿浊，兼调寒热。经治疗半年余，共用药100余剂，病情逐渐趋于稳定，得以控制，未再反复。1年多后因劳累及饮食不慎又有反复，仍用前法，以益气健脾、升阳除湿为主，再进行治疗3个月后好转。

通过此病例的治疗，可以看出：一是溃疡性结肠炎病情顽固，正如白兆芝教授所说此病"好得慢，容易犯"，必须嘱患者坚持治疗；二是其病的证候是不断发生变化的，必须根据其临床表现进行辨证，从而施以不同的治疗方法；三是其病亦具有久病必虚的特点，治疗中应注意补虚之法的运用。

（五）气血失和杂虚实，补虚泻实调气血

本病在病变过程中，在脾虚湿盛的同时，亦常出现气血失和的病理变

化，从而形成了脾虚湿盛、气血不和、寒热错杂的复合证候。一般来说，病在气分，病尚轻浅，阻碍气机，影响传导，表现为里急后重，下痢滞涩，便中黏液脓性物较多。病在血分，病已深入，损伤肠络，表现为腹痛明显，便下脓血，带血较多。临床应据证加减用药。偏于气分者，为各种病邪阻滞气机，使气滞不行，如食积阻滞气机者用消食导滞，湿邪阻滞肠道气机者用理气化湿，常用药如木香、炒槟榔、炒莱菔子、焦三仙、生薏苡仁、苍术、川朴、茯苓、白蔻仁等。偏于血分者，如属热邪损伤肠络，便血鲜红者，治当凉血清肠止血，常用药如生地榆、地榆炭、槐花炭、银花炭、生地炭、椿根皮、鸡冠花、侧柏炭、茜草炭、大黄炭、马齿苋等。若属久病入络，瘀血阻滞肠络者，治宜活血化瘀、通络止痛，常用药如当归、赤芍、红藤、延胡索、炒蒲黄、五灵脂、桃仁、三七粉等。

[病案] 气血失和、湿热阻滞肠澼案

崔某，女，51岁。2014年12月2日初诊。

主因脓血便1年半，近1月加重来诊。

患者于2013年6月开始出现脓血便，先后在某中医医院就诊，经服用西药、中药及灌肠后症状减轻，现仍服用美沙拉秦（已1年）、氟哌噻吨美利曲辛片（已1年）。1月前病情复发，又出现腹痛及脓血便。于今日来医院门诊要求中医治疗。2013年8月在某医院行结肠镜示：溃疡性结肠炎。2014年12月1日在某煤炭医院结肠镜示：溃疡性直肠炎（距肛门10cm以下见黏膜充血水肿，散在糜烂溃疡，表面呈颗粒状）。

目前症见：大便泄泻，日行4次左右，为脓血便，或有少量黑色血，脐腹部及左下腹疼痛，肛门灼热，舌质暗红，舌苔黄白厚腻，脉弦数。

中医诊断：肠澼。

证属：肠腑湿热，气血失和。

治法：清肠化湿，兼调气血。

方用：清肠化湿汤、芍药汤加减。

处方：当归12g，白芍12g，广木香10g，黄连6g，黄芩10g，苦参15g，生地榆30g，生薏苡仁30g，马齿苋30g，秦皮10g，白及15g，败酱草30g，鸡冠花15g，槐花炭10g，侧柏炭10g，甘草6g，生姜3片。

四诊：2014年12月24日。以上方为主稍作加减，服18剂。目前大便正常，日一行，便中无脓血，腹痛减轻，但肛门时有便意，纳食尚可，舌质暗红，舌苔白根黄偏厚，脉弦细数。改拟健脾益气，兼清肠化湿法。

处方：太子参 15g，炒白术 12g，茯苓 15g，陈皮 10g，黄连 6g，黄芩 10g，苦参 15g，生薏苡仁 30g，秦皮 10g，炒白芍 12g，陈皮 10g，防风 10g，马齿苋 30g，败酱草 30g，川朴 10g，白及 15g，甘草 6g，生姜 3 片。6 剂。同时加用中药灌肠方灌肠，每日 1 次。

六诊：2015 年 1 月 7 日。上方服 12 剂。目前大便每日一行，不稀成形，便中无脓血，肛门不适好转，纳欠佳，精神可，近 5 天又觉尿痛，舌质暗红，舌苔白，根黄白厚腻，脉弦。再用调和气血、清肠化湿法，以初诊方去鸡冠花、槐花炭、侧柏炭，加防风 10g、羌独活各 6g、蒲公英 30g、车前草 30g。

十二诊：2015 年 4 月 1 日。以上方服 6 剂后，尿痛消失。其后仍以此方为主，随症加减，加用血分药如桃仁、牡丹皮、生地炭、赤芍、延胡索、三七粉等，再服 46 剂。目前患者已经自行停用美沙拉秦。自觉一般情况良好，纳佳，精神好，腹中无不适，大便偏稀，无脓血，日一行，近来又觉眼糊，舌质暗红，舌苔白根稍厚，脉弦稍数。改用清肠化湿汤合痛泻要方。

处方：广木香 10g，黄连 6g，黄芩 10g，生薏苡仁 30g，苦参 15g，炒白芍 12g，生地榆 30g，秦皮 10g，马齿苋 30g，鸡冠花 15g，白及 15g，败酱草 30g，防风 10g，陈皮 10g，炒白术 12g，甘草 6g，生姜 3 片。7 剂。

以此方服 20 余剂后，诸症消失。嘱其间断服用中药及中药灌肠。至 2019 年 11 月 16 日随访，情况良好，未见复发。

按：本例患者发现溃疡性结肠炎 1 年余，据其临床表现辨证为气血失和、肠腑湿热。方用芍药汤合清肠化湿汤加减，一方面清化湿热，一方面调气和血。前后经用药 100 余剂，并自行停用西药，治疗近 5 个月，病情明显好转，趋于稳定，未再反复。通过此病例的治疗可以看出，本病在治疗过程中，调和气血有时亦是一个重要的方面。

（六）病变过程有缓急，分辨缓急内外治

溃疡性结肠炎病变过程中，常有活动期与缓解期之别。活动期发病急，病情多较重，腹痛较甚，伴里急后重，或有发热，大便中混有脓血，排便次数增多，日行甚或 10 余次。其证多属湿热壅滞肠腑，湿热之邪损伤肠络所致。此时治疗当以清肠化湿、凉血解毒。方用自拟清肠化湿汤作为治疗此等证候的基本方。

溃疡性结肠炎缓解期，一般病情较轻，常见腹部或胀或痛，受凉、劳累或饮食不慎即出现肠鸣腹泻，大便杂有黏液，常伴倦怠乏力、消瘦、面黄等

脾虚证候。此时其证多属虚实夹杂、寒热错杂，治宜益气健脾厚肠、化湿兼调寒热。方用连理痛泻汤加减进行调治。如脾虚证候明显者，也可以参苓白术散加减。必须注意的是，在病变过程中其证候是不断发生变化的，以虚实变化、寒热变化、气血变化尤为明显，临床一定要多加观察，及时辨别。

本病在治疗过程中，除予内服汤剂治疗外，对大便脓血较著，且病变在左半结肠者（降结肠、乙状结肠、直肠），尚需配合应用中药灌肠外治法，常可提高疗效。灌肠方：黄芪 10g、生地榆 10g、苦参 10g、秦皮 10g、马齿苋 30g、黄连 6g、白及 10g，将上药煎汤浓缩至 100ml，兑入三七粉 3g。排便后，每晚睡前保留灌肠，每日 1 次，1 月为 1 疗程。

由于本病病程较长，易于复发，故服药时间需长久一些，当临床症状改善或消失后，仍应坚持治疗一段时间，以巩固疗效，避免复发。同时，服药期间应注意饮食调摄，忌食生冷、辛辣、油腻之物，曾见一患者经治好转后，又因喝牛奶而病情反复。且尤忌情绪波动，故本病的治疗效果，每每与患者自身调理得当与否密切相关。

[病案] 虚实夹杂、寒热错杂肠澼案

聂某，男，44 岁。2016 年 5 月 17 日初诊。

主因大便稀溏伴脓血便反复发作 5 年，加重 1 月来诊。

患者 2011 年因工作劳累、饮食不慎后出现大便稀溏及脓血便，伴脐下腹痛。于 2013 年在某医院结肠镜诊断为：溃疡性结肠炎。经服用美沙拉秦肠溶片、裸花紫珠栓后略有好转。今年 4 月中旬又因劳累发作且加重，出现脓血便较多。目前仍用较大剂量美沙拉秦进行治疗。2016 年 5 月 5 日某医院结肠镜示：溃疡性结肠炎（回盲瓣呈唇样，黏膜光滑，阑尾窝周围黏膜充血，散在点状溃疡。距肛门 23cm 以下乙状结肠黏膜及直肠黏膜弥漫性充血，伴点片样溃疡及渗出）。于今日来医院门诊，要求中医治疗。

目前症见：大便泄泻，日行 3～6 次，便中夹有较多脓血，脐腹部疼痛，便前腹痛明显，且腹部畏冷，神疲乏力，纳食欠佳，舌质暗，舌体胖，舌边有齿痕，舌苔白根厚腻，脉弦细。

既往史：过敏性哮喘近 5 年。

中医诊断：肠澼。

证属：脾虚湿盛，肝脾失调，寒热错杂。

治法：抑肝扶脾，健脾除湿，兼调寒热。

方用：连理痛泻汤加减。

处方：党参 15g，炒白术 12g，茯苓 15g，陈皮 10g，炒白芍 12g，防风 10g，木香 10g，黄连 6g，炮姜 6g，生薏苡仁 30g，生地榆 30g，苦参 15g，秦皮 10g，马齿苋 30g，白及 15g，鸡冠花 15g，三七粉 3g（分冲），甘草 6g，生姜 3 片。7 剂。

二诊：2016 年 5 月 31 日。药后大便好转成形，已无脓血，腹痛减轻，精神好转，纳食尚可，舌质暗红，舌苔白根稍厚，脉沉弦。以前方加黄芪 18g。12 剂。同时嘱其用中药灌肠方进行灌肠，每日 1 次。

八诊：2016 年 8 月 23 日。以上方为主，随症加减，再服 62 剂。曾据症加入乌梅、生山药、槐花炭、荆芥炭、败酱草等，目前西药美沙拉秦已逐步减量。现自觉一般情况好，便中无脓血，大便日行 2～3 次，偏稀，腹中畏冷，纳食及精神好转，舌质暗，舌体胖，舌边有齿痕，舌苔白根厚微黄，脉弦。继用前法，以初诊方去鸡冠花、三七粉，加黄芪 18g、生山药 20g。12 剂。

十五诊：2016 年 12 月 6 日。以八诊方为主随症加减，其间曾加用过侧柏炭、鸡冠花、槐花炭、三七粉、炒扁豆等，再服 80 余剂。现患者大便日行 2～3 次，偏稀，便中无脓血，腹中无不适，纳可，精神好，近来又稍咳嗽，舌质暗，舌体胖，舌边有齿痕，舌苔白根厚，脉沉弦。继用前法，调方如下。

处方：黄芪 30g，太子参 15g，炒白术 12g，茯苓 15g，陈皮 10g，炒白芍 12g，防风 10g，木香 10g，黄连 6g，炮姜 6g，生薏苡仁 30g，生地榆 15g，生山药 20g，马齿苋 30g，秦皮 10g，乌梅 10g，三七粉 3g（分冲），浙贝母 15g，甘草 6g，生姜 3 片。15 剂。

以此方为主，再服近 90 剂。至 2017 年 10 月 13 日十九诊时，患者一般情况良好，大便正常，无明显不适，舌质暗红，舌体胖，舌边有齿痕，舌苔薄白，脉沉弦细。患者于 2017 年 9 月 12 日在某医院复查结肠镜示：全结肠黏膜未见异常。继用前法，以前方再服 12 剂后，暂时停药。嘱其间断用中药灌肠，巩固疗效。

按：本例患者患溃疡性结肠炎已经 5 年，用西药美沙拉秦治疗未能控制。初诊时症状较重，脓血便较多，据其临床表现而辨证为脾虚湿盛、肝脾失调、寒热错杂。方用连理痛泻汤加减，以抑肝扶脾、健脾除湿、兼调寒热。其后据症加减，坚持治疗。经过 1 年多的治疗，用药 260 剂，并加用中药灌肠法，症状全部消失，复查结肠镜提示全结肠黏膜未见异常，得以临床治愈。

（白宇宁、白震宁、王海萍　整理）

第十七章
肠 粘 连

肠粘连在临床较为常见，特别是腹部术后合并肠粘连的患者更为多见。目前本病尚无特效治疗方法。运用中医药治疗肠粘连常能改善症状，从而取得较好疗效。

一、病机概要

肠粘连属于中医"腹痛""腹胀""肠痹""肠结"等病证范畴。其病因病机主要有以下几个方面。

（一）寒结肠腑

因腹部术中肠管暴露，寒邪直侵；或术后体虚，过食寒凉饮食，外感风寒等诱因，使寒邪内结，凝滞于小肠，肠腑气机不得通降，而发本病。

（二）实热内结

因炎症或腹部术后感染，湿热邪毒侵入肠内或热毒余邪滞留肠中，壅结不通，使肠道闭阻，气血失运，从而出现腹痛、腹胀、大便秘结不通等症。

（三）肠腑气滞

患慢性疾病后，肠腑气血瘀滞，或因炎症或因腹部手术之后，小肠之间相互粘连，肠系内结，使小肠气机阻塞，结而不通，导致经常腹胀、腹痛等症。

（四）瘀血阻络

手术时金刃伤及血脉，形成瘀血，瘀血阻于肠腑脉络之间，血运失畅，致使肠腑血瘀，受盛化物功能失常，腑气不得通降，遂成粘连甚或梗阻之候。

（五）脾肠虚弱

慢性疾病日久，或因手术耗气伤血，而致脾肠虚弱。脾肠虚弱，运化无力，升降失司，日久不仅气血衰少，而且气血瘀滞，致使小肠通降功能失调，造成肠系内结,肠道滞塞不通。

总之,本病病位在小肠,其基本病机为肠系内结、腑气闭阻。病理因素主要有寒凝、实热、气滞、血瘀诸方面。同时久病之后,常可影响脾肠功能,运化失常,气血生化乏源,渐至气血亏虚,身体羸弱。

二、临床辨治心法及验案

(一)肠道气滞腑不通,理气通腑调寒热

肠粘连轻者多数在临床可出现腹胀,腹痛,时轻时重,嗳气或矢气稍减,腹中有时可扪及条状物隆起,纳呆、呕恶,排气减少,大便失调等症。此属肠腑气机阻滞,腑气不通。临床治疗当行气通腑,方用六磨汤、木香槟榔丸之类。但要注意,此类方剂不可长期应用,一旦腑气得通,症状得以缓解,即应去掉槟榔、大黄等破气攻下之品,而适当加入党参、太子参、白术等以扶助正气。如长期反复运用破气降气之品,必将耗伤正气。

肠粘连临床常有寒热之分。寒结肠腑者治当祛寒通腑,方用大黄附子汤、温脾汤之类;腑实热结者治当泻热通腑,方用三承气汤之类。但这些治疗都属于对典型证候的用药方法,且均应临时暂用。一旦腑气得通,寒结肠腑证即改用理中汤、附子理中汤之类;腑实热结证即改用黄芩汤、芍药汤之类。因此,临床根据本病寒热性质的不同情况,而采用不同的调理寒热药物显得至关重要。同时,肠粘连的病机是在不断变化的,寒证日久可以转化为热证,热证日久并过用寒凉则可转化为寒证。在这种相互转化的过程之中,常常可出现寒热错杂的证候。

白兆芝教授指出,就临床所见,肠粘连属寒热错杂、虚实夹杂者颇为多见,故平调寒热法在临床上是常用的方法。一般温热药多用干姜、附子、肉桂、川椒;清热药多用黄连、黄芩、栀子;腹痛者常加川椒、延胡索、五灵脂、白芍;伴气虚者常加党参、白术、太子参、黄芪;伴恶心者常加姜半夏、竹茹;伴腹胀明显者常加木香、槟榔、厚朴、炒莱菔子、大腹皮等。理气顺肠常用方如理气顺肠汤、木香槟榔丸;平调寒热常用方如椒梅宁肠汤、黄连汤、连理汤、乌梅丸等。

[病案]胃癌术后肠粘连案

密某,男,59岁。2011年11月15日初诊。

主因脐腹部反复胀满疼痛近半年,加重3天来诊。

患者于 2011 年 4 月因患胃癌行胃切除术,此后经常脐腹部胀满疼痛反复发作。曾在某医院就诊,诊为"肠粘连"。近 3 天来因症状加重,在外院检查,诊为"肠粘连合并肠道不全梗阻",给予抗感染治疗,未见明显好转。于今日上午来院门诊要求中医治疗。

目前症见:脐腹部胀满、疼痛,阵发性加重,腹中肠鸣,时有条状物隆起,餐后加重,伴纳呆,嗳气,腹部畏冷,大便干,3 日未行,舌质暗,舌苔黄白厚,脉弦。查体:肝脾触及不满意,腹部膨满,叩之如鼓,脐腹部压痛(+),反跳痛(-),腹中未及包块。

中医诊断:腹痛。

证属:小肠气结,寒热失调。

治法:理气通肠,兼调寒热。

方用:小承气汤合理气顺肠汤加味。

处方:当归 12g,白芍 12g,桃仁 10g,杏仁 10g,枳实 15g,川朴 15g,广木香 10g,大腹皮 30g,炒莱菔子 30g,黄连 6g,炮姜 6g,生大黄 12g(后下),砂仁 6g(后下),甘草 6g,生姜 3 片。3 剂。

二诊:2011 年 11 月 18 日。药后腹部胀满疼痛明显好转,矢气多,腹中条状物隆起消失,大便已通,昨日稀便 2 次,仍肠鸣,舌质暗,苔白,脉沉弦。查体:腹部平坦,叩之鼓音,脐腹部压痛(+)。继用前方,改生大黄为熟大黄,另加焦三仙各 15g。4 剂。

三诊:2011 年 11 月 22 日。症状明显好转,腹痛消失,腹不胀,腹中条状物消失,仍有时肠鸣,纳食增加,舌暗苔白,脉弦细。继用前方加太子参 15g。

四诊:2011 年 11 月 28 日。纳食恢复正常,精神好转,腹胀腹痛未作,大便正常,偶有烧心,汗多,舌暗淡,苔白,脉弦细。改拟健脾和胃,兼理气顺肠。

处方:太子参 15g,白术 12g,茯苓 15g,陈皮 10g,姜半夏 9g,广木香 10g,砂仁 6g(后下),炒白芍 12g,枳实 15g,川朴 15g,炒莱菔子 30g,黄连 6g,莪术 10g,焦三仙各 15g,甘草 6g,生姜 3 片。5 剂。

五诊:2011 年 12 月 5 日。一般情况好,纳佳,腹胀腹痛未作,有时肠鸣,大便正常,舌暗淡,舌边有齿痕,苔白,脉沉弦细。继用前法,以前方加黄芪 18g,白花蛇舌草 30g。10 剂。继续调治。

5 年后患者带领亲戚前来看病,自述病情稳定,肠粘连未再发。

按:术后肠粘连在临床较为多见,运用中医药治疗常能改善症状,并可防止或减少反复发作。本例患者初诊时肠腑气结的症状较重，故治疗以理气通腑为主。方以大黄通腑；以枳实、川朴、广木香、大腹皮、炒莱菔子、杏仁等理气行气；以当归、白芍、桃仁养血活血，改善肠腑血运；因兼具寒热失调病理变化，故以黄连、炮姜调理寒热。药后症状很快好转，随着大便的通畅，腹胀腹痛明显好转。用药 7 剂后症状基本消失，但正气有所耗伤，故加太子参以扶正。四诊时，纳食精神恢复正常，腹胀腹痛未作，舌质暗淡，脉弦细，考虑此时证候已经转化为脾胃虚弱，兼有肠腑气滞。故治疗方法改以健脾和胃为主，兼以理气顺肠。方用香砂六君子汤，并酌加部分理气顺肠药。五诊时，虽然肠粘连症状消失，但考虑患者原系胃癌术后，故在健脾和胃调气的基础上加黄芪、莪术、白花蛇舌草等，一以补气扶正，一以抗癌解毒。

（二）肠道梗阻用通法，先通后补灵活用

肠粘连如病情比较重者，在临床上常出现肠道不全梗阻，甚至完全性肠梗阻。此时小肠失于通降，肠腑壅结不通，故通下法在临床中每每常用。需要注意的是，临床运用通下之法宜中病即止。只要腑气得通，即应改用通补兼施，或寓补于通，不可一味运用攻下。因为此类患者病程日久，正气本虚，同时攻下又可耗伤正气，故不可长期运用通下。一般在通下之后，应视患者寒热虚实的不同情况，予以通补结合的方法。当然，也不可一味运用补法，而忽视继续疏通小肠气机之治。

[病案] 结肠癌术后肠梗阻案

王某，男，68 岁，退休干部。2010 年 7 月 13 日初诊。会诊病例。

主因腹痛腹胀 1 周要求会诊。

患者原系直肠癌，2 月前在某肿瘤医院行手术治疗，其后在该院进行化疗。在化疗期间突然出现剧烈腹痛、腹胀，诊为粘连性肠梗阻，经抗感染、胃肠减压等治疗，未能缓解。于 2010 年 7 月 13 日要求会诊。

目前症见：全腹膨满，疼痛拒按，腹部叩之如鼓，身热夜甚，烦躁汗出，大便 10 日未行，舌质红，舌苔黄厚，脉沉弦。

中医诊断：肠结。

证属：肠腑实热内结，腑气蕴结不通。

治法：清热通腑，行气活血。

方用：加味大承气汤。

处方：生大黄 10g（后下），枳实 15g，川朴 15g，桃仁 12g，杏仁 12g，黄芩

10g，赤芍12g，白芍12g，炒莱菔子30g，广木香10g，芒硝10g（冲），败酱草30g，当归12g，甘草6g，生姜3片。水煎服，日1剂。

二诊：2010年7月16日。2剂后，大便已通，腹中疼痛及胀满消失，食欲好转，体温已正常，舌质红，舌苔中根部黄厚腻，脉沉弦。继用前方去芒硝、败酱草、当归，加陈皮10g、姜半夏9g、茯苓15g、竹茹15g、生薏苡仁30g、白蔻仁6g、莪术10g。

上药共服14剂。至2010年7月30日四诊时，患者一般情况良好，纳佳，精神好转，大便正常，舌质暗红，舌苔白，脉沉弦。考虑此时患者的病机已经发生变化，当腑实内结消除之后，脾虚之象渐显。故改拟健脾益气，化痰散结，佐以和中为法。用六君子汤加味。

处方：太子参15g，白术12g，陈皮10g，姜半夏9g，茯苓15g，黄连6g，枳实15g，瓜蒌30g，鸡内金15g，莪术10g，夏枯草15g，浙贝母15g，藤梨根15g，白芍12g，甘草6g，生姜3片。

以前方进退，共服药80余剂，其间曾据证酌情加入山慈菇、壁虎、三七参、白花蛇舌草、煅瓦楞子、仙鹤草、龙葵等。至2011年7月1日再次复诊时，患者面色红润，精神颇佳，纳食及二便正常，体重增加，腹中无不适，舌胖，质暗红，苔白，脉沉弦。继用前法，以善其后。

按：本例患者为结肠癌术后肠粘连导致的肠梗阻。初诊时表现为全腹膨满疼痛拒按，大便不通，舌质红，苔黄厚。治以清热通腑、行气活血，方用加味大承气汤。方中以大黄、芒硝峻下热结，枳实、厚朴、木香、炒莱菔子行气消胀，桃仁、赤芍、当归活血，黄芩清肠中郁热，败酱草清热解毒。本方较大承气汤治疗粘连性肠梗阻更有针对性，不仅具有通下腑实的作用，而且兼能行气活血、清热解毒。因此类患者在病机上大多存在肠腑实热内结、气滞血瘀热毒内盛的情况，故以此方治疗能够取得较好的疗效。此外，当腑气得通，梗阻缓解之后，即应据证改用扶正祛邪之法。

（三）肠粘连血分瘀阻，促血运活血化瘀

肠粘连患者特别是术后所致者，多与血分瘀阻有关。患者每每出现长期腹痛，且反复发作，发作时疼痛较为剧烈，其部位固定，入夜尤甚，舌质暗有瘀斑等。故活血化瘀为临床治疗肠粘连的常用方法。常用药如赤芍、桃仁、红花、三棱、莪术、生蒲黄、五灵脂、当归、川芎、丹参、乳香、没药、刘寄奴、三七等。在运用活血化瘀法时，要注意辨别其寒热、虚实。偏寒者当配

合桂枝、肉桂、干姜、熟附片、小茴香、细辛等温通肠络之品,方如少腹逐瘀汤。偏热者当配合牡丹皮、赤芍等清热凉血之品,方如膈下逐瘀汤。同时,血瘀日久必然耗气伤血,可出现气虚血虚征象,故常须配合补气养血和血之品。如属气虚血瘀者,可用益气化瘀理肠汤(黄芪、党参、白术、当归、白芍、川芎、桃仁、生蒲黄、五灵脂、延胡索、广木香、小茴香、甘草);属血虚血瘀者,可用桃红四物汤。活血化瘀药和益气养血和血药的共同运用,可促进肠道局部血液循环,改善血液供应,预防肠粘连的发生和加重。

[病案] 结核性腹膜炎合并肠粘连案

齐某,女,36岁,农民。1982年7月12日初诊。会诊病例。

主因腹痛腹胀4月余,加重1周要求会诊。

患者于20年前曾患肺结核,后经治疗好转。1982年3月初无明显原因出现腹痛腹胀,经当地县医院诊治,未能好转,亦未明确诊断。近1月来症状日趋加重,于1982年6月22日住入本院消化内科,经系统检查,诊为结核性腹膜炎合并肠粘连,并开始抗结核治疗。近1周来腹痛腹胀突然加重,考虑合并不全性肠梗阻,于今日上午要求中医会诊。

目前症见:消瘦颧红,周身乏力,腹痛拒按,以脐腹部为甚,伴腹部膨满,叩之如鼓,矢气很少,大便数日一行,量少,不畅,无食欲,已禁食数日,手足发热,舌质紫暗,舌苔白微黄,根部苔腻,脉弦细。

中医诊断:腹痛。

证属:瘀血内停,气机阻滞。

治法:活血化瘀,兼调气机。

方用:膈下逐瘀汤加减。

处方:当归15g,赤芍15g,川芎10g,桃仁10g,红花10g,生蒲黄10g,五灵脂10g,延胡索10g,川楝子10g,枳壳10g,生地黄15g,丹参25g,炒莱菔子30g,生姜3片。3剂。

二诊:1982年7月15日。药后腹痛减轻,矢气增多,大便较前通畅,食欲稍增,已开始进食,舌脉如前。继用前法,以前方加白芍15g。3剂。

三诊:1982年7月19日。目前腹痛较前明显减轻,仍有轻度腹胀,肠鸣,大便不规律,时干时稀,或先干后稀,精神及纳食好转,舌脉如前,调方如下。

处方:太子参15g,白术12g,茯苓15g,当归15g,赤芍15g,白芍15g,川芎10g,桃仁10g,红花10g,生蒲黄10g,五灵脂15g,延胡索15g,川楝子

10g,枳壳 10g,广木香 10g,炒莱菔子 15g,生姜 3 片。3 剂。

四诊:1982 年 7 月 22 日。腹痛基本消失,仍有轻度腹胀,精神、纳食正常,大便尚可,仍觉口干,手足心热,眼干,牙龈肿痛,舌紫暗,苔薄白,原根部腻苔已退,脉弦。仍以活血化瘀、理气消胀为法,以初诊方去川楝子、丹参,加广木香 10g、炒槟榔 10g、牡丹皮 10g。3 剂。

五诊:1982 年 7 月 26 日。药后诸症见轻,腹痛消失,腹胀明显好转,仍有牙痛。继用前法,以前方继服。3 剂。

六诊:1982 年 7 月 29 日。病情稳定,自觉腹痛消失,偶有轻度腹胀,大便正常,牙痛未作,舌暗,苔白,脉弦细。患者准备近期出院,改拟养血活血、健脾调气法,方用当归芍药散合桃红四物汤继续调治,10 剂。

按:本例患者为结核性腹膜炎合并肠粘连而引发肠道不全梗阻。初诊时腹痛腹胀较甚,伴大便失调。据其临床表现及舌脉,当属瘀血腹痛。经服用活血化瘀,兼疏通气机之剂 15 剂后,腹痛及腹胀基本消失,大便恢复正常。然而此类病证当其腹痛腹胀好转,肠道不全梗阻缓解之后,仍需坚持应用活血化瘀、消癥散结之法继续调治,以缓解或减轻其粘连程度,防止梗阻再次发生。

(四)饮留小肠肠闭阻,通腑逐饮调气血

肠粘连患者由于肠腑气机闭阻,升降失常,运化失健,气化无力,水谷不归正化,则水湿聚而为饮,停滞于肠间。如《景岳全书·杂证谟》所谓"饮唯停积肠胃"。饮留小肠则可见:水走肠间,沥沥有声,腹满,肠鸣,便秘,苔腻等症。治宜通腑逐饮,常用方如己椒苈黄丸。

[病案] 盆腔结核所致小肠粘连案

徐某,女,53 岁,干部。1998 年 9 月 13 日初诊。

主因腹胀痛,伴肠鸣、便秘,反复发作 5 年,加重半月来诊。

患者于 5 年前患盆腔结核,后经抗结核治疗好转。之后经常腹胀、腹痛,伴肠鸣、便秘,症状反复发作,经数家医院诊为小肠粘连。半月前自觉症状加重,经西药治疗未效,要求中医治疗。

目前症见:腹部胀痛,以脐腹部为甚,叩之如鼓,腹部拒按,肠鸣辘辘,伴恶心厌食,大便秘结,3 日未行,口干,舌质暗,舌苔黄白厚腻,脉沉弦。

中医诊断:肠结。

证属:饮留小肠,腑气不通。

治法：通腑逐饮，行气消胀。

方用：己椒苈黄丸加味。

处方：当归 20g，赤芍 15g，白芍 15g，防己 10g，椒目 10g，葶苈子 30g，生大黄 10g（后下），茯苓 15g，泽泻 10g，桃仁 10g，杏仁 10g，炒莱菔子 20g，黄连 6g，广木香 10g，厚朴 15g，生姜 3 片。

3 剂后，大便已通，腹胀好转，肠鸣减轻。继用前方去大黄，加砂仁 6g，再服 6 剂，诸症消失。改用当归芍药散加广木香、大腹皮、川朴、炒莱菔子、桃仁、杏仁、砂仁等继续调理。

按语：小肠粘连患者在某些情况下，可出现饮留小肠的证候。此时的治疗，一方面要攻逐水饮，一方面要理气消胀通腑，同时应适当配合活血之品，如桃仁、大黄，其本身亦有活血作用。但本病在临床上极易反复，故需平时注意饮食调摄，并配合中药进行调理预防。

（五）气血亏虚虚夹实，补益气血寓通补

肠粘连至后期，由于脾与小肠均受病，故其运化、化物、泌别清浊功能失常，致使气血生化乏源，从而出现气血虚弱的证候。此时要注意，一方面就全身而言是气血两虚，就局部而言又有肠腑粘连失于通降，实际是一个虚实夹杂，以虚为主的复杂证候。

治疗时，必须重点考虑补益气血，运用八珍、归脾，甚至十全大补之类。同时，辅以疏通气机、活血化瘀之法，并予通降之品，寓通于补。一般疏通气机常用陈皮、枳壳、广木香、厚朴、大腹皮等；活血化瘀常用丹参、桃仁、莪术、没药、五灵脂、赤芍等。如能虚实兼顾，常可取得疗效。

[病案] 脾切除、部分结肠切除术后反复肠粘连、肠梗阻案

冯某，女，37 岁，干部。2011 年 10 月 17 日初诊。

主因反复腹痛 7 年来诊。

患者于 7 年前开始出现反复腹痛，逐渐加重。2008 年 5 月 15 日因肠梗阻在北京某医院行剖腹探查术，术中发现脾脏长有炎性假瘤压迫而导致肠梗阻发生，故进行脾切除及部分结肠切除手术。术后发生肠瘘，于 2008 年 5 月 30 日行肠造瘘术，术后仍然感染严重。于 2008 年 7 月发现左侧输尿管梗阻，左肾积水。于 2009 年 3 月在该医院行左肾穿刺引流术，目前仍带有穿刺引流管。2011 年 1 月行肠造瘘还纳术，术中因粘连严重，切除了右半结肠。自 2011 年 4 月至 10 月半年期间，腹部疼痛反复发作，共发生 4 次肠梗

阻，每次都住院进行治疗。半月前腹痛再次发作而住院，入院诊为肠粘连合并肠道不全梗阻，目前仍在本院消化内科住院治疗。

目前症见：脐腹部疼痛隐隐，按之加重，稍有腹胀，腹中明显畏冷，手足冷，大便不成形，日行 4～5 次，纳食差，头晕，腰困，消瘦，乏力，小便可，舌质暗红，舌苔薄白，脉沉弦细数。

中医诊断：腹痛。

证属：气血两虚，脾阳不振，肠络瘀阻。

治法：益气养血，活血化瘀，温中止痛。

方用：八珍汤、桂枝茯苓丸加减。

处方：太子参 15g，炒白术 12g，茯苓 15g，当归 12g，炒白芍 12g，桂枝 6g，桃仁 10g，川芎 6g，乌药 10g，广木香 10g，炮姜 6g，黄连 6g，延胡索 15g，川楝子 10g，乌梅 10g，砂仁 6g（后下），甘草 6g，生姜 3 片。

三诊：2011 年 10 月 31 日。上方服 9 剂，目前腹痛明显好转，头晕亦好转，纳食增，仍大便稀，肠鸣，乏力，舌质暗红，苔薄白，脉弦细。继用前法为主。

在其后的治疗中，一直随症加减：脘中不适、恶心、纳差时，加陈皮、姜半夏、竹茹、鸡内金；腹胀明显时，加川朴、大腹皮、枳实、炒莱菔子；肾引流管感染，苔黄腻时，加生薏苡仁、败酱草、牡丹皮、冬瓜仁；盆腔有积液时，加生薏苡仁、泽兰、木瓜；腰困明显时，加熟地、山萸肉、生山药、续断；腹痛明显时，加赤芍、莪术、丹参、五灵脂；腹中畏冷明显时，加熟附子、干姜；乏力明显时，加黄芪、党参。至 2012 年 5 月 21 日前后共诊治 23 次，服药 90 余剂，患者整体情况明显好转，自觉偶有腹胀、肠鸣，精神、纳食明显好转，未再发生梗阻现象。

二十四诊：2012 年 5 月 25 日。自诉于 5 月 23 日晚上因饮食不慎后，导致腹痛突然加重，伴腹胀甚，不能进食，饮水亦觉腹中难受，腹中明显畏冷，昨日大便稀，日行 7～8 次，舌质红，苔白根黄，脉弦细。昨日去医院查腹部平片，提示可见气液平面，考虑再次发生肠道不全梗阻。证属寒凝气滞，肠腑不通。治宜行气散寒，益气通腑。

处方：太子参 15g，熟附片 10g（先煎），枳实 15g，川朴 15g，广木香 10g，槟榔 10g，生大黄 10g（后下），赤芍 10g，白芍 10g，桃仁 10g，杏仁 10g，炒莱菔子 30g，甘草 6g，生姜 3 片。嘱服 1 剂。

2012 年 5 月 26 日电话随诊：药后腹痛及腹胀明显减轻，夜间睡眠平稳，未再发生腹痛。嘱以上方再服 2 剂。

二十五诊：2012 年 5 月 28 日。目前自觉症状减轻，腹痛及腹胀好转，大便日行 4～5 次，偏稀，仍肠鸣，腹中畏冷好转，饮水后腹中稍有不适感，矢气少，舌质红，苔白微黄，中根厚，脉弦。今日上午复查腹部平片未见液平面，仅见肠管积气。以前方加当归 12g，玄明粉 10g（冲），川朴改用 30g。1 剂。

2012 年 5 月 29 日电话联系：自诉一般情况尚好。嘱以上方去玄明粉，再服 4 剂。

二十六诊：2012 年 6 月 4 日。目前症状明显缓解，纳食基本恢复正常，腹痛未作，腹胀轻微，仍肠鸣，腹喜暖，舌质红，苔薄白，脉弦。调方如下。

处方：太子参 15g，当归 12g，白芍 12g，桃仁 10g，杏仁 10g，广木香 10g，砂仁 6g（后下），黄连 6g，干姜 6g，熟大黄 12g，炒莱菔子 30g，枳实 15g，川朴 15g，甘草 6g，生姜 3 片。3 剂。

按：腹部术后肠粘连患者常因饮食不慎而导致肠道不全梗阻或肠梗阻反复发作，甚为痛苦和棘手，目前临床尚无特效药物及治疗方法。本例患者曾因肠粘连合并肠道梗阻反复发作，再加之反复手术和各种并发症，故初诊出现虚实夹杂之候，表现为脾虚气滞、肠络瘀阻。遂运用中药进行调治，一方面益气健脾养血以扶正气；一方面活血化瘀，兼理气行气以祛邪，从而促进肠道功能恢复。自运用中药调治半年来，未再发生肠道梗阻现象。后因患者饮食不慎，过食生冷油腻之物再次诱发肠道不全梗阻，出现腹痛、腹胀加重。其辨证为寒凝气滞、肠腑不通，采用行气散寒、益气通腑法，运用调胃承气汤合大黄附子汤，并酌加太子参、桃仁、杏仁、木香、槟榔、莱菔子等。经用药 3 剂，肠道不全梗阻即得以解除。可见中医药通过运用辨证论治来治疗本病，有自己的优势和较好的疗效。

（白震宁、白宇宁　整理）

第十八章
慢性肝病

一、病机概要

慢性肝病如慢性肝炎、肝硬化、脂肪肝等病为临床常见病,在病机上与脾胃密切相关,主要有如下几方面的特点。

(一)肝病传脾胃

《金匮要略·脏腑经络先后病脉证第一》曰"见肝之病,知肝传脾,当先实脾"。先贤的论述,对我们今天治疗慢性肝病具有重要的指导意义。许多慢性肝病在其病变过程中,常常会出现脾胃功能失调的症状。

(二)慢性肝病病机与脾胃密切相关

慢性肝病的病机主要是肝郁气滞、肝脾失和;或湿热蕴阻,肝胆、脾胃功能失调;或日久由气及血,肝脾血瘀;或致肝脾肾亏虚,而成虚实夹杂之证。

湿热是肝病过程中重要的病理因素。慢性肝病往往湿热未除,壅结肝胆,脾胃受困。复加情志因素、饮食失节、劳累过度等因素,日久肝失疏泄,气机阻滞,脾胃功能受损,而出现肝气乘脾犯胃,形成肝郁脾虚或肝胃不和兼有湿热内蕴之证。肝胆湿热波及中焦脾胃,可出现肝胆、脾胃湿热俱盛的多种症状。湿热蕴结日久又可伤及肝脾胃之阴,而致阴虚湿热。

同时,慢性肝病日久,其病由肝波及于脾,脾气日虚,日久气血化生之源不足而致气血两虚;或波及于胃,以致肝胃阴虚;气虚不能运血,加之肝郁气滞,由气分波及血分,常可出现血分瘀阻;血瘀日久,正气不复,则可瘀结而成癥积。特别是肝硬化患者其病机主要是气虚血瘀、痰浊水湿内停。虽然病位在肝,但却与脾胃密切相关,晚期又可波及于肾。其病机关键在于肝郁脾虚血瘀。而脂肪肝则多见于嗜食肥甘、嗜酒之人,脾运失常,运化不及,湿聚为痰,化为膏脂,聚于肌肤、脏腑、经络而致肥胖与肝着。故脂肪肝的形成常为脾胃功能失调所致。此外,乙肝病毒应属于中医疫疠之邪的范畴,具有疫毒、湿毒的病理性质,所致肝炎往往具有病情缠绵、迁延难愈的特点。

二、临床辨治心法及验案

临床治疗慢性肝病时要注重调理脾胃,时刻顾护脾胃。肝气犯胃时应疏肝和胃;肝气乘脾时应抑肝扶脾;湿热内盛时应在清化湿热的同时,配合疏肝理气、健脾和胃。慢性肝病至后期,气血两虚者应通过健脾胃来补气生血;血瘀痰阻而成癥积、臌胀者,更要健脾益气,或养阴滋脾扶正,在恢复后天之本的基础上应用化瘀消癥、化痰利水等法,方能取得疗效。

(一)乙肝活动湿热阻,和胃降逆清湿热

[病案] 慢性病毒性乙型肝炎(活动期)案

闫某,男,35 岁。2011 年 5 月 23 日初诊。

主因上腹部胀满不适 10 余年,伴恶心、纳差半月来诊。

患者近 10 年来间断上腹部胀满不适,既往曾有"乙型肝炎"史,近半月来因上腹部胀满加重,伴恶心、纳差等症状,遂来院门诊。

目前症见:上腹部胀满,餐后加重,伴恶心、呕吐,纳差,饥时上腹部隐痛,有时伴心慌、头晕,乏力,眼花,口干,大便正常,小便黄,查目睛可疑黄染,舌质红,苔黄白,根厚腻,脉沉弦。嘱查肝功能、腹部 B 超、胃镜。

中医诊断:痞满。

证属:肝胃失和,湿热中阻,胃气上逆。

治法:疏肝和胃,降逆止呕,兼清化湿热。

方用:柴胡四逆散合黄连温胆汤加味。

处方:柴胡 10g,白芍 12g,枳实 15g,竹茹 15g,紫苏叶 6g,黄连 6g,姜半夏 9g,瓜蒌 15g,黄芩 10g,蒲公英 30g,鸡内金 15g,陈皮 10g,茯苓 15g,五灵脂 15g,乌贼骨 30g,甘草 6g,生姜 3 片。5 剂。

二诊:2011 年 6 月 6 日。于 5 月 24 日行胃镜检查示:胃黏膜脱垂症,慢性浅表性胃炎伴糜烂,Hp(+++)。查肝功能:ALT 796U/L,TBIL 49.3μmol/L,IBIL 31.1μmol/L,DBIL 18.2μmol/L。乙肝系列:HBsAg(+),HBeAb(+),HBcAb(+),乙肝病毒前 S 抗原(+)。腹部 B 超示:脾大。上药服后恶心呕吐好转,上腹胀满已不明显,稍有脘痞,纳食较前好转,大便正常,小便仍黄,舌质红,苔黄根厚腻。目前证属湿热内蕴,兼肝胃失和。治宜清利湿热,

兼以疏肝和胃。方用柴胡四逆汤合茵陈蒿汤加减。

处方：柴胡 10g，白芍 12g，枳实 15g，茵陈 15g，栀子 10g，郁金 15g，生薏苡仁 30g，白蔻仁 6g（后下），陈皮 10g，金钱草 30g，虎杖 15g，蒲公英 30g，浙贝母 15g，焦山楂 15g，竹茹 15g，甘草 6g，生姜 3 片。6 剂。

三诊：2011 年 6 月 13 日。自觉精神明显好转，脘痞及脘痛消失，恶心未作，有时脘中稍有不适感，纳食尚可，大便正常，小便黄，舌红，苔黄，脉沉弦。以前方去浙贝母、柴胡，加丹参 15g、板蓝根 30g、石菖蒲 10g。6 剂。

四诊：2011 年 6 月 20 日。脘中不适好转，不恶心，纳可，大便正常，小便黄，舌质红，苔黄，脉弦。治法用清化湿热，兼清热解毒。以二诊方去柴胡、枳实、生薏苡仁、白蔻仁、浙贝母，加丹参 15g、郁金 15g、生山药 15g、黄芩 10g、板蓝根 30g、连翘 15g。6 剂。

五诊：2011 年 6 月 27 日。纳食尚可，自觉口干，脘中稍有不适，大便正常，小便黄，舌质红，苔黄根厚，脉弦。调方以清化湿热，兼健脾燥湿。

处方：柴胡 10g，白芍 12g，茵陈 20g，栀子 10g，丹参 15g，郁金 15g，苍术 10g，川朴 10g，生薏苡仁 30g，白蔻仁 6g（后下），藿香 10g，连翘 15g，石菖蒲 10g，金钱草 30g，虎杖 15g，焦山楂 15g，甘草 6g，生姜 3 片。6 剂。

六诊：2011 年 7 月 4 日。一般情况尚可，但易疲劳，纳食尚可，腹不胀，大便亦正常，舌质红，苔白，根黄厚，脉弦。以前方去柴胡、白芍、丹参、苍术，加炒白术 12g、茯苓 15g、蒲公英 30g。6 剂。

七诊：2011 年 7 月 11 日。现自觉除易疲劳外，无其他不适，舌质红，苔白，根黄偏厚，脉弦。调方以益气健脾，兼清化湿热。

处方：太子参 15g，炒白术 12g，茯苓 15g，丹参 15g，郁金 15g，茵陈 20g，栀子 10g，陈皮 10g，虎杖 15g，连翘 15g，生薏苡仁 30g，白蔻仁 6g（后下），藿香 10g，金钱草 30g，焦山楂 15g，蒲公英 30g，甘草 6g，生姜 3 片。

以上方为主服 20 剂。至 2011 年 8 月 8 日十一诊时，自觉症状消失，精神及纳食转佳。于 2011 年 8 月 2 日复查肝功能：ALT 20U/L，TBIL 18.5μmol/L，IBIL 15.3μmol/L，DBIL 3.2μmol/L。继用益气健脾，疏肝清热法调理。以七诊方去茵陈、栀子、连翘、生薏苡仁、白蔻仁，加浙贝母 15g、柴胡 10g、白芍 12g、枳实 12g、黄连 6g。再服 10 余剂后，停药。

按：本例患者初诊时，以上腹部胀满，恶心呕吐，纳差为主症来诊。证属肝胃失和，湿热中阻，胃气上逆。治以疏肝和胃，降逆止呕，兼清化湿热法。方用柴胡四逆汤合黄连温胆汤加减，药后症状明显好转。但查出肝功能异常，ALT 及 TBIL 升高，说明慢性乙型肝炎处在活动阶段，结合脉证考虑证属湿热壅滞肝胆，波及中焦。故改用清化湿热、疏肝和胃法，以柴胡四逆汤合茵陈蒿汤加减。治疗过程中，曾选用清化湿热、清热解毒、健脾化湿、疏肝理气、活血化瘀等法。至七诊时，诸症好转，但仍易疲劳，故改用益气健脾、清化湿热之法。经 2 月余的治疗，不仅临床症状消失，肝功能亦恢复正常。

（二）气血水停致臌胀，健脾活血兼利水

[病案] 慢性乙型肝炎肝硬化腹水案

郝某，男，40 岁。2012 年 11 月 23 日初诊。

主因反复腹胀 3 年，腹胀大伴双下肢水肿 2 个月来诊。

患者于 3 年前出现腹部胀满、纳呆，经某医院检查，诊为慢性乙型肝炎，经用中西医治疗，未能明显好转。此后症状反复发作，未进行正规系统治疗。2 个月前发现腹胀大，并双下肢水肿，遂于今日来院门诊，要求中医治疗。

目前症见：面色苍黄，晦黯，消瘦无力，腹胀大明显，纳呆，双下肢水肿，牙龈易出血，经常鼻衄，涕中带血，大便日行 2 次，软便，小便黄少，舌质暗红，舌苔白微黄厚腻，脉弦。

查体：形体消瘦，面色及周身皮肤发黄，目睛黄染，腹部膨隆，压痛（－），双下肢指压痕（＋＋）。

2012 年 11 月 12 日查血常规：WBC $2.8 \times 10^9/L$，PLT $64 \times 10^9/L$；肝功能：ALT 246U/L，AST 191U/L，TBIL 50.35μmol/L，ALP 135U/L，γ-GT 96U/L；HBsAg（＋），AFP（＋）。2012 年 11 月 20 日查腹部 B 超：①肝硬化，肝内多发小结节可能，脐旁静脉开放，胃左静脉扩张；②胆囊壁增厚；③脾大；④大量腹水。

中医诊断：臌胀。

证属：脾虚气滞，血瘀水停。

治法：益气健脾，活血利水，兼理气消胀。

处方：黄芪 18g，太子参 15g，炒白术 12g，茯苓 15g，陈皮 10g，炒白芍 12g，丹参 15g，郁金 15g，生薏苡仁 30g，泽兰 30g，广木香 10g，木瓜 15g，大腹皮 30g，桑白皮 12g，楮实子 10g，川朴 10g，防己 10g，甘草 6g，生姜 3 片。6 剂。

二诊：2012 年 11 月 30 日。药后腹胀减轻，纳食好转，仍乏力，鼻涕中

带血，双下肢肿，舌质暗红，舌苔白根厚，脉沉弦。继用前法，以前方去黄芪，加三七粉 6g、茜根 15g。6 剂。

三诊：2012 年 12 月 7 日。精神好转，腹胀大已不明显，纳可，双下肢肿减轻，仍有涕中带血，但量不多，舌质暗红，苔白根厚，脉弦。以前方去桑白皮、防己，加虎杖 15g、焦山楂 15g。

五诊：2012 年 12 月 21 日。上方服 12 剂，目前精神及纳食尚好，鼻衄及涕中带血好转，腹不胀，双下肢稍肿，大便正常，舌质暗红，舌苔白微黄，脉沉弦。继用益气健脾，行气利水，活血软坚法。以初诊方去黄芪、广木香、桑白皮、防己，加鳖甲 15g、茜根 10g、虎杖 15g、三七粉 6g。

以上方随症加减，至 2013 年 2 月 4 日十一诊时，上方服 36 剂。复查腹部 B 超：①肝硬化；②门脉高压；③脾肿大；④胆囊继发性改变。目前一般情况好，腹胀消失，下肢不肿，精神及纳食均好，但近来自觉"上火"，鼻衄，大便正常，舌质暗红，舌苔薄白，脉弦。改拟益气养阴，活血利水法。

处方：太子参 15g，生地黄 18g，生山药 15g，茯苓 15g，泽泻 10g，牡丹皮 10g，丹参 15g，郁金 15g，泽兰 15g，茵陈 15g，栀子 10g，楮实子 15g，茜根 10g，虎杖 15g，木瓜 15g，甘草 6g，生姜 3 片。

十四诊：2013 年 2 月 26 日。以上方加减，再服 18 剂。近来自觉肢软乏力，双下肢稍肿，尿量偏少，余正常，舌质暗红，舌苔白根黄偏厚，脉弦。改拟益气健脾，活血软坚，兼清利湿热法。

处方：太子参 15g，炒白术 12g，茯苓 15g，陈皮 10g，生山药 20g，丹参 15g，郁金 15g，茵陈 15g，栀子 10g，泽兰 15g，金钱草 30g，川朴 12g，大腹皮 30g，木瓜 15g，虎杖 15g，白芍 12g，焦山楂 15g，甘草 6g，生姜 3 片。

以上方随症加减，先后据证加用制鳖甲、楮实子、柴胡、鸡内金、延胡索、广木香等。至 2013 年 4 月 16 日二十一诊时，上方服 42 剂。患者精神、纳食好，腹无胀大，下肢不肿，无明显不适，舌脉如前。仍以前方进退，再服 10 余剂后停药。

至 2013 年 11 月 29 日二十三诊时，自述半年来一般情况良好，无明显不适，腹不胀，下肢不肿，大小便正常，舌暗红苔白，脉沉弦。今日腹部 B 超：①肝硬化；②门脉高压；③脾大；④未见腹水液性暗区。查肝功能：ALT 21.1U/L，AST 34.5U/L，TBIL 34.1μmol/L；血常规：WBC 3.1×10⁹/L，PLT 86×10⁹/L。继用前法，以前方加减继续调治。

按：本例患者初诊时腹水大量，腹胀膨满，双下肢水肿，且伴有黄疸。

检查肝功能异常，血白细胞与血小板均减少。辨证为脾虚气滞，血瘀水停。经用健脾益气、活血利水、理气消胀之剂，服60剂后，腹水消退，全身症状消失，黄疸亦明显好转。治疗期间，曾出现肝肾阴虚、虚火上炎的倾向，即改用益气养阴、活血利水法后，症状缓解。其后继续运用益气健脾、活血软坚、清热利湿之剂，再服40余剂后，诸症消失。半年后复查肝功能及血常规，除血小板偏低外，其他指标基本正常。复查腹部B超提示未见腹水。

肝硬化腹水即臌胀，在临床一直属于难治病证。对其辨治时需要注意以下几点：一是要注意病机寒热、虚实、气血水的转化。二是注意扶正、健脾、利水要贯穿始终，当腹水消退之后仍要以健脾为主，稍佐利水之品，以免水湿再生。三是要注意在腹水消退之后，针对脾大等临床表现，治疗除健脾之外，还要适当配合活血软坚之品。

（三）肥胖伴脂肪肝，健脾燥湿化痰浊

[病案] 脂肪肝案

王某，男，25岁。2011年6月7日初诊。

主因大便溏泻，伴脐腹部胀满不适半月来诊。

患者素体肥胖并嗜饮酒，半月前于饮酒后出现大便溏泻，伴脐腹部作胀不适。既往血压偏高。于今日上午来诊。今日查腹部B超示：重度脂肪肝。实验室检查肝功能：ALT 190.8U/L，AST 147.7U/L，γ-GT 129U/L，TBA 17.1μmol/L。

目前症见：形体肥胖，时有脐腹部作胀不适，腹部畏冷，大便稀不成形，日行2～3次，大便后腹中不适可缓解，伴口臭，素易"上火"，舌质暗，舌边有齿痕，苔白，脉沉。

中医诊断：痞满、泄泻。

证属：脾虚湿阻，兼寒热错杂。

治法：健脾燥湿，兼调寒热。

方用：胃苓汤加减。

处方：苍术10g，川朴15g，陈皮10g，姜半夏9g，茯苓15g，炒白术12g，泽泻10g，猪苓10g，广木香10g，生薏苡仁30g，大腹皮20g，黄连8g，炮姜6g，白蔻仁6g（后下），甘草6g，生姜3片。3剂。

二诊：2011年6月14日。症状好转，腹部作胀减轻，腹部畏冷感不明显，大便已不稀，日行1次，仍有"上火"感，口中有味，舌质暗红，舌苔白，

脉沉弦。继用前法，以前方去炮姜、猪苓，加荷叶 10g、茵陈 15g、郁金 15g、虎杖 15g、金钱草 30g。6 剂。

三诊：2011 年 6 月 21 日。自觉症状明显好转，大便正常，目前无明显不适感，舌脉如前。继用前方，以初诊方去大腹皮、炮姜、陈皮、姜半夏，加荷叶 10g、丹参 15g、郁金 15g、虎杖 15g、金钱草 30g。6 剂。

四诊：2011 年 6 月 28 日。目前一般情况好，无明显不适，大便正常，自觉颈部不适，舌质暗，舌体胖，苔白，脉沉弦。以前方去猪苓，加炒白芍 12g、葛根 15g。6 剂。

五诊：2011 年 7 月 8 日。近日自觉"上火"，有口疮作痛，纳食、二便正常。舌质暗，舌体胖，苔白，脉沉弦。调方以清化湿热为主。

处方：茵陈 15g，栀子 10g，荷叶 10g，金钱草 30g，泽泻 15g，丹参 15g，郁金 15g，虎杖 15g，蒲公英 30g，炒白芍 12g，玄参 15g，牡丹皮 10g，茜根 10g，土茯苓 15g，生薏苡仁 30g，甘草 6g，生姜 3 片。6 剂。

六诊：2011 年 7 月 19 日。口疮好转，颈部不适消失，无明显不适感，舌脉如前。继用上方去牡丹皮、玄参，加柴胡 10g、枳壳 10g。10 剂。

七诊：2011 年 8 月 20 日。目前仍稍有"上火"感，颈部起皮疹、稍痒，余无明显不适。以 7 月 8 日方去玄参、茜根、土茯苓，加苦参 15g、决明子 12g。

以上方又服用近 20 剂后，停药。至 2012 年 2 月 10 日八诊时，患者自述于 2012 年 1 月 11 日体检，化验肝功能正常；腹部 B 超示轻度脂肪肝。目前除大便偏稀外，余无不适，舌质暗，舌苔白，脉弦。以 7 月 8 日方去蒲公英、玄参、牡丹皮、茜根、土茯苓，加苍术 10g、茯苓 15g、焦山楂 15g、苦参 15g。继续调理。并嘱其戒酒。

按：本例患者以腹部胀满，大便溏泻来诊。其证属脾虚湿困，又兼寒热错杂。经用健脾燥湿、兼调寒热之法，以胃苓汤加减治疗后，症状很快缓解。之后改用健脾、清热化湿法，以茵陈五苓散加减进行调治。当患者无明显不适时，仍继续坚持治疗。选用茵陈、苍术、荷叶、茯苓、泽泻、金钱草、生薏苡仁、苦参、决明子等清热化湿，祛痰降浊，兼降血脂；用丹参、郁金、山楂、虎杖、白芍等活血通络，促进肝之脂肪代谢，降低血脂。此类患者治疗贵在坚持，平时需注意生活规律、饮食节制及适当加强运动锻炼。

（白宇宁、白煜　整理）

第十九章
胰 腺 疾 病

一、病机概要

胰腺疾病为临床一类较为难治的疾病。急性胰腺炎往往病情急重，慢性胰腺炎则病情迁延、反复发作。目前一般临床上急性胰腺炎多按急症住院治疗，有部分患者在急性期就采用中西医结合治疗，还有部分患者是经治疗病情稍有缓解后，或急性胰腺炎后期并发胰腺假性囊肿时，才开始服用中药。另外，慢性胰腺炎急性发作者，或持续不愈者，或合并胰腺萎缩者，常要求中医治疗。中医在治疗这些疾病的某些阶段，有着自己的优势。

胰腺疾病往往病情严重，病机复杂，所以在治疗上难度较大。白兆芝教授主张辨其虚实，分清寒热，明辨气分血分；并审其病邪，定其病位，最后明确具体证候，再行论治。虽然这类疾病属于湿热者较为多见，但亦有少数属寒凝者。至病变后期常可由实转虚，而呈虚实夹杂；亦可由气及血，致气滞血瘀，而出现瘀血癥积的症候，甚至有可能并发出现黄疸、腹水等重症。

二、临床辨治心法及验案

临床应用中医药辨治急性胰腺炎、急性胰腺炎合并假性囊肿、慢性胰腺炎急性发作，或胰腺术后出现的合并症等，以及慢性胰腺炎胰腺萎缩、顽固性反复发作的胰胆结石等取得了疗效。同时对某些胰腺癌患者亦有一定的效果。

（一）发病急骤腹痛甚，通下腑实并化瘀

急性胰腺炎或慢性胰腺炎急性发作的一般临床表现为：发病急骤，腹痛剧烈，恶心呕吐，发热，便干，舌红苔黄，脉弦数等。其基本病机当属肝胆郁热、腑实燥结，治宜用大柴胡汤加味以疏肝泄胆、通腑攻下。热毒内盛者，选加蒲公英、金银花、连翘、败酱草、虎杖、红藤等；湿热壅盛者，选加茵陈、栀子、厚朴、龙胆等；大便干结较甚者，加芒硝；恶心呕吐明显者，加竹茹、

黄连；腹痛较甚者，加失笑散、金铃子散等；病情较重，高热不退者，除用清热解毒之品外，还需加凉血活血药和排脓药，如牡丹皮、赤芍、桃仁、冬瓜仁、生薏苡仁等；合并胰腺囊肿者，选加活血化瘀、消癥散结之品，如丹参、当归、乳香、没药、三棱、莪术、生牡蛎、夏枯草、浙贝母、炮穿山甲、片姜黄、海藻、昆布等。总之，其用药应抓紧时机，以通为要。通过通下，不仅可促使毒素排出，改善胃肠功能，减除梗阻风险，减轻胰腺淤血水肿状态，有利于胰腺炎症的消除。

[病案1] 急性胰腺炎案

郭某，女，60岁。2015年5月8日初诊。

主因上腹部疼痛1年余，加重50天来诊。

患者于1年多前开始出现上腹部疼痛，反复发作，食油腻后加重，一直以为是胃痛，未进行检查与治疗。2015年3月16日突然出现上腹部剧烈疼痛，遂去某医院急诊，诊为急性胰腺炎，经住院治疗后症状减轻出院。但仍有明显上腹部疼痛不适，故于今日来院门诊，要求中医治疗。

目前症见：上腹部疼痛，餐后疼痛更甚，伴恶心，胃脘胀满，嘈杂，纳差，口苦，心烦，乏力，大便干结，数日一行，舌质暗红，舌苔白而厚，脉沉弦。

查体：剑下偏左侧上腹部压痛(+)。

中医诊断：腹痛。

证属：肝郁气机阻滞，胃肠腑气不通。

治法：疏肝理气，和胃降逆，通下腑实。

方用：大柴胡汤合金铃子散加减。

处方：柴胡18g，姜半夏9g，黄芩10g，白芍12g，枳实15g，竹茹15g，熟大黄12g，广木香10g，金钱草30g，延胡索15g，川楝子6g，青皮10g，陈皮10g，瓜蒌30g，桃仁10g，杏仁10g，鸡内金15g，甘草6g，生姜3片。6剂。

二诊：2015年5月15日。药后上腹部疼痛缓解，仍感餐后上腹部作痛，脘胀已不明显，纳食增加，恶心好转，大便已不干，精神稍好，舌质暗红，舌苔白根厚，脉弦。继用前法，以前方去金钱草，加郁金15g、蒲公英30g。

以上方为主，随症加减。脘中畏冷时，加干姜；大便不畅时，加炒莱菔子；"上火"牙疼、舌苔厚时，加栀子、茵陈、片姜黄。至2015年7月17日十诊时，又服41剂。自觉症状明显好转，餐后上腹部疼痛消失，纳可，心烦及口苦减轻，精神明显好转，大便尚可，舌质暗红，舌苔白根稍厚，脉沉弦。治以疏肝理气，清利湿热，兼以活血通腑。仍用大柴胡汤加片姜黄10g，丹参

15g，郁金 15g，茵陈 15g，青皮 10g，陈皮 10g，蒲公英 30g，广木香 10g，桃仁 10g，杏仁 10g。

十二诊：2015 年 8 月 28 日。上方为主，又服 12 剂后，因症状不明显，而停药 20 余天。近几日因饮食不慎，症状又有反复，餐后上腹部疼痛又作，大便不干，舌质暗红，舌苔白，脉沉弦。以上方为主，据证酌情加减，至 2015 年 11 月 10 日二十诊时，再服 49 剂。自述一般情况良好，上腹部无明显不适，纳可，二便亦正常，舌质暗红，舌苔白，脉沉弦。继用前法，以前方稍作加减继服。

上方服 10 剂。至 2015 年 11 月 27 日二十三诊时，自诉近几日上腹部疼痛又加重，伴脘中及后背畏冷，大便偏干，乏力，口干口苦，舌暗苔白，脉沉弦。改拟疏肝理气，温中散寒，兼以通腑。

处方：党参 15g，柴胡 12g，姜半夏 9g，黄芩 10g，桂枝 10g，白芍 20g，高良姜 10g，香附 10g，延胡索 15g，川楝子 6g，青皮 10g，陈皮 10g，瓜蒌 30g，熟大黄 12g，郁金 15g，桃仁 10g，杏仁 10g，五灵脂 30g，甘草 6g，生姜 3 片。

二十八诊：2016 年 1 月 22 日。以上方随症加减，又服 35 剂。自觉脘中畏冷及后背畏冷好转，但仍夜间上腹部隐隐作痛。考虑病久由气及血，应伴血分瘀阻。故改拟理气活血止痛法。

处方：太子参 15g，丹参 15g，郁金 15g，白芍 20g，五灵脂 20g，檀香 6g，砂仁 6g（后下），没药 10g，延胡索 15g，川楝子 6g，枳实 15g，桃仁 10g，杏仁 10g，熟大黄 10g，广木香 10g，柴胡 10g，甘草 6g，生姜 3 片。

三十诊：2016 年 2 月 19 日。上方服 14 剂，一般情况良好，上腹部疼痛未再发作，纳食尚可，大便正常，精神好转，舌脉如前。继用前方进退，再服 10 剂后，停药。

随访至今，未再发。

按：本例患者急性胰腺炎病情较重，虽住院治疗后病情有所缓解，但仍上腹部疼痛明显，餐后加重，伴恶心、纳差、便干等。初诊时应用大柴胡汤加减治疗后疼痛减轻，大便好转。但其病稍有饮食不慎则疼痛发作，故在治疗过程中曾据证加用清热利湿、消食导滞、温中散寒止痛、活血化瘀止痛等药物。经前后用药 170 剂，治疗近 8 个月，病得痊愈。值得注意的是，该病在辨治过程中，其病机是不断变化的，治疗必须做到药随证变。

[病案 2] 急性胰腺炎并发胰腺假性囊肿形成案

李某，男，36 岁。2003 年 5 月 20 日初诊。

主因上腹部疼痛近 1 月来诊。

患者素嗜饮酒，喜食肥甘厚味。于 2003 年 4 月中旬饮食不节后突然出现上腹部剧烈疼痛，伴高热、呕吐，随即去某医院急诊，诊为"急性胰腺炎"，住院治疗 20 余天后，症状减轻出院。昨日复查腹部 CT 提示：急性胰腺炎改变，伴胰腺假性囊肿形成（5cm×7cm）。目前仍有上腹部疼痛，故于今日来院门诊，要求中医治疗。

目前症见：上腹部疼痛，伴胀满，恶心，纳差，稍多食则疼痛加重，口苦，乏力，大便干结，数日一行，舌质红，舌苔黄厚腻，脉弦数。

中医诊断：腹痛。

证属：肝胃湿热，气滞血瘀，腑气不通。

治法：清化湿热，行气通腑，化瘀消结。

方用：大柴胡汤合黄连温胆汤加味。

处方：柴胡 15g，姜半夏 9g，黄芩 10g，白芍 12g，枳实 15g，竹茹 15g，陈皮 10g，茯苓 15g，黄连 6g，延胡索 15g，生大黄 10g（后下），片姜黄 10g，郁金 15g，丹参 15g，夏枯草 15g，浙贝母 15g，甘草 6g，生姜 3 片。6 剂。

二诊：2003 年 5 月 27 日。药后上腹部疼痛减轻，恶心好转，纳食较前好转，仍有食后上腹部疼痛，大便转稀，舌质红，舌苔黄厚腻，脉弦数。继用前法，以前方去竹茹、黄连、吴茱萸，加三棱 10g、莪术 10g、生薏苡仁 30g、生牡蛎 30g。

以此方为主，随症加减。至 2003 年 6 月 17 日五诊时，又服 18 剂。患者病情好转，疼痛明显减轻，纳食增加，精神亦好转，大便不干，舌质暗红，舌苔黄根厚，脉弦。改拟大柴胡汤合活络效灵丹为治。

处方：柴胡 15g，姜半夏 9g，黄芩 15g，白芍 12g，枳实 15g，郁金 15g，熟大黄 12g，夏枯草 15g，丹参 15g，当归 12g，乳香 10g，没药 10g，生牡蛎 30g（先煎），三棱 10g，莪术 10g，浙贝母 15g，甘草 6g，生姜 3 片。

其后仍用此方据证加减。其间曾选用牡丹皮、玄参、五灵脂、炮穿山甲、海藻、昆布、桃仁、杏仁、鸡内金、广木香、砂仁等。至 2003 年 8 月 12 日十二诊时，又服近 50 剂。自诉一般情况良好，腹中无明显不适，纳食及二便均正常。昨日复查腹部 B 超：未见胰腺假性囊肿。嘱停药。

按：本例患者为急性胰腺炎并发胰腺假性囊肿形成。初诊时据其临床脉症，辨证为肝胃湿热、气滞血瘀、腑气不通。经用大柴胡汤合黄连温胆汤加味 6 剂后，其上腹部疼痛胀满好转，恶心减轻，大便已通。因考虑其胰腺假性囊肿形成，除有气滞血瘀之外，还与湿热蕴蓄日久有关，即湿聚成痰，痰瘀互结，而形成有形之癥积。故先后于方中加入活血化瘀之丹参、莪术、三棱、乳香、没药、五灵脂、牡丹皮、桃仁等，并酌加化痰软坚散结之夏枯草、浙贝母、生牡蛎、海藻、昆布、炮穿山甲等。前后服药70余剂，治疗近3个月，胰腺炎症状及胰腺假性囊肿完全消失。

（二）胰腺萎缩较少见，通补结合保胃气

慢性胰腺炎在病变后期有时可出现胰腺萎缩，其病变程度轻重不一，临床表现亦不甚一致。中医治疗亦应辨其虚实，分清寒热，从而进行精准的个体化论治。

[病案] 慢性胰腺炎急性发作、胰腺萎缩案

聂某，女，56岁。2017年8月28日初诊，住院患者，会诊病例。

主因上腹部疼痛反复发作1年，加重10天要求中医治疗。

患者于1年前因饮食不慎后出现中上腹及右上腹部疼痛，经某医院检查，诊为：胆结石，慢性胆囊炎。此后腹痛反复发作，于2017年2月上腹部疼痛加重，入住某医院普外科，诊为"胆源性胰腺炎"，并行胆囊切除术，其症状减轻后出院。但此后患者经常上腹部疼痛，稍进食油腻之物则疼痛加重。10天前突然病情复发，腹痛剧烈，遂再次住院。入院后行腹部MRI示：胰腺萎缩，胆囊切除术后。其间给予补液、抗感染等对症治疗。于今日上午要求中医会诊。

目前症见：上腹部持续疼痛，有时呈剧痛，有时呈隐痛，疼痛牵及后背及双肩亦痛，且腹部畏寒，夜间腹痛影响睡眠，嗳气频作，烧心泛酸，大便2～3日一行，先干后稀，小腹作胀及隐痛，便后痛减，周身乏力，言语低微，气短不足，下肢发凉甚，舌质暗红，舌苔白微黄中根厚，脉弦细。

既往史：2型糖尿病10年。

中医诊断：腹痛。

证属：脾阳不足，寒凝气滞。

治法：健脾温阳，理气散寒。

方用：理中汤合柴胡四逆散、小建中汤。

处方：党参15g，炒白术12g，茯苓15g，干姜10g，陈皮10g，姜半夏9g，桂枝6g，炒白芍12g，柴胡10g，枳实15g，丹参15g，郁金15g，浙贝母15g，吴茱萸5g，甘草6g，生姜3片。6剂。

二诊：2017年9月4日。药后上腹部疼痛减轻，仍上腹部畏冷，泛酸，声低气怯，大便偏稀，舌质暗，舌苔白根厚，脉弦细。继用温中健脾，散寒止痛法。改拟黄芪建中汤合良附丸、香砂六君子汤加减。

处方：黄芪18g，桂枝10g，炒白芍20g，太子参15g，炒白术12g，茯苓15g，姜半夏9g，陈皮10g，广木香10g，砂仁6g（后下），高良姜10g，香附10g，丹参15g，郁金15g，鸡内金15g，甘草6g，生姜3片。

以上方随症加减。上腹疼痛明显时，加五灵脂、徐长卿、莪术；腹胀明显时，加八月札、川朴、炒莱菔子；大便干结时，加瓜蒌、桃仁、杏仁、熟大黄，并重用生白术为45g；自觉"上火"，腹中灼热时，加黄芩、黄连。至2017年11月27日十二诊时，共服60剂。患者自诉上腹部疼痛明显好转，仅饮食不慎时偶有发作，精神、纳食尚可，肩背冷痛及气短乏力等均消失，仍觉上腹部畏冷，嗳气，大便偏干，舌质暗，舌苔白中根黄白厚，脉弦细。继用温中散寒，行气活血，和胃降逆法。

处方：黄芪30g，桂枝6g，白芍12g，桃仁10g，杏仁10g，郁金15g，姜半夏15g，高良姜10g，香附10g，五灵脂15g，瓜蒌30g，砂仁6g（后下），枳实15g，厚朴15g，熟大黄15g，鸡内金15g，甘草6g，生姜3片。

至2018年1月8日十六诊时，以上方加减，再服36剂。患者自觉偶有上腹部隐痛，纳食、精神尚好，背部畏冷，伴嗳气，寐欠佳，大便不干，但不畅，舌质暗红，边有齿痕，舌苔白根微黄厚，脉沉弦细。近日复查腹部CT及B超示：胰腺未见异常。继用前法，仍以前方进退继服。6剂。

至2018年1月15日十七诊时，近来因行胆管结石微创术，上腹部疼痛又作，脘中畏冷，嗳气，大便不干，数日一行，舌质暗红，舌苔白，根微黄厚。仍以前方加减继服。

至2018年4月9日二十六诊时，上方服62剂。患者诸症消失，精神及纳食正常，上腹疼痛未作，脘中畏冷不明显，仍有背冷，舌脉如前。继用前方进退，再服6剂后，停药。

按：本例患者为慢性胰腺炎急性发作，同时合并胰腺萎缩。初诊时临床表现为上腹部疼痛较剧，腹中明显畏寒，并牵及后背与双肩，夜间亦腹痛，伴周身乏力，气短不足等。据其脉症，辨证为脾阳虚衰、寒凝气滞。经用理中汤、黄芪建中汤、良附丸、香砂六君子汤等加减，以温中健脾、散寒止痛；并加丹参、郁金、桃仁、莪术、五灵脂、熟大黄等活血止痛；枳实、川朴、香附、木香等行气止痛。全方寓通于补，通补结合；寓散于温，温散并用；气血并调,理气活血,从而取得了较好的疗效。经服 108 剂,治疗近 4 个月后,症状明显好转。复查腹部 CT 及 B 超提示:胰腺未见异常。其后因行胆管结石微创术,腹痛又作,继用前法,再服 60 剂后诸症消失。

本例胰腺萎缩,其证属虚实夹杂,治疗过程中一直以通补结合为主。在补气健脾、温阳散寒的同时,配合行气活血、化瘀止痛,从而增强了机体的免疫力及抗病能力,改善了局部萎缩胰腺之血运,故取得了良好效果。同时,在整个治疗过程中,一直需要注意调补脾胃,时刻以恢复胃气为要。

(三)胰胆结石反复作,行气活血排石愈

胰管结石在临床上较为少见,且有反复不愈的特点,属于难治性疾病。此类患者可以使用中医药进行治疗。应注意的是,中医辨证是重要的环节,须辨清虚实寒热、在气在血。用药先消除临床症状,然后再予以排石处理。排石治疗时,疏肝利胆、清热利湿、理气活血、通下排石是常用的方法。

[病案] 顽固性反复发作胰管结石、胆囊结石案

白某,女,45 岁。2016 年 9 月 26 日初诊。

主因上腹部胀满反复发作 10 余年,加重 2 个月来诊。

患者于 10 多年前因饮食不节而出现上腹部胀满,甚伴疼痛。2007 年在某医院检查,诊为胰管、胆管结石,并行 ERCP 镜下治疗,胀满疼痛有所缓解。翌年症状又发,仍为胰管、胆管结石,再次行 ERCP 手术。此后每年发作 1 次,已连续 10 次行 ERCP 手术治疗。2 个月前上腹及右上腹部胀满加重,于 2016 年 9 月 16 日行腹部 B 超检查示:①胆囊泥沙样结石,肝外胆管扩张;②胰腺结石,主胰管部分扩张。故于今日来院门诊,要求中医治疗。

目前症见:上腹部胀满且疼痛,右上腹部胀满不适,泛酸,嗳气,脘中畏冷,纳差,乏力,大便偏稀,但排便不爽,有排不尽感,小便尚可,舌质暗,舌边有齿痕,舌苔白中根黄厚,脉沉弦。

中医诊断:痞满。

证属:脾虚气滞,肝胃失和,寒热失调。

治法:健脾理气,疏肝和胃,平调寒热。

方用:六四和胃汤合枳实消痞丸加减。

处方:太子参 15g,生白术 30g,茯苓 15g,陈皮 10g,姜半夏 9g,枳实 15g,柴胡 10g,白芍 12g,厚朴 15g,黄连 6g,干姜 6g,广木香 10g,鸡内金 15g,金钱草 30g,郁金 15g,甘草 6g,生姜 3 片。

以上方随症加减。当脘痞明显，大便干结，排便困难时，加瓜蒌、桃仁、杏仁、熟大黄；泛酸明显时，加吴茱萸、浙贝母；胁胀明显时，加片姜黄、香橼。

至 2016 年 11 月 21 日六诊时，上方共服 40 剂。目前患者自觉腹中无明显不适，纳食及精神尚可，大便不稀，舌质暗，舌边有齿痕，舌苔白中根厚，脉沉弦。2016 年 11 月 14 日复查腹部 B 超示：肝胆脾未见异常；胰腺管结石可能，主胰管部分扩张。改拟疏肝利胆，理气和中，通下排石。方用大柴胡汤加味。

处方：柴胡 10g，姜半夏 9g，黄芩 10g，白芍 12g，枳实 15g，瓜蒌 30g，青皮 10g，陈皮 10g，郁金 15g，片姜黄 10g，广木香 10g，滑石 10g，金钱草 30g，鸡内金 15g，炒莱菔子 30g，熟大黄 10g，桃仁 10g，杏仁 10g，甘草 6g，生姜 3 片。

其后以此方随症加减。治疗过程中为加强排石效果，曾加入茵陈、威灵仙、石韦、浙贝母、丹参等清热利湿、排石散结、活血化痰之品。

至 2017 年 3 月 6 日十一诊时，再服近 60 剂。患者自觉脘腹无明显不适，仅自觉消化迟缓，大便偏干不畅，舌质暗，舌体胖，舌苔白根厚，脉沉弦。于 2017 年 3 月 4 日复查腹盆 B 超示：肝胆胰脾双肾未见异常，子宫肌瘤（1.0cm×0.8cm）。继用前法，以 2016 年 11 月 21 日方去炒莱菔子、滑石，继续巩固疗效，再服 20 剂停药。

按：本例患者有胰管结石、胆囊胆管结石、胰胆管扩张已 10 余年。虽经 10 余次 ERCP 镜下治疗，但仍每年反复发作。初诊时以上腹部胀满疼痛为主要临床表现，辨证为脾虚气滞、寒热失调。方用六四和胃汤合枳实消痞丸加减，经用药 40 剂后，症状基本消失，脘中无明显不适。复查腹部 B 超示：胆囊胆管已无结石，胰管内仍有结石伴扩张。故改拟疏肝利胆、通下排石、活血通瘀之法，方用大柴胡汤加味。再服近 60 剂后，临床症状未再发，再查腹部 B 超示：胰腺胰管未见结石。

通过本例治疗可提示我们，临床面对一些疑难杂病，虽然其西医诊断已明确，但在治疗时一定要注意辨清当前的证，先按当前的证进行处理，待临床症状缓解后，再去集中力量治疗原发病。本例患者的治疗，即先进行通补结合，予健脾消痞、调理寒热法，待症状明显好转后，即改用大柴胡汤加味，以疏肝利胆、理气化瘀、通下排石而收功。

（四）胰腺癌症为难愈，改善症状中药治

胰腺癌者，为难治性重病。近年来临床上有一些不能进行手术的高龄

患者，运用中医药进行辨治，尚有一定疗效。其主要体现在：一是可以减轻患者的痛苦，如腹痛、腹胀、恶心、呕吐、纳差、不能进食、周身发黄、大便干结等，或有头晕、乏力、肢软等，经用中药或可减轻这些症状。二是通过中药调理，似可延长患者的生存期。在治疗过程中，仍应以中医辨证论治为原则，多以扶正祛邪为治，如疏肝健脾、和解枢机、和胃降逆、清化湿热、通腑泻浊、醒胃消癥、理气祛瘀、消癥解毒，益气养血等法。

［病案1］胰体尾透明细胞癌术后并发腹水案

周某，女，70岁，教师。初诊日期2009年8月26日，外院会诊病例。

主因胰体尾肿瘤术后腹胀、尿少，伴发热、呕吐1月要求会诊。

患者既往有糖尿病史、高血压、胆结石史，10年前行左肾透明细胞癌切除术，术后出现丙型肝炎、脾大。1个月前因出现明显上腹部疼痛住入某医院外科，诊为胰体尾肿瘤（透明细胞癌转移），并行手术治疗。术中将部分胰腺及脾进行切除，术后即出现腹胀、尿少、黄疸、发热、恶心呕吐、下肢水肿等症状。经西医多方对症治疗，病情未见好转。于2009年8月26日要求中医会诊。

目前症见：精神委顿，面色苍黄，目睛黄染，腹胀膨隆，胸憋气喘，恶心呕吐，不能进食，小便黄少不利，双下肢明显水肿，大便数日未行，发热，午后为甚，下午体温38.5℃，舌质暗红，舌苔黄厚腻，脉沉弦数。

辅助检查：腹部B超：腹腔大量积液，伴少量胸腔积液。

中医诊断：臌胀。

证属：湿热蕴结三焦，气滞水停血瘀，兼胃失和降。

治法：此时宜急则治标，先拟清热化湿通腑，和胃降逆止呕。

方用：大柴胡汤合黄连温胆汤加味。

处方：柴胡10g，姜半夏9g，黄芩10g，枳实15g，陈皮10g，茯苓15g，竹茹15g，黄连6g，郁金15g，白芍12g，生大黄8g（后下），大腹皮30g，川朴15g，泽兰20g，紫苏叶6g，鸡内金15g，甘草6g，生姜3片。

二诊：2009年8月28日。服2剂后，大便已通，矢气多，恶心好转，纳稍增，腹胀减，仍下肢肿，尿黄少，体温38℃。继用前方去紫苏叶、黄连、甘草、鸡内金，加桑白皮12g、椒目10g、木瓜20g、茵陈15g。7剂。

三诊：2009年9月4日。药后大便好转，能自行排便，尿量尚可，腹胀及胸憋气喘减轻，纳食好转，体温下午最高37.8℃，舌质暗红，舌苔黄厚腻，脉沉弦数。考虑此时证已属湿热蕴结，水饮内停。改拟清利湿热，利水逐饮,理气消胀法。方用茵陈蒿汤合己椒苈黄丸加味。

处方:茵陈15g,栀子10g,茯苓皮30g,桑白皮12g,瓜蒌30g,椒目15g,葶苈子20g,生大黄10g(后下),大腹皮30g,泽兰30g,赤小豆30g,木瓜15g,川朴15g,陈皮10g,莪术10g,泽泻15g,生姜3片。7剂。

四诊:2009年9月11日。腹胀明显好转,纳佳,尿量增加,下肢水肿减轻,精神好转,体温最高37.2℃,痰黏不利,大便偏干。继用前方去葶苈子、泽泻,加太子参、桃仁、杏仁。

十诊:2009年10月6日。病情明显好转,体温正常,纳佳,尿量尚可,大便正常,精神明显好转,胸憋气喘消失,但仍乏力,稍有腹胀,下肢稍肿,口干,舌质暗红,舌苔白根黄厚。拟益气健脾,行气活血利水法。方用四君子汤合五皮饮加味。

处方:太子参15g,白术12g,茯苓30g,陈皮10g,桑白皮12g,大腹皮30g,川朴15g,生薏苡仁30g,泽兰30g,莪术10g,赤小豆30g,木瓜15g,丹参15g,椒目10g,黄芩10g,广木香10g,益母草30g,生姜3片。

十一诊:2009年11月24日。上方再服30剂。患者纳食正常,精神尚好,腹水消退,腹胀消失,尿量正常,仍下肢轻度水肿,舌质暗红,舌苔白,根偏黄,脉沉弦。复查腹部B超示:腹腔少量积液(最深处约1.8cm)。改用四君子汤合当归芍药散、五皮饮继续调治。

随访2年,患者一般情况良好。

按:本例患者初诊时精神差,腹胀膨隆,胸憋气短,恶心呕吐,不能进食,黄疸明显,持续发热,病情危重,治疗颇为棘手。据其临床表现及舌脉,应属于正虚邪实、湿热内盛。初诊当时其证应为:湿热蕴阻三焦,气滞水停血瘀,兼胃失和降。整个治疗过程分为三步:第一步,因其腹胀便秘较甚,且恶心呕吐,不能进食,急则治其标,故先以清热化湿通腑、和胃降逆止呕,方用大柴胡汤合黄连温胆汤加味。第二步,服9剂后,大便已通,腹胀减轻,恶心好转,尿量增加,纳食好转,体温已接近正常,考虑证属湿热蕴结、水饮内停。改用清利湿热,利水逐饮,理气消胀法。方用茵陈蒿汤合椒苈黄丸加味。第三步,中药共计服60余剂后,纳食已正常,精神好转,腹水消退,腹胀消失,尿量正常,仍下肢轻度水肿。考虑邪去正气虚衰,故改用四君子汤合当归芍药散、五皮饮继续调治。此病例前后共治疗3个多月,共服中药70余剂,取得了良好的效果。所以临床对于一些急重症治疗时应分步进行,采用"急则治其标,缓则治其本"的原则,方为上策。

[病案2]胰腺尾部占位(胰腺囊腺癌)

宋某,男,59岁,农民。2018年4月18日初诊。

主因上腹部胀满疼痛,伴纳差、周身乏力1年余来诊。

患者于1年前出现上腹部胀满疼痛,伴纳差、乏力,间断发作,逐渐加重。近半月来,又出现咳嗽伴喘促。2018年4月17日胸片示:左下肺炎症。同时查血肿瘤标志物:CEA 10.242ng/ml,CA199 276.203U/ml。于今日来诊。

目前症见:上腹部疼痛胀满,咳嗽,喘促,痰白量多,纳差,无食欲,周身乏力,嗜睡,大便干结如羊屎,数日一行,舌质暗紫,舌苔黄少而龟裂,脉弦细数。

中医诊断:胃痛,咳嗽。

证属:气阴两虚,痰热蕴肺,肝胃失和,枢机不利,胃气不降。

治法:益气养阴,清肺化痰,和胃降逆。

方用:沙参麦冬饮加减。

处方:沙参15g,麦冬15g,桑白皮12g,瓜蒌30g,桃仁10g,杏仁10g,炒紫苏子10g,白芍12g,浙贝母15g,枳实15g,射干10g,知母10g,炙枇杷叶10g,鱼腥草30g,炒莱菔子30g,葶苈子10g,甘草6g,生姜3片。6剂。

二诊:2018年4月25日。药后咳嗽减轻,纳食增加,大便好转,仍喘,痰白量多,上腹部疼痛,乏力,口干,舌质暗紫,舌苔少,舌面龟裂,脉弦细数。2018年4月22日某医院上腹部MRI平扫示:胰腺尾部占位(囊腺癌不除外,胰尾区可见囊实性肿物,范围约6.1cm×6.0cm)。患者家属商量后不考虑手术治疗,要求中医治疗。改拟益气养阴,和解枢机,疏利肝胆,清化痰热。

处方:太子参15g,麦冬15g,柴胡10g,白芍12g,枳实15g,郁金15g,八月札15g,瓜蒌30g,炒莱菔子30g,桃仁10g,杏仁10g,徐长卿10g,浙贝母15g,延胡索15g,九香虫6g,煅瓦楞子30g(先煎),甘草6g,生姜3片。

四诊:2018年5月9日。上方服12剂。目前咳嗽及喘促已愈,上腹部疼痛未作,仍周身乏力,头晕,纳食不多,有时呃逆,脘中畏冷,但又有灼热感,口干,夜尿频,大便尚可,舌质暗紫,舌苔薄白,舌面龟裂,脉弦细数。拟益气养阴,疏利肝胆,和解枢机,化痰解毒法。

处方:黄芪30g,太子参15g,麦冬18g,生地黄24g,白芍20g,八月札15g,郁金15g,当归12g,瓜蒌30g,柴胡10g,枳实15g,徐长卿10g,莪术10g,藤梨根15g,桃仁10g,杏仁10g,延胡索15g,九香虫6g,白花蛇舌草

30g,甘草6g,生姜3片。

此后,以上方随症加减。上腹部疼痛明显时,加五灵脂;恶心明显时,加姜半夏、竹茹;脘中畏冷时,去生地黄,加干姜、砂仁;咳嗽痰黄不利时,加桑白皮、浙贝母、枇杷叶、炒紫苏子、鱼腥草;大便干结时,加熟大黄、炒莱菔子等;小便不利时,加白茅根、车前草等。其间曾根据病情适当加用软坚化痰散结药,如鳖甲、浙贝母、煅瓦楞子、生牡蛎等;并酌加抗癌解毒药,如龙葵、夏枯草、壁虎、土茯苓、山慈菇等。

至2019年3月27日二十九诊时,以上方加减服用156剂。目前患者头晕,乏力,纳食欠佳,上腹部似有物堵,大便数日一行,易干,脘中畏冷,口干,舌质暗,舌苔白微黄而龟裂,脉沉弦细数。2019年3月17日复查腹部B超示:胰尾区可见囊实性肿物,范围约9.0cm×5.9cm。查血CEA 7.28ng/ml,CA199 812.1U/ml。继用前法,调方如下。

处方:黄芪30g,太子参15g,麦冬18g,丹参15g,莪术10g,八月札15g,郁金15g,龙葵30g,壁虎6g,浙贝母15g,瓜蒌30g,白芍20g,枳实15g,柴胡10g,姜半夏9g,黄芩10g,干姜6g,熟大黄12g,甘草6g,生姜3片。

仍随症加减,至2019年9月4日三十五诊时,上方又服36剂。患者自诉纳食尚可,腹中无明显不适,大便数日一行,偏干,仍有头晕,精神差,口不干,欲饮水,舌质暗,舌苔薄白而少且龟裂,脉弦细数。调方如下。

处方:黄芪30g,太子参15g,麦冬18g,生地黄24g,当归12g,白芍20g,郁金15g,莪术10g,八月札15g,壁虎6g,鳖甲15g(先煎),龙葵30g,白花蛇舌草30g,柴胡10g,砂仁6g(后下),熟大黄12g,甘草6g,生姜3片。继续调治。

按:本例患者患胰尾部囊腺癌,未行手术及放化疗,单纯应用中药进行治疗。经用扶正祛邪、益气养阴、疏利肝胆、和解枢机、和胃降逆、抗癌解毒等治疗,前后用药200余剂,症状明显缓解,病情一度稳定。后随访得知,其于2019年12月去世,存活期达到21个月。

[病案3]胰腺癌案

潘某,女,78岁。2015年3月2日初诊。

主因目睛及周身皮肤黄染,伴上腹部疼痛1月余来诊。

患者于2015年1月底发现皮肤及目睛黄染,伴恶心、上腹部疼痛不适。1周后即去某医院住院,经系统检查诊为胰腺癌。患者高龄,基础病较多,不宜行手术治疗,目前仍住院使用西药治疗。因其症状不减,故于今日来院要求配合中医治疗。

目前症见：巩膜及周身皮肤黄染，恶心，纳差，上腹部疼痛，牵及后背疼痛，周身乏力，心悸，汗多，双下肢水肿，口苦口酸，大便偏稀，日一行，舌质暗红，舌边有齿痕，舌苔白根黄厚，脉弦细。

既往史：甲亢、冠心病、高血压病。

中医诊断：黄疸，癥积。

证属：肝郁脾虚，湿热内蕴，瘀毒内结。

方用：六四和胃汤合小柴胡汤加味。

处方：太子参15g，白术12g，茯苓15g，青皮10g，陈皮10g，姜半夏9g，柴胡10g，白芍12g，枳实15g，黄芩10g，八月札20g，茵陈20g，龙葵30g，夏枯草15g，郁金15g，片姜黄10g，浙贝母15g，莪术10g，鸡内金15g，甘草6g，生姜3片。

三诊：2015年3月24日。上方服15剂，药后自觉精神好转，目睛黄染减轻，恶心消失，纳食增加，上腹部疼痛亦好转，下肢水肿减，仍口干、口淡、口苦，后背痛，大便偏稀，舌质暗，舌苔白根微黄厚，脉弦细。继用前法，以前方加半枝莲30g、五灵脂20g。

以此方随症加减，曾据证加用金钱草、虎杖、生薏苡仁、白花蛇舌草等。至2015年7月10日七诊时，又服60余剂。患者精神、纳食尚可，上腹部疼痛未作，目睛及皮肤黄染明显减轻，后背痛减，双下肢不肿，大便偏稀，舌质暗，苔白根黄厚，脉弦。继用方法，调方如下。

处方：太子参15g，白术12g，茯苓15g，柴胡10g，白芍12g，姜半夏9g，黄芩10g，郁金15g，莪术10g，八月札15g，茵陈20g，龙葵30g，半枝莲30g，生薏苡仁30g，金钱草30g，片姜黄10g，夏枯草15g，甘草6g，生姜3片。

此方又服10剂。2015年7月21日患者女儿来门诊述其一般情况良好。此后即停止治疗。

按：本例胰腺癌高龄患者，初诊时上腹部疼痛、恶心、纳差、黄疸较重，辨证为肝郁脾虚、湿热内蕴、瘀毒内结。治以疏肝健脾、清热利湿、化瘀解毒。经前后用药80余剂，治疗4个多月，病情明显好转。从本例治疗过程来看，扶正祛邪、通补结合应为该病重要的治疗原则。

胰腺癌为临床难治疾病，一些高龄患者，如无手术机会，有时配合中药进行治疗，对于减轻症状，延长生存期有一定意义。

（白宇宁、白震宁　整理）

第二十章
胆 系 疾 病

一、病机概要

六腑以通为用。胆腑作为六腑之一，又为中清之腑，故亦以通为用。胆系疾病在病变过程中，多以腑气不通、腑实不通、湿热阻滞、气滞血瘀、癥积内阻为其病理变化。同时具有由实转虚、由气及血、郁久化热、病久波及他腑他脏的病机转化特点。

二、临床辨治心法及验案

胆系疾病的治疗一般以疏肝利胆为基本原则。具体治法包括：疏利肝胆、清热通腑、利胆和胃、清化湿热、和解枢机、驱蛔安蛔、利胆排石、行气活血、化瘀消癥、清热解毒、扶正祛邪等。

（一）疏肝利胆清郁热，驱虫通腑治蛔厥

胆道蛔虫病为一临床急性病，因其发病急骤，疼痛剧烈，四肢厥逆，故中医称为"蛔厥"。由于前人有"蛔得酸则静，得辛则伏，得苦则下"的说法，且胆道蛔虫病之病机早期有寒热错杂的倾向，故以往多用乌梅丸来治疗。但临床上须注意的是，胆道蛔虫病的病机也是不断变化的，如有些患者化热迅速，很快就出现了肝胆郁热的症象。若此时再用乌梅丸来治疗，则无效，而应改用大柴胡汤。

[病案] 疏肝利胆，驱虫通腑法治疗胆道蛔虫病案

陈某，女，36 岁，农民。1972 年 7 月 21 日初诊。巡回医疗队病例。

主因右上腹部剧烈疼痛 1 天来诊。

患者于 1 天前突然出现右上腹部阵发性剧烈疼痛，本村医生给予针刺、服用止痛药物无效，因病情急重，遂来医疗队急诊。

目前症见：右上腹部剧烈疼痛，阵发性加重，疼痛甚时如"钻顶"样，且

放射至右肩背部亦痛,伴恶心呕吐,疼痛发作时伏卧于床上翻滚,全身出汗,大便干结,2日未行。查:体温37.5℃,急性重病容,右上腹部压痛明显,舌苔黄,脉数。

中医诊断:蛔厥。

西医诊断:胆道蛔虫病。

急予抗感染、解痉止痛、针刺、口服阿司匹林、食醋等治疗无效。改服中药乌梅丸加减,服1剂,未见缓解。询之大便2日未行,参其脉症,考虑当属肝胆郁热之蛔厥腹痛。

治法:疏利肝胆郁热,驱虫通腑止痛。

方用:大柴胡汤加味。

处方:柴胡18g,姜半夏15g,黄芩15g,白芍15g,枳实15g,生大黄10g(后下),川楝子10g,木香10g,槟榔10g,川椒10g,苦楝皮10g,乌梅10g,香附10g,栀子10g,甘草6g,生姜3片。

2剂后,大便得通,腹痛消失,病即告愈。

按:胆道蛔虫病一般运用针刺及解痉止痛药物,或运用中药乌梅丸汤剂有效。本例患者经用这些治疗无效,说明其病机可能已经发生了变化。根据患者右上腹疼痛剧烈,伴恶心呕吐、发热、大便干、舌苔黄、脉数等临床表现,应属大柴胡汤证,为肝胆邪郁化热之蛔厥。因此改用大柴胡汤加栀子以疏肝利胆、清热通腑;加槟榔、苦楝皮、川椒以杀虫止痛;加广木香、川楝子、香附以疏肝理气止痛;并加乌梅以安蛔。服药2剂,即大便通而腹痛止。所以临床对于一些急性病,应该密切观察其病机变化,做到药随证变,方能取效。

(二)胆失通降邪留滞,祛邪利胆分虚实

胆囊炎在临床较为常见,其可与胆石症、胆囊息肉等同时存在。本病虽有急性胆囊炎和慢性胆囊炎之分,但临床似以慢性胆囊炎较为常见。根据胆囊炎的临床表现,应属中医"胆胀"之范围。《灵枢·胀论》曰"胆胀者,胁下胀痛,口中苦,喜太息"。本病病位在胆,但与肝、脾、胃关系密切。肝郁气滞,波及于胆,肝胆气郁,进而气郁化火;加之肝郁气滞,克脾犯胃,脾胃失调;或饮食不节,损伤脾胃,湿邪不运,蕴久化热,而成湿热,湿热波及肝胆,遂致肝胆湿热壅阻,而成本病。湿邪虽有寒化与热化之分,并有寒湿、湿热之别,但本病属湿热者居多。在病机转化方面,同样具有由实转虚、由气及血、波及他脏之特点。所以临床常可见慢性胆囊炎虚实夹杂,气血俱

病,病程较久,缠绵难愈。

胆囊炎总的治疗原则,应以疏肝利胆、行气活血、清热利湿为主。属肝胆气郁,兼湿热内阻者,可用四二调胃汤、大柴胡汤、小柴胡汤加蒲公英、茵陈、郁金、片姜黄、金钱草、虎杖、延胡索、川楝子等;肝郁脾虚,气滞血瘀者,可用六四和胃汤合小柴胡汤加丹参、郁金、青皮、片姜黄、蒲公英等;肝胆气郁,寒湿阻滞者,可用四二调胃汤合平胃散加干姜、附子;病至后期,肝阴亏虚、肝胆气滞者,可用一贯煎加白芍、郁金、青皮、陈皮、片姜黄、蒲公英、金钱草、栀子等通补结合。

[病案] 胆囊炎案

武某,女,42岁。2016年12月6日初诊。

主因右上腹部憋胀疼痛2月来诊。

患者平素饮食不规律,2个月前因饮食油腻后,出现右上腹部憋胀疼痛,牵及后背。经中西医治疗,未见好转。2016年11月24日某医院腹部B超示:胆囊炎,多发胆囊息肉,肝囊肿。于今日来院门诊,要求中医治疗。

目前症见:右上腹部憋胀疼痛,牵及后背疼痛,背心酸困,嗳气,泛酸,烧心,纳食少,上腹部不适,口干苦,心烦易怒,易疲劳,大便偏稀,排出不畅,日一行,舌质红,舌苔白根黄而厚,脉弦。

中医诊断:胆胀。

证属:肝胆气郁化火,胆邪犯胃,胃失和降。

治法:疏利肝胆,清热止痛,和胃降逆。

方用:四二调胃汤合小柴胡汤加减。

处方:柴胡12g,白芍12g,枳壳10g,郁金15g,青皮10g,陈皮10g,姜半夏9g,黄芩10g,片姜黄10g,延胡索15g,川楝子6g,蒲公英30g,鸡内金15g,山慈菇10g,浙贝母15g,甘草6g,生姜3片。

二诊:2016年12月20日。上方共服10剂。药后症状明显好转,右上腹憋胀疼痛及后背疼痛均明显减轻,泛酸及烧心消失,纳食佳,精神及情绪好转,口干苦及心烦未作,仍有嗳气,大便正常,舌脉如前。以前方加煅瓦楞子30g。

三诊:2017年1月17日。上方又服24剂。症状消失,自觉精神及纳食好,无明显不适,大便正常,舌暗红苔白,根微黄厚,脉沉弦。2017年1月16日复查腹部B超示:胆囊多发息肉,肝囊肿。继用前法,以前方去延胡索、川楝子、蒲公英,加夏枯草15g、三七粉3g、丹参15g。再服10剂后,停药。

按:本例胆囊炎、胆囊息肉患者,初诊时右上腹疼痛胀满等症状较为明显,经辨证为肝胆气郁化火、胆邪犯胃。治以疏肝利胆、清热止痛、和胃降逆,经前后用药40余剂,症状消失,胆囊炎症治愈。故对此类病证的治疗,应注意疏利肝胆,以祛邪通降为要。

(三)利胆通腑兼排石,清化湿热兼和胃

胆石症在临床较为常见,多属中医"腹痛"范畴。胆石症在病机上有如下特点。一是多有肝郁气滞,湿热蕴阻。由于饮食不节或肝气郁结,使肝失疏泄,胆失通降,胆汁郁结而湿热内生,湿热郁蒸日久,煎熬而成结石。故胆石症多表现为湿热内盛之候。二是胆石症多因湿热波及中焦,而出现上腹部胀满、恶心呕吐、纳呆、便干等胃气失降的症状。所以临床治疗该病,应以疏肝利胆、清化湿热、通腑排石、和胃降逆为主。一般来说,运用中医药治疗胆石症不仅可以缓解临床症状,而且对较小结石或泥沙样结石可起到排石作用。

[病案] 胆石症案

白某,女,39岁,农民。2001年5月8日初诊。

主因右上腹反复疼痛半年余,加重半月来诊。

患者近半年多来,经常右上腹部疼痛,每于饮食油腻之后加重。半个月前因食用油煎食物后疼痛再次发作,于今日上午来院门诊。今日本院腹部B超示:胆囊结石(泥沙型),慢性胆囊炎。

目前症见:右上腹部疼痛,伴上腹部胀满,恶心欲吐,厌油腻,纳呆,口干苦,大便干,舌质红,苔黄厚腻,脉弦。

查体:腹软,肝脾触及不满意,右上腹部压痛(+),墨菲征(+),腹中未及包块。

中医诊断:腹痛。

证属:湿热蕴结胆腑,肝胆疏泄失常。

治法:清化湿热,疏利肝胆,通腑排石。

方用:大柴胡汤加味。

处方:柴胡10g,姜半夏9g,黄芩10g,白芍12g,枳实15g,郁金15g,金钱草30g,青皮10g,陈皮10g,片姜黄10g,广木香10g,生大黄10g(后下),滑石15g,海金沙10g,竹茹15g,鸡内金15g,甘草6g,生姜3片。6剂。

二诊:2001年5月15日。药后上腹部疼痛减轻,恶心好转,大便已通,

上腹部胀满亦减，仍感口苦，纳欠佳，舌质红，苔黄厚腻，脉弦。继用前方去竹茹，加茵陈15g。6剂。

三诊：2001年5月22日。目前症状明显好转，恶心消失，右上腹部疼痛及上腹部胀满均消失，纳食恢复正常，大便稍干，舌质红，舌苔黄，脉弦。继用前方继服。6剂。

四诊：2001年6月5日。上方共服12剂，目前患者无明显不适，舌质红，舌苔黄，脉弦。今日复查B超：胆囊壁稍毛糙，未见结石。改用疏肝利胆、清热和胃法，以前方去金钱草、生大黄、滑石、海金沙、竹茹、片姜黄，加茯苓15g、蒲公英30g、瓜蒌30g。6剂。

按：本例胆结石初诊时表现，符合肝胆湿热，蕴结胆腑，疏泄不利，波及胃腑，胃失和降等病机变化。故在治疗上，运用清化湿热、疏利肝胆、通腑排石的治法。以大柴胡汤和解枢机，疏利肝胆，通腑降逆；加郁金、青皮、陈皮、片姜黄、广木香等以加强疏肝利胆、行气止痛之效；加金钱草、海金沙、滑石、茵陈等，一以清利湿热，一以促进排石。用药10余剂后，右上腹疼痛及上腹部胀满缓解，恶心、纳呆等症状明显好转。前后共服20余剂后，复查腹部B超提示胆囊结石消失。

（四）胆管术后难进食，利胆和胃降逆气

胆管癌术后常见诸多并发症，尤其是胃肠道症状，如上腹部胀满、恶心呕吐、不能进食等。此时运用中医药进行治疗，可以减轻症状，恢复胃气，增进食欲，延缓病程。此类患者在证候上有虚有实，或虚中夹实；有寒有热，而寒热错杂；有气滞，又有痰阻和血瘀，而形成气血同病或痰瘀互结；同时几乎所有病例均可伴有不同程度的肝胃不和、胃气上逆之候。临床常用疏肝和胃，降逆止呕；或疏肝健脾，平调寒热；或清化湿热，抗癌解毒；或芳香化浊，醒胃降逆；或理气和中，化瘀消癥；或益气养血，健脾和胃等。

[病案] 胆管癌术后恶心呕吐不能进食案

杜某，女，73岁。2014年11月4日初诊。

主因胆管癌术后恶心呕吐，伴上腹部胀满、不能进食2月来诊。

患者于2014年9月6日在某医院诊为"胆总管癌"，继而行手术治疗。手术切除胆囊、胆总管、胃（部分切除）、胰头及十二指肠。术后即出现上腹部胀满，恶心，不能进食等症状。近半月来医院嘱其禁食，依靠鼻饲肠内营养液维持能量。因患者病情较重，经治不愈，故于今日来院要求中医治疗。

目前症见：上腹部胀满，恶心呕吐，呕吐黄水，口干苦，嘈杂，嗳气，不能进食，自觉身上往来寒热，喜太息，烦躁易怒，周身乏力，大便不干，舌质暗，舌苔白根黄厚，脉沉弦。

中医诊断：呕吐。

证属：胆腑郁热，肝胃失和，胃气上逆。

治法：清利肝胆，和胃降逆，消痞止呕。

方用：小柴胡汤合温胆汤、连苏饮加味。

处方：太子参15g，柴胡10g，姜半夏9g，黄芩10g，白芍12g，陈皮10g，茯苓15g，枳实15g，竹茹15g，黄连6g，吴茱萸3g，紫苏叶6g，瓜蒌15g，郁金15g，鸡内金15g，甘草6g，生姜3片。3剂。

二诊：2014年11月7日。因患者病情较重，行动不便，故家属来诊代诉，药后往来寒热好转，上腹胀满及嘈杂减轻，仍恶心呕吐，大便不稀。以前方去柴胡、黄芩，加炙枇杷叶10g、代赭石12g、砂仁6g。3剂。

三诊：2014年11月11日。药后恶心呕吐减轻，仍觉脘中嘈杂，嗳气酸腐，有时吐黄色苦水，脘中冷，大便偏干，日一行，舌质暗，舌苔白根厚，脉沉弦。继用前法，以四二调胃汤、小陷胸汤、温胆汤合连苏饮加减。

处方：太子参15g，柴胡10g，白芍12g，姜半夏9g，茯苓15g，竹茹15g，瓜蒌30g，黄连6g，吴茱萸3g，紫苏叶6g，浙贝母15g，郁金15g，鸡内金15g，甘草6g，生姜3片。

四诊：2014年11月18日。上药服6剂。药后自觉恶心呕吐明显好转，脘中不适减轻，嗳气酸腐好转，大便已不干，食欲好转，已能进流食，仍有时吐黄色沫状液体，口干苦，舌质暗，舌苔白根黄，脉沉弦。继用前法，以2014年11月4日初诊方去紫苏叶，加片姜黄10g、砂仁6g。

五诊：2014年11月25日。上方又服6剂。患者恶心消失，呕吐未作，纳食明显好转，精神亦好转，仍感上腹部轻度胀满，嗳气，大便偏干，舌暗苔白，脉沉弦。继用前法，以三诊方去紫苏叶、竹茹、浙贝母，加片姜黄10g、八月札15g、白花蛇舌草30g、砂仁6g。

六诊：2015年1月13日。上方服6剂后，患者病情进一步好转，故又自服20余剂，其后病情一直稳定。近1周来又觉恶心，脘痞，纳呆，自诉腹中如有条状物，乏力，大便质稀，量少而不畅，舌质暗，舌苔白根黄厚，脉沉弦细。改拟益气健脾，和胃止呕。

处方：太子参15g，白术12g，茯苓15g，陈皮10g，姜半夏9g，广木香

10g，砂仁 6g，黄连 5g，吴茱萸 5g，浙贝母 15g，竹茹 15g，枳实 15g，紫苏叶 6g，郁金 15g，鸡内金 15g，白芍 12g，甘草 6g，生姜 3 片。

上方又服 10 余剂后，症状明显好转。后即停止治疗。

按：本例患者为胆管癌术后出现恶心呕吐、不能进食，反复不愈。因不能进食，依靠鼻饲肠内营养液维持。初诊时症见恶心呕吐、上腹部胀满、不能进食、嘈杂、心烦、往来寒热、口干苦、舌暗、苔白根黄等，故辨证为胆腑郁热犯胃、胃气失降上逆。《灵枢·四时气》曰"邪在胆，逆在胃，胆液泄则口苦，胃气逆则呕苦，故曰呕胆"。说明胆腑邪气往往会影响到胃，使胃失和降而出现呕吐。该患者经用小柴胡汤合温胆汤、连苏饮加味治疗，经用 12 剂后恶心呕吐明显好转。再服 6 剂，恶心消失，呕吐未作，纳食增加。前后共服药 44 剂，患者病情渐趋稳定。

方中以小柴胡汤疏肝利胆、清热止呕，如《医方考》卷之二所谓"柴胡、黄芩能和解少阳经之邪，半夏、生姜能散少阳经之呕"。并用温胆汤利胆和胃而止呕，更用连苏饮辛开苦降而和胃止呕。既使胆之郁热得解，又使胃之逆气得降，从而取得了较好的效果。

（白震宁、白宇宁　整理）

第二十一章
顽固性头痛

一、病机概要

头痛在临床较为常见,可见于各种急慢性疾病过程中。头为诸阳之会,五脏六腑之精血、清阳之气皆上注于头。凡感受风寒暑湿燥火等六淫外邪,阻遏清阳;或痰浊瘀血闭阻经络;或肝阴不足,肝阳偏亢;或脾气虚衰,清阳不升;或血分亏虚,脑失所养;或肾精不足,髓海空虚,均可导致头痛的发生。在临床上常可出现虚实夹杂、气血同病,病情较为复杂的顽固头痛。

二、临床辨治心法及验案

(一)临床辨治心法

头痛在临床辨证时,在分辨外感内伤、气分血分、经络脏腑的同时,还应该根据诱发的因素、头痛之新久、体质的强弱、劳逸的情况、情志的失调、伴随主要症状以及头痛的部位等,综合起来进行辨证。《景岳全书·杂证谟》曰:"凡诊头痛者,当先审久暂,次辨表里。……暂病者当重邪气,久病者当重元气,此固其大纲也。然亦有暂病而虚者,久病而实者,又当因脉因证而详辨之,不可执也。"所以头痛病有新久,证有虚实,更有虚实夹杂者。其疼痛部位不同,伴随症状各异,有波及气血者,有波及肠胃者,有波及肝肾者,故头痛有许多不同的证候。临床辨治应注意如下几点。

一是要注意分辨虚实,但临床上常有虚实夹杂者,临证时宜详加分辨。虚者为气血阴阳,或肝脾肾诸脏何者之虚;实者为风寒湿热痰瘀何者之实。许多顽固性头痛多属于复合证候,其病机复杂,治疗困难,非详辨不可取得疗效。

二是临床可见因脾失健运,痰浊内生,阻遏清阳,上蒙清窍而致头痛。其临床特点可见头痛昏蒙,痰多,胸闷等症。临床上痰浊常可出现化热,或波及于胃等病理变化;或痰浊随肝风而动,出现风痰上涌头痛。

三是瘀血头痛在临床上虽不甚多见,但其病程往往较长,反复难愈,宜用活血化瘀之法进行治疗。另外,经行头痛者,也常与血虚、血瘀有关。

四是属于虚证之头痛者,以气血亏虚、肝肾不足为常见。特别是由于脑力劳动,劳累过度,心力疲惫,以致耗伤阴血,营血亏虚,不能上荣于脑髓脉络,脑无所养而发头痛,属于血虚头痛。在虚证头痛中,除血虚头痛较为多见之外,亦常见气血两虚而致头痛者,治疗除用益气养血之法外,同时应注重脾胃的调护。

五是在临床治疗头痛时,应重视对头痛所伴随的主要症状进行辨析。如头痛伴头麻者,多属于阴虚阳亢或血虚风动;头痛伴舌麻者,多为风邪入络,脉络瘀阻;头痛伴恶心者,多属于肝血亏虚或肝阳偏亢,或风痰上涌,波及于胃,而胃气上逆;饭后头痛者,多属于阴血不足;头痛伴泄泻者,多属脾虚风动;头痛梦多者,可见瘀血阻于脑络;头痛伴眩晕者,多属阴虚阳亢,或风痰上涌,或气血亏虚;经行头痛者,多属于血虚、血瘀;头痛伴畏风而病久者,多属中气亏虚,脾胃虚寒,或阳虚、气虚、表虚,并寒邪阻络;用脑过度而致头痛,甚至一读书就头痛者,多属气虚、血虚或肝肾亏虚。对于头痛的部位,前人虽有六经头痛之分属部位,但主要是指外感头痛,内伤头痛虽可参考,但不可拘泥,而应以实际辨证为主。

(二)临床验案

1. 邪毒上犯夹风痰,化痰息风和枢机

[病案] 腰麻后剧烈头痛案

宋某,女,32岁。1972年11月13日初诊。

主因剧烈头痛4天来诊。

患者于4天前行绝育手术,因术中腰麻使用麻醉剂量掌握不当,致麻醉平面上升过高,出现剧烈头痛。虽用药对症治疗,但症状愈趋加重,故于今日来诊。

目前症见:头痛剧烈,阵发性加重,伴头晕,颈项强急而抽搐,伴恶心呕吐,脘痞不能进食,口中黏腻而苦,大便干结,小便黄少,舌苔白厚腻,脉弦紧。

中医诊断:头痛。

证属:邪毒上犯,引动风痰,风痰上涌,胃失和降。

治法:化痰息风,和解枢机,清热降逆,解痉止痛。

方用:大柴胡汤加味。

处方:柴胡 10g,姜半夏 9g,黄芩 10g,白芍 12g,枳实 15g,生大黄 10g(后下),龙胆 10g,珍珠母 30g(先煎),钩藤 15g,白蒺藜 10g,川芎 12g,葛根 15g,全蝎 6g,白芷 10g,甘草 6g,生姜 3 片。

2 剂后,诸症减轻,头已不痛,饮食增加,仍有时头晕,颈项不适,口干思饮。以前方去川芎、白芷、全蝎、大黄,加生地黄、金银花,又服 4 剂,诸症消失。

按:本例患者因手术腰麻时使用麻醉剂不当,而出现剧烈头痛。其临床表现除头痛伴头晕、颈项强急而抽搐外,尚有脘痞、呕吐恶心、不能进食、口苦、便干等症。此显然系毒邪上犯,引动风痰,风痰上涌,胃失和降所致。故用大柴胡汤以和解枢机、化痰降逆;加珍珠母、钩藤、白蒺藜以平肝息风;加全蝎、川芎、白芷、葛根以解痉止痛;加龙胆、金银花以清热解毒。经服药 6 剂后,症状消失。

2.血虚肝旺风入络,养血平肝祛风邪

[病案] 头痛伴头麻案

宋某,男,49 岁,大学教师。1984 年 9 月 4 日初诊。

主因头痛 2 个月余来诊。

患者于 2 个月前因劳累过度而出现头痛,伴头涨,曾在校医院用中西药物对症治疗,未见好转。于今日来院,要求中医治疗。

目前症见:头涨痛,以颠顶部位较重,疼痛时发时止,伴头部麻木,不能用脑,劳累看书则加重,睡眠梦多,口干,饮食及二便尚可,舌质暗,舌苔薄白,间有剥苔,脉弦细。

中医诊断:头痛。

证属:血虚肝旺,风邪入络。

治法:养血平肝,祛风通络。

方用:四物汤加减。

处方:当归 15g,川芎 10g,赤芍 12g,天麻 10g,地龙 12g,全蝎 6g,柴胡 6g,白芷 12g,钩藤 20g,生龙牡各 30g(先煎),甘草 6g,生姜 3 片。3 剂。

二诊:1984 年 9 月 12 日。药后症仍同前。反复推敲其证,据其劳则加重,头部麻木,考虑当属肝肾阴血亏虚、肝阳偏亢。改用滋阴养血兼以平肝法,方用《医醇賸义》养血胜风汤加减。

处方:当归 15g,白芍 15g,川芎 10g,生地 18g,熟地 18g,茯神 15g,枸

杞子 15g，天麻 10g，菊花 10g，制何首乌 15g，女贞子 15g，丹参 24g，珍珠母 30g（先煎），钩藤 15g，炒酸枣仁 20g，桑叶 12g，生姜 3 片。6 剂。

三诊：1984 年 9 月 19 日。药后头痛明显减轻，但仍头涨、麻木，舌脉如前。继用前法，以前方加黑芝麻 30g。6 剂。

四诊：1984 年 9 月 26 日。目前头痛已不明显，但仍觉头涨及麻木，口干好转，睡眠欠佳，舌质暗，舌苔薄白，剥苔消失，脉弦细。仍以滋阴养血，佐活血通络。

处方：当归 15g，赤芍 12g，川芎 10g，生地 18g，熟地 18g，制何首乌 15g，太子参 20g，麦冬 12g，五味子 10g，丹参 30g，桃仁 10g，红花 10g，茯苓 15g，生石决明 30g，菊花 10g，夜交藤 30g，生姜 3 片。6 剂。

五诊：1984 年 10 月 5 日。自觉头涨及头部麻木明显减轻，偶有轻微头痛，但时间不长，纳食及二便正常，仍睡眠欠佳，易疲劳，舌脉如前。再拟益气养阴、养血胜风之法，用养血胜风汤合生脉散。

处方：太子参 15g，麦冬 15g，五味子 10g，丹参 15g，生地 18g，熟地 18g，当归 15g，白芍 12g，川芎 10g，枸杞子 15g，菊花 10g，制何首乌 15g，炒酸枣仁 15g，桑叶 10g，甘草 6g，生姜 3 片。

再服 6 剂，诸症消失。

按：本例患者头涨痛 2 个月，经治不愈。初诊时考虑证属血虚肝旺、风邪入络，方用四物汤加平肝之天麻、生龙骨、生牡蛎、钩藤，祛风止痉之全蝎、地龙、白芷。药后效果不佳。仔细推敲其证，其头痛虽以颠顶为甚，但并非受风加重，而是劳累用脑加重，故其病为血虚并机窍失荣所致，所以治疗重点应以滋养阴血为主。费伯雄《医醇賸义·诸痛》曰："有血虚头痛者，自觉头脑俱空，目眊而眩，养血胜风汤主之。"故改用费氏此方加减，稍佐平肝之天麻、钩藤、珍珠母等，药后头痛明显减轻。其后头痛基本消失，但仍头涨、麻木，考虑可能与血虚脉络失畅有关，故据证加入桃仁、红花、丹参等活血通络之品。治后头涨、麻木好转，但仍有易疲劳等症，考虑为气阴两虚、血虚失荣，最后用生脉散合养血胜风汤而收功。

3．风热上扰头痛甚，祛风清热兼通络

[病案] 头痛伴舌麻案

王某，女，60 岁。2013 年 3 月 15 日初诊。

主因头痛反复发作 10 余年，加重 1 周来诊。

患者于 10 多年前开始出现头部憋胀疼痛，反复发作。曾经多方治疗，未见好转。近 1 周来头痛较甚，且伴舌麻。于今日来院门诊，要求中医治疗。

目前症见：头痛较甚，以头项部及头两侧疼痛为著，头部憋胀，且舌麻伴耳痒，牙龈肿痛，口干欲冷饮，大便偏干，舌质暗红，舌苔黄根厚，脉沉弦数。

中医诊断：头痛。

证属：肝胃郁热，风热上扰。

治法：祛风清热，通络止痛。

方用：芎芷石膏汤加减。

处方：川芎 10g，白芷 10g，生石膏 30g（先煎），蔓荆子 10g，菊花 10g，黄芩 10g，柴胡 10g，姜半夏 9g，陈皮 10g，茯苓 15g，瓜蒌 15g，全蝎 3g，蒲公英30g，甘草 6g，生姜 3 片。4 剂。

二诊：2013 年 3 月 19 日。服药后头痛减轻，牙龈肿痛好转，仍觉舌麻，口干，咽中灼热，大便已正常，舌质暗红，舌苔白根黄白厚，脉沉弦。继用前法，以前方加玄参 15g、枳实 15g，加重全蝎为 5g。

五诊：2013 年 4 月 2 日。以上方随症加减，再服 12 剂后，头痛消失。近1 周来未再发作，舌麻亦消失，大便尚可，仍咽中稍有灼热感，头蒙，舌质暗红，舌苔白根黄白偏厚，脉沉弦。调方如下。

处方：柴胡 10g，姜半夏 9g，黄芩 10g，陈皮 10g，茯苓 15g，白芍 12g，郁金 15g，白蒺藜 15g，牡丹皮 10g，栀子 10g，天麻 10g，蔓荆子 10g，全蝎 3g，甘草 6g，生姜 3 片。

再服 10 剂后，诸症消失。

按：本例患者头痛反复发作 10 年，经治未愈。本次发作 1 周，初诊时头痛较甚，且舌麻，同时伴有牙龈肿痛，口干欲冷饮，大便干，舌质暗红，舌苔黄厚，脉弦数等症。故辨证为肝胃郁热、风热上扰。方用芎芷石膏汤加味祛风清热、通络止痛，经用药 26 剂，头痛得愈，舌麻消失。因其头痛、舌麻为热壅络阻所致，故用清热通络法取效。

4. 肝郁化热胃失和，疏肝清热兼和胃

[病案] 头痛伴恶心案

张某，女，28 岁。2012 年 11 月 9 日初诊。

主因头痛伴恶心间断发作 5 年，加重 2 月来诊。

患者于 5 年前因脑力劳动过度而出现头痛，间断发作，并头痛时伴有恶心。近 2 月症状逐渐加重，经在某医院神经内科检查未见明显异常。于今日来诊。

目前症见：头痛明显，自诉每头痛发作时，常表现为先头痛，后恶心呕吐，伴脘中不适，时有脘痛及脘胀，易饥，精神欠佳，素易"上火"，大便正常，月经正常，舌质红，舌苔白微黄，脉沉弦细。

中医诊断：头痛。

证属：肝郁化热，胃失和降，兼肝血亏虚。

治法：养血疏肝，清热降逆和胃。

方用：柴胡四物汤加减。

处方：当归 12g，白芍 12g，川芎 10g，生地黄 18g，柴胡 10g，姜半夏 9g，黄芩 10g，枳实 15g，竹茹 15g，茯苓 15g，陈皮 10g，郁金 15g，川楝子 10g，甘草 6g，生姜 3 片。4 剂。

二诊：2012 年 11 月 13 日。药后头痛明显好转，未再发作，恶心呕吐亦消失，仍有口疮，易饥，嗳气，舌质红，苔薄白，脉沉弦。以前方去川楝子、郁金，加黄连 6g、吴茱萸 3g、浙贝母 15g、乌贼骨 30g。4 剂。

三诊：2012 年 11 月 20 日。自诉口疮已消失，易饥好转，自觉偶尔脘痛及咽痛，头痛偶作，舌质红苔白，脉弦。继用上方加延胡索 15g，再服 10 剂后，病告痊愈。

按：患者头痛间断发作已 5 年，初诊时头痛加重发作 2 月，同时伴有恶心呕吐、脘中不适、消瘦、精神欠佳等症。考虑一方面病久多虚，出现肝血亏虚；另一方面又有肝郁化热，波及于胃，胃失和降。故其证为虚实夹杂。方用柴胡四物汤加味进行治疗，以四物汤养血和血、兼以止痛，以小柴胡汤和解枢机，和胃降逆。经用药近 20 剂，诸症消失。

5. 阴血亏虚阳偏亢，滋养阴血平肝旺

[病案] 饭后头痛案

赵某，男，40 岁。2012 年 10 月 19 日初诊。

主因饭后头痛 5 年，加重 2 月来诊。

患者于 5 年前无明显原因出现饭后头痛，间断发作，近 2 月来症状逐渐加重。曾行头颅 CT 检查，未见明显异常。于今日来诊。

目前症见：饭后头痛，时伴头晕，多食后或久坐走路多时头痛症状明显

加重，且自觉头部似有"血往上涌"之感，头痛头晕严重时伴恶心，纳呆，大便偏干，量少，2～3日一行，舌质暗红，舌苔前半舌薄白而少，根偏厚，脉沉弦。

中医诊断：头痛。

证属：阴血亏虚，脑络瘀阻。

治法：滋阴养血，通络止痛。

方用：一贯煎加减。

处方：沙参 15g，麦冬 15g，生地黄 24g，当归 12g，白芍 12g，川芎 10g，川楝子 10g，桃仁 10g，杏仁 10g，白蒺藜 15g，枳实 15g，浙贝母 15g，鸡内金 15g，炒莱菔子 30g，甘草 6g，生姜 3 片。5 剂。

二诊：2012 年 10 月 26 日。症略同前，大便偏稀，舌质暗红，舌苔少，舌面有裂纹，根部苔少，脉弦。考虑此证除肝之阴血亏虚外，尚有肝阳上亢之候，故改拟滋阴养血、兼以平肝法。

处方：沙参 15g，麦冬 15g，生地黄 18g，当归 12g，白芍 12g，川楝子 10g，枳实 15g，天麻 10g，白蒺藜 15g，珍珠母 30g（先煎），牡丹皮 10g，玄参 15g，甘草 6g，生姜 3 片。5 剂。

三诊：2012 年 11 月 6 日。药后头痛及头晕症状减轻，"血上涌"感消失，饭后及走路多时头痛程度减轻，仍有时下午轻度头痛，舌脉如前。继用前方去枳实、牡丹皮、玄参，加丹参 15g、地龙 10g、全蝎 6g、菊花 10g、钩藤 15g，以通脑络。5 剂。

四诊：2012 年 11 月 13 日。头痛头晕明显好转，1 周来饭后仍有 1 次头痛，舌质暗红，舌苔薄少，脉弦，继用前法，以前方继服，5 剂。

至 2012 年 11 月 23 日五诊时，患者头痛消失，头晕未作，精神及纳食好转，舌脉如前，以前方再服 5 剂，以巩固疗效。

按：本例患者饭后头痛，且多食或久坐、走路时痛症状明显加重，特别是伴有"血往上涌"之感，这些症状在临床上甚为少见。但观其脉证，结合舌象，详审病机，应属阴血亏虚、肝阳偏亢。由于多食或走路时，阴血亏虚和肝阳偏亢之程度加重所致。方用一贯煎以滋养肝之阴血。酌加平肝潜阳之品，如珍珠母、天麻、白蒺藜、钩藤、菊花，以及通络之品如全蝎、地龙等。用药 20 余剂后，症状明显好转，头痛得愈。

6. 瘀血阻络头痛甚，化瘀通络兼止痛

参见上篇第二章第五节李某顽固头痛伴眼圈黯黑案。

7. 肝阴亏虚兼风动，滋养肝阴息内风

[病案] 头痛伴头晕案

关某，女，76岁。2013年9月6日初诊。

主因头痛伴头晕1年余来诊。

患者于1年多以前出现头痛伴头晕，逐渐加重。曾在某医院进行检查治疗，未见明显好转。于今日来诊，要求中医诊疗。

目前症见：头痛以后头部及头顶部疼痛为甚，伴头晕、头蒙，眼睛干涩，背困背痛，口干口苦，欲饮水，平素易"上火"，大便软，小便正常，纳一般，舌质暗红，舌苔薄少而舌面有裂纹，脉沉。血压：125/95mmHg。

既往史：2013年4月29日在某医院行腹部B超示胆囊炎，胆结石。曾有冠心病史。

中医诊断：头痛。

证属：肝阴亏虚，虚风内动。

治法：滋养肝阴，息风止痛。

方用：一贯煎加减。

处方：沙参15g，麦冬15g，生地黄15g，当归12g，川楝子6g，炒白芍12g，丹参15g，郁金15g，枸杞子12g，青皮10g，陈皮10g，片姜黄10g，菊花10g，天麻10g，白蒺藜10g，甘草6g，生姜3片。5剂。

二诊：2013年9月13日。药后头痛消失，未再发作，头晕亦明显减轻，仍觉眼干，口苦，大便不稀，近几天自觉牙龈肿痛，舌质暗红，舌苔薄少，舌面有裂纹，脉沉。继用前法，以前方加栀子10g。

以上方随症加减，再服15剂。至2013年10月11日五诊时，患者自觉一般情况尚好，头痛及头晕均好转，未再明显发作，背部困痛亦减轻，大便正常，舌质暗红，舌苔薄黄，脉沉。继用前法进退，再服5剂后停药。

按：患者除头痛伴头晕外，又伴有背困背痛、眼睛干涩、口干口苦、舌苔薄少而舌面有裂纹等，故辨证为肝阴亏虚、虚风内动。方用一贯煎加味进行治疗。方中以一贯煎滋养肝阴，兼以疏肝；用天麻、白蒺藜、菊花等，以息风止痛；加白芍以柔肝；加丹参、郁金、片姜黄、青皮、陈皮，以活血理气通络。经用药25剂，头痛头晕得以治愈。

8. 血虚血瘀络脉阻，养血活血兼通络

[病案] 头痛经前加重案

陈某，女，30岁。2002年8月16日初诊。

主因头痛，每于月经前加重2年来诊。

患者于2年前开始出现头痛，且每于月经前头痛加重。曾前后多次服用中药治疗，未见明显好转。西医检查未见明显异常。遂于今日来诊。

目前症见：头痛时作，以头顶部为甚，每于月经来前头痛加剧，月经量一般，经期尚可，经来有血块，痛经，面色不华，精神欠佳，纳差，大便尚可，小便正常，舌暗红，舌苔白，脉弦细。

中医诊断：头痛。

证属：血虚血瘀，瘀血阻络。

治法：养血活血，通络止痛。

方用：血府逐瘀汤加减。

处方：当归12g，白芍12g，川芎6g，生地黄18g，桃仁10g，香附10g，柴胡10g，枳壳10g，蔓荆子10g，全蝎5g，焦三仙各15g，益母草30g，甘草6g，生姜3片。5剂。

二诊：2002年8月23日。药后头痛减轻，纳食好转，舌脉如前。以前方加红花6g，再服5剂。

三诊：2002年9月30日。平时头痛已明显好转，本月月经已届来期，目前头痛尚未明显加重，继用前法进退。

再服20余剂后，头痛完全消失，至11月初再次来经前，头痛未再发作。

按：本例患者平时头痛已2年，于月经来前头痛加剧，且经行有血块、痛经，面色及精神欠佳，故辨证为血虚血瘀、瘀血阻络。经用血府逐瘀汤加味治疗，服药30余剂后，头痛得愈。

9. 血虚失养头顶痛，养血和络兼和胃

[病案] 头顶痛案

张某，女，17岁，中学生。2007年10月19日初诊。

主因头痛3个月来诊。

患者于3月前无明显原因出现头痛，发病以来曾在多处就诊，曾行头颅CT、血沉、血常规等检查，均属正常范围。

目前症见：头痛，以头顶痛为甚，伴恶心欲吐，纳呆，消瘦，乏力，大便

干。该患者年届高三,学业紧张,因经常头痛,几致不能坚持学习。舌偏红,舌苔白微黄,脉细弱。

中医诊断:头痛。

证属:血虚头痛,兼胃失和降。

治法:养血和血,和络止痛,和解枢机,和胃降逆。

方用:加味柴胡四物汤。

处方:太子参 15g,生地黄 15g,当归 12g,白芍 12g,川芎 8g,柴胡 10g,姜半夏 9g,黄芩 10g,蔓荆子 12g,瓜蒌 30g,枳实 15g,竹茹 15g,陈皮 10g,全蝎 5g,甘草 6g,生姜 3 片。4 剂。

二诊:2007 年 10 月 23 日。头痛明显减轻,恶心消失,精神好转,纳食增加,大便偏稀,舌脉如前。继用前法,以前方去瓜蒌,加炒白术 12g、茯苓 15g。再服 5 剂。

三诊:2007 年 10 月 30 日。头痛基本消失,近 1 周来仅轻微头痛 1 次,纳食及精神明显好转,但仍感嗜卧,白带多,舌苔白,脉弱。改拟八珍汤合温胆汤。

处方:太子参 15g,炒白术 12g,茯苓 15g,当归 12g,炒白芍 12g,川芎 6g,熟地黄 15g,陈皮 10g,姜半夏 9g,枳实 10g,竹茹 15g,石菖蒲 10g,蔓荆子 10g,甘草 6g,生姜 3 片。再服 10 剂,继续调治。

2 周后,病告痊愈。

按:该患者学业紧张,劳累过度,心力疲惫,以致耗伤阴血,营血亏虚,不能上荣于脑髓脉络,而致头痛发生。其临床表现除头痛外,尚有恶心欲吐、纳呆、大便干等胃失和降的症状。故其治疗除用四物汤以养血和血止痛外,同时加小柴胡汤、温胆汤等以和解枢机、和胃降逆,并配蔓荆子、全蝎以通络止痛。该患者头痛虽然表现为头顶痛,但综其脉症,当属内伤血虚头痛,而非外感头痛,故而不用藁本一类引经药物。经用加味柴胡四物汤治疗后,头痛症状明显好转,胃失和降症状消失。随即改用八珍汤加味,并以熟地黄易生地黄,以加强益气养血之功效。前后共服药 20 余剂,头痛得以治愈。

10. 内热兼有风邪侵,搜风止痛兼清热

[病案] 左侧耳后剧烈头痛案

苗某,男,56 岁。2019 年 3 月 1 日初诊。

主因左侧耳后头部剧烈疼痛反复发作20年,加重3天来诊。

患者近20年来,经常左侧耳后剧烈头痛,反复发作,每年均要发作多次。曾在多家医院检查治疗,未能明确诊断,亦未得到根治。3天前其头痛又突然发作,服用止痛西药对症治疗无效。故于今日来诊。

目前症见:左侧耳后头部剧烈疼痛,为持续性疼痛,因夜间疼痛亦较甚,而致夜不能寐,伴上腹部胀满、隐痛,口苦,纳呆,平素易"上火",大便干,2~3日一行,舌质暗红,舌苔中根黄厚,脉弦。

既往史:发现肺大疱1年。2018年12月胃镜检查示:慢性萎缩性胃炎;病理活检示:中度肠上皮化生及非典型增生。

中医诊断:头痛。

证属:内有郁热,风邪入络。

治法:疏风清热,搜风止痛,兼和胃定痛。

方用:芎芷石膏汤合四物汤加减。

处方:川芎15g,白芷15g,生石膏30g(先煎),蔓荆子10g,全蝎6g,当归12g,白芍30g,生地黄18g,五灵脂15g,姜半夏9g,枳实15g,八月札15g,瓜蒌30g,甘草6g,生姜3片。6剂。

二诊:2019年3月8日。自诉药后效果良好,左侧耳后头痛消失,未再发作。目前自觉上腹部胀满,但脘痛好转,口苦亦减轻,大便不畅,2日一行,舌质暗红,舌苔白,根黄厚稍腻,脉弦。继用前法,改拟柴胡四物汤巩固疗效。

处方:柴胡10g,姜半夏9g,黄芩10g,白芍12g,当归12g,川芎10g,生地黄15g,郁金15g,枳实15g,八月札15g,浙贝母15g,陈皮10g,茯苓15g,瓜蒌15g,甘草6g,生姜3片。

上方服6剂后,头痛已愈。即改用养胃消痞汤加减,以治疗慢性萎缩性胃炎伴中度肠化生。经服药近3个月后,复查胃镜为慢性非萎缩性胃炎。其头痛亦未再发。

按:本例患者左侧耳后头部剧烈疼痛,反复发作已20年。初诊时疼痛较甚,夜不能寐,同时伴有口干口苦、大便干结、舌苔黄厚、脉弦等症状,故辨证为郁热内盛、风邪入络。方用芎芷石膏汤以祛风清热止痛,合四物汤以养血活血、通络止痛,取得了良好的效果。

11. 气血两虚风入络, 益气养血兼祛风

[病案] 右侧头痛案

李某, 女, 30 岁, 干部。1983 年 3 月 15 日初诊。

主因右侧头痛反复发作 2 年, 加重 1 周来诊。

患者素来体弱, 于 2 年前开始出现右侧头痛, 反复发作。曾就诊于某医院, 用中西药物进行治疗, 未见好转。1 周前患者头痛症状明显加重, 故于今日来院门诊要求中医治疗。

目前症见: 头痛, 以右半侧头痛为主, 且以右侧眉棱骨处疼痛为甚, 痛甚则恶心, 每于沐浴之后头痛加重, 伴面色萎黄, 神疲乏力, 午后背困, 寐多梦, 咽中痰白而黏, 纳呆, 大便 3～4 日一行, 小便正常, 舌质淡, 舌苔薄白, 脉细而迟。

今日本院查心电图示: 窦性心动过缓, 窦性心律不齐。

中医诊断: 头痛。

证属: 气血两虚, 风邪入络, 胃失和降。

治法: 益气养血, 和胃降逆, 祛风止痛。

方用: 圣愈汤合六君子汤加减。

处方: 黄芪 24g, 党参 12g, 当归 15g, 白芍 12g, 川芎 12g, 白术 10g, 陈皮 10g, 姜半夏 10g, 茯苓 15g, 桔梗 10g, 丹参 15g, 柴胡 10g, 全蝎 3g, 蔓荆子 10g, 甘草 6g, 生姜 3 片。4 剂。

二诊: 1983 年 3 月 22 日。自诉服药期间头痛未作, 停药后头痛 1 次, 现自觉精神好转, 食欲增加, 睡眠转佳, 已不恶心, 大便仍 3～4 日 1 行, 舌质淡红, 舌苔薄白, 脉细缓。改用益气养血, 升清降浊。改拟补中益气汤合八珍汤加减。

处方: 黄芪 24g, 党参 12g, 白术 12g, 陈皮 10g, 姜半夏 10g, 茯苓 10g, 当归 15g, 赤芍 12g, 白芍 12g, 川芎 12g, 柴胡 10g, 升麻 6g, 桔梗 10g, 蔓荆子 10g, 炙甘草 6g, 生姜 3 片。6 剂。

三诊: 1983 年 3 月 29 日。药后头痛未再发作, 精神、纳食、睡眠转佳, 痰不多, 大便尚可, 舌淡红, 苔白, 脉细。患者要求服用丸药, 故嘱其服补中益气丸、养血归脾丸等中成药继续调治。

按: 本例头痛患者初诊时表现为气血两虚之候, 所以治疗使用圣愈汤以益气养血。因其病程较久, 头痛程度较甚, 又兼有胃失和降的证候, 故又合

用六君子汤一方面健脾化痰，一方面和胃降逆；并用川芎加全蝎、蔓荆子以祛风止痛。药后头痛明显好转，胃失和降症状消失，即改用补中益气汤合八珍汤，一方面益气养血，一方面升清降浊。经过治疗，使顽固头痛得以痊愈。

12. 血虚肝郁侧头痛，养血疏肝兼通络

[病案] 两侧头痛案

谢某，女，20岁，学生。2004年8月24日初诊。

主因间断头痛1年余来诊。

患者于1年多前因用脑过度而出现头痛，间断发作，于今日来院门诊。

目前症见：头痛以两侧为主，伴面色少华，健忘，善惊易恐，心情抑郁，喜叹息，偶有失眠，精神一般，饮食可，大小便正常，平素月经2~3月1次，量少色淡，舌质淡，舌苔薄黄，脉沉弦细。

中医诊断：头痛。

证属：血虚肝郁。

治法：养血疏肝通络。

方用：柴胡四物汤加减。

处方：当归12g，白芍12g，川芎10g，生地黄15g，柴胡10g，姜半夏10g，黄芩10g，生龙骨15g（先煎），生牡蛎15g（先煎），全蝎粉3g（分冲），蔓荆子10g，茯苓15g，陈皮10g，远志10g，甘草6g，生姜3片。3剂。

二诊：2004年8月27日。药后头痛明显减轻，自觉心情抑郁，舌质淡，舌苔白根黄，脉沉细。继用前法，以前方去蔓荆子、龙、牡，加郁金10g、珍珠母15g。再服5剂，症状消失。

按：本例患者因用脑耗血，血不上荣，脑无所养，而发头痛，应属于内伤血虚头痛。《近代中医珍本集·内科分册·痛证大全》曰："血虚头痛，厥阳上扰，头脑空痛，目花眩晕，脉弦而细。……此则宜养血柔肝。"同时因患者长期情绪抑郁，使肝失条达，肝气郁结，从而形成血虚肝郁之证。治疗上用四物汤以养血柔肝，小柴胡汤以和解枢机、调畅气机，加全蝎通络，蔓荆子清利头目，茯苓、陈皮健脾理气。因血虚，心神失养，出现善惊易恐、失眠等症，故加入龙骨、牡蛎、远志以宁心安神定志。药后症状好转，经适当加减而愈。

13. 脾胃虚寒阴火冲，健脾温中降阴火

[病案] 头痛畏风案

钮某，女，17岁。2013年7月16日初诊。

主因头痛畏风1年余来诊。

患者素来体弱，于1年多前因学习劳累而出现头痛，头部畏风，逐渐加重。曾去某医院进行检查治疗，未见明显好转。于今日来医院门诊，要求中医治疗。

目前症见：头痛，头部畏风，受风头痛加重，有时头晕，精神差，嗜睡，牙龈肿痛，纳差，食油腻则恶心，大便质稀，舌淡红，边有齿痕，舌苔白根厚，脉弦细。

中医诊断：头痛。

证属：脾胃虚寒，肝脾失调，阴火上冲。

治法：健脾温中，调和肝脾，兼降阴火。

方用：连理痛泻汤合香砂六君子汤加减。

处方：党参15g，炒白术12g，茯苓15g，陈皮10g，炒白芍12g，防风10g，姜半夏9g，广木香10g，砂仁6g（后下），川芎10g，黄连6g，炮姜6g，焦山楂15g，甘草6g，生姜3片。5剂。

二诊：2013年7月23日。头痛明显好转，未明显发作，头部畏风减轻，仍食油腻则恶心，嗳气，纳呆，大便稀，腹中畏冷，口中发黏，内生口疮，舌淡红，边有齿痕，舌苔白根黄白厚，脉弦细。继用前法，以前方去川芎、砂仁，加黄芩10g、竹茹15g，炮姜用10g。5剂。

三诊：2013年7月30日。药后头痛未再发作，仍有头部畏风，腹部畏冷好转，口疮消失，已不恶心，纳食增加，仍嗳气，大便稀，舌脉如前。以初诊方去川芎，加苍术10g、吴茱萸3g。5剂。

至2013年8月6日，患者母亲来门诊述其女药后头痛未再发作，精神好转，纳食及精神正常，腹中无明显不适。以前方进退，嘱再服7剂巩固疗效。

按：本例患者在治疗过程中，主要以健脾温中、调和肝脾、兼降阴火为法，最后取得了疗效。其针对头痛的治疗药物使用得并不多，说明该头痛主要是因为脾胃虚寒所致，其头痛畏风则因其正气不足，而不足以抵抗外邪。在脾胃虚寒的基础上，又兼见肝脾失调，同时兼有口疮、牙龈肿痛等阴火上

冲的表现，显然这是一个复合证候。所以用温中健脾以治疗脾胃虚寒的病理变化，即以治本为主，选用连理痛泻汤合香砂六君子汤加减进行治疗，取得了良好的疗效。所以在治疗头痛一类病证时，应该注意治其发病之本，不能拘泥于"头痛医头"。

（王海萍、白震宁、寇永锋　整理）

第二十二章
眩　晕

一、病机概要

眩晕为临床常见病证。《景岳全书·眩运》谓："眩运一证，虚者居其八九，而兼火兼痰者，不过十中一二耳。"其病有虚有实，虚者多为肝肾亏虚，气血不足；实者多为风、火、痰、瘀上扰清空。病变脏腑多与肝、脾、肾诸脏有关。

眩晕之虚，主要是髓海空虚，脑失所养。脑失所养主要有三个方面的原因：一是肾精（阴）亏虚，二是气血亏虚，三是阳气虚弱。此三者之中的任何一种亏虚都可以导致眩晕。其病理因素除风、火、痰、瘀外，尚有湿浊、湿热、寒湿等，这些病邪上扰清空，均可发生眩晕。

眩晕之属于虚者，除肝肾阴虚、气血亏虚外，尚有肝阳亏虚者。其实者除肝阳上亢、痰湿中阻者外，尚有肝郁气逆、风痰上扰、湿热内蕴、瘀血阻滞者。同时更有虚实夹杂者，如脾失健运，痰浊中阻；风阳夹痰，上扰清空；肝肾阴虚，痰火上蒙；肝郁血虚，肝脾失调；气血亏虚，瘀血内阻等。

二、临床辨治心法及验案

（一）肝郁气逆致眩晕，降气疏肝兼和中

肝失疏泄，不仅可使肝气郁结，而且疏泄太过，则可使气机逆乱，上逆而阻塞清窍，即导致眩晕发生。同时，肝木又可乘侮脾土，克犯于胃，而出现脾不运化、胃失和降的症状。此外，还可能有母病及子的病机变化，从而影响到心。

此类眩晕在治疗上要注意：一是疏肝，使肝气得疏；二是降气，使逆乱上逆之气得以通降而平复；三是和中，使胃气得以和降。临床常用方如柴胡加龙骨牡蛎汤等。

[病案] 眩晕伴心悸失眠案

丁某，女，50岁。某高校教工，1983年5月5日初诊。

主因眩晕20天来诊。

患者于20天前出现头晕，伴恶心。当时查血压偏高，未做特殊治疗，之后症状日趋加重。于今日来院，要求中医治疗。

目前症见：眩晕，耳鸣，胸脘满闷，恶心，纳呆，口苦，心烦，心悸，气短，乏力，失眠，夜间汗多，下肢轻度水肿，舌暗红，舌苔黄白，脉沉迟。

查体：心率52次/min，血压160/100mmHg。

辅助检查：心电图示窦性心动过缓。

中医诊断：眩晕。

证属：肝郁气逆，上扰清空，干心犯胃，母病及子。

治法：疏肝平肝，降逆和胃，镇心安神。

方用：柴胡加龙骨牡蛎汤加减。

处方：柴胡10g，姜半夏10g，黄芩10g，党参12g，陈皮10g，茯苓15g，白芍15g，枳实10g，竹茹10g，郁金10g，川楝子10g，生龙骨25g（先煎），生牡蛎25g（先煎），白蒺藜15g，钩藤20g，甘草6g，生姜3片。5剂。

二诊：1983年5月12日。药后自觉精神好转，头晕大减，胸脘满闷消失，纳增，仍微有恶心，睡眠欠佳，心悸，舌脉如前。心率58次/min，血压120/90mmHg。继用前法，以前方去川楝子、生龙骨、生牡蛎、钩藤、白蒺藜，加丹参15g、瓜蒌25g、菊花10g、夜交藤25g、葛根30g。4剂。

三诊：1983年5月19日。自觉眩晕明显好转，心烦、口苦、胸闷均消失，但仍觉耳鸣，眼睛视物模糊，睡眠欠佳，心慌气短，汗多，脚跟痛，舌暗红，舌苔黄白，脉沉。考虑此时证属心气不足，兼肝肾亏虚。改拟益气养心，兼补肝肾。

处方：黄芪30g，五味子10g，太子参15g，麦冬15g，丹参10g，白芍12g，熟地黄20g，山药15g，制何首乌20g，怀牛膝15g，郁金10g，葛根30g，菊花10g，夜交藤25g，豨莶草30g，生姜3片。5剂。

四诊：1983年5月24日。近因劳累又觉头晕，耳鸣，乏力，腰背困，汗多，舌脉如前。心率68次/min。继用前法，以前方继服。5剂。

五诊：1983年5月30日。药后精神好转，头晕、心慌基本消失，眼糊、耳鸣、胸闷均消失，肢肿消退，仍寐欠佳，乏力，汗多，舌质红，舌苔薄白，脉沉细。心率62次/min，血压120/80mmHg。再拟益气养血、滋补肝肾以善其后。

处方：黄芪 30g，当归 15g，熟地黄 25g，生山药 20g，茯苓 15g，制何首乌 15g，丹参 20g，枸杞子 15g，菊花 10g，五味子 10g，通草 3g，夜交藤 25g，生麦芽 30g，豨莶草 15g，生姜 3 片。

按：本例眩晕在诊治过程中，大体分为三个阶段。第一阶段，初诊时除眩晕、耳鸣外，还伴胸脘满闷、恶心、纳呆等肝郁气逆犯胃的症状，同时又伴心悸、气短、失眠等肝病及心、心神不安的症状。故治以疏肝平肝，和胃降逆，镇心安神。方用柴胡加龙骨牡蛎汤以疏肝降气，平肝安神；合温胆汤以和胃降逆止呕；加郁金、川楝子以疏肝解郁；加白蒺藜、钩藤以平肝清眩。药后症状明显好转。第二阶段，待眩晕、心烦、口苦、胸脘满闷、恶心等症状好转后，仍有心悸、气短、乏力、汗多、耳鸣、眼糊、足跟痛等心气不足、肝肾虚亏的证候。故治以益气养心，兼补肝肾之法。方用生脉散加黄芪，以益气养心；加熟地、制何首乌、白芍、山药、怀牛膝等，以补肝肾；加丹参、葛根、豨莶草等，以活血脉、通经络。第三阶段，头晕、心悸诸症基本消失后，但仍有乏力、汗多、寐差等气血亏虚、肝肾不足之候，故最后以益气养血、滋补肝肾法善后。

本例患者经治后，不仅临床症状明显改善，而且心率、血压均恢复正常，心率由 52 次 /min 转变为 62 次 /min，血压由 160/100mmHg 转变为 120/80mmHg。因此，治疗此类病证应根据患者不同病程阶段的不同证候，分阶段采用相应的治法来进行治疗。

（二）风痰上扰眩晕作，化痰息风佐降逆

临床上常有患者饮食不节，嗜食肥甘，损伤脾胃，脾失健运，水湿内停，化生痰湿，痰湿中阻，可上蒙清窍；加之肝郁不舒，疏泄太过，肝气上逆，肝阳化风，从而导致痰随肝风上升而成风痰，风痰上扰清空则眩晕发作。此时，在临床上表现为眩晕较甚，反复发作，同时伴有胃失和降等症状。治疗当以化痰息风为主，兼以和胃降逆。常用方如半夏白术天麻汤、天麻半夏汤等。

[病案] 心脏支架术后眩晕恶心呕吐案

岳某，男，53 岁。2012 年 1 月 9 日初诊。

主因头晕 3 个月，加重 10 余天来诊。

患者于 3 个月前因冠心病在某医院行心脏支架术，之后出现眩晕反复发作，逐渐加重。经某医院检查，未能明确诊断，虽经对症治疗，未见好转。10 多天前眩晕又发作，症状较重，于今日来院门诊，要求中医治疗。

目前症见：头晕较重，天旋地转，不能站立，眩晕甚时伴恶心呕吐，冷汗

出,纳差,大便尚可,舌质暗,舌苔白微黄而厚,脉沉弦。

既往史:糖尿病,颈椎病。

中医诊断:眩晕。

证属:风痰上扰,胃失和降。

治法:化痰息风,和胃降逆。

方用:半夏白术天麻汤加味。

处方:天麻10g,白术12g,姜半夏9g,白芍12g,陈皮10g,茯苓15g,枳实15g,竹茹15g,白蒺藜15g,珍珠母18g(先煎),丹参15g,郁金15g,太子参15g,甘草6g,生姜3片。6剂。

二诊:2012年1月16日。药后头晕明显好转,基本未作,不恶心,纳食增,但仍头蒙而不清利,大便稀、黏稠不爽,舌质暗,舌苔白微黄,脉沉弦。继用前法,以半夏白术天麻汤合张洁古天麻半夏汤加减。

处方:天麻10g,白术12g,姜半夏9g,柴胡10g,黄芩10g,白芍12g,浙贝母15g,石菖蒲10g,郁金15g,陈皮10g,茯苓15g,丹参15g,竹茹15g,远志10g,甘草6g,生姜3片。

三诊:2012年1月30日。上方又服12剂。目前眩晕未再发作,纳食及二便正常,但仍有时自觉头憋闷,眼跳眼胀,睡眠欠佳,舌质暗淡,舌苔白微黄,脉弦。继用前法,以前方加太子参15g。

再服5剂后,症状消失。

按:《经》云"诸风掉眩,皆属于肝"。一般眩晕多与肝有关。本例患者之眩晕不仅与肝有关,同时又与痰有关。其临床表现较重,初诊时头晕而视物转动,不能站立,且伴有恶心呕吐,此为风痰内作、胃失和降所致。平素脾虚痰湿内盛,痰湿引动肝风,肝风内动,风痰上扰清空,故头晕较甚;风痰内作,致使胃失和降,胃气上逆,故恶心呕吐。治以息风化痰清眩,健脾和胃降逆。经用半夏白术天麻汤、天麻半夏汤治疗后,头晕诸症明显缓解。天麻半夏汤系张元素《医学启源》方,"治风痰内作,胸膈不利,头眩目黑,兀兀欲吐。"

(三)湿热内蕴扰清窍,清化湿热和枢机

湿浊阻滞者,日久多可化热而成湿热。湿热内盛则可上扰清空,蒙闭清窍而致眩晕。此时,其临床表现大体有如下几个方面:一是湿热上扰头部,而致眩晕、头蒙、头重。二是湿热中阻,则见腹胀、呕恶、厌食、口黏、口苦、便溏等。三是湿热困阻全身,可有身重、倦怠等。治疗当以清热化湿为主,

常用方如甘露消毒丹、三仁汤、柴平汤、黄连温胆汤等。

[病案] 眩晕伴恶心欲吐案

胡某,男,49岁。2016年3月22日初诊。

主因头晕2年余来诊。

患者于2年多前出现头晕,偶有头痛,并且逐渐加重。曾去某医院检查治疗,未能明确诊断,用药亦未见好转。于今日来院门诊,要求中医治疗。

目前症见:头晕头重,偶头痛,上腹部胀满,恶心,嗳气,周身沉重,晚上胸闷痛,夜间手足及额头汗出,有时左臂及背部疼痛,纳差,寐差,大便时干时稀,日行2次,舌痛,舌生口疮,口苦,易"上火",舌质暗红,舌苔中根黄厚腻,脉沉。

中医诊断:眩晕。

证属:湿热内蕴,枢机不利,蒙蔽清窍。

治法:清化湿热,和解枢机。

方用:小柴胡汤合黄连温胆汤加减。

处方:柴胡10g,姜半夏9g,黄芩10g,陈皮10g,茯苓15g,枳实15g,竹茹15g,黄连6g,石菖蒲10g,郁金15g,远志10g,浙贝母15g,吴茱萸3g,白芍12g,甘草6g,生姜3片。6剂。

二诊:2016年4月8日。上方服后,症状减轻,又自服6剂。目前自觉头晕明显好转,上腹部胀满及恶心减轻,胸部闷痛及背部疼痛已不明显,纳食及精神好转,仍觉稍有"上火",口干口苦,舌燥,口疮未愈,大便偏稀,舌质暗红,舌苔中根部黄厚腻,脉沉。继用前法,以前方去吴茱萸、远志、浙贝母,加苍术10g、川朴10g、生薏苡仁30g、白蔻仁6g。6剂。

三诊:2016年4月15日。药后头晕未作,头重身重好转,脘中无明显不适,不恶心,纳食尚可,口疮较前明显减轻,大便稍稀,舌质暗红,舌苔白,根黄偏厚,脉沉。以前方去苍术、川朴、浙贝母,加茵陈15g、藿香10g。

再服6剂后,诸症消失。

按:本例患者眩晕已有2年余,临床表现繁多,除眩晕外,尚有头重、身重、腹胀、口苦、口疮、舌苔黄厚腻等症状。其证候应属于湿热内蕴,且枢机不利。其眩晕为枢机不利,湿热蒙蔽清窍所致。治宜清化湿热,和解枢机。选用小柴胡汤,以和解枢机、燮理升降;用黄连温胆汤,以清利湿热、和胃降逆;并加藿香、石菖蒲、茵陈、郁金、生薏苡仁、白蔻仁等,以加强芳香化浊、清化湿热的作用。经用药近20剂,取得了良好的效果。

（四）肝脾失调亦眩晕，健脾柔肝眩晕清

肝脾失调证又称肝脾不和证。是由于肝郁气滞，肝气乘脾，脾失健运；或由于脾虚湿蕴，土壅木郁，而致肝脾功能失调的证候。其临床表现为：胸胁胀满疼痛，善太息，精神抑郁或心烦易怒，口苦咽干，纳食减少，腹胀腹痛，便溏稀，肠鸣矢气。另在临床上，患者有时亦可表现为明显头晕症状。《素问·举痛论》曰："怒则气逆，甚则呕血及飧泄，故气上矣。"说明在肝脾不和的情况下，一方面肝气乘脾可致腹胀、便溏、纳食减少等症；另一方面亦可致肝气郁逆，气血郁滞。肝气郁逆、气血郁滞不仅可以出现心情抑郁或烦躁易怒等肝郁的表现，而且由于头部气血失和，也可导致眩晕的发生。其治疗当以调和肝脾为主。常用方如痛泻要方、逍遥散、当归芍药散等。

[病案] 眩晕伴腹痛案

刘某，女，41岁。2017年10月27日初诊。

主因反复头晕1年，加重伴脐腹痛2个月来诊。

患者于1年前因劳累兼情志不畅后出现头晕。又于2个月前行胆囊切除术，术后头晕仍较为明显，并伴有脐腹部隐痛不适。曾去某医院检查，未能明确诊断，用中西药治疗未见好转。故于今日来诊。

目前症见：头晕持续发作，站立时明显眩晕，每欲卧床，易疲劳，且伴脐腹部隐痛不适，心情抑郁，情绪波动时则大便易稀，便前腹痛，腹中畏冷，舌质暗，舌边有齿痕，舌苔白根黄白厚，脉弦细。

中医诊断：眩晕。

证属：肝脾失调。

治法：调和肝脾，健脾柔肝。

方用：痛泻要方加味。

处方：炒白芍12g，炒白术12g，陈皮10g，防风10g，广木香10g，炮姜6g，黄连6g，当归12g，延胡索15g，川楝子6g，茯苓15g，乌药10g，川椒10g，甘草6g，生姜3片。6剂。

二诊：2017年11月3日。药后头晕好转，腹痛未作，大便偏干，精神及纳食好转，舌质暗，舌边有齿痕，舌苔白根厚，脉弦细。继用前法，以前方去防风、陈皮、川椒，加川芎6g、泽泻10g、乌梅10g。6剂。

三诊：2017年11月17日。经用药后，现头晕未再发作，腹部不适及疼痛均消失，大便正常，精神及纳食尚可，舌质暗，边有齿痕，舌苔白，根微黄

稍厚，脉沉弦细。继用调和肝脾法，改拟当归芍药散加味。

处方：当归 12g，白芍 12g，川芎 6g，炒白术 12g，茯苓 15g，泽泻 10g，太子参 15g，广木香 10g，乌药 10g，黄连 6g，炮姜 6g，乌梅 10g，延胡索 15g，川楝子 6g，甘草 6g，生姜 3 片。

再服 6 剂后，诸症消失。

按：本例患者的临床表现除眩晕外，同时伴有肝郁的表现及脾虚的表现。故其证属肝脾失调。肝郁则必气滞，使气血失畅；脾虚则易气虚，致气血虚弱；气血虚弱又兼气血郁滞，头部失养，则可致眩晕发生。故治宜调和肝脾，一方面健脾益气，一方面养血柔肝。先用痛泻要方治疗，头晕好转；再用当归芍药散为继，诸症消失。当归芍药散养血疏肝，兼能健脾。肝血足则气条达，脾运健而气得补。经前后用药近 20 剂后，眩晕得以治愈。

（五）肝郁血虚虚中实，养血疏肝兼清眩

素来体虚，或病后血虚，加之情志不遂，忧郁恼怒，则肝失条达，肝气郁结，以致出现血虚肝郁。血虚则不能上充于脑，肝郁则易肝气上逆，从而导致眩晕。治疗当以养血疏肝为法，常用方如柴胡四物汤等。

临床治疗时应注意：一是肝郁日久，则可化热，应适当酌加清热之品；二是因肝郁可能克犯脾土，如有乘脾犯胃的情况，当适当加用健脾和胃之药。

[病案] 眩晕身摇晃案

邢某，女，31 岁。2012 年 12 月 4 日初诊。

主因头晕 1 年余来诊。

患者于 1 年多以前出现头晕，逐渐加重，伴走路站立不稳。曾在某医院进行检查治疗，未能明确诊断，用药亦未见明显效果。故于今日来院门诊。

目前症见：头晕明显，自觉身体前后左右摇摆，走路不稳，且头重脚轻，眉棱骨紧痛，眼珠作胀，眼酸困，眼干涩，山根部发紧，伴心慌，气短，咽中气逆，心烦易怒，失眠，嗳气，喜太息，纳欠佳，面部痤疮，二便可，月经量少，舌质暗红，舌苔白根黄厚，脉沉弦细。

中医诊断：眩晕。

证属：肝郁血虚，兼有化热。

治法：养血清眩，疏肝清热。

方用：柴胡四物汤加减。

处方：当归 12g，白芍 12g，川芎 6g，生地黄 18g，柴胡 10g，姜半夏 9g，

黄芩 10g，生龙骨 18g（先煎），生牡蛎 18g（先煎），丹参 15g，菊花 10g，天麻10g，白蒺藜 10g，枳实 15g，葛根 15g，甘草 6g，生姜 3 片。5 剂。

二诊：2012 年 12 月 11 日。药后自觉身体前后晃摇不稳及心慌好转，仍头晕，头重脚轻，眼胀，心烦，咽中气逆，舌质暗，舌苔白，根黄厚，脉沉弦细。继用前法，以前方去生龙骨、生牡蛎、菊花、葛根，加郁金 15g、珍珠母30g、太子参 15g。

以此方随症加减。心慌明显时加麦冬、五味子、生龙骨、生牡蛎；痰多时加浙贝母、瓜蒌；下肢乏力明显时加枸杞子、党参；嗜睡明显时加石菖蒲；面部痤疮明显时加蒲公英、牡丹皮、栀子；眼珠作胀时加夏枯草；月经量少时加桃仁。

至 2013 年 2 月 5 日九诊时，又服 35 剂。目前自觉头晕消失，未再发作，身体晃摇及走路不稳均未出现，精神及纳食较前好转，大便正常，仍觉眼困，眼中有翼状胬肉，易疲劳，仍有面部痤疮但较前好转，舌质红，舌苔白，根稍厚，脉沉弦稍数。继拟养血疏肝，兼以清热。调方如下。

处方：当归 12g，赤芍 12g，白芍 12g，川芎 6g，生地黄 18g，柴胡 10g，枳壳 15g，郁金 15g，太子参 15g，夏枯草 15g，白蒺藜 15g，玄参 15g，牡丹皮10g，栀子 10g，蒲公英 30g，珍珠母 30g（先煎），甘草 6g，生姜 3 片。

再服 5 剂后，诸症基本消失，停药。

按：本例患者临床症状复杂。由于肝血亏虚，不能上充于头部，故眩晕、身体摇晃、走路不稳、眼睛酸困干涩、山根发紧；心血不足，血不养心，故心悸、气短、失眠；肝郁气滞，失于疏泄，故心烦易怒、咽中气逆、嗳气频作、喜太息。综其脉症，其证应属肝郁血虚，兼有化热。故治以养血疏肝为主，兼以清热。

（六）肝阳上亢风阳动，平肝潜阳息风火

肝阳上亢是临床常见的眩晕证候，一般以高血压患者多见。临床治疗时须注意：一是肝阳上亢者容易化火，而常常伴有肝火；二是肝阳偏亢者可致风阳内动；三是肝阳偏亢者又易于伤阴，进而导致肝肾阴虚。故临床治疗除平肝潜阳外，须据证分别配合运用清火、息风、养阴之法。

[病案] 蛛网膜下腔出血后遗症眩晕案

任某，女，73 岁。2008 年 8 月 19 日初诊。

主因头晕 2 年，加重 1 月余来诊。

患者既往有高血压病史2年,其经常头晕,时轻时重,平时口服降压药维持治疗。于1月多前因不慎跌倒后,出现头晕加重,行头颅CT示:蛛网膜下腔出血。经在某医院住院治疗,症状减轻后出院。其后仍持续头晕,故于今日来诊。

目前症见:头晕较甚,走路不稳,不能独立行走,伴口干,少寐,纳差,消瘦,大便干,量少,小便正常,舌质红,舌苔少,脉弦。

中医诊断:眩晕。

证属:肝肾阴虚,肝阳上亢。

治法:滋阴潜阳,平肝清眩。

方用:镇肝熄风汤加减。

处方:生白芍15g,天冬12g,麦冬12g,浙贝母15g,生石决明24g(先煎),生龙骨30g(先煎),生牡蛎30g(先煎),川楝子6g,怀牛膝15g,当归12g,丹参15g,炒山楂15g,玄参15g,杭菊花15g,甘草6g,生姜3片。6剂。

二诊:2008年8月26日。患者自诉服药后矢气多,纳增,仍有头晕,口干,睡眠差,近日皮肤瘙痒不适,舌质红,舌苔少,脉弦。继用前法,以前方加炒酸枣仁15g、夜交藤20g、枸杞子15g。6剂。

三诊:2008年9月2日。患者自诉头晕明显减轻,已能独立行走,饮食亦增,仍睡眠欠佳,双下肢无力,舌质红,舌苔少,脉弦,但较前缓和。以上方去石决明,加太子参15g,再服7剂。

此后间断服药3个月,血压控制尚可,头晕好转未作,睡眠明显好转,双下肢较前有力,纳食及二便尚可。后即停药。

(七)气血亏虚脑失养,补益气血调心脾

气血亏虚,脑失所养,常可引起眩晕。其临床表现有明显的气血亏虚症状,并其头晕的特点是:头晕而头部有发"空"感,且劳累即发,动则加剧。同时,由于血不养心,常兼见心悸、气短、失眠等;脾不健运,而出现纳呆、腹胀等。治宜补益气血,调养心脾。常用方如归脾汤、八珍汤、十全大补汤等。

[病案] 气血亏虚眩晕案

王某,女,46岁。2014年7月4日初诊。

主因头晕伴乏力3年,加重伴上腹部畏冷3月来诊。

患者于3年前因劳累及月经量多,而出现头晕乏力,逐渐加重。曾去某医院就诊,诊为贫血。曾服用中西药物进行治疗,贫血稍好转,但仍头晕。

近3个月来头晕加重，同时伴上腹部畏冷，故于今日来诊。

目前症见：头晕，劳累加重，唇睑色淡，面色萎黄，肌肤不华，脘中畏冷，周身乏力，寐差，口干，夜尿多，大便干，带下稀薄，舌质暗淡，舌苔薄白，舌面有裂纹，脉沉细弱。今日查血常规：HGB 80g/L。

中医诊断：眩晕。

证属：气血两虚。

治法：益气养血，温中散寒。

方用：归脾汤合良附丸加减。

处方：黄芪30g，太子参15g，白术12g，茯苓15g，当归12g，远志10g，广木香10g，高良姜10g，香附10g，阿胶10g（烊化），龙眼肉10g，炒酸枣仁20g，麦冬15g，炙甘草6g，生姜3片。6剂。

三诊：2014年7月18日。以上方为主，稍作加减，共服18剂。目前自觉头晕明显减轻，精神明显好转，纳食尚可，脘中畏冷减轻，夜尿频缓解，仍口干，大便偏干，舌淡红，舌苔白根黄，舌面有裂纹，脉沉细。今日查血常规：HGB 100g/L。继用前法，调方如下。

处方：黄芪30g，桂枝6g，白芍12g，当归12g，太子参15g，白术30g，广木香10g，百合30g，黄精30g，枸杞子15g，炮姜5g，麦冬15g，乌药10g，砂仁6g（后下），炙甘草6g，生姜3片。

以上方据证加减，其间曾用补血补肾药，如熟地黄、阿胶、川芎、女贞子、墨旱莲等。至2014年10月24日十诊时，又服50剂。自觉头晕未再发作，精神转佳，纳食正常，除寐欠佳外，余无明显不适，舌淡红，舌苔白，脉沉。复查血常规正常。继用前法，仍以归脾汤加阿胶10g、枸杞子15g、熟地黄15g、山萸肉10g、白芍12g、砂仁6g。再服10剂后，停药。

按：本例患者初诊时头晕明显，伴有一系列气血亏虚之象。同时又有胃脘畏冷，说明尚有寒邪阻胃；且舌苔薄白，舌面有裂纹，似又有胃津不足。故治疗以归脾汤为主，配合良附丸以温胃散寒；加麦冬以生津养胃，并消除良附丸香燥之性。脘中畏冷好转之后，酌加阿胶、枸杞子、黄精、女贞子、熟地黄、山萸肉、白芍等补养气血、肝肾之品。经前后用药近4个月，服药近80剂后，血HGB恢复正常，贫血得以治愈，眩晕完全消失。

（八）肝阴亏虚虚风动，滋养肝阴兼息风

肝阴亏虚，清窍失养，可致眩晕。其临床表现除有眩晕、眼睛干涩、耳

鸣、口干等清窍失养的症状外，还可因肝之阴血亏虚，经脉失养，而出现肢体麻木；或由于肝阴不足，阴不制阳，虚热内生，而出现自觉身热或手足心热；或由于肝阴亏虚，以致水不涵木，而出现动风之象；或由于肝阴不足，肝气偏亢并失畅，进而克脾犯胃，即出现胃失和降之候。其治疗当以滋补肝阴为主。临床常用方如一贯煎等。

[病案] 眩晕伴手麻案

高某，女，62岁。2010年11月29日初诊。

主因头晕伴左手拇指麻木3月，加重1周来诊。

患者于3个月前出现头晕，伴左手拇指麻木，逐渐加重。曾在某医院进行检查治疗，未明确诊断，用药后未见好转。近1周来症状更为加重，于今日来诊。

目前症见：头晕较甚，不能站立，眼睛干涩，左手拇指麻木，伴脘中有气上逆，恶心欲吐，纳差，失眠，神疲乏力，口干欲饮，二便调，舌质暗红，舌苔少，舌面有裂纹，脉沉弦。

既往史：颈椎病。

中医诊断：眩晕。

证属：肝阴亏虚，虚风内动。

治法：滋阴养肝，佐以息风通络。

方用：一贯煎加减。

处方：当归12g，生地黄18g，沙参15g，川楝子10g，麦冬15g，陈皮10g，天麻10g，白蒺藜15g，鸡内金15g，葛根15g，白芍12g，丹参15g，枳实10g，甘草6g，生姜3片。6剂。

二诊：2010年12月7日。头晕好转，脘中气逆、恶心欲吐消失，仍左手麻木，腰背酸困，纳差，精神欠佳，舌质暗，舌苔少，舌面有裂纹，脉沉弦。继用前法，以前方去葛根、陈皮、枳实，加片姜黄10g、柴胡10g、桑寄生15g、地龙12g。6剂。

三诊：2010年12月14日。头晕明显好转，手麻木亦减轻，未再恶心，纳食增加，精神有所好转，舌脉如前。以前方加鸡血藤15g。

以上方随症加减，再服18剂。至2011年1月4日六诊时，患者头晕已愈，稍有手麻，精神尚好，舌质暗，舌苔薄白而少，脉沉弦。仍用前方进退，再服6剂后，停药。

按：本例患者以眩晕及手麻木为主症来诊。综其脉症，其证候应属肝阴亏虚、虚风内动、经脉瘀阻。故治以滋养肝阴,佐以息风通络。方中用一贯煎以滋阴养血,补益肝肾,兼以疏肝;天麻配白蒺藜以平肝清眩;丹参、片姜黄、鸡血藤、地龙以活血通脉。经前后用药近40剂,症状消失。

(九)肝肾阴虚髓海空,滋养肝肾益髓精

七情内伤,化火伤阴;或久病劳伤,精血亏损;或热病伤及阴分,耗伤肝肾,均可致肝肾阴虚。眩晕病久,病至后期,多可见此证。此由肾水亏虚,水不涵木,风阳上扰;或肝肾阴精亏耗,不能生髓,髓海空虚而成。治宜滋补肝肾,常用方如杞菊地黄丸、归芍地黄汤、左归丸等。

[病案]糖尿病、高血压顽固性眩晕案

白某,男,56岁。2013年6月21日初诊。

主因头晕反复发作3年,加重4月来诊。

患者于3年前出现头晕,经某医院检查诊为高血压病,此后即一直服用降压药,但头晕仍反复发作。近4个月来头晕加重,且伴下肢困而乏力。经服中西药进行治疗,未见明显好转,故于今日来诊。

目前症见:头晕较重,餐后加重,眼干涩模糊,视物不清,记忆力减退,下肢酸软无力,全身困乏,双下肢膝关节畏风,但又自觉身畏热,大便干,2日一行,舌质暗红,舌苔薄白而少,脉沉弦。血压:110/85mmHg。

既往史:高血压病3年,糖尿病4年,脂肪肝5年。

中医诊断:眩晕。

证属:肝肾阴虚。

治法:滋补肝肾。

方用:归芍地黄汤加味。

处方:熟地黄18g,山萸肉10g,生山药12g,茯苓15g,泽泻10g,牡丹皮10g,当归12g,白芍12g,丹参15g,天麻10g,白蒺藜15g,桑寄生15g,肉桂5g,黄连5g,木瓜15g,怀牛膝10g,生姜3片。5剂。

二诊:2013年6月28日。药后头晕好转,精神较前稍好,大便不干,仍眼干涩,眼眵多,下肢凉,舌质暗红,舌苔白,脉沉弦。继用前法,以前方去木瓜、桑寄生、茯苓、泽泻、牡丹皮,加枸杞子15g、菊花10g、珍珠母30g、砂仁6g、川芎10g。

以上方随症加减。腰膝酸软时,加杜仲、续断;自觉上火时,加黄芩;咽痛时,加玄参、麦冬、蒲公英;胸痛胁痛时,加郁金、青皮、陈皮、片姜黄、柴

胡、枳壳、延胡索等;大便质稀时,加炒白术、茯苓。

至2013年7月26日六诊时,又服20剂。患者自觉头晕未作,眼干涩及精神明显好转,胸痛亦好转,除下肢稍发凉外,无他不适,舌质暗,舌苔白,脉弦。仍以前方进退,再服5剂后,停止治疗。

按:本例患者患高血压病3年,服用降压药血压基本正常,但仍头晕明显。其临床表现为一系列肝肾亏虚的表现,故用归芍地黄汤加味以滋补肝肾为主,兼以平肝补肾、强壮筋骨。经过月余治疗,患者不仅头晕得以基本治愈,而且精神及下肢酸软无力亦明显好转。

(十)肝阳亏虚脑失煦,温阳清眩辟蹊径

肝气虚进一步发展,可致阳虚生寒,而成肝阳亏虚证。眩晕病久,尤其年高久病眩晕,有时可见此证。眩晕之属于肝阳亏虚者,可兼见身冷、麻木、下肢痿软等;或肝虚而木不疏土,有时可见到腹胀、便溏及胃气失降的症状。其治疗当温肝补阳,佐以健脾和胃。

[病案] 顽固眩晕案

胡某,女,59岁。2008年9月2日初诊。

主因反复眩晕3年,加重伴乏力2月来诊。

患者于3年前因劳累等原因而出现头晕,后在某医院就诊,诊为高血压病,并服用降压药。2007年5月因头晕加重,在某医院行头颅CT检查示"右侧基底节区及侧脑室旁脑实质腔隙性梗死灶",经治症状减轻。近2月来头晕又明显加重,且伴周身乏力。于今日来院,要求中医治疗。

目前症见:头晕,如乘舟车,下肢痿软无力,如踏棉花,以致不敢自己走路,视物不清,周身畏冷,手足麻木,恶心,纳差,二便尚可,舌质暗淡,舌体胖大,舌苔薄白略黄,脉沉。血压:150/95mmHg。

中医诊断:眩晕。

证属:肝脾阳虚,胃失和降。

治法:温肝健脾,和胃降逆。

方用:白术附子汤合六君子汤加减。

处方:熟附片6g(先煎),炒白术12g,白芍12g,茯苓15g,太子参15g,干姜3g,白蒺藜15g,陈皮10g,姜半夏9g,枳实15g,竹茹15g,炙枇杷叶10g,甘草6g,生姜3片。6剂。

二诊:2008年9月9日。药后症状明显好转,自诉头晕、乏力减轻,恶

心消失，已能自行走路出门，舌脉如前，继用前法，以前方去枇杷叶，加黄芪15g、丹参15g、天麻10g。6剂。

三诊：2008年9月16日。病情进一步好转，自诉头晕好转未作，下肢较前有力，可以不用搀扶于平路行走，步态正常，身冷好转，纳食增加，舌质暗淡，舌体胖，舌苔薄白而润，脉沉弦。继用前方。

以上方随症加减，至2008年10月14日六诊时，上方又服20余剂。患者头晕消失，精神好转，纳食正常，仍自觉稍有身畏冷，手足麻木，但较前减轻，舌脉如前。继用前法，调方如下。

处方：熟附片10g（先煎），炒白术12g，白芍12g，黄芪30g，太子参15g，当归12g，丹参15g，川芎6g，天麻10g，鸡血藤15g，怀牛膝10g，枸杞子12g，杜仲12g，炙甘草6g，生姜3片。6剂。

2008年11月其女前来看病时，告其母亲服上方后，一般情况尚好，头晕症状未作，血压正常，后即停药。

按：本例患者虽然素有高血压病，但初诊时表现为一系列阳虚证候。一方面有头晕，下肢痿软，视物不清，周身畏冷，手足麻木等肝阳亏虚的症状；另一方面又有恶心、纳差等脾胃阳虚、胃气失和的表现。所以在治疗时以温阳补肝为主，并配合运用健脾和胃之法，用《金匮要略》白术附子汤合六君子汤加减。经用6剂，症状即好转，头晕减轻，恶心消失。稍作加减再服20余剂后，头晕消失。值得注意的是，此例高血压患者，在治疗过程中运用附子、干姜等温热药，症状明显好转，血压亦未见升高，反而趋于稳定。可见中医辨证用药，尤其重要。

（白震宁、王海萍　整理）

第二十三章
麻 木

一、病机概要

麻木系由于风湿痹阻、痰瘀阻滞，或气虚失运、血虚不荣等所导致的荣卫行涩，经脉气血失于流通，肌肤不营，而致使肌肤感觉障碍，肢体发麻发木，甚至不知痛痒的一类疾病。李杲《兰室秘藏·妇人门》中指出："麻木……乃气不行，主治之当补肺中之气，则麻木自去矣。"林珮琴在《类证治裁·麻木》中亦指出："麻木，营卫滞而不行之症。……东垣以为气不行，当补肺气；丹溪以麻为气虚，木为湿痰败血。……麻虽不关痛痒，只气虚而风痰凑之。"沈金鳌《杂病源流犀烛·麻木源流》指出麻木乃"气虚是本，风痰是标"。

麻木为气血的病变，有虚实之分。虚则可由气虚失运，营血失濡，或肝肾亏虚，阴阳精血亏虚等所导致；实则可由风寒湿邪，气机壅滞，痰浊湿热阻络，瘀血停滞等而形成。各种原因导致气虚，气虚则无力推动血的运行，经脉、肌肤得不到气血的充养；或素体血虚，或久病肝肾精血亏虚、失血等导致血虚，使经脉空虚，肌肤失养；或风寒湿热之邪乘虚入侵，客于肌表经络，气血运行受阻；或在体内形成痰瘀，痰瘀互结，停留于经脉、关节，阻滞气血流通，均可导致麻木发生。此外，亦可见到由于肝郁气滞，气机阻滞，经脉痹阻，所引起的麻木。麻木在临床上常可出现本虚标实的病理变化。

二、临床辨治心法及验案

临床辨证，应分辨虚实。虚为气血脏腑之虚何者为主；实为风寒湿热、气滞血瘀、痰浊壅阻以何者为重。白兆芝教授指出，李杲虽强调麻木可由"气不行"所致，但他主要是指气虚所致之气不行，因肺主一身之气，故用补肺气的方法。而现代人常有情志抑郁，气机失畅并壅滞，导致经脉痹阻而引起麻木之候，在临床亦不鲜见。即使是痰浊、瘀血、湿热等邪气阻滞经络，亦常伴随气机不利的病理变化。故在治疗上除重视补虚泻实，即补气、补血、补肝肾，或祛风（外风、内风）、清热、祛寒、除湿、化痰、祛瘀等法外，常注意辨证运用疏理气机兼通经络之法。现将其临床辨治心法及验案介绍如下。

（一）气机阻滞舌麻木，理气行气佐和血

舌麻指舌头麻木不仁，兼有舌强症状的叫作舌痹。《辨舌指南·辨舌证治》曰："舌痹者，强而麻也，乃心绪烦扰，忧思暴怒，气凝痰火而成。"可见舌麻可由气机郁滞，痰阻舌窍所致。

[病案] 气机阻滞舌麻案

邵某，男，83岁。2011年9月23日初诊。

主因舌麻4年，伴脘腹胀满2年来诊。

患者于4年前无明显原因出现舌麻，2年前又出现腹部胀满。曾在外院进行治疗，未能好转。今日腹部B超示：胆囊壁毛糙。遂于今日来院就诊。

目前症见：舌麻，伴上腹部、脐两侧腹部胀满，时有泛酸、嗳气、口苦，腹部有"气上逆至咽"之感，每于气逆甚时舌麻加重，大便先干后软，日行1次，舌暗苔白，脉弦滑数。

既往史：1958年因外伤行左肾切除术；高血压。

查体：腹软，无压痛及反跳痛，肝脾未扪及，未触及包块，全腹叩之鼓音。

中医诊断：舌麻。

证属：胃肠气机阻滞，气血阻遏失运。

治法：理气散满，行气消胀，佐以活血和血。

方用：自拟理气顺肠汤加减。

处方：广木香10g，川朴15g，大腹皮20g，陈皮10g，白芍12g，川楝子10g，当归12g，桃仁10g，杏仁10g，炒莱菔子15g，砂仁6g（后下），黄连6g，焦三仙各15g，甘草6g，生姜3片。7剂。

二诊：2011年10月11日。药后矢气多，腹胀明显减轻，腹中气逆感及舌麻好转，大便软而成形，纳可，舌暗苔白，脉弦数。查体：腹部叩之鼓音不明显。以前方去川楝子、陈皮，加太子参15g、炒白术12g、茯苓15g、炮姜3g。4剂。

三诊：2011年10月16日。舌麻消失，腹中"气上逆至咽"感明显减轻，腹胀进一步好转，大便日1行，舌质暗，舌苔白，脉沉弦。继用前方进退，4剂。

四诊：2011年10月21日。腹胀消失，矢气多，腹中气逆感基本消失，舌麻未作，舌脉如前。继用前方继续调治。

按：舌麻一证，一般多认为与血虚、肝风、痰阻有关。《中医症状鉴别诊断学》列有"血虚舌麻""肝风舌麻""痰阻舌麻"3种常见证候。《证治汇补·口唇章》谓舌"气虚则麻纵"，说明亦有气虚所致者，但少有论述气滞气逆所致者。本例舌麻良由气机阻滞，气血运行受阻，不能上荣于舌所致。故采用理气行气，佐以活血和血之法。最终使气机得畅，而舌麻亦消失。

（二）肝阳上亢面部麻，平肝清肝佐通络

肝肾阴虚，肝阳偏亢，肝风内动，风阳上扰，不仅可出现眩晕、头痛、耳鸣目眩等症，而且还可导致麻木，或半身麻木，或面部麻木。治当平肝息风，兼以通络。常用方如天麻钩藤饮、镇肝熄风汤等。

[病案] 肝阳上亢面部麻木案

张某，女，46岁。2011年7月11日初诊。

主因左侧面部麻木半月来诊。

患者半年前发现高血压病。半月前因恼怒后"受风"而出现面部麻木，于今日上午来诊。

目前症见：左侧面部麻木，双眼憋胀，伴头痛头晕，耳鸣，面部有烘热感，口干苦，大便正常，夜尿频，寐差，舌质暗，舌苔黄，脉沉弦。血压：130/100mmHg。

中医诊断：麻木。

证属：肝阳偏亢，络脉痹阻。

治法：平肝清肝，佐以活血通络。

方用：天麻钩藤饮加减。

处方：天麻10g，白蒺藜15g，牡丹皮10g，栀子10g，白芍12g，夏枯草15g，生牡蛎30g（先煎），玄参15g，生地黄15g，地龙12g，杜仲12g，桑寄生12g，夜交藤20g，丹参15g，桑叶10g，甘草6g，生姜3片。5剂。

二诊：2011年7月18日。头痛减轻，面部麻木及烘热感好转，睡眠好转，舌脉如前。继用前方进退。

五诊：2011年8月8日。上方服用15剂。自诉症状明显好转，头痛消失，面部麻木明显减轻，纳食及二便正常，仍有时头晕，易生口疮，舌脉如前，以前方去牡蛎、夜交藤，加生石决明30g、豨莶草15g、全蝎5g。

七诊：2011年8月22日。上方服用10剂。面部麻木消失，头晕明显好转，精神尚可，舌质暗，苔薄黄，脉沉。血压：120/80mmHg。以前方去杜仲、桑寄生，加怀牛膝10g。

继续服用 10 余剂后，症状完全消失。

按：本例患者面部麻木，综观全身症状及舌脉，应属肝阳偏亢、肝风内动所致。良由肝阳素旺，情志怫郁，肝阳暴张，阳动生风，风窜经络，络脉绌急，气血失运，面部肌肤失荣而出现麻木，并伴有头痛、眩晕、耳鸣、面部灼热感等肝阳偏亢的症状。故其治疗以平肝清肝为主，配合祛风活血通络。经服用 40 剂药后，不仅麻木等症状完全消失，而且血压亦趋于平稳、逐渐正常。

（三）肝郁气滞手麻木，疏肝理气通经脉

手麻一般除气虚失运、血虚不荣、风湿痹阻、痰瘀阻滞外，尚有肝郁气滞所致者。由于气机阻滞，经脉失畅，使气血不能正常流通敷布，从而出现手麻。治宜疏肝理气，兼以通络。

[病案] 肝郁气滞手麻案

白某，女，41 岁。2011 年 8 月 5 日初诊。

主因手麻伴上腹部胀满 2 月来诊。

患者于 2 月前因生气情志失畅而出现双手麻木，伴上腹胀满，于今日来诊。既往有乳腺增生病史。

目前症见：双手麻木，每于生气后症状加重，伴上腹部胀满，有时疼痛，牵及两胁，胸憋气紧，喜太息，纳食及二便正常，有时恶心，舌边尖红，苔白根黄，脉沉弦稍数。

中医诊断：麻木。

证属：肝郁气滞，气滞经脉，兼肝胃不和。

治法：疏肝理气，和胃降逆，兼以疏通经脉。

方用：柴胡疏肝散加味。

处方：柴胡 10g，生白芍 12g，枳壳 10g，香附 10g，川芎 6g，陈皮 10g，姜半夏 9g，茯苓 15g，郁金 15g，片姜黄 10g，瓜蒌 15g，延胡索 15g，川楝子 10g，黄连 6g，吴茱萸 3g，甘草 6g，生姜 3 片。4 剂。

二诊：2011 年 8 月 9 日。药后手麻减轻，胸闷气紧消失，偶有脘痛，脘痞好转，大便偏稀，舌红苔白，脉沉弦。继用前方去瓜蒌、黄连、吴茱萸，加黄芩 10g、青皮 10g。4 剂。

三诊：2011 年 10 月 11 日。患者诉前服 8 剂药后，手麻已消失，未再发作，纳食增加，脘痞好转。近因饥饿时脘痛来诊，舌脉如前，继用前方加减进行调治。

按:《类证治裁·麻木》曰:"妇人因悒郁气结,致发麻痹者,当舒郁。逍遥散加香附、川芎。"本例手麻原是由患者情志抑郁,肝气郁结,气机失畅,经脉痹阻所致。其伴随症状或为气机郁滞,经脉失畅;或为肝气犯胃,胃失和降。其所致经脉失畅不仅影响到肝之经脉(两胁),而且影响及双手。故拟疏肝理气,兼以疏通经脉、和胃降逆为治。方用柴胡疏肝散以疏肝理气,二陈汤合左金丸以和胃降逆,用片姜黄、郁金、青皮、陈皮、川芎、香附、枳壳、柴胡等以理气通痹。经治取得了良好效果。

(四)湿热壅阻肩麻木,利湿热疏风通脉

风寒湿邪,阻痹经络;或外受风湿,郁而化热;或感受湿热,湿热阻滞经络,均可导致经脉痹阻,气血运行受阻,而出现肩部麻木。治当以祛风通络为主。偏于寒湿者,祛风散寒,除湿通络;偏于湿热者,清热除湿,祛风通络。

[病案] 湿热壅阻经脉肩麻案

王某,男,56岁,农村干部。2011年12月26日初诊。

主因左肩麻木近50天来诊。

患者素来嗜酒及嗜食肥甘厚味,8年前曾患韦格纳肉芽肿病,后经治疗好转。近50天前自觉受风后出现左肩部麻木,遂于今日上午来诊。

目前症见:左肩部麻木沉重,牵及左侧颈部耳垂以下亦麻木不适,夜间较重,以致辗转反侧,不能睡眠,局部稍有畏冷,眼睛发糊,大便质稀,日一行,舌胖,舌质偏红,舌苔黄厚腻,脉沉弦。

中医诊断:左肩麻木。

证属:湿热内盛,蕴滞经脉,兼外感风邪。

治法:清热利湿,疏风胜湿,宣通经脉,健脾燥湿。

方用:张洁古当归拈痛汤加减。

处方:羌活10g,防风10g,葛根15g,茵陈15g,黄芩10g,苍术12g,炒白术12g,茯苓10g,泽泻10g,当归10g,生薏苡仁30g,片姜黄10g,柴胡10g,地龙12g,天麻10g,姜半夏9g,甘草6g,生姜3片。5剂。

二诊:2012年1月2日。症略同前。以前方去柴胡、天麻、姜半夏、茯苓,加猪苓10g、苦参15g、知母10g、升麻8g、全蝎6g。5剂。

三诊:2012年1月9日。左肩部麻木明显减轻,夜寐好转,纳食正常,大便仍稀,舌苔黄白偏厚腻,脉沉弦。继用前方。10剂。

2012年1月30日电话告曰,上药服后,左肩麻木消失。后因春节期间

又饮酒,麻木稍有反复。嘱继服前方,再服10剂,痊愈。

按:本例患者素嗜饮酒,湿热内盛,复受风邪所侵,致使风湿热邪壅于经脉,而出现肩部麻木较甚,以致夜间不能睡眠。张元素当归拈痛汤具有清热利湿、疏风止痛之功效,适用于湿热相搏、外受风邪之证。《医学启源•用药备旨》谓此方:"治湿热为病,肢节烦痛,肩背沉重,胸膈不利,遍身疼,下注于胫,肿痛不可忍。"故此病例用当归拈痛汤治之颇为合拍。方中羌活、防风以祛风胜湿;升麻、葛根引清气上行,以散肌肉间风湿;炒白术、苍术以健脾燥湿;当归活血通络;苦参、黄芩、知母、茵陈,苦寒清热、燥湿利湿;猪苓、泽泻以淡渗利水。全方各药,气味相合,上下分消,则湿热壅滞得以宣通,血气通利,经脉和畅,诸症可愈。故清代张石顽称此方为治"湿热疼痛之圣方"。

(五)血虚肝旺风痰窜,养血平肝祛风痰

气血亏虚,风邪乘虚侵袭;或风痰内作,流窜经络,均可致手臂及面部同时出现麻木。此属于虚实夹杂之证,治当补虚泻实,兼通其经络。

[病案] 血虚肝旺右臂及右侧面部麻木案

李某,女,32岁。2009年6月2日初诊。

主因右臂及右侧面部麻木疼痛1年余来诊。

患者自诉1年前无明显诱因出现右臂及右侧面部麻木疼痛。经针灸治疗1月,未见明显效果。故于今日来门诊,要求中医治疗。

目前症见:右臂及右侧面部麻木疼痛,伴有头痛,恶心,呕吐,心烦易怒,纳食、二便正常,舌质红,舌苔黄,脉弦细。

中医诊断:麻木。

证属:血虚肝旺,风痰流窜,胃失和降。

治法:养血平肝,化痰通络,和胃降逆。

方用:柴胡四物汤合温胆汤加减。

处方:柴胡10g,姜半夏9g,黄芩10g,白芍12g,枳实15g,茯苓15g,陈皮10g,竹茹15g,当归12g,川芎6g,生地黄15g,菊花10g,地龙10g,珍珠母18g(先煎),甘草6g,生姜3片。4剂。

二诊:2009年6月9日。恶心呕吐好转,余症同前,口干,舌质红,舌苔黄,脉弦细。以前方加重生地黄为24g,黄芩为15g,川芎为10g,珍珠母为24g,另加全蝎5g。4剂。

三诊：2009年8月11日。自诉6月份服用前方后，症状明显好转，右臂及右侧面部麻木疼痛基本消失。因效佳患者又自行服用10余剂，至目前症状未再发作，舌质红，苔黄白，脉弦细。继用前法，以前方去生地黄、菊花、地龙、珍珠母，加桃仁10g、郁金15g。4剂。嘱继续服用，巩固疗效。

按：本例主要以肝血不足、风痰流窜、胃失和降为患。肝血不足，不能荣于肢体头面，加之风痰流窜，而导致右臂及右侧面部麻木疼痛、头痛；肝血不足，肝阳偏亢，则心烦易怒；肝阳上逆引动胃气上逆，则恶心呕吐。针对患者证候，给予养血平肝、化痰通络、和胃降逆治疗。经用柴胡四物汤合温胆汤加减治疗后，患者麻木得以治愈。

（六）肝肾阴虚下肢麻，滋补肝肾通血脉

肝肾两虚，精血亏虚，致使经脉空虚，肌肤失养；或在肝肾亏虚的基础上，同时伴有脉络瘀阻；或有风寒湿邪入侵痹阻经络，则均可出现下肢麻木。此时治当滋补肝肾，兼通经络；或祛风散寒除湿，兼以通络。

［病案］肝肾阴虚下肢麻木案

牛某，男，75岁，退休干部。2012年1月6日初诊。

主因左下肢麻木1月来诊。

患者既往有脑动脉硬化史。1月前无明显诱因出现左下肢麻木，曾在某医院就诊，行头颅CT检查，未见明显异常。于今日上午来门诊，要求中医治疗。

目前症见：左下肢麻木无力，不凉，稍有热感，伴耳聋，眼糊，口干，纳一般，大便尚可，舌质暗红，苔薄而少，舌面欠润，脉沉弦。今日查小便常规（－）。

中医诊断：下肢麻木。

证属：肝肾阴虚，脉络痹阻。

治法：滋补肝肾之阴，兼以活血化瘀。

方用：归芍地黄汤加减。

处方：熟地黄18g，山萸肉10g，生山药15g，茯苓15g，泽泻10g，牡丹皮10g，当归12g，炒白芍12g，怀牛膝10g，木瓜15g，地龙12g，丹参15g，泽兰15g，鸡血藤15g，甘草6g，生姜3片。8剂。

二诊：2012年1月17日。上药服后下肢麻木明显好转，下肢无力好转，自觉较前有力，仍觉口干，耳鸣，眼糊，大便偏稀，舌质暗红，舌苔薄白而少，舌面欠润有裂纹，脉沉弦。继用前法，以前方加枸杞子15g、豨莶草12g。6剂。

三诊：2012 年 1 月 31 日。上药服后，左下肢麻木及痿软无力基本消失，仍觉口干，耳鸣，视物模糊，睡眠欠佳，舌脉同前。继用前法，以初诊方去木瓜、地龙、泽兰、鸡血藤 15g，加杜仲 12g、枸杞子 15g、菊花 10g、夜交藤 15g。6 剂。嘱继续调理。

按：老年患者由于肝肾阴虚、脉络痹阻，导致下肢麻木、痿软无力者较为多见。本例患者的临床表现，既有肝肾阴虚之象，又有脉络瘀阻之候。故治予滋补肝肾之阴，兼以活血通络。方用归芍地黄汤以滋阴补肝肾，加牛膝、木瓜以舒经壮腰膝，加鸡血藤、丹参、泽兰、地龙以活血通络。药后症状减轻，再加枸杞子补肝肾养血；豨莶草、杜仲既能补肝肾，又能强筋骨。诸药合用，症状很快得以缓解。归芍地黄汤即六味地黄汤加当归、白芍，其出自《症因脉治》，原书记载该方主治外感吐血、脉芤而涩。但现代多用于治疗肢体麻木疼痛无力，痿痹一类的病证，尤属肝肾之阴血亏虚所致者。

（七）风痰阻滞半身麻，化痰搜风通经络

肝阳上亢，肝风内动；或肾阴亏虚，水不涵木；或痰浊中阻，兼夹肝风，而成风痰，风痰流窜经络，均可导致半身麻木。治当平肝息风，或滋阴平肝，或化痰息风通络。

[病案] 风痰阻滞经脉半身麻木案

王某，女，42 岁。1997 年 4 月 11 日初诊。

主因右半身麻木 2 年，反复加重来诊。

患者于 2 年前开始出现右半身麻木，反复发作，逐渐加重。曾在数家医院检查，未能明确诊断。故来我院门诊就医。

目前症见：右半身麻木，胸闷痰多，咽喉不利，咽痛，口疮，右侧颌下淋巴结肿痛，大便偏干，舌苔黄白，脉沉滑。

中医诊断：麻木。

证属：风痰壅结，阻滞经脉，兼有化热。

治法：化痰搜风，兼以清热通络。

方用：导痰汤合升降散加减。

处方：橘红 10g，姜半夏 10g，茯苓 15g，枳实 10g，竹茹 15g，片姜黄 10g，胆南星 10g，僵蚕 10g，蝉蜕 10g，大黄 6g（后下），瓜蒌 15g，玄参 15g，白芥子 10g，浙贝母 15g，甘草 6g，生姜 3 片。

二诊：1997 年 4 月 22 日。药后右半身麻木减轻，口疮已愈，痰减少，咽

痛及颌下淋巴结肿痛减轻。继用前方，随症加桑枝、地龙、桔梗、川牛膝、赤芍、桃仁、当归等。先后共服药40余剂。

至1997年7月22日复诊，自诉右半身麻木消失，咽痛消失，痰不多，近又右胁部窜痛。用初诊方去蝉蜕、大黄、玄参，加柴胡、郁金、青皮、陈皮、延胡索等，以疏肝理气止痛，而善其后。

按：本例半身麻木系由风痰壅结，阻滞脉络所致。方用导痰汤合升降散加减。方中蝉蜕、僵蚕祛风升阳散火，橘红、姜半夏、茯苓、枳实、竹茹、浙贝母、瓜蒌、胆南星、白芥子等清化痰热，片姜黄、桑枝、地龙等通络搜风，更加玄参养阴清热利咽。全方共奏祛风化痰、清热通络之功。病变前期，因痰郁化热，故加玄参等养阴清热；病变中后期，因痰阻经脉，血分瘀滞，故加养血活血通络之品，如当归、赤芍、川牛膝、桃仁、桑枝等。以祛风化痰、清热通络、养血活血兼用，从而取得较好疗效。

（八）气血亏虚下肢麻，益气养血兼通络

气血亏虚，气虚失运，血虚不荣，则脉络失于濡养，而出现麻木。临床表现为麻木伴有一系列气血亏虚的症状。治宜益气养血，濡养经脉，兼以通络。

[病案]气血亏虚下肢麻木痿软案

王某，女，70岁。2021年9月11日初诊。

主因双下肢麻木1年，加重伴痿软半年来诊。

患者于2020年3月因上腹部疼痛经胃镜检查诊为胃癌，未能行手术治疗，随后陆续化疗7次。患者于1年前出现双下肢麻木，反复发作。近半年来明显加重，并同时出现双下肢痿软，不能行走履地，故于今日要求中医治疗。

目前症见：双下肢麻木，双足麻木更甚，痿软不能行走履地，伴手麻，吐痰多，大便尚可，纳食差，口干，舌质暗，舌苔中心薄少，脉沉细。

中医诊断：麻木。

证属：气血亏虚，阴血不足，经脉失养，脉络瘀阻。

治法：益气养血，滋养阴血，兼以活血通络。

方用：圣愈汤加味。

处方：黄芪30g，太子参15g，当归12g，白芍12g，川芎6g，生地黄15g，麦冬15g，丹参15g，莪术10g，木瓜30g，山药20g，鸡血藤15g，川牛膝10g，浙贝母15g，砂仁6g（后下），甘草6g，生姜3片。7剂。

二诊：2021年9月21日。药后双下肢麻木减轻，且下肢无力较前好转，

在家人扶持下能在室内行走,仍痰多,纳欠佳,舌质暗,苔中心薄少,脉沉细。继用前法,以圣愈汤合养胃消痞汤加减。以上方去川芎、生地黄,加百合30g、乌药10g、桂枝6g、枳实10g。7剂。

三诊:2021年9月28日。自诉双下肢麻木明显好转,且下肢较前有力,纳食尚可,舌脉如前。继用前法,以前方进退,继续治疗。嘱再服10剂。

按:本例患者系胃癌化疗后,出现双下肢顽固麻木,且伴痿软不能行走履地。其临床表现应属气血两虚,阴血亏虚,经脉失养,脉络瘀阻之候。治以益气养血,滋养阴血,活血通脉。方用圣愈汤、养胃消痞汤加减治疗,症状明显减轻。

(王海萍、白煜、陈英　整理)

第二十四章
肾　病

一、病机概要

　　肾病为临床常见病,也是较为难治的一类疾病。属于中医"水肿""尿血""虚劳"等病证范畴。其发病的基本病理变化为:肺失通调,脾失传输,肾失开阖,三焦气化不利。其病位在肺、脾、肾。

　　急性肾小球肾炎初期以水肿为主者,属中医的风水,为肾虚而外感风邪引起。由于风邪袭表,肺失宣降,不能通调水道,下输膀胱;或引起三焦气化失常所致。以尿血为主者,为风邪犯肺,邪热内传,热结下焦,灼伤肾络,迫血妄行所致。而病至后期或恢复期,其病机发生了转化,一方面水湿稽留而未尽,另一方面病久则出现脾肾亏虚之候。

　　慢性肾小球肾炎一般病程较长,病机复杂,多属虚实夹杂、正虚邪实。在病程中可以夹外邪、夹瘀血、夹湿热、夹湿浊、夹水停,有时可以兼夹数种邪实。其病位主要在肾,并可波及多个脏腑。蛋白尿一般属脾肾两虚,由于脾虚则不能升清散精,以致谷气下流,精微下注;或肾虚则封藏失职,肾气失固,精微下泄所致。虚如肾气不足、脾肾阳虚、肾阴亏虚、气阴两虚、阴阳两虚,实则湿热下注、瘀血内阻等,均可引起蛋白尿的发生。血尿则多为阴虚火旺,迫血妄行;或气不摄血,血不归经;或气阴两虚,瘀血阻络等所致。

　　肾病综合征属中医"水肿"病范畴。而肾虚是导致开阖失司,膀胱气化不利,并进一步导致脾、肺、三焦功能失调,而水液代谢发生障碍引起水肿的重要因素。

　　在肾病过程中,肺、脾、肾诸脏气化失常往往是发病的重要机制。《景岳全书·肿胀》云:"凡水肿等证,乃肺脾肾三脏相干之病,盖水为至阴,故其本在肾;水化于气,故其标在肺;水唯畏土,故其制在脾。"故肺、脾、肾三脏气化失常是水肿形成的关键。三焦为水液运行的道路,三焦气化的正常与否,直接与肺、脾、肾三脏的功能相关。同时,气机失畅,发生郁滞,亦可使三焦气机壅塞，决渎无权，而致水湿内停。另外，气、血、水三者之间，往往互相影响，气行则水行，气滞则水停；血能病水，水能病血，最终气血水三者同病。所以临床治疗肾病，应注意脏腑气化功能的恢复，气机的疏通，以及血分的调理。

二、临床辨治心法及验案

白兆芝教授在临床上治疗这类疾病时，注重详审病机及其转化；重视辨病之标本缓急，急则治其标，缓则补脾肾；特别是治疗水肿时，注重恢复脏腑之气化功能；对已经运用激素治疗的患者，在撤减激素过程中，强调阴阳平衡的调治，取得了较好的疗效。现将其经验介绍于下。

（一）治疗水肿重气化，气化恢复肿方消

水肿一证，是全身气化功能障碍的疾病。其发病与肺、脾、肾相关，同时与三焦气化不利关系密切。因水不自动，赖气以动，当肺、脾、肾、三焦、膀胱气化功能失常或气化不利时，则会出现水肿。《景岳全书·水肿论治》曰："《内经》曰：肾为胃关……膀胱者州都之官，津液藏焉，气化则能出矣。夫所谓气化者，即肾中之气也，即阴中之火也。阴中无阳则气不能化，所以水道不通，溢而为肿。故凡治肿者必先治水，治水者必先治气。若气不能化，则水必不利。"

白兆芝教授临床治疗水肿重视肺、脾、肾三脏气化功能的调治与恢复，主张分别运用宣肺利水以恢复肺之通调水道之功能，运用健脾利水以恢复脾之传输水湿之功能，运用温肾利水以恢复肾之开阖功能。此皆恢复肺、脾、肾三脏气化功能的重要方法，同时重视三焦及膀胱气化功能的恢复。临床上有些重度水肿的患者，其在病变过程中由于水湿壅盛，迅速波及上、中、下三焦，以致三焦气化失常，气滞水停，水肿愈甚。此时治疗，单纯运用宣肺利水或健脾利水，往往效果不佳，必须从恢复三焦气化功能方面来进行考虑。

[病案] 急性肾小球肾炎（高度水肿）案

王某，男，51岁，采购员。1984年1月20日初诊。住院病例。

主因颜面、周身水肿，尿少，伴脘腹胀满7天入院。

患者于半月前曾患感冒，出现发热恶寒、周身不适，当时未作特殊治疗。7天前发现颜面部浮肿，伴尿少，继之肿势日趋加重，波及四肢。同时出现身微恶寒，咳嗽，周身不适，头痛头晕，脘腹胀满，食欲不振，腰困，乏

力等症。在县医院曾用青霉素、双氢克尿噻等对症治疗，未见明显好转。于1984年1月20日住入中医病房。

目前症见：周身高度水肿，尿少，伴胸憋咳嗽，身恶寒，脘腹胀满，恶心，纳差，头晕，腰困，乏力，舌苔白厚而腻，脉浮紧。

查体：体温37.2℃，呼吸20次/min，心率72次/min，血压196/110mmHg。两肺底叩诊呈实音，听诊呼吸音弱；全腹部膨满，移动性浊音(±)；四肢重度可凹性水肿。

辅助检查：血HGB 93g/L；血K⁺不处理...

辅助检查：血HGB 93g/L；血 K^+ 2.8mmol/L，Na^+ 120mmol/L，Cl^- 100mmol/L；血Cr 217.5μmol/L；尿PRO（+++），WBC（+），RBC（+）；胸透：双侧胸腔少量积液。

中医诊断：水肿。

西医诊断：急性肾小球肾炎合并肾功能不全。

证属：风水泛滥。

治法：疏表宣肺，利湿行水。

方用：麻黄连翘赤小豆汤合五皮饮。

处方：炙麻黄10g，炒杏仁10g，连翘15g，赤小豆30g，桑白皮12g，茯苓皮30g，大腹皮30g，猪苓10g，泽泻10g，陈皮10g，荆芥10g，车前子20g（包煎），川朴15g，甘草6g，生姜3片。3剂。

二诊：1984年1月23日。药后病情有增无减，仍水肿较甚，尿少，咳喘，腹胀，舌苔黄白而厚腻，脉浮滑数。考虑肺气失于宣降，风邪入里化热。改拟宣肺行水，散风清热之法。以前方加生石膏30g、生白术12g，并加用西药氨茶碱、呋塞米、螺内酯、复方降压片等。

三诊：1984年1月31日。上方连用8天，水肿更甚，头面、四肢甚至腰背部皆肿，尿少，24小时尿量不足800ml，咳嗽痰多，胸憋，呼吸困难不能平卧，腹中胀甚，恶心呕吐，不能进食。查体：血压200/120mmHg，两肺底叩诊呈实音，两肺底可闻及较多湿性啰音。腹部高度膨隆，叩之呈鼓音，移动性浊音（+）。舌脉如前。胸透：双侧胸腔积液较前增多。辨证考虑：风邪袭肺，肺失宣降，风邪水气既有入里化热之趋势，又兼湿阻气滞弥漫上、中、下三焦。故改用宣肺清热，行气利水之法。方用越婢加术汤、麻黄连翘赤小豆汤合导水茯苓汤加减：

处方：麻黄10g，炒杏仁10g，生石膏30g，白术12g，桑白皮12g，大腹皮30g，陈皮10g，茯苓皮30g，葶苈子30g，连翘15g，赤小豆30g，广木香10g，槟榔 12g，泽泻 20g，川朴 15g，甘草 6g，生姜 3 片。

四诊：1984 年 2 月 4 日。连用 4 日，药后尿量大增，24 小时尿量在 2 000～3 600ml 之间，水肿明显减轻，恶心消失，纳食增加，自觉精神好转，腹胀消失，咳嗽喘逆均好转。查体：血压 180/100mmHg，两肺底湿啰音消失；腹软，移动性浊音（−）；舌苔白腻，脉滑稍数。改以导水茯苓汤为主。

处方：桑白皮 12g，炒杏仁 10g，川朴 15g，大腹皮 30g，陈皮 10g，白术 12g，茯苓 30g，广木香 10g，槟榔 10g，葶苈子 20g，泽泻 10g，木瓜 15g，砂仁 6g（后下），甘草 6g，生姜 3 片。

五诊：1984 年 2 月 8 日。上方再服 4 剂，水肿完全消退，目前除自觉腰困、乏力外，余无明显不适。查尿常规：PRO（＋＋），WBC（＋），RBC（＋），管型 0～1；胸透胸腔积液消失。改用防己黄芪汤，以益气健脾、清利湿热。

处方：黄芪 18g，白术 12g，防己 10g，陈皮 10g，桑白皮 12g，茯苓 20g，大腹皮 30g，川朴 15g，泽泻 10g，广木香 10g，木瓜 15g，白芍 12g，生薏苡仁 30g，甘草 6g，生姜 3 片。

以上方随症加减，继续调治。再服 20 余剂，诸症消失。出院时查血压 120/80mmHg；尿常规：PRO（±），WBC（＋），RBC（＋），余皆正常。仍以前方为主，出院后调治。

按：本例患者初诊之时水肿较甚，同时伴有恶寒、胸憋咳嗽、脘腹胀满、恶心、纳差等症。当时辨证为风水泛滥，治以疏风宣肺、利湿行水，方用麻黄连翘赤小豆汤合五皮饮等。但药后病情有增无减，出现喘咳加重，腹胀较甚。改用越婢加术汤合麻黄连翘赤小豆汤、五皮饮，并加用螺内酯、呋塞米等利尿西药。连用 8 天后，水肿更甚，腰背部皆肿，24 小时尿量不足 800ml，并出现腹水及胸腔积液，血压高达 200/120mmHg。再三推敲其病机，考虑此时证属风邪袭肺，肺失宣降，水湿失于敷布，湿阻气滞，壅滞三焦。此时不仅上焦肺气失于宣降，不能通调水道，而且波及下焦肾脏，使肾失开阖；同时水湿壅盛，困阻中焦，气机阻滞，导致三焦气化不利，水肿益甚。故治疗一方面用越婢加术汤合麻黄连翘赤小豆汤加葶苈子以疏风清热，宣肺行水；另一方面用导水茯苓汤加川朴以宣通中焦气机，化气行水。用药 4 剂后，尿量大增，水肿很快减轻。再以导水茯苓汤为主服 4 剂后，水肿完全消退。同时，血压亦转为正常，蛋白尿消失。导水茯苓汤为《奇效良方》方，该方具有行气利水之功，临床用之得当，疗效颇捷。

（二）发病急则治其标，标证缓解再图本

肾病一般以慢性者较多，但亦不乏急性发作，或在慢性过程中急性发作者。急性发作者，其临床表现常为恶寒发热、咳嗽、脉浮等表证，治当宣肺利水以治其标。但亦有患者在急性发作阶段表现为其他一些症状，如有的在病情加重时表现为恶心、呕吐、不能进食，此时当采用泻浊降逆、和胃止呕之法以治其标，待恶心呕吐好转后，再采用其他治本之法。还有的患者在急性发作阶段表现为腹痛、腹胀、便秘等，此时应据证进行调治，不可忽视这些症状而专攻利水。另外，有的肾病患者在病变过程中常患感冒，多出现咽痛、发热、扁桃体发炎等外感表证，此时又当据证先行解表，待感冒好转，再治疗本病。

[病案] 急性肾小球肾炎（尿血）案

赵某，女，12岁，学生。1984年11月3日初诊。中医科住院患者。

主因尿血伴脐腹部疼痛10天入院。

患者于1984年10月12日突然出现高热、咽痛，继之全身起红色疹点，微有痒感，以颈、胸、腹部为多。在当地医院对症治疗，2天后体温下降。10月21日发现两侧颈项部肿痛，10月24日出现尿血，伴脐腹部疼痛。到当地职工医院门诊治疗5天，病情未见好转。10月27日发现面部眼睑浮肿，腹痛加重，伴恶心、呕吐、纳差等。10月29日在当地县医院查尿常规：PRO（++++），WBC（+），RBC（+++），细胞管型（+）；ESR 80mm/h。10月31日因病情加重，遂来院中医科门诊，诊为急性肾小球肾炎，门诊医生予麻黄连翘赤小豆汤合小蓟饮子加减，服后即吐。1984年11月3日急诊住入中医科病房。入院后查尿常规：PRO（++），WBC（+）多数，RBC满视野，透明管型（+），滴虫（+）；血常规：WBC 6.0×10^9/L，RBC 2.6×10^{12}/L，HGB 76g/L，PLT $160/10^9$/L；血 Urea 29mmol/L；ESR 80mm/h。

目前症见：精神委顿，面色黄白，颜面及下肢轻度浮肿，腹部膨满，疼痛拒按，腹痛以脐周为著，阵发性加重，恶心欲吐，不能进食，自诉上腹部有气上逆，口干苦，尿色深红而量少，大便干结，3日未行，腰困，乏力，舌质淡红，舌苔中心及根部黄厚，脉弦细数。

查体：体温36.8℃，心率96次/min，呼吸16次/min，血压160/96mmHg。急性病容，神清，颜面眼睑稍有浮肿。咽充血，双侧颌下淋巴结如蚕豆大，双侧颈部淋巴结稍肿大，有明显触痛。腹部稍膨满，腹肌较紧张，有柔韧感，

脐腹部压痛明显，全腹反跳痛（+），肠鸣减弱，双肾区叩击痛（+）。双下肢可凹性水肿。

中医诊断：尿血，腹痛。

西医诊断：急性肾炎，腹痛原因待查（考虑全身急性感染致腹腔淋巴结炎症）。

证属：湿热壅盛，蕴滞三焦，升降失常，肠腑不通，胃失和降。

治法：急则治标，先以和解枢机，清肠通腑，和胃降逆为主。

方用：大柴胡汤加减。

处方：柴胡 10g，白芍 12g，枳实 10g，姜半夏 10g，黄芩 10g，竹茹 10g，延胡索 12g，川楝子 12g，大黄 10g（后下），陈皮 10g，大蓟 15g，小蓟 15g，白茅根 30g，生甘草 6g，生姜 3 片。1 剂。

二诊：1984 年 11 月 4 日。服药后，大便 2 次，腹痛、恶心有所减轻，早晨起床后要求喝稀饭，稍能进食，舌脉如前。继用前方，加牡丹皮 10g、桃仁 10g、三七粉 6g。3 剂。

三诊：1984 年 11 月 7 日。大便已正常，仍有脐腹部疼痛，但程度明显减轻，腹部较前变软，纳食增加，恶心不著，上腹部气逆感消失，颜面及双下肢浮肿基本消失，24 小时尿量达 2 500ml，仍腰困乏力，尿色如浓茶，舌淡红，舌苔黄中心较厚，脉弦细重按无力。午后有低热，体温 37.4℃，血压112/68mmHg；查血 Urea 12mmol/L；尿常规：PRO（+），WBC（+），RBC（+）；大便常规（－）。改拟清化湿热，和胃降逆，凉血止血法。以小蓟饮子加减。

处方：生地黄 15g，当归 10g，赤芍 10g，白芍 10g，牡丹皮 10g，炒栀子 10g，大蓟 15g，小蓟 15g，黑蒲黄 10g，藕节 30g，淡竹叶 10g，竹茹 10g，延胡索 12g，陈皮 10g，姜半夏 10g，白茅根 30g，生甘草 6g，生姜 3 片。3 剂。

四诊：1984 年 11 月 12 日。近几日仍觉脐腹部疼痛，微恶心，纳差，大便偏干，小便暗红，苔白而厚，脉弦细无力。再用大柴胡汤加减，以 11 月 3 日初诊方加太子参 15g。7 剂。

五诊：1984 年 11 月 21 日。腹痛明显减轻，纳食增加，精神好转，尿色渐清，舌苔中心偏黄厚，脉弦细无力。尿常规：PRO（+），RBC（+），2～3/HP，WBC（+），3～7/HP。查体：腹软，脐腹部轻压痛，反跳痛（－）。继用大柴胡汤加减，以 11 月 12 日方去大黄，加炒莱菔子 30g、败酱草 30g、牡丹皮 10g、桃仁 10g。8 剂。

六诊：1984 年 11 月 30 日。体温正常，精神转佳，饮食好，尿色已清，脐腹部仍有阵发性疼痛，大便偏干，舌苔黄白，脉弦细。考虑脐周腹痛为"虫积"表现，遂改拟乌梅丸加减。

处方：乌梅30g，黄柏10g，黄连6g，川椒10g，干姜6g，细辛3g，附子6g（先煎），延胡索10g，川楝子10g，陈皮10g，当归12g，白芍15g，党参12g，生姜3片。10剂。

八诊：1984年12月17日。病情明显好转，目前除脐腹部轻微疼痛外，无明显不适，精神、纳食、二便恢复正常。12月14日复查尿常规：PRO（±），RBC（+），WBC（+）。目前考虑证属气滞血瘀、湿热未清，改用养血活血、理气止痛、清化湿热之法。

处方：当归12g，白芍12g，桃仁10g，延胡索12g，川楝子12g，广木香10g，槟榔10g，川朴10g，陈皮10g，黄芩10g，姜半夏10g，炒莱菔子30g，白茅根30g，生姜3片。3剂。

九诊：1984年12月20日。昨日大便出蛔虫1条，症略同前。12月12日复查：ESR 57mm/h，HGB 100g/L。继用寒热并用，安蛔止痛法。以11月30日乌梅丸方去附子、党参，加槟榔10g、甘草6g。6剂。

十诊：1984年12月27日。目前除脐腹部偶有轻度疼痛外，余无不适感，舌苔白中心较厚，脉弦细。以八诊方去槟榔、川朴、黄芩、白茅根，加柴胡10g、桃仁10g、川椒10g、黄连6g、蒲公英30g。6剂。

十二诊：1985年1月11日。一般情况良好，脐腹部自觉偶有不适，余况均佳。1984年12月28日复查血常规：WBC 9.4×10^9/L，RBC 3.7×10^{12}/L，HGB 125g/L；尿常规（−）；ESR 10mm/h；肾功能正常。患者要求出院，嘱继用前方5剂，回家调理。

按：本例患者之发病，由内伤外感相合而致病。良由禀赋不足，加之饮食失节，故素来脾虚湿滞，又因外感风热之邪，故而引起咽痛、发热及全身发疹；由于失治，邪热内传，与湿相合，而成湿热之邪，湿热下注肾与膀胱，损伤阴络，引起尿血；湿热壅盛，停滞中焦，积聚胃肠，升降失常，故见恶心、呕吐、纳食差；湿热阻滞，肠道气血运行受阻，腑实不通，故出现脐腹痛、便秘；湿热水湿泛溢于肌肤，故见颜面及下肢浮肿。

由于病机复杂，病情较重，前医已用麻黄连翘赤小豆汤合小蓟饮子，服后即吐，说明此时按风水从上焦论治的方法不可再用。仔细推敲其病机，当前主要矛盾在于中焦小肠湿热壅盛，胃失和降，肠腑不通。故当急则治其标，先从中焦及下焦为治，方用大柴胡汤加味和解枢机、清肠通腑、和胃降逆。1剂后大便已通,症状稍减,4剂后症状明显减轻。后因恶心、呕吐、腹痛、便秘等症状明显好转,而改用清化湿热、凉血止血之小蓟饮子加减。其后恶心、纳差、腹痛、便干等症状又有反复,故于四诊时再次应用大柴胡汤,再服7剂,不仅上述症状明显好转,而尿蛋白亦转为(+),尿红细胞亦明显减少,尿色转清。说明和解枢机、通腑降浊、清化湿热之法在治疗过程中起着重要的作用。至六诊时,用大柴胡汤加减服19剂后,诸症好转,唯脐腹仍有阵发性疼痛,故又改用乌梅丸加减,治后便出蛔虫1条,说明此脐腹痛与虫积亦有关。其后改用养血活血,理气止痛,兼清化湿热之法。至1985年1月11日十二诊时,患者面色红润,精神、纳食均佳,二便正常,余无明显不适,且各项血、尿化验及血压均已恢复正常,故出院回家调理。值得注意的是,此例患者在住院期间,除早期用过3周青霉素及口服维生素C外,其余全部采用中医药进行治疗。

(三)详审病机与转化,不同阶段治法异

肾病的病机有时相当复杂,而且其病机往往随着病情的发展而不断发生变化。故在临床上辨证不仅要重视对病机的分析,而且要详细审查其病机的转化,只有这样,在治疗时才能做到有的放矢。

风水相搏,则发为水肿;水湿内停,波及中焦,水肿加重;水肿反复发作,损及脾肾,则可致本虚标实。同时,水湿内停,寒化者成为寒湿,则可伤及脾阳或肾阳,而成脾阳不振或肾阳虚衰;热化者成为湿热,则可伤及阴分,出现肝肾阴虚;或阳损及阴,而成阴阳两虚;水邪日久,稽留不退,经脉受阻,则瘀血内阻,而成瘀阻水停。凡此种种,在肾病发病过程中,皆可出现,故应详审病机。另外在病变不同的阶段,其治法又各有不同。

[病案]慢性肾小球肾炎案

和某,女,32岁。2011年1月11日初诊。

主因全身乏力半年余,加重2周来诊。

患者于半年多前无明显原因出现全身乏力,未引起重视,未做检查和治疗。近2周来症状日趋加重,2010年12月30日外院查尿常规:BLD(+++),PRO(++),镜检RBC 25~30/HP。2011年1月5日查:RF 73.5IU/ml,C3 0.83mg/L,C4 0.14mg/L;腹部B超示:胆结石。西医诊为慢性肾炎,故于今日上午来院门诊。

目前症见:全身倦怠乏力,精神较差,伴心悸,胸憋,气紧,喜太息,恶

心，纳呆，口干，下肢憋胀，大便正常，小便少，色深红如浓茶，舌质暗红，舌苔黄根厚腻，脉沉细数。

中医诊断：尿血。

证属：湿热蕴结，胃失和降。

治法：清化湿热，和胃降逆，兼以凉血止血。

方用：温胆汤合连苏饮加味。

处方：蝉蜕10g，紫苏叶10g，姜半夏9g，陈皮10g，土茯苓30g，枳实15g，竹茹15g，大蓟15g，小蓟15g，蒲公英30g，黄连6g，仙鹤草30g，石韦20g，太子参15g，白茅根30g，藕节30g，甘草6g，生姜3片。5剂。水煎服。

二诊：2011年1月21日。恶心好转，纳增，精神较前稍好转，仍气短，喜太息，小便黄，量增加，大便偏稀，舌质暗红，苔白而薄少根黄，脉沉弦细数。证属气阴不足，兼下焦湿热。改拟益气养阴、清化湿热，方用参芪地黄汤加味。

处方：生黄芪18g，太子参15g，生地黄18g，生山药30g，山萸肉10g，女贞子15g，墨旱莲15g，麦冬15g，五味子10g，仙鹤草30g，石韦15g，土茯苓20g，大蓟15g，小蓟15g，藕节30g，蝉蜕10g，紫苏叶10g，白茅根30g，生姜3片。6剂。

三诊：2011年1月28日。纳食尚好，大小便正常，仍有时晨起恶心，伴头晕，乏力，腰困，耳鸣，小腹胀，手足冷，舌质暗，舌苔白，脉沉弦细数。拟益气养阴，兼和胃降逆。方用生脉散、温胆汤合二至丸。

处方：太子参15g，紫苏叶10g，陈皮10g，姜半夏9g，土茯苓20g，枳实15g，竹茹15g，黄连6g，石韦20g，大蓟15g，小蓟15g，麦冬15g，五味子10g，女贞子15g，墨旱莲15g，桂枝6g，白芍12g，白茅根30g，生姜3片。6剂。

四诊：2011年2月14日。今日化验尿常规：BLD（-），PRO（+）。目前恶心消失，纳可，但自觉嗜卧，易疲劳，身畏冷，脐腹作胀，舌质红，舌苔薄白，脉沉细数。改拟益气养阴，健脾化湿。以防己黄芪汤加味。

处方：生黄芪18g，炒白术12g，防己10g，太子参15g，麦冬15g，女贞子15g，墨旱莲15g，石韦20g，土茯苓15g，蝉蜕10g，紫苏叶10g，乌药10g，桂枝6g，白芍12g，仙鹤草30g，甘草6g，生姜3片。6剂。

五诊：2011年2月21日。身冷好转，仍乏力，腰困，大便稀，舌脉如前。继用前方去紫苏叶、蝉蜕、仙鹤草，加续断15g、丹参15g、山萸肉10g。6剂。

六诊：2011年2月28日。精神好转，仍有头晕，腰困，纳尚可，小腹胀，近又牙龈肿痛，舌暗红，舌苔薄白而少，脉弦细。改拟滋肾养阴，兼以利湿。

处方：太子参15g，麦冬15g，五味子10g，丹参15g，生地黄18g，生山药15g，茯苓15g，泽泻10g，女贞子15g，墨旱莲15g，石韦15g，蒲公英30g，乌药10g，蝉蜕10g，白茅根30g，生姜3片。6剂。

七诊：2011年3月14日。今日查尿常规，BLD（+++），PRO（++）。牙龈肿痛好转，目前自觉头晕，易疲劳，下肢憋胀，纳食及二便正常，舌质暗，舌苔薄白而少，脉沉弦细。仍用益气养阴、清化湿热法，再用参芪地黄汤加减。

九诊：2011年3月28日。上方服6剂后又感冒，现已愈。自诉纳可，大便偏稀，仍有时头晕，腰困，精神欠佳，舌质暗，舌苔薄白，脉弦细。改拟益气养血，健脾化湿为法。方用防己黄芪汤合当归芍药散，加蝉蜕10g、紫苏叶10g、石韦15g、仙鹤草30g、白茅根30g。6剂。

十诊：2011年4月4日。今日化验尿常规：PRO（±），BLD（++）。自觉头晕好转，仍感疲劳，腰困，舌脉如前。继用前方。6剂。

以上方加减，再服20余剂。至5月23日十四诊时，复查尿常规：PRO（±），BLD（−）。目前自觉精神、纳食尚可，仅劳累后感腰困，寐欠佳，二便正常，舌质暗，舌苔薄白，脉弦细。改拟归脾汤合二至丸加减。

处方：黄芪18g，党参15g，炒白术12g，茯苓15g，当归12g，远志10g，广木香10g，砂仁6g（后下），山萸肉10g，女贞子15g，墨旱莲15g，续断15g，石韦15g，麦冬15g，五味子10g，白茅根30g，生姜3片。5剂。嘱继续服用，巩固疗效。

至2011年8月1日来复查，自诉上方服用20剂后停药，目前自觉一般情况良好，除午后稍感疲劳外，无他不适。今日本院复查尿常规（−）。仍以前方加减，继续调理。

按：本例患者初诊时，虽然倦怠乏力症状明显，但同时又伴有胸憋气紧、恶心、纳呆、苔黄厚腻等，故考虑证属湿热蕴结、胃失和降、湿热伤络。故治以清化湿热，和胃降逆，兼以凉血止血。用药数剂后，恶心好转，纳食增加。但由于湿热耗伤气阴，而出现气阴不足、下焦湿热证候。故治疗用参芪地黄汤合二至丸以益气滋肾，加土茯苓、石韦等清利湿热，加大蓟、小蓟、藕节、白茅根、仙鹤草等凉血止血。在治疗过程中，一直据证加减。当以乏力倦怠、易疲劳、大便偏稀、舌苔薄白等脾虚证候为主时，方用防己黄芪汤、四君子汤加减；当以头晕、腰困、牙龈肿痛、舌红苔少等气阴不足证候为主时，方用参芪地黄汤加减；当以气血两虚、脾虚湿滞的证候为主时，方用防己黄芪汤合当归芍药散加减；当以脾胃气血亏虚的证候为主时，方用归脾汤合二至丸加减治之。经过4个月的治疗，患者不仅症状消失，而且实验室检查恢复正常。此类患者病程较长，在治疗过程中常易病情反复，临床辨治要注意把握扶正与祛邪的关系。

（四）缓则治本补脾肾，益气固肾灵活用

慢性肾病到了后期阶段，常常出现虚证或虚实夹杂证，临床多见脾肾亏虚。特别是在慢性肾病后期，仍然有蛋白尿的情况下，补益脾肾成为重要的治疗方法。综合慢性肾病的基本病机，脾肾亏损贯穿始终。尤其是病至后期，脾不摄精和清气下陷，肾不藏精和精气下泄的病理变化更为突出。临床常用补益脾肾的方法包括：健脾益气法、温补脾肾法、滋补肾阴法、补脾固肾法、益气填精法、补益精气法、阴阳双补法、益气养阴法等。

[病案] 慢性肾功能不全案

李某，男，45岁。1990年3月23日初诊。

主因双下肢水肿，伴腰困乏力3年来诊。

患者于20年前因工厂事故导致脾破裂及双肾受伤，当时急诊入院行脾切除等治疗，其后出现尿血，后经治好转。3年前发现双下肢轻度浮肿，伴腰困乏力。1988年6月上述症状逐渐加重，同时血压升高，尿PRO（+++），肾功能检查不正常。半年前住某医院，经用降压、利尿、中药等治疗，未见明显好转。出院后因病情一直未能控制，故于今日来院，要求中医治疗。

目前症见：头晕、耳鸣，腰膝酸软，全身乏力，双下肢明显水肿，指压痕（++），纳差，口干，有时咽痛，舌质暗红，舌苔薄少，根苔黄白厚腻，脉沉弦细。

辅助检查：血压180/100mmHg；尿常规：PRO（+++），BLD（+）；肾功能：Urea 21.4mmol/L。

中医诊断：水肿。

证属：气阴两虚，兼水湿瘀血留滞。

治法：益气滋肾，活血利水。

方用：参芪麦味地黄汤加减。

处方：生黄芪30g，生地黄10g，熟地黄10g，生山药30g，山萸肉10g，茯苓15g，泽泻10g，牡丹皮10g，女贞子15g，墨旱莲15g，麦冬15g，五味子10g，怀牛膝15g，车前子15g（包煎），防己15g，木瓜15g，当归12g，赤芍12g，生薏苡仁30g，益母草30g，生姜3片。

六诊：1990 年 5 月 11 日。以上方随症加减，服 30 余剂。目前水肿渐退，精神及纳食较前好转，头晕减轻，仍觉腰困，尿量尚可，舌质暗红，舌苔薄白而少，根部黄厚腻。考虑目前其证除气阴两虚之外，尚有湿热下注。故治宜益气养阴，活血利水，兼清化湿热。以上方去木瓜、当归、赤芍、生薏苡仁，加太子参 15g，苍术 10g，黄柏 10g，丹参 15g。

七诊：1990 年 5 月 25 日。上方服 14 剂。目前自觉精神转佳，纳食增加，腰困好转，双下肢不肿，舌暗红，舌苔薄白，根黄偏厚稍腻，脉沉弦细。2 天前在职工医院化验尿常规：PRO（±～+）。嘱继用前法，以前方继服。

在其后的治疗过程中，一直以参芪麦味地黄汤为主，并据证进行加减。养血活血药选用当归、赤芍、川芎、丹参、泽兰、益母草等；清化湿热药选用苍术、黄柏、石韦、生薏苡仁、萆薢、白茅根、玉米须等；健脾固肾药选用炒白术、菟丝子、芡实、金樱子、枸杞子等。

至 1990 年 9 月 11 日十七诊时，上方又服近 80 剂。患者自觉一般情况良好，精神尚好，纳食正常，无明显不适，双下肢未再出现水肿。9 月 6 日在职工医院复查血 Urea 7.1mmol/L；尿常规：PRO（±）；血压 130/90mmHg。

仍以参芪麦味地黄汤为主，继续调治，再服 10 余剂后，停止治疗。至 2012 年 4 月，即 20 余年后，其妻弟相告，患者病情一直稳定，未再发。

按：本例慢性肾功能不全系由外伤导致肾脏受损所致。初诊时可见一系列气阴两虚的表现，但同时又有血分瘀滞、水湿潴留之候。故治以益气滋肾，活血利水。方用参芪麦味地黄汤以益气滋肾；加怀牛膝、车前子、防己、木瓜、生薏苡仁以利水；加赤芍、当归、益母草以活血；加女贞子、墨旱莲以加强滋肾养阴之功。经用 30 余剂后，症状明显好转。其后又在气阴两虚的基础上出现湿热之象，故又以参芪麦味地黄汤加苍术、黄柏、生薏苡仁、石韦、萆薢、牛膝等清化湿热。同时据证酌情选加活血化瘀和健脾固肾之品。经近半年的治疗，服药 120 剂，患者病情得到控制。

（五）阴阳失衡为常见，撤减激素调平衡

肾病综合征以高度水肿为主要临床表现，应按水肿来进行辨证论治。但多数患者在病后多已开始服用激素，而在激素的撤减过程中，常又出现各种临床表现。一是出现阴虚火旺的征象，如面红、身热、舌红、脉弦数等，治当滋阴降火。二是当激素减量稍快一些时，可能会出现病情反复，甚而出现肾阳亏虚的征象，如身冷、腰困、下肢水肿等，治当温补肾阳。三是出现气

阴两虚的征象,如乏力、腰困、蛋白尿久久不消、舌胖质红苔少等,治当补益气阴。四是出现湿热热毒内盛的征象,如皮肤疮疖感染、咽喉肿痛、大便干结、小便短赤、舌质红苔黄厚等,治当清化湿热或清热解毒。五是出现反复感冒,治当扶正兼以祛邪解毒。总之,在激素撤减过程中,极易出现阴阳失衡的征象,故在这个阶段的治疗应特别重视阴阳平衡的调理。

[病案] 肾病综合征肾炎型案

范某,女,13岁。2009年8月10日初诊。

主因患肾病综合征肾炎型,蛋白尿久治不愈来诊。

患者于2007年因感冒出现眼睑浮肿,去儿童医院诊疗,尿检异常,诊断为"肾病综合征肾炎型"。遂予对症及激素治疗,目前激素正在撤减过程中,仍有蛋白尿。今日我院尿常规示:PRO(++)。平素易感冒,近日感冒,服药后症状好转。

目前症见:咽干,纳可,大便可,尿量少,舌红,舌苔白根黄厚,脉滑数。

中医诊断:虚劳。

证属:气阴不足,湿热内蕴。

治法:益气养阴,清化湿热。

处方:太子参15g,麦冬12g,玄参15g,桔梗10g,女贞子15g,墨旱莲15g,石韦15g,石菖蒲10g,黄柏10g,生薏苡仁30g,萆薢10g,丹参15g,生地黄15g,苍术10g,益母草15g,白茅根30g,生姜3片。

四诊:2009年9月14日。以上方加减,服用27剂。今日复查尿常规:PRO(+++),pH 6.5。目前纳可,大便尚好,咽赤,舌红,苔白根厚,脉沉数。

处方:蝉蜕10g,柴胡10g,姜半夏9g,黄芩10g,金银花30g,石韦12g,石菖蒲10g,丹参15g,杏仁10g,生薏苡仁30g,萆薢10g,泽兰10g,益母草10g,滑石10g,白茅根30g,甘草6g,玉米须30g,生姜3片。

十诊:2009年11月10日。以上方加减,服用40余剂。今日复查尿常规:PRO(++)。目前精神尚好,纳佳,溲黄,舌苔白,根黄白偏厚,脉沉数。

处方:太子参12g,丹参12g,萆薢10g,生薏苡仁30g,石菖蒲10g,石韦10g,土茯苓15g,苍术10g,黄柏10g,女贞子12g,墨旱莲12g,当归10g,赤芍10g,白芍10g,益母草30g,泽兰10g,白茅根30g,生姜3片。10剂。

十三诊:2009年12月8日。上方服10剂后,感冒已愈。今日我院化验尿常规:BLD(-),PRO(++),WBC(-)。目前大便偏干,小便黄,舌红苔白根黄,脉弦数。继用清热化湿法,以9月14日四诊方加减,再服10剂。

十四诊：2009 年 12 月 22 日。目前一般情况尚可，纳可，小便正常，舌红，苔黄根厚腻，脉沉弦细数。拟养阴活血利水法。

处方：生地黄 15g，生山药 12g，土茯苓 15g，泽泻 10g，牡丹皮 10g，苍术 10g，黄柏 10g，生薏苡仁 30g，石韦 10g，丹参 15g，蝉蜕 10g，车前草 30g，泽兰 10g，益母草 15g，白茅根 30g，玉米须 30g，生姜 3 片。

十七诊：2010 年 2 月 2 日。以上方随症加减，再服 20 余剂。目前一般情况可，舌红苔根黄白稍腻，脉弦细数。继用上方加女贞子 12g、墨旱莲 12g。10 剂。

十八诊：2010 年 8 月 3 日。上方服用 10 剂后，即停用中药，现激素也已停用。今日我院复查尿常规示：PRO（+），BLD（-）。昨天感冒，症见鼻塞流涕、咽痛、大便偏干、舌红苔黄、脉浮数。方用银翘散合新加香薷饮加减，4 剂。后即停药。

至 2011 年 4 月 18 日，患者又因感冒来诊。查尿常规：BLD（-），PRO（-）；血常规：WBC 6.7×10^9/L，RBC 4.41×10^{12}/L，PLT 432×10^9/L。

按：肾病综合征在激素撤减过程中，病机复杂，治疗困难，极易复发。本例患者病久既有气阴不足，又兼湿热内蕴，同时尚有血分瘀阻。所以在治疗上运用补益药时要注意慎用温补药，因其性味多辛燥，使用不当则可伤阴，可选用黄芪、太子参、麦冬、五味子、女贞子、墨旱莲等以益气养阴。当咽痛红肿时，加清热利咽药，如玄参、牛蒡子、僵蚕等。湿热内蕴明显时，加清化湿热之品，如草薢、土茯苓、生薏苡仁、黄柏、滑石、玉米须、车前子、石韦、泽泻等。活血化瘀药应贯穿慢性肾炎的整个治疗过程中，其能改善肾脏微循环，并能减少炎症渗出，从而减轻肾脏病理性损害，常用药物如当归、赤芍、川芎、丹参、益母草、泽兰等。本例患者通过坚持服药，终于得以治愈。

（白震宁、王海萍、王健　整理）

第二十五章
郁　证

一、病机概要

郁证多由情志不舒,气机郁滞而致病。其以心情抑郁,情绪不宁,胸闷胁胀,或易怒欲哭,或咽中如有异物梗阻等为主要症状。《类证治裁·郁症》曰:"凡病无不起于郁者……情志之怫抑也,则六郁之病作。……病发心脾,不得隐曲,思想无穷,所愿不得,皆情志之郁也。……七情内起之郁,始而伤气,继必及血,终乃成劳。"

(一)恼怒忧思,损伤肝脾

长期强烈而持久的精神刺激,如抑郁恼怒、情志不舒等,均可使肝失条达,气机不畅,肝气郁结,则为气郁;气郁化火,可致火郁;气郁及血,可致血郁;气滞则津液运行不畅,痰湿内停,而成痰郁;或忧愁思虑,精神紧张,或长期伏案,脑力劳动过度,或肝气横逆犯脾,均可致脾失健运,使饮食积滞,而成食郁;脾运不及,水湿蕴阻,则成湿郁,进而形成痰郁。

(二)情志过极,心失所养

所欲不遂,精神紧张,或忧愁悲哀等均可损伤心神,使心失所养,而导致郁证的发生。其中包括损伤心气、损伤心血、损伤心阴、损伤心阳等。

(三)病机转化,虚实夹杂

郁证之病位主要在肝,并可涉及心、脾、肾。在临床上一般病程较长,其病机经常可以发生转化。一般初病身体尚实,病变以气滞为主,或兼化火、痰结、食滞、血瘀,多属实证。如久病不愈,则可由实转虚,从而影响心、肝、脾、肾之气血阴阳,出现一系列虚性证候,甚或出现虚实夹杂的复合证候。肝气郁结,横逆乘土,可致肝脾失和;忧思伤脾,脾失健运,气血生化不足,可致心脾两虚;肝郁化火伤阴,可出现心肝阴虚,或心肾阴虚。此外,亦有属于素体阳虚者,受到情志刺激或忧愁悲哀等影响后,而出现一系列阳气虚惫的证候。

二、临床辨治心法及验案

郁证总由气机失畅所致,故疏通气机应为其总的治疗原则。临床应根据证候之虚实寒热及在气在血,分别运用不同的治疗方法。郁证因其病程较长,故在病机上常发生转化,即在临床上常出现虚实夹杂的复合证候。如肝郁化火,又兼伤阴者,治宜滋阴清热、兼以疏肝;血虚肝郁,肝脾失调者,治宜养血疏肝、调和肝脾;肝郁脾虚,痰气郁结者,治宜疏肝健脾、化痰解郁;气阴两虚,兼有肝郁者,治宜益气养阴、疏肝安神。正如《临证指南医案·郁》论述郁证时所指出:"郁则气滞,气滞久则必化热。热郁则津液耗而不流,升降之机失度。初伤气分,久延血分,延及郁劳沉疴。故先生用药大旨,每以苦辛凉润宣通,不投燥热敛涩呆补,此其治疗之大法也。"特别强调:"盖郁症全在病者能移情易性,医者构思灵巧。不重在攻补,而在乎用苦泄热,而不损胃;用辛理气,而不破气;用滑润濡燥涩,而不滋腻气机。"但临床上亦有少数属于阳虚寒凝,心神不安者,治宜温阳散寒、解郁安神。

(一)肝郁气滞心不宁,疏肝解郁安心神

由于抑郁恼怒,肝气郁结,母病及子,波及心神,而出现精神抑郁、情绪不宁、胸胁胀痛等肝郁气滞的症状;同时又有脘胀、嗳气、纳呆等肝气犯胃的症状,以及心烦失眠、多梦易醒等心神不安的症状。治宜疏肝解郁,和胃安神。常用方如柴胡疏肝散、柴胡加龙骨牡蛎汤等。

[病案]肝气郁结、心神不安之郁证案

张某,女,53岁,农民。2015年5月5日初诊。

主因焦虑,烦躁,伴疲劳、心悸反复发作10余年来诊。

患者从月经初潮时即量多,持续多年。至40岁左右出现身体易于疲乏,焦虑等症状。48岁时曾出现每月行经2次,月经量多,疲乏加重。同时出现抑郁,烦躁、心悸、失眠等症。经在某医院进行检查治疗,未能明确诊断,并用药对症治疗未见明显好转。故于今日来诊。

目前症见:烦躁易怒,焦虑抑郁,心悸,寐差,头闷,耳鸣,口苦口干,咽喉不利,烧心泛酸,脘中喜暖,易疲劳,且易于上火,口唇生疮,大便1~2日一行,黏而不畅,舌质红,舌苔黄白偏厚,脉沉弦。血压:150/90mmHg。

既往史：糖尿病，高血压。

中医诊断：郁证。

证属：肝郁气滞，心神不宁。

治法：疏肝解郁，镇心安神。

方用：柴胡加龙骨牡蛎汤。

处方：柴胡10g，姜半夏9g，黄芩10g，太子参15g，白芍12g，枳实15g，桂枝6g，生龙骨30g（先煎），生牡蛎30g（先煎），当归12g，郁金15g，浙贝母15g，乌贼骨30g，甘草6g，生姜3片。5剂。

二诊：2015年5月12日。症略同前，自诉除前症外，又觉咽中酸，大便不成形，舌质红，舌苔黄白厚，脉沉弦。继用前法，以前方去桂枝、当归，加陈皮10g、茯苓15g、竹茹15g、石菖蒲10g。8剂。

三诊：2015年5月22日。药后症状减轻，烦躁、焦虑及失眠、耳鸣、疲乏等均有好转，仍头憋闷，口苦口干，烧心泛酸，大便尚可，舌脉如前。继用前法，以初诊方去桂枝、当归、枳实，加天麻10g、白蒺藜10g、丹参15g、合欢花15g。8剂。

四诊：2015年6月2日。目前自觉精神明显好转，烦躁、抑郁、心悸等症状消失，睡眠好转，头涨及烧心泛酸等症减轻，大便不干，舌质红，舌苔白根厚腻，脉沉弦。继用前法，以上方去乌贼骨，加枳实15g、竹茹15g。8剂。

五诊：2015年6月16日。诸症均明显好转，自诉精神好，睡眠正常，头闷已不明显，现已下地劳动，偶觉餐后脘中不适，大便不爽，舌质红，舌苔白根微黄厚，脉沉弦。继用前法。

以前方再服8剂后，诸症消失而停药。

按：本例患者病程达10余年，久治不愈。初诊时除有一系列肝郁气滞和肝气犯胃的症状外，同时尚有心悸、寐差等心神不安的表现。故治以疏肝解郁，镇心安神，兼以和胃。方用柴胡加龙骨牡蛎汤，随症加减，经前后服药近40剂，症状基本消失。柴胡加龙骨牡蛎汤不仅有疏肝解郁的作用，同时还能和解枢机，并具有和胃兼镇心安神之功。《医方集解·和解之剂》谓："柴胡加龙骨牡蛎汤……与柴胡汤以除烦满，加茯苓、龙骨、牡蛎、铅丹，收敛神气而镇惊。"此方用治郁证，疗效颇佳。

（二）肝郁化火伤肝阴，滋阴清热兼疏肝

在郁证病变过程中，由于情志抑郁，肝气郁结日久，常可郁而化火，化

火后又可进一步伤阴，从而出现一方面既有肝阴亏虚的表现，另一方面又有肝郁化火的症状，最后形成肝阴亏虚，肝气郁滞，兼肝火上炎的复合证候。此时治疗当滋阴疏肝，兼以清肝。常用方如滋水清肝饮。

[病案] 肝郁化火伤阴之郁证案

李某，女，42岁。2013年3月1日初诊。

主因周身不适2月余来诊。

患者于2月前因情志不舒及劳累等原因，而出现周身不适、乏力、心烦等症状。曾去县医院检查治疗未能明确诊断，用药治疗未见好转。于今日来院，要求中医治疗。

目前症见：周身不适，倦怠乏力，自觉身热，手足心热，口干咽干，心烦易怒，头晕耳鸣，头痛失眠，平时易于"上火"，大便偏干，消化迟缓，纳食欠佳，月经量少，舌质红，舌苔薄白而少，脉弦细。

中医诊断：郁证。

证属：肝郁化火，伤及阴血。

治法：疏肝清热，滋养阴血。

方用：四物汤合越鞠丸。

处方：生地黄24g，当归12g，赤芍12g，白芍12g，川芎10g，柴胡10g，牡丹皮10g，栀子10g，香附10g，郁金15g，丹参15g，枳壳10g，夜交藤15g，焦山楂15g，甘草6g，生姜3片。5剂。

二诊：2013年3月12日。药后精神好转，头痛未作，纳食增加，心烦消失，自觉身热及睡眠好转，大便尚可，仍头晕耳鸣，手足心热，舌质红，舌苔薄白，脉弦细。继用前法，以前方继服。10剂。

三诊：2013年4月8日。服前方后脘痞好转，纳食增加，仍头晕耳鸣，大便干，口鼻咽干，近来月经衍期，现阴道出血10余日淋漓不断，舌质红，舌苔薄白而少，脉弦细。改拟滋水清肝法，调方如下。

处方：生地黄24g，当归12g，白芍12g，柴胡10g，牡丹皮10g，栀子10g，女贞子15g，墨旱莲15g，茜草根10g，乌贼骨30g，枳壳10g，麦冬24g，玄参30g，合欢花15g，甘草6g，生姜3片。

服5剂后阴道出血止，又继服5剂。至2013年5月3日五诊时，患者精神、纳食、睡眠均好转，仍有头蒙，耳鸣，心烦易怒，口苦口干，大便偏干，舌质红，舌苔薄白而少，脉弦细。继用滋水清肝法。仍用滋水清肝饮合二至丸加减。

上方再服 10 剂。至 2013 年 5 月 24 日七诊时，患者诸症明显好转，目前除易口干、大便偏干外，自觉无明显不适，舌脉如前。要求继续调理，以前方进退，再服 5 剂后停药。

按：临床上郁证属于肝阴亏虚者并不少见。本例患者经历了肝郁化火，并进一步伤及阴血的病机转化。治疗过程中，先用越鞠丸以疏肝解郁清热，同时用四物汤以养血补血，服 10 余剂后，症状稍减轻。据其当时脉症，如头晕耳鸣、心烦易怒、口苦口干、舌红苔少、脉弦细等，考虑应属肝阴亏虚、虚热内扰之候。故改用滋水清肝法，方用滋水清肝饮加味，再服 25 剂后，病得治愈。

（三）气血两虚心失养，补益心脾养气血

忧愁思虑过度，日久损伤心脾，气血生化不足，心失所养，则致心悸、胆怯、失眠、健忘、头晕、乏力等症。治宜补益心脾，益气养血。常用方如归脾汤。

[病案] 心脾两虚、气血不足之郁证案

王某，女，46 岁。2017 年 9 月 15 日初诊。

主因周身疲乏、心烦、纳差 1 年来诊。

患者既往月经量多，并曾行过流产。于 1 年前因心情抑郁及劳累后出现疲乏、烦躁、食欲减退等症，经去某医院进行检查治疗，考虑"广泛性焦虑症"，用药治疗未见好转。于今日来诊。

目前症见：情绪不佳，烦躁惊恐，焦虑不安，睡眠多梦，周身疲乏，下肢尤甚且发麻，腰困，食欲减退，纳呆，脘中畏冷，大便尚可，舌质暗淡，边有齿痕，舌苔薄白而少，舌面有裂纹，脉沉细。

中医诊断：郁证。

证属：心脾两虚，气血不足，心失所养。

治法：补益气血，健脾养心，镇心安神。

方用：归脾汤、桂枝加龙骨牡蛎汤、生脉散加减。

处方：黄芪 18g，太子参 15g，炒白术 12g，茯苓 15g，远志 10g，当归 12g，炒酸枣仁 15g，广木香 10g，桂枝 6g，白芍 12g，生龙骨 30g（先煎），生牡蛎 30g（先煎），麦冬 15g，五味子 10g，百合 30g，郁金 15g，鸡内金 15g，炙甘草 6g，生姜 3 片。12 剂。

二诊：2017 年 9 月 29 日。药后自诉睡眠好转，心烦、惊悸及焦虑减轻，

精神较前好转，纳食增加，舌脉如前。继用前法，以前方加灵芝20g。

三诊：2017年11月24日。上方服30余剂。目前自觉睡眠明显好转，精神尚可，烦躁、惊悸虽然好转，但仍易于紧张焦虑，脘中稍多食则不适，近2日又晨起出现"鼻衄"，舌质暗，边有齿痕，舌苔薄白，舌面有裂纹，脉沉弦细。继用益气健脾，养阴安神法。调方如下。

处方：太子参15g，炒白术12g，茯苓15g，柴胡10g，当归12g，白芍12g，百合30g，麦冬15g，五味子10g，生龙骨30g（先煎），生牡蛎30g（先煎），茜草根10g，远志10g，砂仁6g（后下），灵芝20g，甘草6g，生姜3片。6剂。

四诊：2017年12月8日。现睡眠基本正常，鼻衄未作，心烦、惊悸未再发作，精神大见好转，乏力、肢麻消失，以前病症已经基本痊愈。但近几天又脘中不适，餐后嗳气，大便偏稀，舌质暗，边有齿痕，舌苔薄白，舌面稍有裂纹，脉沉弦细。拟益气健脾，温中和胃。改用香砂六君子汤加味，以善其后。

按：患者初诊时表现为心脾两虚，气血亏虚的症状。因气血两虚，不能安养心神，所以出现了惊恐焦虑、烦躁不安等心神不安的症状；同时尚有疲乏无力，纳呆，脘中不适，舌边有齿痕等脾虚气虚的症状。故用归脾汤以补益心脾气血，并用桂枝加龙骨牡蛎汤合生脉散以镇心养心安神。服药40余剂后，症状明显好转，又出现气阴不足的表现，故去黄芪、桂枝，改用四君子汤合生脉散，加百合、灵芝等。其后又见脾胃虚弱症状明显，即改用香砂六君子汤加味收功。

（四）肝脾失调肝血虚，调和肝脾养肝血

郁证之病机是不断发生变化的。虽然其发病多由肝郁气滞等情志因素引起，但肝郁日久常可发生如下病机转化。一是肝气郁结而疏泄失常，不能疏土助运，导致肝木乘脾，而出现脾胃运化失常的一系列表现。二是肝郁日久，气机失畅，常可郁而化火。三是因肝为藏血之脏，肝郁气滞日久，常可出现血分失调，或血受耗伤而肝血亏虚，或气滞血瘀而血分瘀阻。其中，肝脾失调而又兼肝血亏虚者较为常见。

[病案]肝郁脾虚、肝血亏虚之郁证案

李某，女，25岁。2014年5月16日初诊。

主因周身乏力不适1年余，加重2月来诊。

患者于1年多前因劳累兼情绪不佳，而出现精神差，身软乏力，反复加重。2014年3月14日行"人流"术后，其症状明显加重。去某医院进行治疗

未见好转，故于今日来诊，要求中医治疗。

目前症见：面色不华，头晕乏力，胸闷不舒，心烦易怒，睡眠差，口干口苦，易饥，脘中嘈杂不适，大便偏稀，日行 2 次，舌质淡红，舌边有齿痕，舌苔黄白，脉沉弦细。

中医诊断：郁证。

证属：肝郁脾虚，肝血不足。

治法：疏肝健脾，兼养肝血。

方用：四物汤合逍遥越鞠汤加减。

处方：当归 12g，白芍 12g，川芎 6g，生地黄 12g，柴胡 10g，炒白术 12g，茯苓 15g，太子参 15g，郁金 15g，香附 10g，炒栀子 10g，神曲 15g，合欢花 15g，甘草 6g，生姜 3 片。4 剂。

二诊：2014 年 5 月 20 日。药后症状好转，精神及睡眠较前有所好转，仍有心烦，易饥，大便正常，舌脉如前。继用前法，以前方去神曲，加浙贝母 15g、煅瓦楞子 30g。

此后，以此方为主随症加减，再服 20 余剂。2014 年 6 月 20 日六诊时，患者面色红润，自诉情绪稳定，精神及纳食正常，睡眠尚可，余无明显不适。嘱以前方再服数剂，巩固疗效。

按：本例患者由于劳累和情志抑郁而出现诸多不适。既有胸闷不舒，心烦易怒等肝气郁结的表现；又有乏力，脘中不适，大便偏稀，舌边有齿痕等脾胃虚弱的症状；还有面色不华，头晕，舌质淡等肝血亏虚的症象。故其病在肝、脾，证属肝郁脾虚、肝血不足。在治疗过程中，方用逍遥散合越鞠丸加减，此为逍遥越鞠汤，以疏肝健脾、兼以除烦；并合用四物汤，以补养肝血。

（五）痰气郁结胸咽堵，开郁行气化痰结

情志抑郁，气郁痰凝，阻滞胸咽，使咽中如有异物梗阻，而成痰气郁结之证。此病证临床较为多见，一般称之为梅核气。虽然前人有用半夏厚朴汤进行治疗的经验，但临床治疗时尚需分别不同的情况进行论治。临床辨治时，强调注意其病机性质和病机转化，主要有如下几个方面。一是痰气郁结应进一步分辨其偏于气郁，还是偏于痰阻。二是同为痰气郁结，但又有偏寒、偏热的不同。三是痰气郁结证在病机上还有可能发生转化，如化热后可进一步伤阴。所以治疗此等病证不能一概而论，而应根据具体情况分别进行论治。

[病案] 寒凝气阻痰结之梅核气案

耿某,男,40岁。2015年2月6日初诊。

主因咽中及后背似有物堵3个月来诊。

患者于3个月前因情志不舒,又兼饮食不节及冷饮过多,而出现咽中及后背部似有物堵,胸闷气憋。曾去某医院进行检查,排除心肺疾患。2015年1月14日于某医院行胃镜检查示:慢性非萎缩性胃炎。应用中西药物进行治疗,未见好转,遂于今日来诊。

目前症见:咽中及后背部似有物堵,自觉有冷气堵于咽部及胸中,胸闷气憋,嗳气不出,伴泛酸烧心,纳食欠佳,大便不畅,2日一行,舌质暗,舌苔黄白根厚,脉沉弦。

既往史:脂肪肝,B超胆囊壁增厚。

中医诊断:梅核气。

证属:寒凝气滞,痰气郁阻。

治法:理气散寒,化痰疏郁。

方用:小建中汤合二陈汤加减。

处方:桂枝10g,炒白芍20g,陈皮10g,姜半夏9g,茯苓15g,浙贝母15g,桔梗10g,郁金15g,吴茱萸6g,紫苏梗10g,黄连6g,甘草6g,生姜3片。5剂。

二诊:2015年2月13日。药后症减,自觉咽中冷气及物堵感减轻,仍烧心泛酸,口干,消化欠佳,大便不成形,舌质暗,舌苔薄白,舌面有裂纹,根部舌苔黄,脉沉弦。考虑其证在寒凝、气滞、痰阻的同时,又兼有阴分不足之象。故在继用理气散寒化痰的同时,酌加护阴之品。调方如下。

处方:桂枝10g,炒白芍20g,陈皮10g,姜半夏9g,茯苓15g,郁金15g,桔梗10g,高良姜10g,香附10g,浙贝母15g,乌贼骨30g,百合30g,乌药10g,黄连6g,吴茱萸6g,甘草6g,生姜3片。5剂。

三诊:2015年3月10日。上方再服5剂后,症状明显好转,因过春节停药半月余,今日来诊要求继续调理。患者自诉咽中及后背部物堵感基本消失,胸闷气憋感不明显,脘中无明显不适,纳食尚可,舌脉如前。仍用前方进退。

服10剂后停药。

按:本例患者初诊时临床表现除咽中及后背如有物堵、胸闷气憋外,同时还自觉有冷气堵于咽部及胸中。综其脉症,考虑其证属于寒凝气滞、痰气郁阻。方用小建中汤加吴茱萸以温中散寒；用二陈汤加浙贝母、紫苏梗、桔梗以和胃化痰；用左金丸以调寒热、并制酸；另加郁金以行气解郁。此外，在治疗过程中，还加用良附丸以加强温中散寒之作用，加用百合乌药汤以护阴。经服药25剂，症状消失。

（六）气虚阳衰神不安，益气温阳镇心神

《素问·口问》曰："悲哀愁忧则心动，心动则五脏六腑皆摇。"平素阳虚之体，或久病阳虚，复加忧愁、悲伤、思虑过度，以致损伤心阳心气，心之阳气虚衰，可以影响其他脏腑，而致脾肾阳虚，从而出现心、脾、肾阳气虚衰，兼心神不安的一系列临床表现。治宜温补阳气。

[病案] 气虚阳衰之郁证案

郝某，女，57岁。2018年10月20日初诊。

主因双下肢痿软，全身畏冷，脘中气逆反复发作20年，加重1年来诊。

患者于20年前因劳累受寒及心情抑郁等原因，出现周身畏冷，下肢无力，上腹部胀满等，经在数家医院就诊，未能明确诊断。近1年来症状逐渐加重，又出现下肢肿，脘中气逆等。曾服中药进行治疗，未见好转，故于今日来诊。

目前症见：双下肢痿软无力而"麻烦"，周身畏冷，易于感冒，郁郁不乐，头晕心慌，心烦失眠，自述"心不安"，上腹部胀满，脘中冷甚而气上逆，烧心，纳差，大便不成形，双下肢明显水肿，舌质暗淡，舌体胖，边有齿痕，舌苔白中心厚，脉沉弱。

中医诊断：郁证。

证属：气虚阳衰，心脾肾阳虚。

治法：补气健脾，温养心肾。

方用：理中汤合真武汤加减。

处方：党参15g，炒白术12g，茯苓15g，炮姜10g，熟附子10g（先煎），炒白芍12g，广木香10g，砂仁6g（后下），黄芪18g，木瓜15g，厚朴10g，八月札15g，焦三仙各15g，炙甘草6g，生姜3片。

四诊：2018年11月14日。以上方为主，服18剂。目前双下肢水肿缓解，已基本不肿，精神亦较前好转，头晕、心慌及脘胀减轻，纳食增加，仍周身及脘中畏冷，双下肢无力且"麻烦"，心烦失眠，大便偏稀，易于感冒，舌质暗淡，舌体胖，边有齿痕，舌苔白，脉沉弱。以初诊方去厚朴、木瓜，加桂枝

6g、吴茱萸 6g、防风 10g、徐长卿 10g。

七诊：2018 年 12 月 5 日。以上方加减，再服 16 剂。双下肢痿软无力好转，但仍感下肢"麻烦"，身畏冷，脘中冷，脘胀已不明显，自觉有"心不安"感，睡眠差，舌脉如前。继用前法，以初诊方去厚朴、焦三仙，加桂枝 6g、当归 12g、生龙骨 18g、生牡蛎 18g、远志 10g。

以上方为主，随症加减，再服 59 剂。至 2019 年 1 月 2 日十九诊时，自诉药后精神及纳食尚可，头晕、心悸不明显，但仍脘中气逆，脘中畏冷，咽中有凉气感，睡眠差，大便稀，舌暗淡，舌体胖，边有齿痕，舌苔白，根微黄稍厚，脉沉弦细。改拟益气健脾，温阳散寒，降逆安神法。调方如下。

处方：桂枝 10g，炒白芍 20g，熟附子 20g（先煎），生龙骨 30g（先煎），生牡蛎 30g（先煎），党参 15g，炒白术 12g，茯苓 15g，广木香 10g，砂仁 6g（后下），厚朴 10g，郁金 10g，八月札 15g，炙甘草 6g，生姜 3 片。

以此方随症加减，再服 28 剂。至 2019 年 5 月 8 日二十五诊时，自诉诸症明显好转，脘中气逆及畏冷感消失，仍觉畏风，大便不成形，舌脉如前。继用前法，调方如下。

处方：黄芪 30g，桂枝 10g，炒白芍 20g，党参 15g，炒白术 12g，茯苓 15g，熟附子 10g（先煎），生龙骨 30g（先煎），生牡蛎 30g（先煎），当归 12g，炒酸枣仁 15g，广木香 10g，远志 10g，砂仁 6g（后下），陈皮 10g，灵芝 15g，炙甘草 6g，生姜 3 片。

以此方进退，再服 30 剂后，诸症基本消失。

按：本例患者发病 20 年，其临床表现繁杂。既有下肢痿软无力，脘中冷，纳差，大便不成形等气虚及脾阳虚衰的表现；又有头晕，心悸，心烦失眠，周身畏冷，双下肢水肿等心肾阳虚的表现。综其舌脉症，故辨证为气虚阳衰、心脾肾阳虚。治疗方用理中汤加黄芪以温补脾阳，兼以补气；用真武汤加木瓜以温补心肾，兼以利水。经用药 30 余剂后，周身乏力及双下肢水肿明显好转。于是在此方基础上，加用桂枝、生龙骨、生牡蛎、远志等以安神定志，实合桂枝加龙骨牡蛎汤，再服近 60 剂，患者头晕心悸、心烦心不安等症状基本消失。为了进一步加强温阳散寒之作用，将熟附子加至 20g，使阳气得以恢复，畏冷明显缓解。在治疗过程中，一直以温补为主，坚持运用益气健脾、温补阳气之法。经治疗半年余，用药 150 剂，使 20 年沉疴得以好转。

（白震宁、王海萍、白煜　整理）

第二十六章
汗　证

一、病机概要

汗证是由于阴阳失调，腠理不固，而致汗液外泄的病证。《临证指南医案·汗》认为："夫汗本乎阴，乃人身之津液所化也。经云汗者心之液，又云肾主五液。故凡汗症，未有不由心肾虚而得之者。……阳虚自汗，治宜补气以卫外；阴虚盗汗，治当补阴以营内。"

白兆芝教授认为汗证的形成不仅与心肾有关，而且和肺、肝、脾关系密切。其形成原因多由肺气虚弱，卫阳虚衰，表弱不固；或劳伤过度，损伤心脾，心不敛阴，气虚不摄；或肝郁化火，枢机不利，热迫津泄；或阴虚火旺，虚火内灼，阴津外泄；或饮食失节，湿热内蕴，迫津外泄等所致。其证有虚实之分，且虚多实少，病机上常可互相影响，而成为虚实夹杂证候。

二、临床辨治心法及验案

临床治疗汗证多用益气固表、调和营卫，疏肝泄热、和解枢机，益气敛阴、固表止汗，滋阴降火、敛阴止汗，清热化湿、泄热敛阴等法。兹将其经验及验案介绍如下。

（一）肝郁化火汗液泄，疏肝泄热和枢机

汗证在临床上多有情志失调的病史，同时由于病程较长，在病机上常会出现肝郁化火，以致肝胆失于疏泄，枢机不利，火迫阴液外泄，而致出汗甚多。此时，临床表现除出汗多外，同时尚有肝气郁结和肝郁化火的症状，如胸闷、胁痛、心烦易怒、舌质红、苔黄脉弦等。治宜疏肝解郁，清泄郁热，和解枢机。方用柴胡加龙骨牡蛎汤。

［病案］肝郁化火、枢机不利之头汗案

张某，男，52岁。2014年12月10日初诊。

主因头部汗多 2 年,加重半月余来诊。

患者近 5 年来自觉体虚,2 年前出现汗多症状。近半月来自汗、盗汗加重,未接受过治疗,于今日上午来院门诊,要求中医治疗。

目前症见:汗多,白天晚上均汗出较多,头部汗出更甚,餐后加重,同时凌晨 3—5 时头部及下肢出汗更为明显,自觉咽喉不利,咽干、咽痒、上腹部有胀闷感,身恶寒,易疲乏,心烦易怒,平素易上火,手足心热,大便干,舌质红,舌苔白根黄厚,脉弦数。

中医诊断:汗证。

证属:肝郁化火,枢机不利,阴阳失和。

治法:疏肝泄热,和解枢机,调和阴阳,兼以敛汗。

方用:柴胡加龙骨牡蛎汤加减。

处方:太子参 15g,柴胡 10g,姜半夏 9g,黄芩 10g,生龙骨 30g(先煎),生牡蛎 30g(先煎),麦冬 15g,五味子 10g,陈皮 10g,黄连 6g,瓜蒌 30g,浮小麦 30g,白芍 12g,枳实 15g,甘草 6g,生姜 3 片。6 剂。

二诊:2014 年 12 月 17 日。药后症状明显好转,头汗出减轻,全身汗出亦有减少,上腹部胀闷减轻,精神好转,大便已不干,舌质红,舌苔白,根黄厚,脉弦。继用前法,以前方继服。

至 2014 年 12 月 31 日四诊时,以上方加减再服 12 剂。自诉目前汗出基本痊愈,脘中无不适,纳食正常,近来又觉颈部不适,喉结旁有一结节,大小约 3cm×2cm,局部有压痛,舌质红,舌苔白根黄厚脉弦。改拟疏肝和胃,化痰散结。

处方:柴胡 10g,白芍 12g,枳实 15g,陈皮 10g,姜半夏 9g,茯苓 15g,黄连 6g,瓜蒌 30g,浙贝母 15g,郁金 15g,吴茱萸 3g,生牡蛎 20g(先煎),夏枯草 15g,玄参 15g,鸡内金 15g,甘草 6g,生姜 3 片。6 剂。

以上方随症加减,再服 12 剂后,喉结旁结节明显缩小,压痛减轻,再服 10 余剂后,停药。

按:本例患者汗多 2 年,且白天夜间出汗均较重。根据其伴有心烦易怒、上腹胀满、手足心热、舌红苔黄、脉弦数等,辨证为肝郁化火、枢机不利。方用柴胡加龙骨牡蛎汤以疏肝泄热,和解枢机;合小陷胸汤以清热化痰消痞;加白芍、五味子、浮小麦配合生龙牡以柔肝敛阴止汗。经服药 18 剂后,汗多基本痊愈。

（二）湿热郁蒸汗泄多，清化湿热以和营

素体湿热偏盛，或平素嗜食辛辣厚味，可致湿热内盛，邪热郁蒸，津液外泄而汗出增多。其临床表现除出汗多外，还伴有身热、身重、腹胀、苔黄厚腻等症。治以清化湿热为主。方用连朴饮、甘露消毒丹、龙胆泻肝汤等。

［病案］湿热郁蒸之多汗案

曹某，男，36 岁。2014 年 4 月 1 日初诊。

主因周身汗多，动则加剧 6 年余来诊。

患者素来体健，于 6 年多前无明显诱因开始出现汗多症状，并逐渐加重，故于今日来诊。

目前症见：周身汗出较多，稍动则汗出加重，吃饭后更甚，纳食尚可，自觉身热，睡眠差，易醒，醒后难以入睡，大便溏，舌质暗红，舌体胖，舌边有齿痕，舌苔白微黄而厚腻，脉沉弦。

中医诊断：汗证。

证属：阴虚火旺，湿热内蕴。

治法：滋阴降火，清利湿热。

方用：当归六黄汤合二妙丸加减。

处方：黄芪 15g，当归 12g，黄连 6g，黄芩 10g，黄柏 10g，苍术 10g，生薏苡仁 30g，生地黄 15g，熟地黄 15g，白芍 12g，生龙骨 18g（先煎），生牡蛎 18g（先煎），浮小麦 30g，广木香 10g，甘草 6g，生姜 3 片。5 剂。

二诊：2014 年 4 月 8 日。药后汗出稍减少，入睡好转，仍梦多，早晨脐腹部不适，尿多，肛门灼热，大便不成形，舌暗体胖，舌苔白微黄厚腻，脉沉弦。考虑其证当属湿热内蕴，迫津外泄。改拟清化湿热为主。方用甘露消毒丹加减。

处方：藿香 10g，白蔻仁 6g（后下），生薏苡仁 30g，茵陈 15g，滑石 10g，连翘 15g，石菖蒲 10g，射干 10g，黄芩 10g，浙贝母 15g，黄连 6g，苍术 10g，厚朴 10g，广木香 10g，甘草 6g，生姜 3 片。5 剂。

三诊：2014 年 4 月 15 日。汗出明显好转，腹胀好转，寐增，仍大便稀，舌脉如前。以前方继服。

以上方随症加减，再服 20 余剂。至 2014 年 9 月 5 日因鼻炎来诊时，自诉原出汗病症已基本痊愈。

按：本例患者初诊时考虑为阴虚火旺，兼有湿热内蕴。方用当归六黄汤

合二妙丸，症稍减。后据其脉证，反复推敲，断为湿热内蕴证，而改用甘露消毒丹以清化湿热。经前后用药近30剂后，症状消失。

（三）阴虚火旺迫津泄，滋阴降火以止汗

素体阴虚，或久病伤阴，以致阴虚火旺，虚火迫津外泄，而导致汗出较多，尤以夜间为甚。治当滋阴降火，临床常用方如当归六黄汤。如属肝阴不足为主者，亦可用一贯煎；属肾阴不足为主者，亦可用麦味地黄汤。同时在滋阴的基础上酌加敛阴止汗之品，如五味子、浮小麦、瘪桃干、糯稻根、乌梅、龙骨、牡蛎等。

[病案] 阴虚火旺之自汗案

闫某，男，26岁。2013年6月18日初诊。

主因不自主汗出3年余来诊。

患者于3余年前无明显诱因开始出现静息状态下汗出，活动或受热情况下则汗出显著加重。

目前症见：不自主汗出，手足心热，口干口苦，有时鼻衄，大便偏干，小便黄，舌质暗红，舌苔薄少，脉沉弦。

中医诊断：自汗。

证属：肝阴亏虚，虚火妄动。

治法：滋养肝阴，清热泻火。

方用：一贯煎加减。

处方：沙参15g，麦冬15g，生地黄18g，当归12g，白芍12g，川楝子6g，牡丹皮10g，炒栀子10g，玄参15g，藕节30g，茜根10g，女贞子15g，墨旱莲15g，甘草6g，生姜3片。5剂。

二诊：2013年7月9日。患者鼻衄未再作，仍觉身热，多汗，口干苦，余症同前，舌质暗红，舌苔薄白，脉弦。改拟当归六黄汤加减。

处方：黄芪15g，当归12g，黄连6g，黄芩10g，黄柏10g，知母10g，生地黄15g，熟地黄15g，生白芍12g，浮小麦30g，玄参15g，生龙骨24g（先煎），生牡蛎24g（先煎），甘草6g，生姜3片。

三诊：2013年7月26日。上方服12剂后，患者汗出症状好转，余症均较前减轻，舌质暗红，舌苔薄白，脉沉。继用前法，以前方继服，5剂。

四诊：2013年9月3日。患者多汗症状已经不明显，且身热及口干口苦症状明显好转，但仍有手足心热，足跟痛，大便偏稀，舌质暗红，舌苔薄白，

脉沉。处方以7月9日方加怀牛膝10g、牡丹皮10g，继服5剂。

按：本例患者临床表现除出汗外，尚有手足心热、口干口苦、舌苔少，鼻衄等症，故辨证为阴虚火旺。先用一贯煎加清热凉血之品治疗，未见明显好转。其后改用当归六黄汤以滋阴泻火、固表敛阴，兼以止汗，取得了疗效。当归六黄汤为治疗汗症之名方，《兰室秘藏·自汗门》谓此方为："治盗汗之圣药也。"

（四）气阴两虚汗不固，益气养阴兼敛汗

汗证在临床上常可见到气阴两虚的证候。多因素体气阴不足，或由气虚汗出日久，阴津受伤所致。治宜一方面益气固表，另一方面益气养阴，并兼以敛汗。常用方如桂枝加黄芪汤、生脉散、炙甘草汤等。

[病案] 气阴不足、卫表不固之自汗案

张某，女，59岁。2004年2月24日初诊。

主因经常汗出，易感冒近10年来诊。

患者素来体弱，10年前开始出现汗多症状，且经常感冒。曾多方求治未效，故于今日上午来院门诊。

目前症见：经常自汗多，白天时时汗出，以头部及上半身为著，伴恶风，背冷，倦怠乏力，寐差，纳食一般，大便尚可，口干，舌质红，舌苔黄少，舌面有裂纹，舌质欠润，脉沉弦细。

中医诊断：自汗。

证属：气阴不足，兼卫表不固。

治法：益气敛阴，固表止汗。

方用：桂枝加黄芪汤合炙甘草汤加减。

处方：桂枝10g，白芍20g，黄芪15g，玉竹18g，生地黄15g，麦冬15g，桔梗10g，太子参15g，知母10g，炙甘草10g，生姜3片，大枣5枚。3剂。

二诊：2004年2月27日。药后汗出减少，身冷好转，仍乏力，寐差，舌红苔中心少，脉沉弦细。以前方去知母、桔梗、玉竹，加乌梅10g、生山药15g、五味子10g、炒酸枣仁15g、浮小麦30g、茯苓15g。4剂。

三诊：2004年3月2日。仍自觉汗多，身冷，寐差，大便质稀，舌暗红，苔黄白中心少，脉沉。改用黄芪建中汤合生脉散。

处方：黄芪15g，桂枝6g，白芍12g，太子参15g，麦冬15g，五味子10g，炒酸枣仁15g，煅龙骨15g（先煎），煅牡蛎15g（先煎），浮小麦30g，远志

10g，生山药15g，炙甘草6g，生姜3片。

以上方随症加减，至2004年3月19日七诊时，再服14剂。患者自诉自汗已基本痊愈，大便正常，现自觉腹中有时不适，有畏冷感，舌暗，苔白微黄欠润，脉沉。改拟益气健脾固表，兼以护阴安神。以前方去桂枝、浮小麦，加炒白术12g、茯苓15g、陈皮10g、防风10g。7剂。

八诊：2004年3月26日。目前症明显好转，精神、纳食及睡眠尚可，自汗未作，稍有眼干，舌脉如前。嘱继用前方加枸杞子12g、黄精15g，以巩固疗效。

按：本例自汗患者证属气阴不足、卫表不固。治以益气滋阴、固表止汗之法，方用桂枝加黄芪汤合炙甘草汤。药后阴虚好转，但气虚症状仍明显，故改用黄芪建中汤合生脉散。方以黄芪建中汤温中补气，以生脉散益气养阴，玉屏风散补气固表，并加煅龙牡、浮小麦、五味子等敛汗，兼以炒酸枣仁、远志、五味子、煅龙牡等安神。药后症状明显好转，经1月余治疗，自汗得以痊愈。

（五）卫阳虚衰表不固，益气固表佐敛汗

《景岳全书·汗证》云："人以卫气固其表，卫气不固，则表虚自汗，而津液为之发泄也。"此类出汗多伴有周身乏力、易于感冒等症状，治宜益气固表、兼以止汗。常用方如桂枝加龙骨牡蛎汤、玉屏风散等。

[病案]卫阳虚衰、卫表不固之自汗案

张某，女，34岁。2013年12月10日初诊。

主因手足出汗，活动则甚4年余来诊。

患者于4年多前无明显诱因开始出现手足出汗，活动后明显加重，伴手足发凉。曾在某医院服中药进行治疗，未见好转。遂于今日来诊。

目前症见：手足出汗，手足凉，身畏冷，易感冒，嗜睡，精神差，纳可，大小便正常，舌质淡红，舌苔白，脉沉细。

中医诊断：自汗。

证属：卫阳虚衰，气虚不固，汗液外泄。

治法：益气固表敛汗。

方用：桂枝加龙骨牡蛎汤加减。

处方：黄芪18g，桂枝6g，炒白芍12g，生龙骨18g（先煎），生牡蛎18g（先煎），浮小麦30g，当归12g，炒白术12g，茯苓15g，石菖蒲10g，太子参

15g，五味子 10g，炙甘草 6g，生姜 3 片。

二诊：2014 年 1 月 24 日。上方服 10 剂。目前患者手足汗出、手足凉、嗜睡等症状明显减轻，偶有脘中胀满，精神可，纳一般，大便干，小便黄，舌质淡红，舌苔白，脉沉细。处方以 2013 年 12 月 10 方去炒白术、茯苓、石菖蒲，加枳壳 10g、炒莱菔子 10g、砂仁 6g。继服 5 剂。

三诊：2014 年 2 月 18 日。上方服 5 剂后，自觉症状好转，又服 5 剂。目前患者汗出、嗜睡等症状明显好转，仍手足凉，近几日牙龈肿痛，大便可，舌质淡红，苔薄少，脉沉。以初诊方去石菖蒲、炒白术、茯苓，加生地黄 18g、山茱萸 10g、蒲公英 30g。5 剂。

四诊：2014 年 2 月 25 日。患者手足汗出及发凉较前明显好转，牙龈肿痛减轻，精神食欲可，大小便正常，舌质淡红，苔薄少，脉沉。处方以 2 月 18 日方去蒲公英，加重黄芪为 30g、生龙骨为 30g、生牡蛎为 30g，另加乌梅 10g。继服 5 剂后，诸症消失。

按：本例患者汗出以手足为甚，同时伴有手足凉、嗜睡、精神差等症，显系气虚卫表不固之自汗。方用桂枝加龙骨牡蛎汤，酌加黄芪、五味子、浮小麦、乌梅等益气固表、酸收敛汗之品治疗。经服药 20 余剂，取得了良好效果。

（白震宁、王海萍、王健　整理）

第二十七章
风湿免疫性疾病

第一节　风湿热

　　风湿热是一种咽部溶血性链球菌感染后反复发作的急性或慢性全身结缔组织炎症。本病主要累及心脏、关节、中枢神经系统、皮肤和皮下组织。临床表现以心肌炎和关节炎为主。其急性发作时通常以关节炎较为明显。目前西医治疗一般仍以抗生素、激素及非甾体抗炎药为主。中医认为本病属于"痹证"范围，其临床表现多为"热痹"。

一、病机概要

　　风湿热是一种急性病，其病因为机体正气不足而感受外邪所致。其发病是由内外因素结合所构成的一种复杂的病理过程。《内经》云"邪之所凑，其气必虚"。风湿热的形成乃是感受风寒湿邪之后，郁而化热；或感受风湿热邪，侵袭肌腠，壅阻经络；或外感湿热之邪，或外感湿邪郁而化热，形成湿热；或湿热内蕴复感外邪，致使邪气留滞于肢体、肌肉、关节及筋脉，经脉痹阻，经络不通，而形成肢体关节、肌肉疼痛肿胀或麻木，甚至活动受限。故风湿热的基本病机是：外感风寒湿邪郁而化热，或感受风湿热邪或湿邪，邪气壅滞经脉，气血痹阻不通。

　　热痹在病机转化方面，主要有如下特点。一是由于人体禀赋不同，而易发生寒热转化。如素体阳盛，体内有热者，当感受风寒湿热诸邪后，常易郁而化热，形成风湿热痹；如素体阳虚，感受风寒湿邪后，则可寒化，而成风寒湿痹，日久亦可化热而致本病。二是热痹形成之后，气血津液运行受阻，随之水湿停聚，而致肢体关节红肿灼热疼痛。三是风湿热化热极快，热邪内盛者，可致发热持续不退，甚至壮热烦渴。四是波及血分者，瘀血痹阻肌肤经络，可出现皮肤环形红斑及皮下结节。五是病变日久，多可耗伤气血，而出现气血亏虚之证，或阴血亏虚之候。六是热痹日久不愈，复感外邪，则可由表入里，由经络病及脏腑，甚至影响于心而出现心痹。

二、临床辨治心法及验案

（一）辨证要点

对风湿热的辨证，首先应注意分辨邪气的性质。尽量分辨出是由风湿热邪致病，还是风寒湿邪致病郁而化热，或是感受湿热所致。一般来说，风湿热邪所致病者，发病急，具有风热外袭的症状，同时化热快，热象偏重。而由风寒湿邪郁而化热所致者，或素体阳热内盛复感风寒湿邪化热所致者，除热痹之一般临床表现如关节局部红肿热痛外，同时又有畏冷、得温则舒等症状。湿热所致之热痹，临床表现为肢体关节红肿疼痛，或出现红斑肿痛，或风湿结节硬痛，同时伴有肢体沉重、周身困重、舌苔厚腻等症状。

应注意分析掌握风湿热目前的病程阶段及其虚实。一般来说，风湿热有初期、中期、后期的三个阶段。初期风湿热邪气较甚，多为明显的外感表现，发热明显，持续不退。中期，正邪相争比较激烈，关节疼痛等症状愈来愈重。后期余邪尚有盘踞，正气及阴血已虚。

注意辨别兼有痰浊、瘀血等病理产物的情况。一般来说，关节疼痛日久，肿胀局限，见有皮下结节者为痰；关节肿胀，僵硬，疼痛部位固定，肌肤出现红斑，颜色紫暗为瘀。风湿热病至后期多属虚实夹杂之证。而从临床来看，风湿热之属于感受风寒湿邪而化热者并不少见。

（二）临床治法用药

对风湿热的治疗应以祛邪通络为基本原则。根据邪气之偏盛，分别运用祛风、清热、除湿之法，必要时可配合散寒之品，并兼以通络。若伴有痰、瘀征象者，亦可予以化痰、行瘀治之。在临床上具体可分为风湿热痹、湿热痹、寒湿热痹等三个类型。风湿热痹者，治宜清热通络、祛风除湿，方用白虎加桂枝汤；湿热痹者，治宜清热利湿、宣痹通络，方用宣痹汤、三妙散加减；寒湿热痹者，治宜祛风散寒、除湿清热、兼以通络，方用桂枝芍药知母汤加减。在病变过程中，如伴有皮肤红斑者，宜加清热凉血、活血化瘀之品；伴有皮下结节者，宜加清热化痰、宣痹通络之品。

风湿热在治疗用药过程中应注意以下几点。

一是清热药的运用应注意据证配合通络、祛风、散寒、除湿等药物，不可单纯运用清热之品。一般选用生石膏、知母等既能解热，又能镇痛；忍冬藤、地龙既能清热，又能通络止痛；并均需配合桂枝，以疏利关节、温通血脉、开痹止痛。

二是风湿热属湿热痹者，虽以清热利湿为主，但需配合宣痹通络之品，如杏仁、薏苡仁、蚕沙、木瓜、秦艽、桂枝、桑枝、徐长卿、老鹳草、防己等。

三是风湿热属寒湿热痹者，其用药当以祛风散寒除湿之品与清热通络之品配合运用，祛风散寒除湿多用附子、桂枝、麻黄、防风等，清热通络、和营止痛多用知母、芍药等，其中附子配知母具有良好的止痛作用。

四是风湿热病至后期，正气已虚，宜酌加扶正之品。气血亏虚而周身乏力、头晕、气短者，宜加黄芪、党参、炒白术、茯苓、当归、生地黄、川芎等以益气养血；气阴两虚而心悸、苔少、脉细数者，宜加太子参、麦冬、五味子等。

五是风湿热病变过程中亦可能出现血分瘀阻的证象。此时宜配合运用养血活血通络之品，临床常用药如当归、白芍、川芎、生地黄、鸡血藤、泽兰、川牛膝、五灵脂、牡丹皮、丹参、刘寄奴等。

六是在风湿热整个病变过程中，用药应时时顾护脾胃，必要时应酌加健脾醒胃之品，如炒白术、茯苓、砂仁等。

（三）临床验案

1. 风寒湿邪郁化热，祛风寒湿兼清热

[病案1] 风湿热关节红肿疼痛难忍不能站立案

房某，女，32岁，农民。初诊1984年10月18日。

主因双下肢关节肿胀疼痛伴发热半月余来诊。

患者于40天前小产。近20天前受凉后突然出现发热及咽痛，数日后出现四肢关节疼痛，以下肢膝关节疼痛为著，关节局部红肿有灼热感，伴身发热。在当地医院住院治疗，查ESR 80mm/h，诊为急性风湿性关节炎活动期，用青霉素、地塞米松及多种解热镇痛抗风湿药治疗不效，于1984年10月15日来院中医科门诊，门诊医师用八珍汤加减，服3剂后病情依旧。于1984年10月18日经人介绍来门诊求治。

目前症见：双下肢关节疼痛难忍，不能步履，由家人扶持来诊，因关节疼痛较甚，夜间难以入眠，双膝踝关节局部明显红肿灼热，双下肢水肿，周身恶风，汗出不多，午后发热较甚，头晕恶心，纳差，口渴，大便干，小溲黄，舌质红，舌苔黄厚，脉滑数。

查体：血压120/80mmHg，心率100次/min，体温37.5℃。

中医诊断：痹证。

证属：气血亏虚，外感风寒湿邪，郁久化热。

治法：祛风散寒，除湿消肿，兼清热通络，养血益气。

方用：桂枝芍药知母汤加味。

处方：桂枝 10g，白芍 30g，知母 15g，麻黄 10g，苍术 15g，防风 10g，防己 15g，熟附片 10g（先煎），生薏苡仁 30g，生石膏 30g，川牛膝 10g，赤小豆 30g，黄柏 10g，当归 15g，黄芪 30g，甘草 6g，生姜 3 片。3 剂。

二诊：1984 年 10 月 22 日。药后关节疼痛明显减轻，肿胀减半，余症同前。因虑其病得自小产后受凉，体质偏差，且有明显湿热之象，故改用三妙散加味。

处方：苍术 10g，黄柏 10g，川牛膝 10g，生薏苡仁 30g，独活 10g，桑寄生 15g，秦艽 10g，防风 10g，当归 15g，赤芍 15g，赤小豆 30g，防己 15g，豨莶草 30g，生姜 3 片。3 剂。

三诊：1984 年 10 月 25 日。药后关节疼痛加重，肿胀如初，舌脉如前。细思本病虽为产后，诚属顽症，非用祛风散寒、清热利湿、消肿定痛之重剂不能奏效，故再用 10 月 18 日初诊方去黄柏，加重熟附子为 20g。

四诊：1984 年 11 月 6 日。上方服 6 剂，患者自己步行来诊，欣喜相告，疗效甚好，关节疼痛大减，基本消失，红肿灼热消退，体温正常，纳眠均佳，舌质稍暗，苔白，脉沉缓。复查 ESR 47mm/h。要求继续治疗，继用前法，以前方去石膏，减附子为 10g。3 剂。

五诊：1984 年 11 月 9 日。病情逐日好转，精神及纳食均佳，体温正常，关节局部不肿，膝关节不痛，踝关节于走路多时微痛，舌苔薄白，脉缓。要求索方回乡继续治疗。以上方加木瓜 15g，继续调治。

1984 年 12 月 1 日患者来信，诉上方服 18 剂后，感觉良好，目前关节已不痛不肿，步履自如，精神、纳食、睡眠均正常，唯觉脚趾微有发困感，下肢不能太高抬起。日前在县医院复查 ESR 10mm/h。拟用养血祛风法以善后。

处方：当归 15g，赤芍 12g，白芍 12g，桑寄生 20g，秦艽 12g，川牛膝 12g，独活 10g，桂枝 10g，防风 10g，生薏苡仁 30g，苍术 12g，黄芪 24g，防己 12g，豨莶草 30g，甘草 6g，生姜 3 片。

再服 8 剂后，停药。

按：本例患者为小产后感受外邪所致。初诊之时关节红肿疼痛较甚，不能步履，伴发热，血沉增快 80mm/h。当时考虑小产后气血亏虚，并外感风寒湿邪，杂合致病，与前人所记载之"白虎历节"颇为相似。《金匮要略·中风历节病脉证并治第五》曰："诸肢节疼痛，身体尫羸，脚肿如脱，头眩短气，温温欲吐，桂枝芍药知母汤主之。"经用此方加减进行治疗，症状明显好转。因虑其小产后月余，用麻、附等欠当，又改用三妙散加味，结果病情反复，关节疼痛肿胀如初。遂再改用桂枝芍药知母汤，并加重附子用量，服9剂后病情基本控制。其后再服18剂，不仅临床症状消失，而且血沉恢复正常范围。

一般认为急性风湿性关节炎多属热痹范畴，但就本例患者发病情况来看，亦有属气血亏虚、寒热错杂者。

[病案2] 急性风湿性多发性肌痛病案

王某，女，66岁，农民。2016年9月12日初诊。

主因全身关节疼痛伴发热3月余来诊。

患者于3月多前因"感冒"出现发热，体温最高38.5℃，5天后发热好转。然而10天后又"感冒"发热，之后一直持续发热，同时全身多处关节疼痛。现在某医院住院治疗，查ESR 97mm/h，CRP 61.73mg/L，HGB 105g/L。

目前症见：全身多处关节疼痛，僵硬，伴发热，白天体温37.0℃左右，夜间22:00至凌晨5:00体温38.0～38.5℃，周身畏冷、恶风，口苦，口干欲饮，周身乏力，纳呆，大便可，因关节疼痛较甚，以致夜不能寐，舌质暗红，舌边有齿痕，前半舌苔薄白有裂纹、根黄白厚，脉沉弦数。

中医诊断：痹证。

证属：风寒湿邪，痹阻经络，郁而化热。

治法：祛风散寒，兼以清热通络。

方用：桂枝芍药知母汤加减。

处方：桂枝6g，赤芍12g，白芍12g，知母10g，炙麻黄6g，杏仁10g，生石膏30g，当归12g，炒白术12g，熟附子10g（先煎），防风10g，太子参15g，麦冬15g，秦艽10g，甘草6g，生姜3片。3剂。

二诊：2016年9月17日。3剂药后体温下降（低于37.6℃），2天前体温又升高（38.2℃）。目前自觉上肢关节痛甚，手指关节肿胀僵硬，双下肢可凹性水肿，周身畏冷，出汗，乏力，口干，口苦，舌质暗红，舌苔薄少、舌面有裂纹、根稍厚，脉沉弦数。继用前法，以前方去太子参，加黄芪24g、桑枝15g、生地黄15g，加重熟附子为20g。

四诊：2016年9月30日。以上方服10剂，目前自觉精神好转，关节疼痛减轻，体温近1周基本正常，昨日又有低热，纳欠佳，双下肢水肿明显减轻，舌质暗红，舌苔白舌面稍有裂纹，脉沉弦。继用前法，以上方改熟附子30g，加乌梢蛇10g，7剂。

六诊：2016年10月15日。上方服14剂。自觉夜间手脚心灼热，周身烦热，目前体温一般正常，偶有升高（最高37.2℃），双下肢水肿明显好转，阴雨天关节疼痛不适，汗不多，纳可，大便偏干，舌质暗红，舌苔薄白边有齿痕，脉沉数。2016年10月9日查ESR 79mm/h，CRP 78.10mg/L。继用前法，以二诊方加片姜黄10g。

九诊：2016年11月5日。以上方为主，再服21剂。目前体温一般白天正常，午后仍有低热（夜间体温37～37.5℃），双下肢轻度水肿，口干欲饮，手足灼热，大便干，舌质暗红，舌苔薄白，根微黄稍厚，脉沉弦。2016年11月1日于某医院检查：ASO 77.5IU/ml，RF＜20U/ml，CRP 72.70mg/L，ESR 104mm/h。查血压120/80mmHg。某医科大学附属医院风湿免疫科诊断为急性风湿性多发性肌痛病。改拟养血活血，祛风通络法。调方如下。

处方：当归12g，赤芍12g，白芍12g，川芎10g，生地黄18g，片姜黄10g，乌梢蛇10g，地龙10g，桑枝15g，知母10g，桂枝6g，秦艽10g，防风10g，木瓜15g，怀牛膝10g，羌活10g，独活10g，生石膏20g，甘草6g，生姜3片。6剂。

十诊：2016年11月26日。目前体温基本正常，夜间偶有升高，最高37.2℃。仍肩臂疼痛明显，手僵，大便偏干，舌暗红苔白，脉沉弦。再用桂枝芍药知母汤合四物汤加减，加片姜黄10g、乌梢蛇10g、地龙10g、桑枝15g、秦艽10g，熟附子用30g。6剂。

十一诊：2016年12月3日。目前自诉体温尚可，夜间最高体温37.2℃，肩臂酸痛明显，舌质暗红，舌边有齿痕，舌苔薄白，脉沉弦。考虑久病入络，改拟益气养血、活血通络、搜风止痛法，方用黄芪桂枝五物汤合活络效灵丹。

处方：黄芪30g，党参15g，白术12g，茯苓15g，桂枝15g，白芍12g，当归12g，桑枝15g，丹参15g，乳香10g，没药10g，乌梢蛇10g，威灵仙10g，片姜黄10g，知母10g，炙甘草6g，生姜3片。

以此方随症加减，其间曾加用生地黄、熟地黄、川芎、秦艽、鸡血藤、桑寄生、木瓜、怀牛膝、生山药、伸筋草、五灵脂、广木香、砂仁等。

至2017年4月15日十九诊时，上方再服48剂。自诉近来一般情况尚好，关节疼痛明显好转，自觉下肢发凉、僵硬及疼痛，耳鸣，脑鸣，舌质暗红，舌边有齿痕，舌苔薄白舌面有裂纹，脉沉弦。2017年4月11日复查ESR 33mm/h，CRP 5.42mg/L。改拟滋补肝肾、壮骨止痛法，方用归芍地黄汤加味。

处方：熟地黄 15g，山茱萸 10g，山药 20g，茯苓 15g，泽泻 10g，牡丹皮 10g，木瓜 30g，当归 12g，炒白芍 12g，桑寄生 12g，怀牛膝 10g，杜仲 12g，独活 10g，砂仁 6g（后下），五灵脂 15g，炙甘草 6g，生姜 3 片。

以此方为主，据症稍作加减，再服 18 剂。至 2017 年 9 月 9 日二十二诊时，患者近来自觉发热及关节疼痛消失，双下肢膝关节屈伸不利，汗多，有时咽痛，舌质暗红，舌边有齿痕，舌苔薄白，脉沉弦。改用益气养血、滋补肝肾、兼以通络法，用丸剂缓图。

处方：黄芪 30g，桂枝 6g，当归 12g，白芍 12g，川芎 6g，生地黄 15g，熟地黄 15g，炒白术 12g，茯苓 15g，木瓜 15g，杜仲 15g，桑寄生 15g，怀牛膝 10g，生山药 20g，砂仁 6g，独活 10g，陈皮 10g，木香 10g，太子参 15g，炒谷芽 15g，炒麦芽 15g，山茱萸 10g，枸杞子 15g，续断 15g，片姜黄 10g，炙甘草 10g。

以上 3 剂药为丸，每丸 6g，每次 2 丸，日 2 次，口服。

上药服后，其病基本痊愈。至 2017 年 10 月 28 日二十三诊时，自诉发热、关节疼痛未再发作，近来自觉两胁胀满明显，纳欠佳，心烦，大便不规律，舌质暗红，舌边有齿痕，舌苔薄白，脉沉弦细。改用疏肝解郁为法，拟丹栀逍遥散合越鞠丸以善其后。

按：本例患者初诊时病情较重，持续发热，全身关节疼痛，血沉高达 104mm/h。虽为热痹，但应属风寒湿邪，痹阻经络，郁而化热。其治疗大体分为三个阶段：第一阶段，以祛风散寒、兼以通络为主。方用桂枝芍药知母汤加味，方中重用熟附子，经用药 48 剂后，关节疼痛明显好转，体温趋于正常。再服 40 剂后，体温正常，全身关节疼痛基本消失。第二阶段，因又局部肩臂酸痛，部位固定，乃为久病入络，故改用益气养血、活血通络、搜风止痛法，方用黄芪桂枝五物汤合活络效灵丹加味。服用 48 剂后，肩臂酸痛及关节疼痛基本消失，体温正常。第三阶段，出现下肢发凉、僵硬及疼痛，耳鸣等，考虑后期肝肾亏虚，遂改用滋补肝肾、壮骨止痛法，方用归芍地黄汤，服 18 剂后，改用丸剂缓图。前后治疗半年余，得以治愈，复查血沉趋于正常。此例治疗过程中未用激素等西药，全部应用中药辨治。

2.湿热壅阻红斑起，清化湿热消瘀斑

[病案] 结节性红斑案

韩某，女，45 岁，医务工作者。1983 年 5 月 20 日初诊。

主因双下肢起红斑，伴低热 50 天来诊。

患者于 50 天前发现双下肢肿胀疼痛，继之高热，体温达 39℃，同时双下肢起结节性红斑，于某院诊断为结节性红斑。遂使用青霉素等进行治疗，数日后高热消退，但双下肢结节性红斑未退，反复发作，且伴低热不解。1983 年 5 月 11 日查 ESR 102mm/h，OT（＋＋＋＋）；胸片示：陈旧性肺结核。故于今日来院门诊，要求中医治疗。

目前症见：低热，每日体温波动在 37～37.5℃，双下肢散在多个结节样红斑，大小约 1cm，略高于皮肤，稍呈紫蓝色，局部有灼热感伴疼痛，按之加重，自觉双下肢肿胀，周身乏力，精神差，汗多，纳呆，大便溏稀，口苦，心烦，舌质胖，有齿痕，舌苔黄厚，脉沉弱。

中医诊断：痹证。

证属：脾虚湿郁化热，湿热壅滞经络。

治法：益气升清，清化湿热。

方用：补中益气汤合二妙丸加减。

处方：黄芪 30g，党参 15g，炒白术 12g，赤茯苓 20g，当归 12g，升麻 6g，柴胡 10g，苍术 12g，黄柏 12g，生薏苡仁 30g，赤芍 12g，陈皮 10g，秦艽 10g，地骨皮 20g，甘草 6g，生姜 3 片。5 剂。

二诊：1983 年 5 月 27 日。药后症减，精神稍好，近 3 天体温正常，未再出现低热，双下肢红斑略同前，舌脉如前。以上方加防己 10g、杏仁 10g、牡丹皮 10g。

三诊：1983 年 6 月 17 日。上方服 11 剂，目前诸症较前好转，低热未作，精神及纳食明显好转，下肢仍有散在结节红斑未消退，大便正常，小便可，舌胖齿痕，苔黄，脉沉稍数。调方如下。

处方：黄芪 18g，炒白术 12g，防己 10g，杏仁 10g，苍术 10g，黄柏 10g，生薏苡仁 30g，木瓜 15g，牡丹皮 10g，秦艽 10g，赤小豆 30g，当归 12g，赤芍 12g，桑寄生 15g，甘草 6g，生姜 3 片。

四诊：1983 年 6 月 29 日。上方服 10 剂，目前体温正常，精神及纳食正常，双下肢结节红斑逐渐消退，未再新起，但近来下肢关节疼痛，手足心热，汗多，双下肢轻度水肿，舌质红，舌苔少，脉沉。改拟益气养血，凉血活血法。

处方：黄芪 18g，知母 10g，生地黄 18g，丹参 15g，牡丹皮 10g，泽兰 10g，木瓜 15g，桑寄生 15g，秦艽 10g，当归 12g，赤芍 12g，白芍 12g，鸡血藤 15g，赤小豆 30g，怀牛膝 10g，生姜 3 片。

五诊：1983 年 7 月 13 日。上方服 10 剂后，双下肢关节疼痛好转，结节性红斑大多消退，未再新起，原红斑留有色素沉着，局部不肿不痛，皮温正常，舌脉如前，嘱以前方继服10剂。

其后复查ESR 25mm/h。

按：本例患者初诊时表现为中气虚弱、湿热下注之虚实夹杂复合证候。治用补中益气汤，以补气升清、清退虚热；用二妙丸加生薏苡仁，以清化湿热；加秦艽辛散透热，加赤芍、地骨皮凉血退热。服药3剂，体温即恢复正常，未再出现低热。再加牡丹皮等凉血消斑之品，服10余剂后，全身症状明显好转。之后即改用防己黄芪汤、二妙散合当归赤小豆散，以健脾益气、清化湿热，再服10剂，红斑减退，未再新起。病变后期，虽然诸症明显好转，但其证又出现湿热伤阴的病机转化，故又改用益气养阴、凉血活血法进行治疗。经前后近2个月的治疗，服药40余剂，临床症状消失，血沉恢复正常。

第二节　干燥综合征

干燥综合征是一种以侵犯唾液腺、泪腺、腮腺等外分泌腺体为主的全身慢性炎症性弥漫性结缔组织自身免疫病。临床上主要表现为干燥性角结膜炎、口腔干燥症，还可以累及其他多个器官而出现复杂的临床表现。

一、病因病机概要

该病在古代文献中尚无类似病名记载，但中医对其有一定的认识并积累了丰富的辨治经验。因其病程漫长，较易误诊，病机复杂，极易传变，且波及多个脏器，故治疗难度较大。

白兆芝教授认为对本病的病名应根据其不同的临床表现而加以命名，而似不宜冠以统一的名称。如以干燥症状为主者，可称为燥证；如以关节肌肉疼痛为主者，可称为痹证；如波及肝，出现肝硬化腹水者，可称为臌胀；如波及血液系统而出现白细胞、血小板减少者，则称为虚劳等。主张对干燥综合征应从"化源""气化""敷布""输布"等中医理论进行论治。认为该病属于津液生化、气化、敷布与输布失常，并可波及脏腑和全身的病变。也就是属于人体津液代谢过程失常，五脏功能损伤的病变。

（一）病因

本病病因有如下几个方面。第一，与感受外界燥邪有关。但从当今来说这种燥邪的概念更为广泛，除六淫燥邪之外，其他外界的致病致燥因素皆属燥邪范围，如病毒感染、大气污染、化学药物、食品添加剂、农药化肥等均是人们从外界不自主感受到的病邪，这些病邪可伤人正气，耗伤人体津液，从而其致病是漫长的、隐袭性的，甚至是不可逆转的。第二，与饮食失节，耗伤津液有关。现代人嗜食辛辣，或过食肥甘厚味，或饮酒吸烟过度，均可直接耗伤津液；或化生湿热，日久伤及津液。第三，患病后失治误治，如误用汗、吐、下法，或过服温补壮阳、辛温升散药物而致病。第四，某些慢性疾病，患病日久，以致阴血不足，津液损伤，官窍失濡而引发本病。故《类证治裁·燥症》曰："燥为阳明秋金之化，金燥则水源竭，而灌溉不周；兼以风生燥，火化燥。……燥有外因，有内因。……因乎内者，精血夺而燥生。或服饵偏助阳火，则化源日涸。"

（二）病机

本病涉及的脏腑，主要是肺、胃、脾、肝、肾。其基本病机为化源不足，阴虚津亏，津液气化输布失常，周身失于濡养。化源即生化之源，津液亦有生化之源。津液的生化主要是依靠肺、脾胃、肾诸脏腑的气化功能来完成的。所说的"精气""水精"中包括了津液，并在诸脏气化作用下通过血脉经络而敷布于脏腑，输布于全身。

本病在病理方面，则由于内外燥邪致使肺、脾胃、肝、肾诸脏腑的功能受损或减退，以致肺不能敷布津液；脾不能输布津液，或脾不能为胃行其津液；肝失疏泄，气机郁滞，影响津液运行与代谢；肾之阴精（血）亏虚不能滋养而发病。或五脏相生关系的母脏虚损受病以致化源欲绝，如肺金亏虚，不能生水；脾土虚衰，不能生金；肾水耗竭，不能养肝；等等。这些都属于津液化源方面的病理状态。同时，在津液化源不足的情况下，诸脏之气化功能亦有失常，从而导致本病加重。

二、临床辨治心法及验案

（一）临床辨治心法

对于干燥综合征的辨证，不仅要注意阴津亏虚，更重要的是应分析在津液生成、化生、输布与敷布过程中的哪个环节发生障碍？是肺之化源不足，还是脾之输布失调，还是肝之条达疏泄失常而影响了津液之敷布；或是肾脏虚损，阴精不能滋养周身；或是气不布津，血不运津；或是血分瘀阻；或是脏之母病及子或子病及母,皆有可能造成本病发生,当须一一辨清。

在治疗方面,应在详析病机的基础上,以滋阴、生津、润燥为总的基本治疗原则。同时应根据不同的证候,分别采用养阴润肺、养胃生津、养阴疏肝、滋肾润燥等治法。或据证采用益气养血、益气补肾、益气健脾、滋阴活血、活血化瘀、蠲痹通络、化气利水、清热解毒等治疗。对干燥综合征的治疗,必须注重治病求本,即在治疗过程中应时刻重视"资其化源"(《素问》)。

另外,从中医整体认识自身免疫炎症性疾病,其仍以虚证为主,而在病变过程中又常出现虚实夹杂之征象,临床宜具体分析。

(二)临床验案

1. 津亏液涸干燥证,滋养阴液以生津 干燥综合征临床常有口、咽、眼干燥,舌干唇干,舌红苔少而干裂,此皆津亏液涸的表现。口、舌、眼、咽均属于上焦,故其病位应在肺、胃,然又与脾、肝、肾密切相关。临床治疗当以滋阴、生津、润燥为治疗大法。应在分辨何脏之阴虚津亏的基础上,分别采用养阴润燥、养胃生津、滋脾养胃、滋阴养肝、滋阴补肾;或益气养阴、甘寒生津、养血润燥、酸甘化阴、清热润燥、通阳化气布津等法。

[病案]干燥综合征案

王某,女,56岁。2016年9月2日初诊。

主因口干、唇干10余年来诊。

患者于10年多前开始出现口干、唇干,逐渐加重,曾间断使用中药治疗,未见明显好转,故于今日来诊。

目前症见:口干,眼干涩,唇干,嘴角有黏液,咽干而有不清利感,头晕,易疲劳,上腹部嘈杂不适,手指关节疼痛且肿胀,易"上火",牙痛,纳欠佳,大便偏干,舌质暗红,前半舌苔少,舌面有裂纹,根黄白厚,脉沉弦。

中医诊断:燥证。

证属:肝胃阴虚。

治法:滋养肝阴,养胃生津。

方用:一贯煎加味。

处方:沙参15g,麦冬15g,生地黄18g,当归12g,白芍12g,川楝子6g,石斛10g,浙贝母15g,黄连6g,吴茱萸3g,郁金15g,葛根15g,片姜黄10g,乌梅10g,甘草6g,生姜3片。

上方服13剂。至2016年10月14日三诊时,自诉口干、唇干好转,"上火"减轻,牙痛未作,仍大便干,舌脉如前。2016年9月18日在某西医院诊为:①原发性干燥综合征;②甲状腺功能减退;③骨质疏松。继用前法,以前方去川楝子、黄连、吴茱萸,加山药20g、玉竹15g、黄精30g、生麦芽30g。

以上方随症加减,至2016年10月28日五诊时,上方服12剂。患者口干、眼干明显减轻,仍精神欠佳,脘腹喜暖,手指关节疼痛减轻,仍手足冷,大便偏干,舌质暗红,前半舌苔薄少,根白稍厚,脉沉弦细。改拟养胃生津,和血通阳法。

处方:太子参15g,麦冬15g,百合30g,乌药10g,白芍20g,桂枝10g,石斛10g,乌梅10g,当归12g,丹参15g,片姜黄10g,山药20g,黄精30g,生麦芽30g,砂仁6g(后下),甘草6g,生姜3片。

至2016年11月25日七诊时,上方服12剂。自诉一般情况尚好,诸症明显好转,口干唇干明显减轻,脘中畏冷未作,手足疼痛及畏冷好转,纳食及二便正常,精神尚可,舌质暗红,舌苔薄白,舌面仍有裂纹,脉沉弦细。继用前法,以前方去百合、乌药,加玉竹30g、生地黄18g。再服10余剂后,停止治疗。

按:本例原发性干燥综合征患者,以口干、眼干、唇干、咽干等为主症,且易"上火"及牙痛,并伴有脘中嘈杂、舌苔少舌面有裂纹。其证应属肝胃阴虚,方用一贯煎合左金丸加减。经用药13剂后,口干、唇干减轻,"上火"好转,嘈杂消失,故去左金丸等,酌加山药、玉竹、黄精、生麦芽等,以健脾养阴、升发胃气。再服12剂后,又出现脘中喜暖、手足冷等症,故改拟养胃生津、和血通阳。方用百合乌药汤、小建中汤以和胃散寒通阳,加当归、丹参、片姜黄等养血和血通络。经服20余剂后,诸症明显好转。在治疗过程中,其证候虽以阴虚津亏为主,但又可出现胃脘畏冷及手足发凉等中虚阳气失于通运的病理变化,所以必须药随证变。即在健脾养胃的基础上,酌加温中通阳、养血通络之品,从而取得了较好的疗效。

2. 化源不足成燥证,资其化源治求本 在干燥综合征的治疗中,应重视"资其化源"的治疗法则。李中梓在《删补颐生微论·化源论第十二》中指出:"化源之义,废而不讲久矣。夫不取化源而逐病求疗,譬犹草木将萎,枝叶蜷挛,不知固其根蒂,灌其本源,而仅仅润其枝叶,虽欲不槁,焉可得也。"资其化源也属于治病求本的范围。在虚证中,资化源就是"虚则补其母",其中滋肾养肝、培土生金、生金滋水等是本病治疗中比较常用的方法。

[病案] 干燥综合征伴血小板减少案

全某,女,62岁,退休工人。2018年3月9日初诊。

主因口干,伴周身乏力、头晕肢软 16 个月来诊。

患者于 2016 年 11 月初出现口干、鼻干,伴周身乏力、头晕肢软。2017 年 2 月在某医院诊为"干燥综合征",并使用激素进行治疗。之后其症状时轻时重,2017 年 5 月发现血小板下降,并逐渐加重。2018 年 3 月 7 日于某医院查血常规:PLT 28×10^9/L。故于今日来院,要求中医治疗。

目前症见:周身乏力,头晕脑涨,目干眼糊,心悸,寐差,腰困,肢软,自觉身热,口干口苦,纳食尚可,舌体胖,舌质暗淡,舌苔白,脉沉弦。

中医诊断:虚劳。

证属:肝肾亏虚,气血两虚。

治法:滋补肝肾,益气养血。

方用:参芪麦味地黄汤加减。

处方:黄芪 30g,太子参 15g,熟地黄 18g,山萸肉 10g,生山药 15g,茯苓 15g,泽泻 10g,牡丹皮 10g,当归 12g,白芍 12g,麦冬 15g,五味子 10g,杜仲 12g,女贞子 15g,龟甲 15g(先煎),黄精 30g,炙甘草 10g,生姜 3 片。6 剂。

二诊:2018 年 3 月 16 日。药后口干口苦减轻,精神较前好转,仍腰困、头晕,并自觉"上火",余症同前,舌质暗淡,舌体胖,舌苔白,根厚,脉沉弦。继用前法,以前方去麦冬、五味子,加生地黄 15g、墨旱莲 15g、仙鹤草 30g。

四诊:2018 年 3 月 30 日。上方随症加减,又服 12 剂。目前自觉精神好转,头晕、心悸未作,腰困好转,仍下肢乏力,易疲劳,自觉身热,鼻干,口苦,大便 2 日一行,舌脉如前。2018 年 3 月 25 日复查 PLT 56×10^9/L。继用滋补肝肾,益气养血法。

处方:黄芪 30g,太子参 15g,生地黄 15g,熟地黄 15g,山萸肉 10g,生山药 20g,龟甲 20g(先煎),女贞子 15g,墨旱莲 15g,黄精 30g,阿胶 10g(烊化),当归 12g,白芍 12g,仙鹤草 30g,枸杞子 15g,麦冬 15g,五味子 10g,炙甘草 12g,生姜 3 片。

以上方随症加减。乏力明显时,加重黄芪为 45g;腰困时,加杜仲;脘胀、纳呆时,去熟地、阿胶、黄精、龟甲、墨旱莲,酌加炒白术、茯苓、陈皮、姜半夏、枳实、鸡内金。

至 2018 年 5 月 11 日八诊时,再服 34 剂。自觉精神基本恢复正常,纳食可,腰困、头晕及心悸消失,身热、口苦及眼干等亦好转,仍觉口干欲饮,似有"上火"感,大便正常,舌胖质暗淡,苔薄白,舌面有裂纹,根白稍厚,脉沉弦。2018 年 5 月 9 日复查 PLT 138×10^9/L。继用前法,以前方进退,再服 12 剂后停药。

按：本例患者因患干燥综合征出现血液系统损害，血小板减少至 $28×10^9$/L。虽经住院用激素等西药治疗一直未见好转，故要求中医治疗。初诊时临床症状颇多，其证当属肝肾阴虚、气血两虚。其自觉身热乃系阴血亏虚，虚阳外越所致。故治以滋补肝肾之阴，同时益气养血。方用参芪麦味地黄汤，此方重点在于益气滋肾，通过补肾水来滋养肝木，此其一也。"虚者滋其化源，以人参、五味子、麦门冬酸甘微寒。"(《脾胃论•长夏湿热胃困尤甚用清暑益气汤论》)即用生脉散补肺之气阴，使金能生水，以滋肾水，此其二也。同时于方中加女贞子、墨旱莲、龟甲、枸杞子等滋阴补肾之品。其三则是用黄芪、太子参、当归、白芍、阿胶、黄精等补气、滋养阴血之品，以气血并补。同时间断加用健脾和胃之品，如炒白术、茯苓、陈皮、姜半夏等，以加强脾胃运化功能，使气血生化有源。经用药 60 余剂，治疗 2 个半月，病情明显好转，血小板恢复正常，诸症消失。通过这一病例可以看出，临床治疗此等病证，应注重"资其化源"，促进津液之输布与敷布，即所谓治病求本。

3．阴虚脾虚之臌胀，滋阴健脾兼利水 干燥综合征在其病变过程中，由于病变可波及多个系统，致病机转化，病情不断加重，而数脏同病。如波及消化系统，则不仅可以出现胃肠道症状，甚至可造成肝损害，引起肝硬化，进而出现肝腹水，此时治疗颇为棘手。一方面，本病属于阴虚津亏；另一方面，又出现肝脾不调；最终导致气滞、血瘀、水停的复杂病情。其治疗既要滋养肝肾之阴液，又要健脾、理气、活血利水，同时还要时刻注意保护胃气。

[病案] 干燥综合征合并肝硬化腹水案

孙某，女，65 岁，2018 年 2 月 12 日初诊。

主因口干、眼干 10 年，伴腹部胀大 8 个月来诊。

患者于 10 年前出现口干、眼干，之后逐渐加重，经治不愈。8 年前在某医院诊为"干燥综合征"，经治未见好转。2017 年 6 月又出现腹部胀满，日趋加重，且尿量减少。于某医院诊为：干燥综合征，肝硬化(肝功能失代偿期，门静脉高压症，脾大、脾功能亢进，腹腔积液)。2018 年 2 月 7 日查腹部 B 超示：①肝弥漫性病变；②胆囊壁弥漫性增厚(慢性胆囊炎)，胆囊多发结石；③脾大；④腹腔大量积液。

目前症见：腹胀膨隆，餐后加重，腹中喜暖，口干，纳差，大便质稀，精神差，尿少，双下肢指压痕(+)，舌质暗红，舌苔少，舌面有裂纹较深，脉沉弦细数。

中医诊断：臌胀。

证属：肝阴脾阴亏虚，气滞血瘀水停。

治法：养肝阴滋脾阴，行气活血利水。

方用：一贯煎合五皮饮加减。

处方：太子参15g，麦冬15g，生地黄15g，炒白芍12g，生山药30g，丹参15g，郁金15g，泽兰30g，木瓜30g，赤小豆30g，广木香10g，川朴15g，大腹皮30g，砂仁6g（后下），陈皮10g，茯苓15g，桑白皮12g，生姜3片。

二诊：2018年2月26日。上药服12剂。目前仍腹胀大，餐后明显，尿量增加，一昼夜尿量2 200～2 300ml，纳食稍增，双下肢无明显指压痕，大便质稀，日行2次，舌脉如前。继用前法，以前方去桑白皮、陈皮，加陈葫芦30g、楮实子15g、水红花子10g。12剂。

三诊：2018年4月2日。上方服12剂后症状减轻，又自服18剂。目前自觉腹胀大好转，精神及纳食尚可，双下肢不肿，尿量可，大便稀软，仍口干，舌质暗红，舌苔少，舌面有裂纹，脉沉弦。调方如下。

处方：太子参15g，炒白术12g，茯苓15g，生山药20g，楮实子15g，丹参15g，郁金15g，木瓜15g，泽兰30g，徐长卿10g，川朴10g，黄精30g，麦冬15g，石斛15g，砂仁6g（后下），炒白芍12g，生麦芽30g，生姜3片。

四诊：2018年5月14日。上方服30剂。目前自觉精神及纳食明显好转，腹不胀满，双下肢不肿，仍口干，大便偏稀，近又睡眠欠佳，舌质暗红，舌苔薄白而少，舌面有裂纹，脉沉弦。2018年5月8日复查腹部B超示：腹腔未见明显游离液性暗区。改拟益气健脾，滋养肝阴，活血软坚法。以三诊方去川朴、泽兰，加八月札15g、生地黄15g、制鳖甲15g（先煎）。

再服12剂后，告曰诸症基本消失，除仍见口干外，余无不适，停药。1年后其女来看病，告曰其母一般情况良好。随访未再发。

按：本例患者干燥综合征并发肝硬化腹水，初诊时腹水较甚，腹胀大伴尿少。其证应属肝阴亏虚，脾虚气滞，血瘀水停。治疗采用滋养肝阴，健脾理气，活血利水之法。前后使用一贯煎、四君子汤、五皮饮等加减治疗。并加用活血利水之品，如丹参、郁金、泽兰、赤小豆、木瓜、徐长卿、水红花子、陈葫芦等；滋阴养肝健脾之品，如楮实子、黄精、石斛、山药等；理气之品，如八月札、川朴等；滋阴软坚之品，如制鳖甲；醒胃升发脾气之品，如砂仁、生麦芽等。经前后用药80余剂，治疗3月余，诸症明显好转，腹水消退。

干燥综合征其病虽以阴虚津亏为主，但在病变过程中则又可出现脾胃虚弱的症状，此时须加用健脾养胃和醒脾胃之品，以顾护后天之本。通过健脾养胃，一是可以进一步恢复脾胃化生气血之功能。二是脾胃功能的恢复则能促进津液的化生与输布，从而改善干燥综合征的症状。三是对本案而言，运用健脾之法，不仅能促进腹水的消除，而且可起到预防腹水再度生成的作用。

（白震宁、王海萍、白煜　整理）

第二十八章
顽固性皮肤病

皮肤病为临床常见病、多发病，其中不乏许多较为难治的皮肤疾患。

一、病机概要

皮肤病的形成不外内外诸因。外因为六淫病毒、虚邪贼风侵袭机体而致病。内因多为脏腑不和，气血虚弱或失调，禀赋不耐，卫气失固；或饮食失节，嗜食肥甘、辛辣鱼虾等物而化热动风；或七情变化，气机失畅，在体内形成湿、热、食、痰、瘀、毒等病理产物，蕴蓄于肌表；或复感外邪，内外之邪相搏充于肌肤腠理而发病。皮肤病的形成多与内因密切相关，故在治疗上应重视对内因的调治。

皮肤病的病理因素多为风、寒、湿、热、瘀、毒等。特别是难治性皮肤病，其病机复杂而多变，病情迁延而难愈。患病日久之后，其病机可发生一系列转化，病变可由肌肤进而波及营分、血分；并甚至可造成血分瘀阻，化生毒邪，从而使病情加重，形成难治痼疾。所以临床治疗皮肤病一定要注意对其病机转化的分析，辨其证候，施以恰当的治疗。同时风邪、湿邪是皮肤病最常见的致病之邪。现代人多嗜食油腻辛辣，内生湿邪则是最常见的病理基础之一；在此基础上，再感受各种外邪而发病。同时，湿邪的形成往往又与脾胃相关，故临床常需重视健脾燥湿之法的运用。

二、临床辨治心法及验案

临床上皮肤病的常用治法，大体包括：祛风清热、祛风散寒、祛风胜湿、清热解毒、清热凉血、清利湿热、健脾化湿、养血活血、补气养血、养血祛风、养血润燥、祛风散结、祛风解毒、清化湿毒、活血软坚等。但某些顽固性皮肤病常可出现病机复杂的复合证候，故强调治疗时须数法并用。现将临床治疗顽固性皮肤病的验案介绍如下。

（一）内有伏热受风袭，风热相搏发病急

某些皮肤病具有发病急骤的特点，如急性荨麻疹、带状疱疹、丹毒等。其中部分属于内有伏邪，而又复感外邪所致。如某些患者因嗜食辛辣及肥甘，而内生湿热或热邪，又外感风寒或风热之邪，以致突然发病。故治宜解表清里，疏风清热，表里双解。

[病案] 风热外袭、里热内盛之泛发性荨麻疹案

魏某，女，41岁。2018年6月30日初诊。

主因周身泛发红色丘疹作痒3天来诊。

患者于4天前从海南回来后，第2天即出现周身痒甚，随之周身出现红色丘疹，高出皮肤，甚则连成片状，伴发热、恶风，体温最高时38.5℃。曾去某医院皮肤科就诊，服用抗过敏西药后，未见好转，遂于今日来诊。

目前症见：周身泛发红色风团，大小不等，形状不一，连成片状，高出皮肤，灼热剧痒，夜不能寐，兼见发热恶寒，咽干咽痛，呼气热，有时心悸，大便干，舌质红，舌苔白，根苔微黄，脉浮数。体温37.8℃。

中医诊断：瘾疹。

证属：风热外袭，里热内盛。

治法：辛凉解表，疏风清热。

方用：银翘散合消风散加减。

处方：荆芥10g，防风10g，蝉蜕10g，金银花15g，连翘15g，牛蒡子10g，赤芍12g，玄参15g，紫草10g，浮萍10g，薄荷6g（后下），生地黄18g，大青叶15g，生石膏30g，牡丹皮10g，甘草6g，生姜3片。4剂。

二诊：2018年7月4日。药后症状明显好转，红色皮疹消退，未再作痒，体温恢复正常，大便不干，舌质红，苔白，脉弦。以前方去防风、生石膏、浮萍、薄荷，加竹叶6g、芦根30g、当归12g。

再服3剂后，痊愈。

按：本例患者之荨麻疹发病急骤，全身起风团连成片状，痒甚且发热。其发病系由嗜食鱼虾辛辣，使内热壅盛，复感风热之邪所致。方用银翘散和消风散加减，以疏风清热、辛凉解表，仅用4剂后皮疹即消退。

（二）湿热化毒而生风，清化湿热祛风毒

湿热是形成皮肤病的重要病理因素。由于湿热之邪黏滞难化，不易祛除，故许多皮肤病迁延日久，难以治愈。湿热内蕴所致的皮肤病，日久不愈

而化毒，湿热毒邪盘踞体表，或又外感风邪，或毒邪内盛化风，均可出现剧烈瘙痒。湿热之邪化毒生风可出现两种情况：一是以风毒为主而兼有湿热；二是以湿毒为主而兼有湿热。治疗均应清热除湿，祛风解毒。但是前者侧重祛风解毒，后者重在清化湿毒。

[病案] 湿热内盛、浸淫肌肤之湿疹样皮炎案

郭某，男，55岁。2010年10月17日初诊。

主因颈部及前胸后背起红色痒疹2月余来诊。

患者素来嗜酒及肥甘厚味，2月多前饮酒及食用海味后，于颈前颈后项部、颌下及前胸后背多处出现红色痒疹。经某医院皮肤科诊为"湿疹样皮炎"，用中西药物治疗后未见好转，故于今日来诊。

目前症见：颈前、颈后项部、颌下及前胸、后背部有粟粒样皮疹，局部潮红充血，连成大片状，瘙痒较甚，夜间难眠，搔破流黄水，大便不畅，舌质红，舌苔黄白厚腻，脉弦数。

既往史：脂肪肝，高血压。

中医诊断：湿疮。

证属：湿热壅盛，湿毒浸淫。

治法：清化湿热，祛风解毒。

方用：消风散加减。

处方：荆芥10g，防风10g，苦参15g，土茯苓15g，白蒺藜20g，赤芍12g，生地黄15g，生薏苡仁30g，生槐花30g，连翘15g，牡丹皮10g，栀子10g，金银花15g，野菊花15g，白鲜皮15g，蝉蜕10g，生甘草6g，生姜3片。

二诊：2011年3月5日。上方服用6剂后，症状明显好转，皮疹明显消退未再新起，又服20余剂后，皮疹完全消退。近20天前饮酒后症状又反复，发病部位略同前，但较前皮损面积缩小，仍局部潮红痒甚，舌脉同前。继用前法，以初诊方去槐花、连翘、野菊花，加牛蒡子10g、地肤子12g、苍术10g、当归12g。

四诊：2011年3月20日。上方服12剂后，痒疹大部分消退，瘙痒明显好转，舌质红，苔黄白厚腻，继用前法，调方如下。

处方：苦参15g，白蒺藜30g，防风10g，全蝎6g，赤芍12g，白鲜皮30g，当归12g，生地黄15g，牡丹皮10g，栀子10g，生槐花30g，连翘15g，生薏苡仁30g，土茯苓30g，生甘草6g，生姜3片。

五诊：2011年4月5日。上方再服12剂。目前颈部、项部、颌下及前胸

后背之皮疹基本消退，皮肤不痒，但头部仍生小疖，自觉一般情况良好，舌质红，舌苔黄白根厚腻。继用前方加玄参30g、蒲公英30g，嘱再服12剂。

六诊：2011年5月22日。原颈部、项部及前胸后背之皮疹完全消失，无痒感，精神、纳食及二便正常，舌脉如前。仍以前方进退，嘱再服6剂，巩固疗效。

按：本例患者素来嗜酒及肥甘厚味，体内湿热内蕴已久，复因过食荤腥鱼虾等发物动风之品，兼感受外界风湿热邪，内外之邪相搏，充于腠理，浸淫肌肤而发病。据其脉症，辨证为湿热壅盛、湿毒浸淫。经用清热化湿、祛风解毒之剂，前后用药近60剂，病情得以控制，随访数年，未再明显复发。

（三）湿毒盛血分瘀阻，清湿毒凉血活血

皮肤病如失治误治，迁延日久，其病情逐渐加重，病机发生转化，以致形成复合证候，治疗困难，从而久久不愈。如湿疹患者，多为湿热内蕴，病久之后，容易发生如下病理变化。一是湿热之邪黏腻而重浊，不易清除，久而久之，则易耗血伤阴，或化燥生风，故缠绵不已，反复发作。二是湿热之邪日久，又可困阻脾胃，影响脾胃运化功能，而再内生湿邪，使湿热加重；或病变日久，损伤脾胃，导致脾胃虚弱。三是湿热之邪在体内蕴蓄日久，特别是在皮损局部浸淫肌肤日久，伤及血分，使经络不畅，血分瘀阻，而形成瘀毒，以致出现皮损暗红、肥厚、干燥、粗糙、角化，甚至皮损有如硬壳。治疗当以清化湿热为主，同时根据证候变化情况，予以调整治疗，伴脾胃虚弱者，宜配合健脾和胃；伴血瘀化毒者，宜配合养血活血、搜风解毒。

[病案]湿热瘀毒，顽固湿疹致面部如戴面具案

蔡某，男，51岁。2013年11月18日初诊。

主因面部皮肤红肿、作痒、肥厚、僵硬如戴面具3月余来诊。

患者素来嗜食肥甘，于3月多前出现面部起红色皮疹作痒，并逐渐加重，局部皮肤弥漫增厚发硬，有如戴面具状。经某医院皮肤科诊为"湿疹"，并使用内服及外用药物，未见好转，故于今日来诊。

目前症见：面部皮疹皮损广泛，色暗红，增厚发硬，脆性大，粗糙脱皮，形成一层硬壳，如戴面具样，自觉面部灼热、痒甚，同时可见双手手背弥漫性红肿作痒且有皮屑，左肩关节疼痛，纳一般，大便稀黏不畅，舌质暗红，舌苔黄白厚腻，脉弦。

中医诊断：湿疮。

证属：湿热内蕴，风毒留羁，血分瘀阻。

治法：清热利湿，祛风止痒，通络解毒。

方用：当归拈痛汤加减。

处方：当归12g，苦参15g，苍术10g，茵陈15g，羌活10g，防风10g，泽泻10g，猪苓10g，土茯苓15g，黄柏10g，生薏苡仁30g，蝉蜕10g，蛇蜕10g，牡丹皮10g，白蒺藜15g，甘草6g，生姜3片。5剂。

二诊：2013年11月25日。药后面部灼热好转，作痒减轻，仍皮色暗而红肿，如有硬壳，双手皮疹基本消退，大便偏稀而黏，舌质暗，舌苔黄白根厚腻，脉弦。继用前法，以前方去羌活、蛇蜕、牡丹皮，加赤芍12g、紫草15g、马齿苋30g。

以上方随症加减。局部痒甚时，加全蝎、地肤子；皮损色暗，且皲裂脱皮明显时，加丹参、槐花。至2014年2月6日十二诊时，上方服64剂。患者面部皮损明显消退，面积缩小，仅留下上额部及下颌部色素沉着，并皮损部位皮肤稍厚，面部硬壳感基本消失，局部无灼热及痒感，但有局部发干、脱皮，大便不畅，舌质暗红，舌苔白，根偏厚，脉弦。考虑湿热大部分已除，但仍未尽而羁留，并已出现血虚风燥之象，故改拟养血活血、清化湿热、祛风解毒法。

处方：当归12g，生地黄15g，赤芍12g，川芎6g，苦参15g，白鲜皮15g，茵陈15g，土茯苓15g，紫草15g，槐花12g，苍术10g，黄柏10g，生薏苡仁30g，白蒺藜15g，马齿苋30g，甘草6g，生姜3片。

以此方随症加减，其间曾据证加用滋阴养血之女贞子、制何首乌，凉血活血之牡丹皮、丹参，祛风止痒之荆芥、防风，搜风攻毒之全蝎，疏肝解郁之柴胡等。至2014年11月21日二十二诊时，上方间断服用61剂。患者面部皮疹基本消退，皮损消失，皮肤变软，而且不厚不硬不痒，近来自觉"上火"，咽干，舌质暗红，舌苔薄白，脉弦。改用养血凉血活血，清热祛风解毒法。以前方去苍术、黄柏、生薏苡仁、茵陈、土茯苓，加全蝎6g、玄参15g、蝉蜕10g、牡丹皮10g、黄芩10g。再服6剂，巩固疗效。

按：本例患者之湿疹严重，初诊时面部皮损广泛，增厚发硬，如有硬壳，如戴面具，色暗红，灼热痒甚。据其脉症，诊为湿热内蕴、风毒羁留、血分瘀阻。方用当归拈痛汤加减。经服5剂，症状有所减轻。其后仍以此方为主，加用凉血活血之紫草、槐花、丹参、生地黄，搜风攻毒之全蝎，清热利湿之马齿苋、地肤子等。再服近130剂后，皮损及硬壳消失，皮疹消退，皮色恢复正常。在治疗过程中考虑皮损增厚发硬、形成硬壳,乃是湿热风毒侵及血分,不仅血虚风燥,而且血分瘀阻、血分瘀热。故加用养血活血凉血之药和搜风解毒之品,这是治疗过程中非常重要的一个方面,既可以改善病变部位局部循环及血运,又可透达软坚使面部角化之硬壳得以软化,促使皮疹消除。

(四)湿毒伤营(血)燥生风,凉血祛风化湿毒

某些皮肤病湿热内蕴,日久不愈,病机上常可发生转化。其可以化毒,伤及营血,使血虚而生风,即所谓血虚风燥,致使病情愈趋深重而难治。此时,一方面仍有湿热之邪,且进一步化为湿毒;另一方面营血耗伤,而使风动。故其治疗应注意在清化湿热的同时,配合祛风解毒及养血凉血。至于养血凉血药之运用,应视伤及营血的程度而适当配合,不可过用,过用则妨碍湿热之清化。

[病案 1] 湿热蕴毒、伤及营血之脓疱性银屑病案

雷某,女,60 岁,家庭妇女。1983 年 5 月 16 日初诊。

主因手足、小腿部起红色皮疹作痒 5 年,加重伴出现脓疱 4 个月来诊。

患者于 5 年前发现双手掌、手背,双脚掌、脚背,及小腿部起红色皮疹,表面脱屑,瘙痒难忍。曾去某医院皮肤科诊为"银屑病",应用西药治疗,效果欠佳。4 个月前其症状明显加重,手足掌脱皮,剧痒,并出现脓疱,破溃后流出脓水,逐渐蔓延,波及手背、足背及小腿部,不能进行家务劳动。去某医院皮肤科就诊,诊为"脓疱性银屑病",使用西药治疗,未能明显好转。且患者服用西药后上腹部不适,不能耐受。于今日上午来院门诊,要求中医治疗。

目前症见:双手手掌几无完肤,全部脱皮脱屑,色红,掌面有大小不等多个黄白色脓疱,脓疱破溃后,流出脓水,剧痒;手掌脚掌发热,脚掌亦有脓疱,手背部及小腿部亦有多个钱币大小之皮疹,表面覆盖银白色鳞屑,皮疹周围皮肤角化,变硬、变脆开裂,疼痛;伴有周身乏力,纳差,口黏,大便质稀,睡眠差,舌胖,舌苔黄白厚腻,脉沉。

中医诊断:白疕风。

证属:湿毒内蕴,伤及营血。

治法:凉血清热,化湿解毒。

方用:消风散合二妙散加减。

处方:当归 12g,赤芍 12g,牡丹皮 10g,紫草 10g,苍术 12g,炒白术 12g,黄柏 12g,生薏苡仁 30g,苦参 12g,白鲜皮 12g,大青叶 20g,蒲公英 30g,土

茯苓30g,陈皮10g,生甘草6g,生姜3片。5剂。

二诊:1983年5月21日。药后症状有所好转,以前方加生地黄15g。5剂。并加用外洗方药。

处方:荆芥15g,防风15g,地骨皮30g,黄柏15g,苦参30g,白鲜皮30g,红花15g,大枫子30g,生大黄30g。用法:水煎外洗手足。

三诊:1983年5月28日。药后皮疹作痒较前减轻,皮疹已停止发展蔓延,并且皮疹范围逐渐有所缩小,双手掌脓疱、脓点明显减少,渗出物已极少,纳食可,睡眠好转,大便调,舌胖,舌苔白稍腻,脉沉。继用前法,以前方去陈皮、牡丹皮、赤芍,加丹参30g、生槐花30g、乌梢蛇10g、防风10g。5剂。并嘱继用外洗方药,外洗患处。

四诊:1983年6月4日。皮损及脓疱较前明显好转,双手掌面之脓疱消失,脱皮减少,已无脓水渗出,并且掌面逐渐长出新肉,发痒明显减轻,其他部位之皮疹亦逐渐减少;但自诉近几日上腹部不适,大便质稀,舌稍胖,苔薄白,脉沉。继用前法,以前方去乌梢蛇、防风、丹参,加陈皮10g,并减白鲜皮为10g、黄柏为10g。7剂。

五诊:1983年6月15日。目前脓疱已消失,未再发现有脓水渗出,双手掌、脚掌及下肢皮疹明显好转,逐渐缩小,作痒轻微;但近来手掌、脚掌又干燥开裂,裂处疼痛;上腹部不适好转,纳增,大便正常,小便黄,舌暗红,舌苔白,根黄厚。继用前法,调方如下。

处方:当归15g,生地黄15g,赤芍10g,牡丹皮10g,紫草10g,丹参20g,生槐花30g,土茯苓30g,苦参15g,苍术12g,炒白术12g,黄柏12g,生薏苡仁30g,白鲜皮30g,秦艽10g,蒲公英30g,甘草6g,生姜3片。10剂。

六诊:1983年7月2日。目前局部皮疹逐渐好转,未再新起,手背及小腿部皮疹基本消退,仅遗留有色素沉着;双手掌、脚掌之皮损范围明显缩小,干裂角化程度亦有所减轻;仍觉手足心热,上腹部仍有不适感,纳欠佳,大便稀,口苦,舌质暗红,舌苔白根黄,脉沉。继用养血凉血、健脾化湿法。以前方去生地黄、蒲公英,加陈皮10g。7剂。继续调治,巩固疗效。

按:本例患者病久迁延不愈,初诊之时见有手足掌脱皮且掌面脓疱流脓水,手足小腿部皮损蔓延,剧痒,舌胖舌苔黄白厚腻。此为湿热之邪,郁久化毒,而成湿毒,湿毒又伤及营血,从而出现上述证候。故治宜凉血清热,化湿解毒。经用药20余剂后,脓疱即消失,未再出现脓水渗出,剧痒明显好转。但其后又出现手足掌干燥开裂,此属湿毒渐退,但有伤阴耗血之倾向。

故治疗除继续清化湿热外,还需加重滋阴养血、凉血活血之品,继续调治。

[病案2] 湿热化毒、血燥生风之手部泛发性神经性皮炎案

刘某,男,60岁。2012年7月2日初诊。

主因双手皮疹满布伴瘙痒,反复发作1年余来诊。

患者素来患高血压、糖尿病及高脂血症,且平素嗜食肥甘,于1年多前双手背出现皮疹,逐渐加重。2个月前因痒甚去某医院皮肤科诊断为"神经性皮炎",经用西药内服及外治,未见好转。于今日来院,要求中医治疗。

目前症见:双手皮疹满布,皮损粗糙,皮肤肥厚干裂,瘙痒剧烈难忍,因搔抓而在手背部可见抓痕及血痂,夜间难以睡眠,纳可,大便正常,舌质暗红,舌苔黄厚腻,脉沉弦。

中医诊断:顽癣。

证属:湿热化毒,血燥生风。

治法:清化湿热,祛风解毒,兼以养血。

方用:二妙散合全虫方加减。

处方:当归12g,赤芍12g,苦参15g,白鲜皮15g,苍术10g,黄柏10g,生薏苡仁30g,败酱草30g,威灵仙12g,白蒺藜30g,生槐花30g,蜂房10g,乌梢蛇10g,全蝎6g,地肤子15g,生姜3片。6剂。

二诊:2012年7月9日。药后症状明显好转,双手局部皮损范围缩小,皮损变薄,瘙痒减轻,二便尚可,舌暗红,苔黄根厚腻,脉沉弦。继用前法,以前方加重蜂房为15g、乌梢蛇为12g。

三诊:2012年7月20日。上方服10剂。目前症状明显好转,皮损继续缩小且变薄,瘙痒明显好转,夜间能正常睡眠,舌暗红,舌苔白,脉沉弦。继用前法,以上方去败酱草,加丹参15g,并加重威灵仙为15g、白鲜皮为30g。

2个月后,其与同事来诊,述上方又自服30余剂,药后双手顽癣已愈。

按:本例患者之顽癣久治难愈,初诊时据其脉症当属湿热内蕴。又根据其皮损局部皮肤肥厚、粗糙、干燥及痒甚,进一步考虑应为湿热病久,耗伤营血,肌肤失养,又兼湿热化毒生风。治以清化湿热,养血祛风解毒。祛风解毒药多用全蝎、蜂房、乌梢蛇等虫类药,取其以毒攻毒之功,对某些顽固性皮肤病具有良好效果。

(五)血热风燥热毒盛,凉血清热解风毒

由于情志失畅,气机壅滞,郁久化火;或火热内伏营血;或过食辛热腥

荤动风食物，以致脾胃伏火，波及血分；或感受风热燥热之邪，久羁体内，阴血暗耗，均可致使血热血燥，化毒生风，从而形成顽固性皮肤病，如银屑病等。其治疗当以清热凉血，祛风解毒，养血止痒。

[病案] 血热风燥、热毒内盛之银屑病案

武某，男，22岁，大学生。2008年5月16日初诊。

主因全身出现红色斑片状皮疹，表面覆有鳞屑3个月来诊。

患者于今年2月开始出现胸背、躯干部红色片状皮疹，之后逐渐加重，波及四肢及头面部，上有白色鳞屑覆盖。曾在某医科大学附属医院皮肤科就诊，诊为"银屑病"。因用药治疗效果不佳，故要求中医治疗。

目前症见：全身起钱币状红色皮疹，以胸背四肢为多，波及头皮及身后，皮疹表面覆盖银白色鳞屑，并逐渐扩大成片，瘙痒明显，口干，自觉身热，平素易"上火"，纳食及二便尚可，舌质红，苔薄白，脉弦数。

中医诊断：白疕风。

证属：风热伤营，血热风燥，热毒内盛。

治法：清热凉血，解毒祛风。

方用：凉血消风散加减。

处方：生地黄18g，玄参20g，赤芍15g，生槐花15g，牡丹皮10g，紫草15g，苦参15g，白蒺藜15g，白鲜皮15g，地肤子10g，生石膏30g，知母10g，麦冬15g，蝉蜕10g，甘草6g，生姜3片。8剂。

二诊：2008年6月3日。药后症状明显好转，皮损逐渐消退，局部稍痒，纳食可，大便正常，舌红苔白，脉弦细。继用前法，调方如下。

处方：生地黄24g，玄参20g，赤芍12g，白芍12g，牡丹皮10g，紫草20g，苦参15g，生槐花30g，青黛10g，白鲜皮15g，土茯苓30g，金银花30g，蝉蜕10g，白蒺藜20g，生甘草6g，生姜3片。6剂。

五诊：2008年8月15日。以上方为主服30剂。目前症状缓解，局部皮损基本消失，无瘙痒，未见新出现皮损，除后背偶有1～2个小皮损外，其余均好转，纳食及二便可，舌质红，苔白，脉沉弦。继用前法，以6月3日方加重紫草为30g。

六诊：2008年8月29日。上方服12剂。目前偶有皮疹出现，不觉痒，纳食及二便正常，但近日口干，自觉有"上火"之感，舌质红，苔薄白，脉沉弦。仍以清热凉血，解毒祛风为法。以前方加生石膏30g、紫花地丁30g。

七诊：2008年10月17日。上药服12剂后，症状完全消失，皮损亦完全消退，故停药月余。近来一般情况尚可，原先皮损局部仅可见色素沉着，背部少数皮损局部色红，呈花生粒大小，口干欲饮，口疮时作，大便尚可，舌质红，舌苔白，脉弦细数。继用前方去蝉蜕、生石膏、紫花地丁，加丹参 15g、栀子 10g、蒲公英 30g。6 剂。

八诊：2008 年 10 月 31 日。1 周前患感冒，现已好转。局部皮损基本消退，仅留有色素沉着，舌脉同前。继用前法进退，以 6 月 3 日方去金银花、苦参、白鲜皮，加当归 12g、丹参 15g、栀子 10g、乌梢蛇 10g。6 剂。

九诊：2009 年 2 月 27 日。目前一般情况好，皮疹未复发，皮肤不痒，纳食、睡眠、二便均正常，舌质红，苔薄白，脉沉弦细。继用前法，以前方去栀子，加白花蛇舌草 30g。

再服 16 剂后停药。此后病情一直稳定，随访未见复发。

按：本例银屑病初诊时，证属血热内盛、伤及营血、热毒化风。故以清热凉血，解毒祛风为法。药用生地黄、玄参、赤芍、槐花、牡丹皮、紫草等清热凉血；用生石膏、知母、麦冬等清热生津；用白蒺藜、苦参、白鲜皮、地肤子、蝉蜕等清热祛风止痒。用药 8 剂后，皮疹明显消退。之后随着气分热象的减退，则去掉生石膏、知母等清热药，加入金银花、土茯苓、青黛等凉血清热解毒之品。当病情基本控制，遗留色素沉着时，则加入丹参、当归、乌梢蛇等养血活血祛风之品。经过 5 月余的治疗，病情得到控制，随访 10 余年，未见复发。

（六）气血亏虚受风邪，调营祛风补气血

某些皮肤病常由素体虚弱，卫气不固，感受风邪所致。治宜益气固表，养血祛风。脾虚气虚当健脾补气，养血者乃取"治风先治血，血行风自灭"之意。常用方如玉屏风散、桂枝汤。一些慢性顽固性荨麻疹常属此证。

[病案] 气血亏虚、卫气不固之慢性荨麻疹案

王某，女，60 岁，2016 年 2 月 18 日初诊。

主因身起痒疹，间断发作 2 年余，加重 10 天来诊。

患者素来身体较弱，曾患过慢性肝炎。2 年多前出现身起痒疹，此后反复发作，每于受凉后加重，且易于感冒。近 10 天来因外出受凉后出现身起红色痒疹，经用抗过敏西药，未见好转，故于今日来诊。

目前症见：身痒，以上身、胸前为著，瘙痒处皮疹大小不等，形状不一，或连成片状，伴见全身畏风，手足冷，易疲劳，纳少，寐差，口干苦，又易"上火"，晨起口吐黄痰，大便偏稀，舌暗红，苔薄白，舌面有裂纹，脉弦细。

中医诊断：瘾疹。

证属：脾气虚衰，阴血不足，风邪外袭，正气不固。

治法：益气健脾固表，养血祛风止痒。

方用：玉屏风散加味。

处方：黄芪18g，炒白术12g，防风10g，蝉蜕10g，当归12g，白芍12g，百合30g，乌药10g，生山药20g，乌梅10g，木瓜15g，白蒺藜10g，甘草6g，生姜3片。5剂。

二诊：2016年2月26日。自诉服药期间身不痒，但停药又痒，纳可，大便先干后稀，余同前，舌暗红苔白，舌面有裂纹，脉弦细。继用前法，以前方去百合、乌药、山药、木瓜，加荆芥10g、桂枝6g、生地黄15g、川芎6g、苦参10g、白鲜皮10g。

以此方随症加减，至2016年4月8日五诊时，又服20余剂。患者身痒消失，皮疹未再发作，精神及纳食好转，仍易感冒，大便不成形，偶有鼻衄，舌暗红，舌苔薄白而少根偏厚，脉弦细。改拟益气健脾，兼以养阴之法。

处方：太子参15g，炒白术12g，茯苓15g，炒白芍12g，百合30g，乌药10g，黄连6g，炮姜3g，乌梅10g，生山药30g，广木香10g，砂仁6g（后下），炒扁豆30g，甘草6g，生姜3片。

再服6剂后，诸症消失，停药。

按：本例患者素体虚弱，正气不足，复受风寒之邪而出现瘾疹。其临床证属脾气虚弱、卫气不固、阴血不足、风邪外袭。方用玉屏风散加味，以黄芪、炒白术、防风、桂枝益气健脾固表，以当归、生地黄、川芎、白芍、百合、生山药养血敛阴，以乌梅、木瓜、甘草酸甘化阴，以荆芥、苦参、白鲜皮、白蒺藜、蝉蜕祛风止痒。经服药30余剂，症状消失，未再发作。

（七）气血失和肝气郁，调理气血兼疏肝

某些皮肤病如面部痤疮、黄褐斑等常与气血失和、肝郁气滞有关。故调理气血、疏肝解郁则为此类病证的重要治法。常用方如逍遥散、柴胡四物汤等。临床治疗时应注意：一是有无化热，二是有无兼有湿热，三是有无血分瘀滞。兼化热者，用丹栀逍遥散；兼湿热者，配合当归贝母苦参丸或二妙散；伴血瘀者，加用桂枝茯苓丸、失笑散，或桃红四物汤、血府逐瘀汤等。

[病案]气血失和、肝郁气滞之面部痤疮及黄褐斑案

郭某，女，34岁。2014年4月11日初诊。

主因颜面部起红色粉刺伴面部色素沉着2年,加重半年来诊。

患者于2年前因情志抑郁等原因导致面颊出现色素沉着样黄褐斑,其后又因饮食失节而面部出现红色粉刺丘疹,局部皮疹红肿。近半年来症状加重,在某医院皮肤科诊为"面部痤疮、黄褐斑",经治未愈,故今日来诊。

目前症见:颜面部有粉刺丘疹,有的呈结节状,或有脓疱,皮疹色暗红,两颊皮肤色素沉着,呈黄褐色,纳食一般,精神欠佳,食生冷后大便易稀,手足冷,夜尿频,睡眠多梦,月经量少,痛经,舌质暗红,舌苔白,脉沉弦。

中医诊断:粉刺、黧黑斑。

证属:肝郁脾虚,气血失和,兼郁而化热。

治法:疏肝健脾,调理气血,兼清郁热。

方用:逍遥散合桂枝茯苓丸、当归贝母苦参丸加减。

处方:当归12g,白芍12g,柴胡10g,炒白术12g,茯苓15g,桂枝6g,牡丹皮10g,桃仁10g,五灵脂15g,浙贝母15g,蒲公英30g,生薏苡仁30g,苦参15g,香附10g,甘草6g,生姜3片。

以上方随症加减,至2014年5月24日五诊时,上方服22剂。患者经来腹痛未作,但排卵期小腹痛,精神及纳食可,大便正常,面部痤疮减轻,仍有黄褐斑,舌质暗红,舌苔白,脉弦。继用前法,以前方去苦参、生薏苡仁、五灵脂,加川芎6g、玫瑰花10g、菊花10g。

至2014年8月22日十一诊时,再服30剂。其间曾据症加入广木香、砂仁、防风、姜半夏、延胡索、炒蒲黄、太子参等。患者痤疮明显好转,未再新起,黄褐斑亦较前面积明显缩小,且褐色变浅,痛经已愈未作,目前自觉偶有脘中不适,大便先干后软,排卵期小腹痛亦好转,舌暗红,苔白,脉弦细。继用前法,仍以前方进退,再服30余剂后,诸症好转,停药。

按:本例患者由于情志抑郁失畅而致面部痤疮与黄褐斑同时出现,且伴有月经量少、痛经等症状。综合其脉症,考虑证属肝郁脾虚,气血失和,兼郁久化热。故用逍遥散加香附,以养血疏肝、健脾理气;用桂枝茯苓丸加五灵脂,以活血调经、化瘀止痛;合用当归贝母苦参丸,以养血清热利湿。全方共奏疏肝健脾,调理气血,兼清郁热之功。经前后间断服药80余剂,不仅痛经消失,而且痤疮及黄褐斑亦基本治愈。

(白震宁、王海萍　整理)

32